什么是上药？

《玉皇心印经》曰："上药三品，神与气精。"

真正的中华道医真诀：

引德开道，调理自身的神与精气。

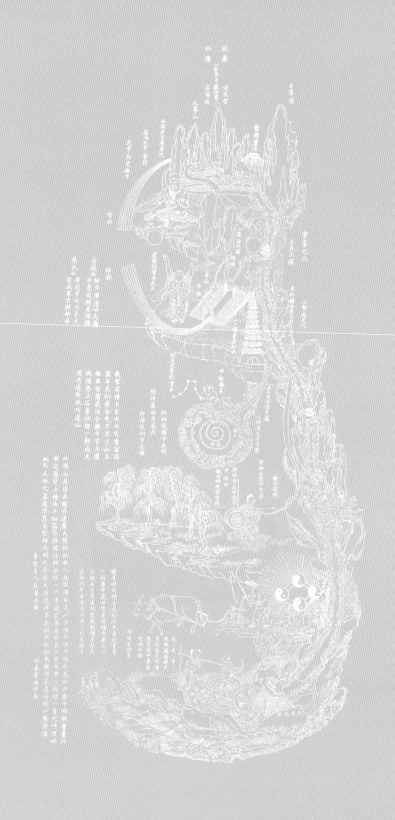

郑圆明　主编

上药真诀

——中华道医精粹

下

华夏出版社

HUAXIA PUBLISHING HOUSE

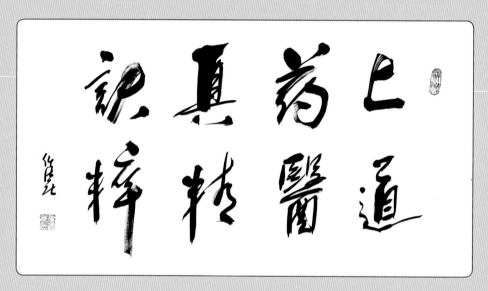

以道為醫

真精

識粹

中国道教协会原会长任法融题辞

第六编

道枢

至游玄览

玄轴篇

心劳神疲，与道背驰；冥心湛然，乃道之几。

至朴子曰：天之体其高明欤？天之性其玄虚欤？天与我命，而秉以为性矣，必也冲以用之，无巧也，无拙也，无智也，无愚也，湛湛乎适于自然之场焉。昔者，太源洞长告于方丈先生曰：噫！已入于无为矣，而其性未能湛湛乎，何哉？曰：尔好乐，宫商之声也。以习蔽之矣，况怵于斯者耶！夫人离朴为华，物诱于外，五欲六蔽以疵其洁，无以见于天元，则必濯其垢而后可也。何以濯之耶？吾心者，法水也。于是涤三昧焉，开六蔽焉，去五垢焉，汰其浊而见素矣。夫能皓皓而不污，莫先于却事物之见。故知远察微者，聪明之见也，命之曰伐性之斧；务华矜荣者，声利之见也，命之曰陷性之阱；巧言令辞者，利口之见也，命之曰惑性之药；奇谋诡策者，深机之见也，命之曰败性之寇。是何也？智深者伪生，识远者诈强。夫畀我以知者，本为知道者也；赋我以识者，本为识性者也，岂期眩于外哉！康伯子通古今之书，及闻道也，终日如愚。潘洞见子钟离子，子钟离子示以物而不能名。子钟离子曰：大矣哉！却见者也。万物芸芸，各归其根，敷荣吐华，各丧其真，朝生夕陨，物孰免乎？吾当内自省焉。吾亦物也。于是探其本，集其灵，去有归无，返于真空。返于真空者，必先除其衅焉。夫灼以华藻，惑以铿锵，滋以膏粱，袭以芬苾，示以好恶，习以嫉媚，役以金玉，悦以爵禄，媚以语言，诬以机谋，斯十衅也，不能除焉，则违性失道矣。

赤松子曰：欲去之者，先澄其源，而后可也。下愚者所禀昧昧焉，上智者为邪所蔽而与之同。何以扶蔀而发晦乎？必舍其暗塞而投于纯明之舍焉。

太上曰：多知博见，彼以为明，斯乃为暗者也。天与之性，何为而亡乎？道与之貌，何为而悴乎？七情之燎焚于五内，真元烬矣。夫能使其情俱为煨而熄焉，则冥冥寂寂，真乐至矣。

思真子学而未知道，怵焉泣于瑶池之下。真君谓曰：尔之七情不为触而发，则入真慧矣。内心未纯则尚华，而亡其纯矣。古之至人，以性却性，以形忘形。性，吾有也，不以性蔽性而入于昏；形，吾有也，不以形丧形而入于华。内而贵朴，如槁木焉。故末茂者伤本，枝大者害干。梵宫灵宇，梵宫八界，灵宇三千。帝之都也。吾身亦有妙庭焉，慧日所烛，玄风所扇，夫何以致之欤？惩忿窒欲，忍有所得，慈无所舍，此其端乎！

妙素子曰：形而上者谓之道，形而下者谓之器。器非性也，讬器以入道者也。嗟夫！澲澲无涯者，生死之流也。吾能知夫尘劳之缘腐真而伐性，吾能绝焉。对松宇以遣白日，调瑶琴以战素月，斯陟于道矣。外思者，道之寇也。纷丽挠乎虑，铿铿动乎情，坤牛挽之，河车运之，外奔而入，内驰而出，则性斯丧焉。性也者，水也；风薄之则乱其清矣。吾视外境其如芥焉，则含元而登太一矣。

精思子曰：绮言者，语之疵也；邪视者，鉴之疵也；淫哇者，听之疵也；躁动者，正之疵也；狎侮者，议之疵也；作狂者，念之疵也。今夫驭气而游于舟廓者，其孰敢忽此耶？咎莫大于有见，恃识以开万端而求于胜也。故意可以测古人之情，明可以灼圣贤之理。顾有蔽也，莫能开之；有惑也，莫能引之。异径以为大路也，行潦以为沧瞑也。吾以为慧，而离于慧益远矣，可不务去乎？弃圣绝智，屏其良知，进乎不为之宰者，道之本也。高陵子始未闻道，其书满家，既闻道，破觚折牍，窒其视，剖其识。道非无也。性非空也。无则沉乎罔象矣，空则委于冥求矣。希声无听也，空色无视也，无象无得也。至虚者有其空，真符者有其有，于是当先固其守焉，夫然后入于正。不因人而舍，不见法而迁，此有守者也。确然有作，卓然有入，故由有而适于无，从相而至于寂矣。

五空八识，不辨乎始终，而入无为者，殆未知无为之为自有欤！立我者，必自乎无我者也。霿乎尘昧，疵乎物蔽，执乎我者，害道者也。故物我俱忘而为一，一又灭之而入于无之域，豁而达，慧而通，身无相也，心无思也。我性之率可以致道，执之而物不能夺，守之而外不能盗矣。天与之形，物俱有形；道与之性，物俱有性。流形既远出性之庭，孰不有守耶？有守小而失大者，有守外而弃内者，有守彼而丧我者，有守伪而背真者。守有道乎？守其我以大者也，固其内以真者也。若不知守焉，则干正紊真者至，其谁能御之哉？圆净子曰：白之守玄者欤！

太上谓范子曰：五蠹亡矣，七情灭矣，汝知之乎？范子曰：非炼磨者乎？曰：炼无以守，则其外移矣；磨无以守，则其有倾矣，其惟守己而已。颛蒙之子非性有殊也，惟其昧而不自觉欤。既其觉也，神安魄定，入几微矣。

皇甫子曰：觉有五：或因其殃而觉欤，或因其疾而觉欤，或因其难而觉欤，或因其蒙而觉欤，或因其达而觉欤。众流既分，其源则散；众情既出，其性则蔽。是以其源不澄焉，六欲以滓之，三毒以荡之。蔽源者，流也；乱性者，情也。嗜欲者，风波也。纷华逐欲而生，纯实从物而死，性之质凋而不朴矣，性之灵渍而不明矣；根不宁而蒂不固矣。湛乎一景，独守其源，众流昭彻而澄矣。我性之肇亦与人同焉，所受之纯全而不刿，所葆之粹和而不较。中有圆者，其性也欤。运而不穷，融而不凝。穷则为蔽，凝则为止。夫能明达洞彻者，粹美以挺内，和会以塞外，熙然如春无方，如神不散。其阳不系于物，斯圆之效欤！故得其性也，静以止之而不知其运，虚以极之而不知其反，其犹独阴之寂而不入其真耶！

玉惠子曰：六欲生而真灵缺，岂能圆乎？三毒兴而冲和丧，岂能融乎？圆融殒而夭阏至矣。物之性未尝殊也，小大所囿皆同焉，好恶所受皆均焉。从其大小，由其好恶，则迷其本，远其宗，弃其源，失其祖矣。自执其性，骛于六尘，舍于三彭，惟抉其昧，剖其愚，以明为宗，以清为性，识阴阳之所囿而同乎冲虚天元之性，则廓然之所宗矣。

消秽子曰：得一而清，越乎群宰之上，与化同游，与性同契者，适乎至真之祖者也。

赤松子曰：三明宅于中，六凿镳其外，吾不登乎异歧矣。巫硖之子以响为宗而获鬼随焉，西波之子以因求其祖而得巫报焉，所见不可不慎乎！无法之中有范焉，有围焉。空以道范之，虚以化围之。空非彼所谓之空也，虚非彼所谓之虚也。不空其思，不思其空，斯可谓达也已矣。夫以筥挈水者，犹求诸空者欤！吾知所以裨补之，斯复其真性矣。诚以无为无，则何以语道之大乎？真修者缘类而应也，无所入，无所舍，而灵心见于外，于是真冲挺秀，奥理特达，天纯不驳，入于慧焉。

钟离子曰：其识通明，其名曰慧；其灵盈固，其名曰圆。得寂者，亡乎寂者也。其善忘也欤，至幽至虚，可登乎亡矣。其心如滞矿焉，物不能招矣，则入冥不杳，入恍不惚。寥寥乎有见，默默乎有闻。不见为见，不闻为闻，然后有见闻之实。不晦予盖尝入乎冥冥，守乎寥寥，入寂之中而得寂之应者也。九变之上，不可名也；四游之前，不可形也；能复于斯，其惟无而已。以有为有，其失也实；以无为无，其失也虚。无之有者，真有也；无之无者，真无也。渊静之渊，渊而又渊；洞玄之玄，玄而又玄。兹犹其粗也。夫见乎无无者，斯至乎道矣，其太素之始哉！

钟离子曰：无中以求无，孰知之耶？天粹而杂者，有以驳之矣；灵源而浊者，有以挠之矣。惟旷兮若谷，应受不留；澹兮若海，源委不已。无诡于道，无戕其性，浩乎守其真，寂乎袭其气，精神会通，成于不化矣。何以知其然也？实者虚之应也，虚者实之乘也，相为之用，则各归于初，莫测其变焉。夫玄览者可以涤吾之性，思而不空则殆殆于多知也，空而不思则罔罔乎无守也，其不亦达乎性命者欤！是道也，道之全性之极也。

五化篇

万物芸芸，其变不穷；能以道化，虚明则通。

谭子曰：至道有五化焉。孰为道化乎？夫虚化神，神化气，气化形，形生而万物所以塞也，此道之要也。形化气，气化神，神化虚，虚明而万物所以通也，此道之用也。圣人穷通塞之端，得造化之源，忘形以养气，忘气以养神，忘神以养虚，虚实相通，是谓大同。藏之为元精，用之为万灵，舍之为太乙，放之为太清。老枫化为羽人，朽麦化为蝴蝶，自无情之有情也；贤女化为坚石，山蚯化为百合，自有情之无情也。射似虎者，见虎不见其石；斩暴蛟者，见蛟不见其水。是知万物可以虚，我身可以无。以我之无合彼之虚，自然可以隐，可以显，可以死，可以生，空中之尘，若飞云之目未尝见也；穴中之蚁，若牛斗而耳未尝闻也。况非见闻者乎！

太虚者，一虚也；太神者，一神也；太气者，一气也；太形者，一形也。命之则一，根之则一，守之不得，舍之不失，是谓正一者也。稚子弄影，不知为影所弄；狂夫侮像，不知为像所侮。化家者，不知为家所化；化国者，不知为国所化；化天下者，不知为天下所化。虚化神，神化气，气化血，血化形，形化婴，婴化童，童化少，少化壮，壮化老，老化死，死复化为虚，虚复化为神，神复化为气，气复化为物。噫！化化其无穷者哉！

太上者，虚无之神也；天地者，阴阳之神也；人虫者，血肉之神也。其同者，神也；其异者，形也。形不灵而气灵，语不灵而声灵，觉不灵而梦灵，生不灵而死灵。冰泮返清，形散返明，能知真死者，可以游太上之京矣。

孰为术化乎？云龙风虎，得神气之道者也。神，母也；气，子也。以神召气，以母召子，何有不至乎？荡秽者，必召五方之气；伏尪者，必役五星之精。召之于外，守之于内，用之于外，无所不可也。

转万斛之舟者，田一寸之木；发千钧之弩者，由一寸之机。一目可以观天地，一人可以君兆民。太虚茫茫而有涯，太上浩浩而有家。得天地之纲，知阴阳之房，见精神之藏，则数可以夺矣，命可以治矣，天地可以返覆矣。

至淫者化为女，至暴者化为虎。乐者，其形和也；喜者，其形逸也；怒者，其形刚也；忧者，其形蹙也；斯亦变化之道也。

蠮螉之虫孕螟蛉之子，传其情，交其精，湿其气，和其神，随物大小，俱得其真。蠢动无定情，万物无定形，阴阳相搏则芝菌不根而生也，燥湿相育则蠕蛴不母而生也。人体阴阳而根之，效燥湿而母之，无不济者，何也？君子体物而知身，体身而知道也。涧松所以能凌霜者，藏正气也；美玉所以能犯火者，蓄至精也。大人昼运灵旗，夜录神芝，觉思所不思，可以冬御风而不寒，夏御火而不热矣。

孰为德化乎？天下贤愚营营然如飞蛾之投夜烛，苍蝇之触晓窗，知往而不知返，知进而不知退。感父之慈非孝也，喜君之宠非忠也。感始于不感，喜始于不喜，多感必多怨，多喜必多怒。抑人者人抑之，容人者人容之，贷其死者乐其死，贷其输者乐其输。

孰为仁化乎？海鱼有吐墨上庇其身而游者，人因墨而得之。智者多屈，辩者多辱，明者多蔽，勇者多死。君子能罪己斯能罪人，不报怨斯能报人。救物而称义者，人不义之；行惠而求报者，人不报。蝼蚁之有君也，一拳之宫与众处之，一块之台与众临之，一粒之食与众蓄之，一虫之肉与众唒之。故得心相通而后神相通，神相通而后气相通，气相通而后形相通，太古之道也。

孰为食化乎？一日不食则惫，二日不食则病，三日不食则死。民事之急者，食也。为巫者鬼必附之，设像者神必主之。盖乐所享也。虎狼不过噬肉，蛟龙不过嗜血，人则无所不嗜，所以不足则斗矣。夫水将逼而投于水，知必不免，且贵其缓也；虎将噬而投于谷，知必不免，或觊其生也。

孰为俭化乎？水火常用之物，用之不得其道，以致于败家，盖失于不简也；饮馔者常食之物，食之不得其道，以至于亡身，盖失于不节也。欲救之术，莫过乎俭。俭于听可以养虚，俭于视可以养神，俭于言可以养气，俭于私可以养富，俭于公可以养贵，俭于门闼可以无盗贼，俭于环卫可以无叛乱，俭于嫔嫱可以养寿命，俭于心则可以生死，是谓万物之化柄也。

奢者富不足，俭者贫有余。奢者心常贫，俭者心常富。奢者好亲人，所以多过；俭者能远人，所以寡过。奢者事君必有所辱，俭者事君必保其禄。奢者多忧，俭者多喜。奢者好动，俭者好静。奢者好难，俭者好易。奢者好繁，俭者好简。奢者好逸乐，俭者好恬淡。有毕生而一器而无缺者，有十年而一裘不弊者，斯人也，可以即清静之道矣。

坐忘篇

宝书之笈，三编具存；吾得其要，澄神契真。

心者，一身之主，神之帅也。静而生慧矣，动则生昏矣。学道之初，在于收心离境，入于虚无则合于道焉。若夫执心住空，亦非所谓无所也。住于有所，则心劳而气废，疾以之生矣。夫闻毁誉善恶以其心受，受则心满，满则道无所居矣。有闻如不闻焉，有见如不见焉，毁誉善恶不入于心，其名曰虚心。虚则安心，安则道自来矣。心者，譬夫目焉，纤毫入目则未有能安者也。牛马家畜也，纵之不收则悍突难驭；鹰鹞野鸟也，一为系绊则自然调熟。吾之心亦犹是欤。然法之妙用，在乎能行，不在能言。夫能在物不染，处事不乱，斯大道之妙乎！

世或以道为难进，是不知贝锦始于素丝，冲天之鹤资于谷食，蔽日之干起于毫末者也。事非常则伤于智力，务过分则弊于形神。今以隋侯之珠弹千仞之雀，人犹笑之。况弃道德，忽性命，而从不要以自伐者乎。夫挠乱吾身者，则寇盗也。吾能御之正心，则勇士也；因智观察，则利兵也；外累悉除，则战胜也；湛然常乐，则荣禄也。吾不为此观，是犹遇敌弃甲而逃，反受其咎矣。是以定者，致道之初基，习静之成功，持安之毕事也。

庄子曰：宇泰定发乎天光。何谓也？宇者，心也。天光者，慧也。虚静至极，则道居而慧生也。慧者，本吾之性也。由贪爱浊乱，散迷而不知，吾能澡雪则复归于纯静矣。神性虚融，体天应变，形与道同，则无生死。隐则形同于神，显则神同于气，所以蹈水火而无害，对日月而无影，存亡在己，出入无间矣。然虚无之道有浅深焉，深则兼被于形，浅则惟及其心。被形者，神也。及心者，慧觉也。慧觉者，身不免于谢焉。何也？慧者，心照也，多用则其体劳矣。初得其慧则悦而多辩，斯神气漏而为尸解者也。故大人者，含光藏辉，凝神归实，神与道合，身心与道同，于是六根洞达焉。身也，无时而不存；心也，无法而不通。故曰：山之有玉则草木不凋矣，人之怀道则形体永固矣。于是其妙也，有坐忘之枢焉。

修道成真者，必先去乎邪僻之行，外事不干于心，端坐内观，念起则灭之，虽然惟灭动心不灭照心，惟凝虚心不凝有心。欲行此者，当受三戒：一曰简缘，二曰无欲，三曰静心。简缘者，择要去烦也。经曰：少则得，多则惑矣。无欲者，断贪求也。经曰：常无欲，则能观其妙矣。静心者，止息游浪也。经曰：除垢止念，静心守一，其斯之谓欤。故虚心无欲，非求于道而道自归之。其要在乎涉事处喧，皆作意以安之。有事无事，常若无心；处静处喧，其志惟一。束心太急则为病为狂，心若不动复须任之，使宽急得其所常，自调适制而勿著，放而不动是为真定者也。既如是，亦不可恃其定也，而求多事，求就喧。当使如水镜之鉴，随物现形而后可也。定中求慧则伤于定，定则无慧矣，定非求慧而慧自生者也。得道者于是心有五时，身有七候，是为浅深之叙焉。五时何也？其动多，其静少者，一也；动静各半焉者，二也；其静多，其动少者，三也；无事则静，触则动者，四也；与道冥合，触亦不动者，五也。七候何也？举动顺时，容色和者，一也；宿疾尽除，身心轻爽者，二也；填补夭伤，还年复命者，三也；延数万岁，名为仙人者，四也；炼形为气，名为真人者，五也；炼气成神，名为神人者，六也；炼神合道，名为至人者，七也。

天隐子曰：人之生也，禀乎灵气，精明悟通，学无凝滞，则谓之神焉。宅神于内，远照于外，则谓之仙焉。灵气者，其不可为世俗所沦折而后可也。曰喜，曰怒，曰哀，曰乐，曰爱，曰欲，曰恶，七者情之邪也。曰风，曰寒，曰暑，曰湿，曰饥，曰饱，曰劳，曰逸，八者气之邪也。去邪则近于仙矣。简易者，天地之道也。天者，在吾首之上；地者，在吾足之下。吾则见之，故曰：简易者，神仙之德也。夫学道者，言涉高诡而执迷无所归本非吾学也。故学气者，反为气所病者有矣；学仙者，反为仙所迷者有矣。

然学道者，亦须渐而进之，盖有五门焉：一曰斋戒，二曰安处，三曰存想，四曰坐忘，五曰神解。

斋戒者，何也？澡身虚心者也。斋者，洁静也；戒者，节约也。饥即食，食勿饱，所谓调中者也。物未成者勿食，腐败闭气者勿食，五味太多者勿食。勿久坐，勿久立，勿久劳，勿久逸。左右手常摩至于温热，熨其皮肤，以去冷气，所谓畅外者也。于是形坚则气至矣。

安处者，何也？南向而坐，东首而寝，居之屋庐必得阴阳适中焉。高则阳盛而明多，多则伤于魄，魄阴也；卑则阴盛而暗多，多则伤于魂，魂阳也。有所伤则疾斯生焉。又况夫天地之气乎，有元阳之切肌，淫阴之侵体，可不慎哉！故吾之室四旁皆窗户焉，风起则阖之，风息则辟之，前必箔，后必屏。太明则垂箔，以和其内映焉；太暗则卷箔，以通其外曜焉。内以安吾心，外以安吾目。心目安则身安矣。然则彼纵情多虑，其不能安其内外也可知矣。

存想者，何也？存者，存我之神也；想者，想我之身也。夫何以能然乎？闭目则自见其目，收心则自见其心，心目皆不离于身，不伤于神，此其渐也。凡人终日而视他人，则心亦外走矣；终日而接他事，则目亦外瞻矣。营营浮光，未尝复照，安得不疾且夭耶？故归根曰静，静曰复命，复命成性，是为众妙之门也。

坐忘者，何也？因存想而得，因存想而忘也。行道不见其行，非坐之义乎？有见不行其见，非忘之义乎？不行者，心不动也；不见者，形俱泯也。或者曰心不动有道乎？天隐子默而不对。或者曰形泯有道乎？天隐子瞑而不视。或者悟曰道在我矣。

神解者，何也？斋戒者，信解也，无信心则不能解矣。安处者，定解也，无定心则不能解矣。存想者，闲解也，无闲心则不能解矣。坐忘者，慧解也，无慧心则不能解矣。四者通乎神，斯为神解者焉。神者，兼三才则谓之易，齐万物则谓之道，本一性则谓之真一。

天隐子曰：生于易中，死于易中，动因万物，静因万物乎。邪由一性，真由一性乎，吾皆以神解之在人也，在地也，在水也，皆为仙矣。变而通之，是曰神仙。

正一先生读其书，悟曰吾则异。于是，吾之简易者，无为而无不为也。吾之渐者，守性正命日增一日，渐之道也。斋戒之类兼修之可也。

至游子曰：吾得坐忘之论三焉，莫善乎？正一先生司马子微曰：吾近见道士赵坚造坐忘论七篇，其事广，其文繁，其意简，其词辩。读之者，思其章句，记其次序，可谓坐驰，非吾所谓坐忘。吾闻之先师曰坐忘者，长生之基也。故招真以炼形，形清则合于气；含道以炼气，气清则合于神。体与道冥，斯谓之得道者矣。

夫真者道之元也，故澄神以契真。庄子曰：宇泰定发乎天光。宇者，心也；天光者，慧照也。先定其心，则慧照内发，照见万境，虚忘而融心于寂寥，是之谓坐忘焉。老子曰：及吾无身，吾有何患？无身者，非无此身也，体合大道，不徇乎荣贵，不求乎苟进，恬然无欲，忘此有待之身者也。

夫长生者，神与形俱全者也。是以乾坤者易之蕴也，乾坤毁则无以见易矣。形器者，性之府也，形器败则性无所存矣。养神不养形，犹毁宅而露居者欤。或曰：人之寿终，心识苟正，则神超于真境。正一先生曰：非至正之言也。夫高德之贤，自谓彼我忘矣，是非泯矣，然见不善则颦，见善则笑，犹为善恶所惑。况其终也，昏耄及焉，吾未见不为众邪所诱者也。故有有识化无识者，秦女之化石是也；有人识化虫识者，黄氏之化鼋者也？由是观之，心识者为阴阳所陶铸，安能自定哉？所以贵乎形神俱全者，盖以此也。今有知荣贵为虚妄，了生死为一贯，至其临终，则求医祈鬼，何也？未知乎坐忘者也。忘者忘万境也，先之以了，诸妄次之，以定其心。定心之上，豁然无覆；定心之下，空然无基。触之不动，慧虽生矣，犹未免于阴阳之陶铸也，必藉夫金丹以羽化，入于无形，出乎化机之表，然后阴阳为我所制矣。

集要篇

古先至人，立言如林；以道博观，则钩其深。

晁文元公曰：吾观夫浮世，其乃生老病死之乡欤，忧悲苦恼之窟欤。惟定明者内觉其身心空，外觉其万物空，于是诸相既破，无可执无可争矣。诸有者，梦幻也。梦中而人狎之，且曰梦中搏必无伤也，岂非在梦知梦乎？吾尝坐玉堂，见饔人汲水，吾观空纯熟，自无全人，观汲水者，惟一块之空，自西而东，岂非在幻知幻乎？故曰本无一物，随之视而起异端焉，学道者，必先止念。念起则知之，如川之泄，篑土塞之，襄陵之势可绝矣；如火之爇，杯水沃之，燎原之势可灭矣。故不畏念起，惟畏觉之迟也。觉速止速，此其妙用者欤。吾尝谓：心息相依，息调心静，念起即觉，觉之即无，此最道之权舆也。裴休曰：夫地、水、火、风，假合而聚散，非我身也；缘虑客尘，虚妄乍起乍灭，非我心也。我有真身，圆满空寂是也；我有真心，广大灵和是也。万沤起而复破，然水之性是尝不存也；千灯明而有灭，然火之性未尝不在也。世亦知夫三象者乎？气动而清者，天之象也；心静而宁者，地之象也；智圆而明者，日月之象也。三者和会，则自然见吾神灵之妙用矣。三象既明，而六审不可不知也。试尝自审曰：妄念息乎？外缘简乎？触诸境不动乎？黑白无差别乎？梦想不颠倒乎？方寸怡愉乎？于是可以测入道之深浅矣。吾尝自警曰：了知起灭意决定生死根，不复随缘转，是名不动尊。夫未能无念，即用观空；未能顿空，即用对治。三策次第而用之。庄子坐忘，达磨壁观，始学者不能知也，而乃入于放旷，岂其旨哉！吾尝端坐念实相而见魔王加趺之像且怖矣、况入道者端坐不倾动者乎？

碎金篇

漆园之玄，竺乾之空；均乎正心，与儒同功。

晁文元公曰：教岂有异哉？吾尝贯三道为一焉。夫儒家者流，以正身为要切，勿求其功而功自成矣；竺乾氏以复性为要切，勿求其证而证自知矣。吾始读南华之书，因齐物之理而得一法，目之曰逍遥大同观，而无一事可争；后读西方之书，因无我之理又得一法，目之曰平等大空观，而无一物可齐，由是知其深浅矣。施肩吾既闻道，而著三住铭曰：心常御气，气与神合。竺乾氏为圆觉之说曰：心息相依，息调心净。吾观其理殊同归欤。天下有三乐：儒家者流曰：颜氏子箪瓢陋巷不改其乐；道家者流曰：庄氏子柄迟一丘天下不易其乐；竺乾氏曰：生灭灭已寂灭为乐。三者自外及内，由浅至深者也。幻意诸病，吾以理攻之可也。已往吾勿追思，未来吾勿迎想。

或曰：修行何以验乎？曰：置白黑二棋，一念善投白者一，一念恶投黑者一，至夜较之，即知增减焉。

文元公曰：迂矣！吾则于昼夜四威仪中不计情境，惟量其力常习静念而已。受辱而畏其势忍之者，不可谓之忍也，无可畏之势而能忍之者，斯真忍也。《易》之《损》曰：惩忿窒欲，吾用之以为戒；《易》之《系辞》曰：寂然不动，吾用之以为定；精义入神以致用，吾用之以为慧。

或问：闲居何乐乎？曰：调畅太和之气，适悦天真之味，研覃微密之言，依游上妙之道。蒙庄高情，师友造化；竺乾妙旨，澡炼神明。非理外至，当如逢虎，即时而避，勿恃格兽之勇；非理内起，当如探汤，即时而止，勿纵染指之欲。外护其身，如惜干霄茂树，勿纵一斧之刃伤焉；内护其行，如惜渡海浮囊，勿容一针之锋破焉。心静则清，清而后明，明则照物，物无遁形矣，至人观之得为心印者也。

唐人有养鹦鹉者，能诵经，常不言不动。或问其故，对曰：身心俱不动为求无上道。及其死焚之，有舍利焉。故知得道者，皆自燕寂中入者也。

文元公曰：吾既耄也，弥觉聪警耳，有自然之音如乐中簧，隐隐如雷初动，浩浩如潮将至。吾谓之三妙音焉：一曰幽泉漱玉，二曰金磬摇空，三曰秋蝉曳绪。

容成篇

孰为阴丹，诋其娇诬；辟其内荒，其路豁如。

至游子曰：吾常得崔公《药镜》之书，言：御女之战，客主恍惚，则同识不同意，同邪不同积，同交不同体，同体不同交，是为对镜不动者也。夫能内外神交而体不动，得性之道也。动则神去性衰矣。不染不著，则留其元物，使气定神住，和合成形，入于中宫，煅去其阴而存其阳焉。红雪者，血海之真物，本所以成人者也。在于子宫，其为阳气，出则为血。若龟入时，俟其运出而情动，则龟转其颈，闭气饮之，而用搐引焉，气定神合，则气入于关，以辘轳河车挽之，升于昆仑，朝于金阙，入于丹田，而复成丹矣。

至游子闻而大吒曰：崔公果为是言哉？吾闻之古先至人，盖未尝有也。昔张道陵黄赤之道，混气之法，盖为施化种子之一术尔，非真人之事也。然及陵之变举，则亦不复为此矣。清灵真人曰：吾见行此绝种而死，未见其生者也。夫存心包观而行上道，是所谓抱玉赴火，金棺葬犬者也。紫微夫人曰：为黄书赤界者，适足鸣三官之鼓，致考罚尔。真人之偶景者，在于二景而已，非为夫妇之迹也。夫黄赤存于中，其可以见真人、灵人乎？魏伯阳曰：割肉以内于腹，不可以成胎，则外物不可以为丹也，明矣。是知学道以清净为宗，内观为本者也。于是深根固蒂，使纯气坚守，神不外驰，至于坎离交际而大药可成矣。善乎？庄子之论曰：必净必清，无劳汝形，无摇汝精，乃可以长生，未闻有以御女而获仙者也。

惟东汉冷寿光自云行是法，几百四五十岁，鬓发尽白，而肌理盛壮，然卒不免于死也。世所谓善一作喜御女而得其效者，宜无踰寿光；寿光且死，则是道也恶足以语长生久视之理也哉！彼方士以采战之方，以惑学士大夫，惧其言之不足取信也，则窃古先至人以名其书，故称《西华》二十有四篇，则曰钟离云房所作也；《西江月》十有八篇，曰张平叔所作也。指女子为偃月炉，以童男女为真铅汞，取秽浊为刀圭，肆情极欲，一旦溘然而逝，其名曰桶底脱。至游子曰：崔公之道，昔吕洞宾得之以为心地益明，则崔公不宜为此疵而不醇者也，其亦方士所托而行者欤？

或问曰：无漏果位者，当丰其源而啬其出，故莲华不生高地平原，而生于淤泥，何谓也？至游子曰：道家者流有八漏，竺乾之法有诸有，漏岂尔所谓漏者乎？司马子微曰：志之漏也，形趋于后土；念之漏也，神趋于鬼乡。吾所谓无漏者，无此漏也。丰入啬出，养气则然矣，达磨之胎息是也。淤泥之莲，易坏者也，未若松柏产于陵冈而不凋者也。吾亦有莲焉，盖尝发于烈火之中矣。

或者闻其说而疑，以问至游子曰：容成子、务成子、天老、太一与夫尧、舜、成汤、盘庚，各有阴导之书，黄帝、三王，复有养阳之方，汉氏秘于广内之藏，著于神仙之录，则其由来尚矣，子恶得以为无哉？至游子曰：吾非谓之无也，盖非所谓仙者之务尔。闻之刘向、班固之徒曰：房中者，情性之极，至道之际，是以圣王制外乐以禁内情，而为之节文焉。乐而有节，则和寿考矣。迷者弗顾，则生疾而损命。由是观之，信乎非仙者之务也。

阴符篇

黄帝之经，藏于神嵩；李荃得之，发世之蒙。

李荃得黄帝阴符之经于神嵩之山，而未知其止也，其后遇骊山姥而问焉，姥曰：道有太易，有太初，有太始，有太素。太易者，玄元杳冥，妙于无名者也；太初者，胞胎混沌者也；太始者，洞虚无疆，或感而彰者也；太素者，内含真一之精，为万物朴，清阳为天，浊阴为地者也。阳为魂，阴为魄。魂者，欲人之生；魄者，欲人之死。故圣人观天之道，执天之行，含真抱一，以归于太阳，养阳之魂，以消阴之魄，神仙之道其尽于斯矣。

天以一之数生水而润下，其居北方，于时为冬，于藏为肾，是为玄武焉，此坎之卦也；地以二之数生火而炎上，其居南方，于时为夏，于藏为心，是为朱雀焉，此离之卦也；天以三之数生木而曲直，其居东方，于时为春，于藏为肝，是为青龙焉，此震之卦也；地以四之数生金而从革，其居西方，于时为秋，于藏为肺，是为白虎焉，此兑之卦也；天以五之数生土而为稼墙，其居中央，为万物母，于藏为脾焉。故道生一，一为天。五行者，从一而生，真一之气化生五行，是以五谷、五味滋养于人。人因五行而生，因五行而死，故五行者，五贼也。圣人夺取五行之精气，还元反本，复归于真一，此老子所谓万物芸芸，各归其根，归根曰静，静曰复命者也。

夫性者，阳之精明也。精明之气结而为人，休气为鬼，灵气为神，烦气为虫豸。杂气为禽兽，奸气为精邪。人察乎精明则能见其机，见其机则能立天之道矣。

自五月夏至，遇用事之卦也，十月而为纯坤，阴盛则消阳矣；自十有一月冬至，复用事之卦也。四月而为纯乾，阳盛则消阴矣。是以龙蛇者秋冬而潜蛰，春夏而起陆焉。人以真阳去其阴魔，则百神和悦，血脉流通，五脏生津，长年久视矣。此广成子所以积火以焚五毒；五毒者，五贼也。天生于坎者也，地生于离者也。

坎者，水也，月也，汞也；离者，火也，日也，铅也。圣人使坎离互用，日月相交，铅汞相持，龙虎相反，然后能斩尸灭鬼，降精摄邪，以存正气焉。故太白真人曰：五行不顺行者，龙从火出，虎从水生矣。此天地之互用，阴阳之反覆者也。

土者，四象之本，万变之基也。道生一，一生二，二生三，三生万物。一者，天也；三者，人也。神仙之要在乎抱一守中，故至道始于一、三而终于五。五者，数也。经曰：三五与一，万事毕矣。此何道也？铅汞得土而成还丹者也。烟萝子曰：全一有三，外应仍满于初九，此至道也。

阳太盛则溢，溢则生热，热者其脉实；阴太盛则衰，衰则生寒，寒者其脉虚。虚实之脉，寒热之患，皆能致死者也。阳者，汞也，其性飞者也；阴者，铅也，其性伏者也。圣人伏阳汞，以炼其魄；飞阴铅，以拘其魂。阳不得而溢，阴不得而盛，于是客邪消而尸魄丧矣。盖有毫发之阳未尽者不能死矣，有毫发之阴未消者不能仙矣。

夫耳耽淫声，目好美色，口嗜滋味，则五脏摇动而不定，血气流荡而不安，精神飞驰而不守，于是正气散而湿邪之气乘之以生疾矣。是以人之三要者：曰耳，曰目，曰口。故耳目者，神之窗牖也；口者，气液之门户也。若夫六识皆空，湛然虚寂，遗形忘物，慧照通神者，至静也。吐纳以炼五脏，导引以开百关，诵持宝章以怡神，吸引二景以集明，炼金精以固形，餐玉英以保身者，至动也。太上曰：静者，性也；动者，气也。动静如一，内外和顺，非至人安能至于斯哉？

夫荣名富贵者，学道之尘垢也；争竞忿躁者，修真之荆棘也；旨酒珍馔者，伐性之戈矛也；淫声美色者，破骨之斧锯也。故修真炼气，抱元守一者，谓之圣人；炼形成气者，谓之真人；炼气成神者，谓之神人；炼神成真者，谓之至人。

天地者，盗万物使有衰朽者也。万物盗人，使有老死者也。人盗万物，使不常存而有用者也。故不善盗者，盗其形不盗其精，反为万物所盗焉。善盗者，盗其精，所以能盗万物而长生矣。吾食其时，非嗜其酒肴也，盖盗万物之精气者也。何也？形以食味，神以食气，若以时而食其形，动其机，以盗其精，则百体顺理矣。吾之身有精光之神、形影之神、毛孔之神，各万有二千。五脏六腑，三元九宫，亦皆有神焉。惟吾不见其神，则不知其能下福祸焉。故不务敬畏，至于狠躁、凶虐、贪淫、阴险，是曰贼其神矣。妄言绮语，以为人不知不见，是曰昧其神矣。吾之神上通于天，贼其神者，犯于天者也，昧其神者，欺于天者也。犯天欺天，所以取夭折者欤。如是者阴邪日胜，神气日衰，尸魄日恣矣。夫能守中抱一，以阳炼阴，则尸亡魄丧而神明王矣。神明既王，则策辔八晨，飞舆五岳，升九玄，斩玉关，可与天地等年矣。

老君曰：气中有气，是我之神者也；神中有神，是自然之道也。

天以一阳降于九泉而生复，此十有一月阳之始也，二阳降而生临，三阳降而生泰，四阳降而生大壮，五阳降而生夬，六阳降而生乾。五月夏至，阳极而生阴。故一阴升而生姤，二阴升而生遁，三阴升而生否，四阴升而生观，五阴升而生剥，六阴升而生坤。阴阳消息升降，斯道之枢也。故圣人收采天地之气而成二体，曰铅曰汞。铅也，汞也，其重各八两，而合于三百八十有四铢之数，以应乎卦爻而定大小之法焉。上撰卦气，下推漏刻，以均乎火之候而夺乎一千八十年之功，于是脱其凡胎矣。至于三千二百四十年而圣胎成矣，于是与造化相符，阴阳同运，圣功生焉，神明出焉。

瞽者目无所见，故神专在于耳；聋者耳无所闻，故神专在于目。神专则事无不精矣。利能动人者也，绝利之源则神有所专，可以制精邪，亡尸灭魄有千倍之功焉。老子曰：不见可欲，使心不乱，此之谓欤！

夫九还七返者何也？自子而至于申，自寅而至于戌者也。斯皆一阴一阳，一升一降，一沉一伏，昼夜居之而不失者也。水火水火，卦气已尽，则还丹成矣。于是制精摄邪，亡尸灭魄，有万倍之功焉。魏伯阳曰：屯用申子，蒙用寅戌，六十四卦各自有日，斯三反昼夜之理也。

心者，万神之主也；目者，万神之户牖也。人之神入则藏于心，出则见于目，故心安则神安，目动则心动，心动则神动，生死之机其在斯二者矣。夫能使其神出入于户牖以自照焉，居息于宅舍以自安焉，此则生之机也。塞户牖而不明焉，废宅舍而不居焉，此则死之机也。

魏伯阳曰：五行相受以生，故火性烁金，金伐木荣，三五与天地之至精也。何也？阴阳相胜，五行相制，所以克伐衰谢焉。然反本归根则万物乃因此而生矣。阴阳激而为风雷，风雷作则万物动而滋生矣。夫炼阴阳之气，如风之行，如雷之鸣，通流其百脉，淘去其积滞之五毒，于是五脏生津，百骸调畅，真一存乎其中矣。

夫不耻贫贱，不贪富贵，不嗜声色，不耽名利，不惧患难，不作黜辱，外无所求，内无所惑，惟见于空；空无所空，湛然常寂，然后昼无想也，夜无梦也，于是栖神于至乐，则天真之性有余，浊乱之情不作矣。趋迹于至静则贪求不生而心无所往矣。飞鸟制其身游于空虚者，凭其气也。况夫修炼其形而成至阳，其能入金石而不阂，行日月而无影，固其理也。世之人须饮食以养其形，不知绝饮食而形乃固焉；须尸魄以养其神，不知去尸魄而神乃全焉；须阳与阴并相济以生，不知阴尽阳纯则长生焉。

西升篇

玄言之宗，惟力默子；怀道而西，以诲尹喜。

老子将入于西域，尹子尹喜也遇于关而问道焉。老子曰：虚无恍惚者，道之根也。生我于虚，置我于无，故生我者神也，死我者心也，是以身者，神以为车、为舍、为主者也。其身安静则神居之，其身躁动则神去之，是以外其身，存其神，则精曜留矣。道得一合，则与道通矣。善人者不与万物争，谦虚而无欲者也。故欲者，凶害之根也；无者，天地之元也。圣人去欲入无，所以辅其身者也。故吾视欲无所见，听欲无所闻，言欲无所道，食欲无所味，寂哉淡泊，于是清静无为，气自反于未生者焉。吾见哀人者不如哀其身，哀其身者不如爱其神，爱其神者不如舍其神，舍其神者不如守其身，守其身者斯长存矣。神者，生形者也；形者，成神者也。故形不得其神，斯不能自生矣，神不得其形，斯不能自成矣。形神合同，更相生，更相和，成斯可矣。

天下之上孝，可谓能养其母者也。夫能爱其母者，其身斯长久矣。身之虚者，万物至焉；心之无者，和气归焉。故善养身者，藏身于身而不出，藏人于人而不见。何也？常以虚为身，以无为心，是之谓无身之身，无心之心焉。于是守神至通，是谓道同者耶！我命在我而已，不属乎天地者也。我不视不听不知，则神不出身与道同久矣。吾与天地分一气而治，自守其根本者也。天下莫柔弱于气，气莫柔弱于道，道之所以柔弱者，包裹天地，贯穿万物者也。夫柔能生刚，弱能生强，天下莫知其根本所从生者焉。有以无为母，无以虚为母，虚以道为母，此道之根本也。何以谓道？人曰：神虽在身，令神莫在其身者也。盛生于衰者也，阴生于阳者也。故有无之相生，虚实之相成。于是有归于有，无归于无矣。人在道之中者也，道在人之中者也；鱼在水之中者也，水在鱼之中者也。道去则人斯死矣，水涸则鱼斯终矣。故圣人反归于未生，其形隐，其神留，天下归焉。无为无事，国实民富，保道之常，是为玄同。夫人得神而生，不知神之所在，惟圣人藏神于内而魄不出矣，守其母则其子全而民炽盛矣。治身之道，通玄元之混气，思以守其身者也。天非欲于清，清自归之；地非欲于浊，浊自归之；湿非欲于水，水自归之；燥非欲于火，火自归之；虚空无为非欲于道，道自归之。由此观之，物性孰不自然也哉！

老子言其道既竟，复以告尹子曰：语汝至道之要，静心守一，则众垢除万事毕矣。

内德篇

三业七情，既澄其源；五神守藏，三一求存。

太上曰：静三业口、目、耳，澄七情，则五神各守其藏，三一长存矣。三者，身之元神，离之数三者也；一者，身之真精，坎之数一者也。身之中盖有三万六千神，千二百形影，万二千精光，五脏六腑一十四神，左三魂右七魄，宜常念念，勿使离于身。日为功曹，阳气也；月为主簿，阴血也。雷公使者，在于左右三魂也；风伯雨师，在于前后七魄也。六甲，六阳神也；值符，六阴神也。于是周绕于身焉，青龙扶左，白虎扶右，朱雀导前，玄武从后，身之四象也。北斗覆首，精光之神也；天罡指足，真气之神也；腾蛇在手，胆之神也。吾居丹房之中，抱守一之法。太一者，下元之宫，真元神也，是吾之偶焉。左三右七，震兑也；戴九履一，离坎也；二四为肩，坤巽也；六八为足，乾艮也；五居中宫，土也；是为八卦九宫之神皆实于腹矣。

凡寝则神魂精魄散游于外，阴邪得以乘隙窃其精气，故当出其四兽以卫其身。四兽者何也？青龙出于肝，白虎出于肺，朱雀出于心，玄武出于肾。勿使众邪干其玉房。玉房者，精区也。肝主藏魂，肺主藏魄，心主藏神，脾主藏志，肾主藏精。五脏之神，出则御恶，入则安神，既卫其身，则复各还其所。鸣天鼓三十有六以集神，咽液三十有六以聚气，而阴户可以阴关矣，使众邪不得下居焉。闭气者，自一至十以心默数之九九而止。闭气者，非闭噎其气也，乃神定气和，绝思忘虑，使鼻之息悠然若有若无；诊其脉以六动为一息，九九者八十一息也。常存赤气自其口出，状如火轮，周其室中，定则内想安寝其中，自然疾病除而阴邪远矣。

玄纲篇

道家者流，其源汪洋，搜厥玄微，以提其纲。

崇玄子唐，吴筠，开元时人曰：道至无而生，天地者也。天动也，而北辰不移，含虚不亏焉；地静也，而东流不辍，兴云不竭焉。故静者，天地之心也；动者，天地之气也。心静气动，所以覆载而不极软。通乎道者，心宁以同于道，气运以存其形，不为物之所诱，是之谓至静者也。本无神也，虚极而神自生；本无气也，神运而气自化。气本无质，凝委以成形；形本无情，动用以亏性。故生我者，道也；灭我者，情也。情忘则性全，性全则形全，形全则气全，气全则神全，神全则道全，道全则神王，神王则气灵，气灵则神超，神超则性彻，性彻则反覆，通流与道为一，可使有为无，实为虚，与造物者为俦矣。道不欲有心，有心则真气不集；不欲苦志，苦志则客邪来舍。在于平和恬淡，澄静精微，虚明含元，有感必应，应而勿取，真伪斯分矣。故我心不倾，则物无不正；动念有属，则物无不邪。邪正之来，在我而已。惟炼凡至于仙，炼仙至于真，炼真合于妙，合妙同乎神，神与道合，即道为我身，所以升玉京，游金阙，能有能无，不终不殁矣。

崇玄子曰：吾尝谓神仙有可学之理焉。夫有不学而自致者，禀异气也；必学而后成者，功业充也；学而不得者，初勤终怠也。故远于仙者近于仙者各有七焉；形气为性之府，形气毁则性无所存，性无所存则我何有，此远于仙者，一也；或谓仙必有限，归于沦坠，此远于仙者，二也；或谓形体以败散为期，营魄以更生为用，安知入造化之洪炉，任阴阳之鼓铸？此远于仙者，三也；或谓轩冕为得意，功名为不朽，悦色耽声，丰衣厚味，此远于仙者，四也；强盛之时为情爱所役，及斑白之后习学始萌，而伤残未补，窃慕道之名，乖契真之实，此远于仙者，五也；汲汲于炉火，孜孜于草木，此远于仙者，六也；动违科禁，静无修习，此远于仙者，七也。若夫耽玄虚，寡嗜欲，体含至静，以无为为事，此近于仙者，一也；剪阴贼，植阴德，惩忿损欲，齐毁誉，修清真，此近于仙者，二也；身居禄位，心游道德，仁慈恭和，弘施博爱，此近于仙者，三也；爵之不从，禄之不爱，恬然以摄生为务，此近于仙者，四也；静以安身，和以养神，精以致真，此近于仙者，五也；失于壮齿，收之晚节，以功补过，以正易邪，惟精惟微，积以成著，此近于仙者，六也；忠孝清廉，不待学而自得，谓之隐景潜化，死而不亡，此近于仙者，七也。取七近，放七远，是为拔陷区出溺途者也。

玉芝篇

五太相生，在物之先，明告来者，犹鱼之荃。

朝元子陈举，宝元中人曰：体混元之本，法天地之枢，立为洪炉大鼎，以炼其真焉。内以养铅汞，外以象离坎，运其阴阳，驱龙驭虎，以返本还元。于是玄霜绛雪，玉药金膏，九转而成宝矣。魏伯阳以参同成道，马明生以金液超真，阴长生炼太真之剂，刘安修太一之元，此所谓奥荃者欤。方其阳魂未交，其如玄窟焉，阳精既兆，乃禀性以成乎形。是以阴判阳而归寂，阳寓阴而成质，阴阳交而万物泰矣，日月合而四时成矣。夫天地不交，何以为昼夜乎？日月不合，何以著盈昃乎？万物不合，何以显荣枯乎？

当太易之时，混混蒙蒙如胞中蒂焉，于是而有太易首春一阳之义也。其体玄黄，四象未明。玄雾蒙乎金液，华光锁乎水精。夜加乎子，初九潜龙之位也。太易者，仁也，春也，阳也，龙也，日也，天也，火也，魂也，神也，汞也，木也。故阳气也者，入乎物曰生，离乎物曰死。太易者，司生也。夫阳不发于下，则万物何以生哉？故经曰上水下火，盖谓此也。阳必蒸于上，阴必润于下。蒸者，其热也。热蒸其阴，阴腾其气。轻者上浮而为天，其清云霞，其凝雨露，其散风烟，其寒霜雪。时自乎子而至乎午，其升者也；自乎午而过乎子，其降者也。夫云霞、霜雪、雨露、风烟、气雾，所以降而滋万物者也。经曰：返本还元归于地脉，此之谓欤！其在于身则为津，为液，为涕，为血，为肉，为精，为髓。夫五金八石之伦，依乎天地之升降，运转和合，而归乎本元，故曰还也。九炼成刚，故曰丹也。

太初者，天地万物之初也。阳经阴复，二气未分，龙吞虎并，云雨交罗，阳光炳耀，阴气凝矣，上下搏而成形。恍恍惚惚，其中有物；杳杳冥冥，其中有精。何谓物欤？阳中有阴，坤元之气也。其属有也，水也，铅也，阴也，气也，虎也，魄也，形也，白也，母也，性也，金也，一也。受性于上彰于下，其象日中有乌，石中抱玉，水中产金，泥丸中有血，是谓血之海，脑中也。母之元也。何谓精欤？阴中有阳，乾元之气也。其属无也，龙也，神也，魂也，火也，木也，刚也，影也，一也，父也。产于上司于下，其象月中有兔，水中有砂，铅中有白金，是谓气之海脐下也，父之元也。故阴居阳，其主血；阳居阴，其主筋骨。《易》曰：云从龙，风从虎。风云者，阴阳二气也。男者，阴之宗也；女者阳之主也。离发乎坎下，汞居乎水中，上下之象也。神居其中，谓之三才。

太始者，二仪立形之始也。阴阳得位，虎龙分矣，天地清浊之气随橐籥而化万物。是气也，在道曰阴阳，在人曰魂魄，在物曰表里，在天曰日月，在地曰声色，在丹田曰铅汞。是道也，生于一，一生二，二生三，三生万物，终于一者也。故曰：一者，水也；二者，火也；三者，土也。物有不因此而生灭者乎？水火者，各得其一者也。得一者，物之母，气之精，命之根，识之祖也。天得以增其威，地得以发其机，是神之祖，气之使，物之父，魂之制，身之主也。水生一男是为坎，其名曰汞；火生二女是为离，其名曰铅。是之谓四象者也。汞者，丹也；铅者，药也。天老神君曰：用铅不用铅，须向铅中作，及至用铅时，用铅还是错，何以言之？汞，阳也，子也；铅，阴也，母也。汞无铅其独子不母，何以生哉？铅汞合而三年为宝，焚去铅之气，是为脱壳，其名曰纯阳用铅不用铅也。吾尝观乎大道莫越乎阴阳，相合会于中宫，盖有动有静焉。动者，汞也，清而喜飞；静者，铅也，浊而不起。汞之飞偶乎火者也，铅不起偶乎水者也。水所以流湿，火所以就燥者软。神者，命也；静者，性也。命也者，动而有生有成焉；性也者，静而无染无著焉。是以三魂归诸天，七魄归诸地，各有所源也。

　　太素者，本也。本立而道生矣。太始、太素之时，刚柔判矣，以立三才，以彰四象。太素者司秋，万宝之所以成者也。经曰：火虚水空，此其形象者软。譬夫人之在胎，阴血阳精，混然而成，三月而阴阳分，则各有所居矣。母之元职乎泥元，其名血之海；父之元主乎阴位，在于脐下，其名气之海。各有神气交焉，其名三才。冲和之气随母呼吸，应其上下。三才备而万物长矣。母之元主血、肉、精、髓、意、魄，即吾之铅，虎也；父之元主筋、骨、心、魂，即吾之汞，龙也。五月而形将成，表里分矣。吾之化育，其犹是乎！阳丹，精也；阴丹，血也。日南至，一阳之始，潜龙之位也。俟乎五阴退而阳升。十一月、十二月、正月者，三阳之时也，万物芽矣。吾之炼形亦犹是乎！功盈三千，何谓也？服丹千日者，三年也。亦譬夫一时三月也在丹，三年二气布矣。易吾之躯而成自然之体，运水火交汞铅于九转。九转者，九年也。九九者，数之盈也。九年之内有九易焉；一年易气，二年易血，三年易脉，四年易肉，五年易髓，六年易筋，七年易骨，八年易发，九年易形。志于道者，其可不察于斯软？舍是而求道者，其犹瞽者之逐兔矣。黄帝曰：吾有还丹，其品七焉：津也，髓也，血也，唾也，精也，气也，神也。故指水、火、铅、汞以喻焉。

津为汞，精为铅。水处乎脑中，火居于脐下，运铅以制汞，炼汞以投铅，来往归源，水火正矣。

太极者，天地万物之终也。故曰：太易，水也；太初，木也；太始，火也；太素，金也；太极，土也。万物生死于土矣。夫一阳孳萌于子十一月也，其于易也，始乎复，次乎临、泰、大壮、夬，乾者，阳数之极也。一阴孳萌于午五月也，其于易也，始乎垢，次乎遁、否、观、剥，坤者，阴数之极也。是为一岁之象也。一月者亦一岁之象也，一日者亦一月之象也，皆有阴阳五行之数存乎其间。万物至于八月、九月未有不成者也，吾之丹是以有九转者欤！

夫孰非阴阳合而然耶？日有乌者，阴也；月有兔者，阳也。月自一日至八日，其名上弦，一百九十有二铢，金水平分。其名一八，春之分也。其时属乎卯，是为铅，一百九十有二铢。至于旬有六日，阳数极而明也，于是一阴至而阳退焉。故旬有六日之后则复亏至二旬有三日，其名曰下弦，亦一百九十二铢，龙虎中分。亦名一八，秋之分也。其时属乎酉，是为汞，一百九十有二铢，至二旬有四日阴盛而阳衰，日月尽而阴极矣。阳也，阴也，其终而复始乎？故八之日为一百九十有二铢，旬有六日则三百八十有四铢矣。斤生两，一斤十六两。两主分，一两四分。是以有三百八十有四铢，应乎大易之策数。一岁之日其气其候二十有四，于是乎备矣。计其分六十有四，则又大易之卦之爻也。六十四卦凡三百八十四爻也。在易之策数斯合矣，在人之息数斯亦合矣。故起火于子至于午六时，阳也，其象春夏；自午至于子六时，阴也，其象秋冬。且一日之内，自有天地日月星辰次序之运具焉二十四气、七十二候皆全。故吾之道废一而为之者，未之有成也。夫起火必于子者，何也？承阳气起火，火力斯全矣，过乎子则阴盛而火不然也。故曰水克火也。火也者，非其心之火者也。心者，神也。吾有中宫之鼎在乎心之下，故心为火则为焚，火在鼎之上也。经曰：火起于脐下，水出于鼎中，既济之象也。上水下火。是鼎也，时至乎卯则增铅，时至乎酉则增汞；铅不得火则不腾矣，汞不得铅则不凝矣。经曰：取水于山，起火于海，取汞于重楼，采铅于九天，其运也，备乎四时。与神御之，与气和之，于是四象具矣，而中宫之鼎状如鸡子，三年赤白判而换躯矣。金肠玉骨出于五行，其名曰蜕。故四象交而汞干矣，一阳备而铅去矣，其名曰还丹、于是神魂立矣，其体刚矣。三花合一，五彩归阳，夫是之谓无修之地。

朝元子尝歌以为诗，凡六十篇。至游子读之曰：深乎！大道之蕴也。吾今表而出之。

其《直旨》曰：二青须配四黄研，变化无非合自然；欲使参同归一室，须凭云雨运三田。南边血是砂中汞，北畔精为水内铅；此个大罗天上法，与他相识便为仙。

其《配药》曰：冲和国内两三家，尽产金银汞与砂；艳艳灵苗山上药，英英紫雾浪中花。九重天际生元火，三级坛心驾宝车；了了玄玄玄里事，更无玄妙与君夸。

其《冬至》曰：离坎相赓我可穷，五阴之下有乾龙；阳符进退高还下，复卦抽添单又重。镇日午时当立夏，每宵子后是新冬；莫言天地人难测，《周易》分明见旨宗。

其《得路》曰：岂信蓬壶去不赊，两条岐路接天涯；离中自有庚辛地，阴内长开甲乙花。三景云从朱顶鹤，五方风引紫河车；昆仑山下焚烧处，一道光风阿母家。

其《玄牝》曰：中岳嵯峨日月齐，乾坤枝叶在灵谿；龟蛇往复云双段，风雨淋漓水一畦。垆里君臣名子午，鼎中夫妇号东西；此中幸有留年药，何得身心一向迷。

其《子母》曰：一中有一一难论，三境元从一处分；赤石洞中藏圣母，绛宫台上别神孙。碧潭波内真真汞，白玉峰前暖暖云；个是乾坤开辟祖，世间愚俗岂教闻。

其《母脸》曰：绛阙琼宫已太平，看看修就紫金城；雨风扑灭三般火，雷电驱回五个精。黑气渐消随雾散，丹阳初饵逐云轻；虽然功未全真体，知向仙都列姓名。

其《紫河车》曰：融风白气并，金母下蓬瀛。雪岭三关透，天街两路行。丹房朝列帝，水府伴华婴。九九阴霜雪，阳光亘紫城。

其《道释》曰：玄黄造化奥难寻，金地宗门义更深；龙虎旧来生四海，金刚元本住双林。阳魂独立全身命，阴性孤超去太心；无限常流全不悟，甘同水泡在浮沉。

其《乐道》曰：万种虚劳柢个身，此中消息妙通神；时看金凤山头舞，夜看琪花海面春。谷气五行皆作土，阳丹经劫不成尘；朝朝惟切寻同志，去见东吴不见人。

其《筑坛》曰：筑坛不用土兼灰，造化全凭丙作媒；苦雾凝霜阴孕汞，轻霞笼雪火生胚。三层功满分三界，五府才成见五台；修炼但教依此法，莫将尘秽乱神胎。

其《胎息》曰：杳杳复冥冥，冲和白又清；三人归本国，庶子返束溟。阳结阴成象，金荣火有形；何人功对此？千日满神灵。

其《二八》曰：窈窕风流二八颜，夫妻喜跃共团圆；屯蒙中析阴阳位，卯酉平分上下弦。白兽晦初同虎寝，青虹月望伴龙眠。原缺二句

其《神水》曰：明君理化万邦清，一派黄河接杳冥；万法主张由列帝，三才宗本在东溟。玄珠制伏冲和殿，赤水循环太乙庭；不悟百年能几日，甘随五贼恣身形。

其《原道》曰：立天之道定人身，不离铅砂汞与银；兑马冲回山顶雨，坤牛耕起海宫春。君臣殿内调三气，文武垆中养四神；任是大才无自解，宣尼犹自问渔人。

其《匹配》曰：风流二八又相逢，此夜欢期喜气重；夫妇归眠青甲帐，翁婆回跨白庚龙。共飡沉瀣凝金骨，相合云霞卧玉容；此个不知谁是侣，且将天地共同宗。

其《七返》曰：阿母自行营，风云才后迎；循环游五岳，次第入三清。伏住南来水，收归七味精；九还功满日，霞体六铢轻。

其《演道》曰：一从得理便闲闲，柢想安居养自然；泯谢三花清国土，收和七宝种芝田。死生尽道因天地，性命原来属汞铅；此法丹霄应有路，四溟他日任成尘。

其《铸鼎》曰：兔髓乌肝共一斤，乾坤垆里炼成真；青龙乳雪添肌骨，赤水生花铸鼎身。三足体中分世界，两重城里列星辰；时人不识长生法，却道烧丹不是真。

其《火候》曰：初九阳从半夜来，鲸鱼海内透蓬莱；九重城里龙车返，十二楼前虎驾回。日月一斤为大药，乾坤两斤始成胎；分明测取周天数，莫遣蹉跎复卦催。

其《心法》曰：又属南无又属黄，门前双树号金刚；万缘尽是心中造，七贼须凭剑下亡。定里慧灯船倚舵，禅中祖印日挥霜；一灵到岸捐心法，始得名为解脱香。

其《合道》曰：姹女在孤帏，刘郎半夜期；东西霞雾起，上下雨风随。调伏三般汞，安和五个儿；神丹千日后，夫妇两分离。

其《垆有门》曰：五蕴山头白玉峰，青君枝叶在其中；峥嵘浪起龙行雨；嵷嶪云生虎啸风。双派碧流连上下，两轮红日复西东；眼前有道分明指，自是疑多执过空。

其《三五》曰：大天垂象接昆仑，八卦元从子夜分二，三界生成真武火，五符兴废祝融君。黑龙吐雾河池雨，赤帝行春岳渎云；不去个中寻觅取，甘随声色乱纷纷。

其《道机》曰：闲骑地马玩山川，走遍乾坤似瞥然；黑面夜叉驱白虎，青毛符使拥朱辂。二升海水滋三界，六寸瓷瓶叠九天；了得此情真自适，有谁斟酌到幽玄。

其《道德》曰：离坎是根元，滔滔造化权，浑阴名上德，下德号先天。母壮儿应在，汞干铅自捐。丹阳能九转，抱一作神仙。

其《玉楼金阙》曰：昆仑山顶有三官，把断天津上下间；一簇亭台龙出没，两条岐路凤回还。冲和殿里阴阳主，十二楼中性命闲；不肯个中穷造化，镇随思想在人寰。

其《灵元国》曰：一点晶荧黑处分，两层街郭梵金银；满城龙虎游三境，绕国髭毛属万民。无量神仙俱在鼎，大千沙界不离身；但如体内真穷像，向外求真心是尘。

其《三一》曰：波心出五行，天地自圆成；芬馥田三段，澄清水一泓。兴亡俱在土，复性却归庚；似我人知少，忘机莫乱呈。

其《九鼎》曰：圣贤垂象体人伦，不离刚柔影里真；万物陶熔天上水，五行兴废海中春。轩皇大冶元明土，大士双林本喻身；还返不能归旧处，长交出没在迷津。

其《怡道》曰：不羡公卿富与华，祗将至道当生涯；每飡王母园中果，静看东君洞里花。水底日为奎木火，土中铅是紫河车；忙忙尘世愚迷者，岂信登天路不赊。

其《大海》曰：四瞑名四大，万变合天神；水面三更火，潭中半夜春。两潮龟口浪，一雨海门津；此道应知少，知能几个人。

其《九天》曰：阴阳开窍九重门，尽是常人体上存；地马发生玄女火，铁牛耕转黑龟魂，驱回尾穴连空焰，赶入天衢直上奔；此是命基天地宝，更将乌兔合乾坤。

其《三清殿》曰：上下冲和境，楼台七宝城；二仪含万化，一气贯三清。雨水山头降，云霞海面生；金丹分九品，灵感自圆成。

其《华池》曰：圣母驾河车，经游梵释家；徘徊双凤起，宛转五云遮。地轴从秋石，天轮辗彩霞，不能知此理，何处觅黄芽。

其《指道》曰：有无元是坎离精，真使黄家道便成；万物祖因坤地出，三千宗本丙家生。南边凤隐青中白，北畔龙眠黑内明；但了阴阳昭造化，自然凡体得轻清。

其《畅道》曰：自有田园种麦麻，更凭意马下三车；九天拱手元君宅，万物生成阿母家。火角牛兄吞水虎，雪毛狮子产金沙；但须识与真铅汞，匹配时时发寸芽。

其《运用》曰：昨宵金凤下高梧，眠抱骊龙口内珠；光体碧潭红浪起，影随寒雪白金敷。清风吹散花三朵，白乳修成酒一壶；从此丹台归有路，四溟他日任焦枯。

其《性命》曰：甲龙属火藏坤地，庚虎名为造化才；有动有飞真姹女，无增无减号如来。阴消始是纯阳体，相寂方超六趣胎；祖佛祖仙从此得，尽归斯理出尘埃。

其《真伪》曰：悟取玄黄造化身，区区外觅匪通神；阴阳非采他人物，龙虎须凭自己珍。灵药入身齐日月，丹砂经火尽灰尘；九年还返无差错，炼取纯阳作至真。

其《归一》曰：从头指道非常道，尽说阴阳造化权；含养胞胎须十月，焚烧丹药在三千。五行芽泽皆归土，七魄阴风尽变干；功到纯阳名抱一，骑龙飞入大罗天。

其《道源》曰：一灵元产一芝中，见性西方四类同；海下虎龙分昼夜，云中男女号西东。男居北海青藏白，女住南山黑映红；万圣千贤从此得，尽归斯地合真空。

其《五行相生》曰：一物分作五般形，五般精彩五般情；青龙本是金公子，白虎元来姹女兄。四象安排坤地出，中天寄养丙家生；大丹偏仗金花力，须赖良媒匹配成。

其《五行相克》曰：大道幽玄妙复微，五行相返各生威；南方使者元披黑，北面将军大著绯。坤女杀夫夫顺伏，兑金克木木归依；玄黄若也无交合，争得阳从坎下飞。

其《炉灶》曰：炉灶分为二气君，循环上下接其源；森罗溉灌三田溢，凝结方成四海浑。二八身中分造化，一斤药内炼乾坤；烹煎更要华池水，雨骤云归返故园。

其《认铁牛》曰：是人皆有铁牛骑，无限常流总不知；饥到每飧金虎髓，渴来常饮水银池。牵车停歇双林下，运火常依半夜时；个是阴阳真动用，生成家活尽由伊。

其《交合》曰：嫦娥夜夜下天堂，红炬迎将入洞房；乍别九天朝圣祖，才临中国面仙郎。饥飧王母琼林果，渴饮东皇绮殿浆；此是乾坤真造化，昭昭何处不生光？

其《入室》曰：今宵夜半是良辰，喜遇夫妻结旧姻；离女坎男来顺令，庚夫甲妇认相亲。俊龙趁向山头习，狞虎降归海内淳；姹女刘郎相见后，引归洞府炼成真。

其《般汞》曰：两条岐路接泥丸，上得青山却下山；每遣黄婆扃地户，镇令青帝闭天关。仁龙宛转三清路，义虎回旋九转湾，全假金公亲捉缚，日魂那敢不归还。

其《运铅》曰：铁牛子后喂红花，猛烈咆哮势莫加。回首海中喷白雪，旋身路上产黄芽。九天光熔龙行火，三界阴霖凤吐砂；了得上天天上法，自然容易到仙家。

其《子母相见》曰：定思凝神半夜强，彩霞缭绕下丹房；昔时共管庚辛地，今日同居甲乙乡。五彩浪中龙出没，九宵云外鹤飞翔；三才同法无差别，自是愚人乱忖量。

其《刚阳》曰：阴息阳腾复卦周，专持真一则刚柔；三年共作壶中客，二味同居海上洲。制伏玄珠归戊土，安排离火起坤牛；九重门里堪回首，直上龟峰是旧游。

其《添鼎》曰：药非金石及三黄，纯用灵元对五常；子夜添垆三姓宝，晨昏投鼎五家浆。玉楼池畔风云窟，龟岭山头子母房；便是还丹真秘理，更于何处觅仙方。

其《立基址》曰：二物相将入鼎垆，含胎凝质变凡躯；微茫里面生鸡子，恍惚中间结露珠。三级坛成分物象，五峰山就建毗卢；但知将北为南用，便是阴阳造化模。

其《萌芽发》曰：泰卦阳和尽发萌，丹砂鸿渐立生成；黄婆最解调文武，赤帝偏能运甲庚。遇剥金风花果实，开蒙海浪雨云生；更将九野银河水，浇灌灵根易长成。

其《二仪分》曰：三月成胎二气全，勤修水火见精专；清风透肉肌肤变，白气穿肠骨髓坚。鼎内已观新父母，壶中重认旧山川；阴阳功备归真体，一个清身继列仙。

其《换鼎》曰：一转年年一转新，重重入鼎绝妖尘；照清五脏除三昧，洁静重楼爽万神；换骨已凭金凤髓，易筋全仗木龙津；南宫名下刊仙籍，位列丹台作上真。

其《功满》曰：九转功成已脱胎，飞升功化任高裁；五条霞影明千界，一颗玄珠镇九垓。下隐瑶宫连十洞，上朝金阙冠三台；周流适意功难测，直上青天更不回。

其《直事》曰：直事难教气侯愆，精词刚健在周天；既能和合离宫女，须假堤防坎户铅。但把红尘裁后土，自然白液变纯乾；古今传道皆如此，尽贯希夷造化权。

周天篇

周天之候，通乎昼夜；八卦居中，不遽而化。

至游子曰：二十四气，每气差二分有半。夏至极长，冬至极短，春秋二分，昼夜平均矣。冬至之后则盈行，夏至之后则缩行，此乃阴阳升降之期也。

子者五，癸者四，此大雪、冬至之刻也。冬至者，其日出于辰之二刻，入于申之三刻，昼三十有五，夜六十有五，坎卦之上元也。大雪者，其日出于辰之一刻，入于申之三刻，昼三十有八，夜六十有二，乾卦之下元也。

丑者四，己者四，此小寒、大寒之刻也。小寒者，其日之出入昼夜与大雪之候同，坎卦之中元也。大寒者，其日之出入昼夜与小雪之候同，坎卦之下元也。

寅者四，甲者四，此立春、雨水之刻也。立春者，其日出于乙之二刻，入于庚之二刻，昼四十有三，夜五十有七，艮卦之上元也。雨水者，其日出于乙之四刻，入于庚之四刻，昼四十有五，夜五十有五，艮卦之中元也。

卯者五，乙者四，此惊蛰、春分之刻也。惊蛰者，其日出于卯之二刻，入于酉之二刻，昼四十有八，夜五十有二，艮卦之下元也。春分者，其日出于卯之中，入于酉之中，昼夜俱均焉，震卦之上元也。

辰者四，巽者四，此清明、谷雨之刻也。清明者，其日出于卯之三刻，入于酉之二刻，昼五十有三，夜四十有七，震卦之中元也。谷雨者，其日出于甲之四刻，入于辛之四刻，昼五十有五，夜四十有五，震卦之下元也。

巳者四，丙者四，此立夏、小满之刻也。立夏者，其日出于甲之三刻，入于辛之三刻，昼五十有八，夜四十有二，巽卦之上元也。小满者，其日出于甲之三刻，入于辛之三刻，昼六十，夜四十，巽卦之中元也。

午者五，丁者四，此芒种、夏至之刻也。芒种者，其日出于寅之一刻，入于戌之二刻，昼六十有二，夜三十有八，巽卦之下元也。夏至者，其日出于寅之二刻，入于戌之二刻，昼六十有五，夜三十有五，离卦之上元也。

未者四，坤者五，此小暑、大暑之刻也。小暑者，其日出入昼夜与芒种之候同，离卦之中元也。大暑者，其日出入昼夜与小满之候同，离卦之下元也。

申者四，庚者四，此立秋、处暑之刻也。立秋者，其日出入昼夜与立夏之候同，坤卦之上元也。处暑者，其日出入昼夜与谷雨之候同，坤卦之中元也。

酉者五，辛者四，此白露、秋分之刻也。白露者，其日出入昼夜与清明之候同，坤卦之下元也。秋分者，其日出入昼夜与春分之候同，兑卦之上元也。

戌者四，乾者四，寒露、霜降之刻也。寒露者，其日出入昼夜与惊蛰之候同，兑卦之中元也。霜降者，其日出入昼夜与雨水之候同，兑卦之下元也。

亥者四，壬者四，此立冬、小雪之刻也。立冬者，其日出入昼夜与立春之候同，乾卦之上元也。小雪者，其日出于乙之三刻，入于庚之一刻，昼四十，夜六十，乾卦之中元也。

黄帝问篇

归自崆峒，复访皇人；究其三一，知微知真。

天真皇人隐于峨眉之山。黄帝既平蚩尤，将求无为之道，周游天下而至于青城之野，始见宁真人焉，于是得九一之旨。因闻皇人明于大道，复从而问焉。皇人曰：子欲修其身，先净其意而后可也。故内安其神，外去其欲，众患或起，以气治之。

黄帝曰：修道者，亦有患乎？皇人曰：闻道晚者则先已泄其真气而虚败，恶得无患乎？

黄帝曰：敢问以何气治之而可？皇人曰：其小用水，其大用火，一切有患无有能拒水火者也。夫深居而瞑目，于鼻之上而望寸缕，亦不得想离其本躯及起之，则为定矣，诸境勿外逐焉。次观白毫光明出于眉之上，极力移之入于顶门，三昧定实则功斯胜矣。中心无为，外想不入，从九至九，炼七至七。夫欲隐处于世，常想开顶门，使黄云满于天地。冥心细想，其内有神；用意行之，去来自如。欲离其躯，黄云重盖，或归于其体，或分其形，或入于众人之身，或夺人而安己，或使其人离其体，方便相救，广施德焉则可也，利己损人斯有罪也。然分形之法，须俟生阳数之一焉。冥心静室，明炼五行，于顶之上藏太阳四十有五，其数足焉。眉之下五轮既全，而于定之中起焉。于是，火中有木神，水中有金气，水火五脏交相往来而不离于土，然后想其真精二肾，合于一气。心血下凝而为婴儿，其象土之上有黄芽焉，是乃吾之命也。日出之初，照水者百过，又日践其影。于是二肾日月之光，各出赤白之气，夜则七七出于顶门，十月而与身等灵，斯为地仙矣。炼肾之气出入于耳，百日而注以江海，内炼其精华以为剑，炼五脏之精满乎九九之数，使金鼎收其气，身腾而升天，于定之中复投于胎，再修再结，十有二年而变四身，其应无尽。黄帝曰：善！

轩辕问篇

天清地宁，近取诸身；用火守阴，其阳乃纯。

子崔子曰：学道者先澄心无为，内境、外境、是非俱忘焉，然后息气养形，形神俱妙，与道合真矣。心为天，肾为地，天清则地宁矣。

轩辕问曰：天何以清？地何以宁？

子崔子曰：一者，天之清也。

轩辕曰：时有十二，十二之间，子午变动，阴云霞雾不能常清，何也？

子崔子曰：日月常有用者也，阴阳转动是之谓阳极而阴生也，升降阴阳所以见天不能常清也。变动其四时之季，各以一季受气焉。故生死万物非天不清，所生万物非地不宁。

轩辕曰：宁者生万物，何也？

子崔子曰：地，黄也，中央土也。

其土受日月阴阳转用，各季受一气焉。

凡季月旬有八日，四季则七旬有二日，土之盛者也，所以成万物焉。

轩辕曰：人之生何如哉？

子崔子曰：亦由阴阳合而受一气乃成也。阳之极也见阴精而为宝，阴之极也见阳精而为宝，阴无阳则不能化矣。男肾之左其先成也，女肾之右其先成也，然后立性为万物灵。

轩辕曰：何为而死欤？

子崔子曰：男纯乎阳者也，女纯乎阴者也，十有二时之中性有变焉，故气随性散。阳者为阴，克取其精；阴者为阳，克取其血，所以枯绝而死欤。

轩辕曰：不死亦可致欤？

子崔子曰：灭其三要，通其九窍，得其五行，绝其外境。外境不入，内境不出，气定则可不死矣。骨节通流，九窍安静，五行相生，五脏不滞，六腑通明，病何自来？是谓水中得火，火中生水也。无心而入定则神清矣，其气转动，于四季化万物焉。于是阴消而纯阳矣，可以长生。

轩辕曰：如之何可以入定无心，水火相交，纯阳不死乎？

子崔子曰：定中生气，气中生神。神定者，道气也。神能用法，法能用火，火中生水，能变常用，其水焉。如惧夫心不能定乎水火也，则用火守其阴，久则纯阳而阴柔不生矣，斯道之全。

轩辕曰：善！

百问篇

修真之方，浩乎无涯，正阳之言，司洞之车。

纯阳子吕洞宾也读丹经玄书，其旨渊深，惧后世莫测焉，于是以问于正阳子钟离云房曰：《清静经》言有动有静者，何谓也？

正阳子曰：动者，汞也，清而飞者也；静者，铅也，浊而不起者也，此无异故焉。铅之飞，盖得火者也；汞之不起，盖遇铅者也。动则有生灭，静则无所著焉。

纯阳子曰：洞庭紫府在于身为何所乎？

正阳子曰：此精之海，清静之府，在于肝之内，其胆是也。

纯阳子曰：孰为泥丸？其状何如也？

正阳子曰：此血之海也，其别九房。房之状方圆弥寸，其周九寸，其色白。其中一房有血焉，其名曰血海。

纯阳子曰：丹有阴有阳，何色耶？何居耶！

正阳子曰：丹之阴者，居于血之海，丹之阳者，居于脐之下，各有神气交会焉，此丹之元也。阴丹之元者，血也，其主血内魂魄，在于丹田，铅之银也；阳丹之元者，精也，其主精内心神，在于丹田，汞之龙也。

纯阳子曰：九炼者何以至于九欤？

正阳子曰：九炼者，九机也。一年益其气，二年益其血，三年益其脉，四年益其肉，五年益其髓，六年益其筋，七年益其骨，八年益其发，九年益其形。

纯阳子曰：还丹何也？

正阳子曰：九年而成者也。其目点漆，其肤凝脂，其骨化玉，其肠化筋。白毫生于眉，金光周于身。行轶六骥，洞视百步之外，口鼻常有清香之味。

纯阳子曰：何以谓之铅与汞乎？

正阳子曰：铅也者，生于肾之左，其外玄，其内白，木之正气也，其居北方子位也，阴中之阳也，于是又有二焉：铅精之得火者也，脑中之精血者也；汞也者，生于肾之右，其外青，其内赤，金之正气也，其居南方午位也，阳中之阴也，于是又有四焉：琉璃玉者也，水至于中宫者也，津结砂者也，胆之液气者也。

纯阳子曰：何以造化而能成丹乎？

正阳子曰：必也取水于山之巅，取火于海之底，扳汞于重楼，采铅于九天，汞入则铅住而归，凝于中宫，其状鸡子，其色朱橘，其名圣胎，于是玄白判而为造化者也。

纯阳子曰：进火周天，或抽或添，其用之也，有年、有月、有日、有时，何也？

正阳子曰：年也、月也、日也、时也，其属乎水，则皆系之阴者也，能克火焉。于是又有仲春、仲秋之月，七日、八日，二旬有二日，有三日，与夫既望、既晦，皆不可以行功矣。三彭守乎灵府则其功难成，须用法行持可也。

纯阳子曰：火在吾身，何物为之乎？

正阳子曰：愚者以心为火。夫心之内有神焉，谓之天地之炉，阴阳之鼎，盖在心之下者也。夫以心为火，则火反居其上，其何以烹欤？非既济之道也。火当从下发，如蒸釜焉。故火者，下元真一之气既极而成火，起于脐之下者也，水者出于脑者也。

纯阳子曰：何谓之炉？

正阳子曰：其在吾身者也。夫大冷之为冶也，外有炉以载火，然后炉之中可以置熔矣。熔内有药，其上加覆焉。吾之炉岂异是哉！

纯阳子曰：敢问冶之门与其状，可得闻乎？

正阳子曰：紫烟非世之火也。紫烟者，气。三素升降乎内外，鼻之息绵绵不失，而后炼之成紫烟焉。

纯阳子曰：蛇有四，鼠有二，何物欤？正阳子曰：四者，四时也；二者，日月也。妙哉，其难言者乎！

纯阳子曰：洞房之官居何所欤？正阳子曰：其在乎眉之间，其入二寸属乎泥丸之前，状如玉山，内有白元之神居于紫极。

纯阳子曰：明堂则何如？

正阳子曰：其在洞房之前，入于眉者弥寸，内有中元之神居焉。

纯阳子曰：太上有存三守一之道，何谓欤？

正阳子曰：一物而三体者欤，水也，火也，土也。其聚也，是为心，为肾，为脾；其变也，是为气，为血，为精。气也，血也，精也，其化为神。方其在身，故乃赤、黄、玄之鼎也，斯中宫者也。

纯阳子曰：人之生死何其循环之无端欤？

正阳子曰：此无异故焉，不见乎性者也，故有委心以生贪，贪生著，著生烦恼，以苦其心，心乱则神烦，神烦则欲盛，欲盛则疾且死矣。

纯阳子曰：性何谓欤？

正阳子曰：其在太虚耶，是难言者也。形气之去来者，其性也。

纯阳子曰：神何谓欤？

正阳子曰：上玄之宫，太一真气者也。其数三万六千，随其所生而变焉，故在气变神，在神变气，气在则神存，神去则气散。其散也，为云，为雾。名之为形，出之为仙，入之为真，上结乎三元，下结乎万物，而有长养之道焉。是以不散者其真耶，散者其死耶。

纯阳子曰：神气尽而死，气何以绝乎？

正阳子曰：形有六窍焉，其血亏疏则神不精不正矣。不精则津液滞矣，不正则邪气会矣，于是乎生关壅而死路辟矣。

纯阳子曰：金液琼浆何谓欤？

正阳子曰：琼浆者，目之泪也，其余气流于上腭之右，是为金液也。

纯阳子曰：神水何谓也？

正阳子曰：心中之血也，其余气流于舌之左者也。

纯阳子曰：然则华池何谓欤？

正阳子曰：肾中之水也，其余气流于舌之右者也。纯阳子曰：黄芽何谓欤？

正阳子曰：其生于脑之中，其居于中宫，是为脑之涎，脾之液，液之余气流于上唇者也。

纯阳子曰：青龙何谓欤？

正阳子曰：肝也，木也。中有神水出入，在于脊膂之左，而内出于目者也。

纯阳子曰：白虎何谓欤？

正阳子曰：肺也，金也。中有神水出入，在于脊膂之右，而内出于鼻者也。

纯阳子曰：朱雀何谓欤？

正阳子曰：心也，火也。其位南方，其干丙丁，中有神水，由腹之右通于舌之下者也。

纯阳子曰：玄武何谓欤？

正阳子曰：肾也，水也。其位北方，其干壬癸，中有神气，由腹之左而通于耳者也。

纯阳子曰：勾陈何谓欤？

正阳子曰：脾也，土也。其干戊己，中有神气，由肾之中夹脊之上通于膝理而入于脑者也。

纯阳子曰：黄婆何谓欤？

正阳子曰：脾土也，故称黄焉，盖脾之气也。

纯阳子曰：金翁何谓欤？

正阳子曰：肺金也，故称金焉，盖肺之气也。

纯阳子曰：姹女、婴儿何谓欤？

正阳子曰：姹女者，心之涎也；婴儿者，肾之水也。

纯阳子曰：嘘也，呵也，吸也，呼也，嘻也，呬也，吹也，叫也，其气之出属何藏乎？

正阳子曰：鼻之气属乎肺者也，故曰吸；口之气属乎肝者也，故曰吹；至夫咽者属乎肺，吹者属乎肾，呼者属乎脾，呵者属乎心，嘻者属乎三焦，叫者、嘘者属乎膀胱。

纯阳子曰：内、外八卦何谓欤？

正阳子曰：肝，震也；心，离也；肺，兑也；肾，坎也；大腹，乾也；胆，巽也；小腹，坤也；膀胱，艮也；此其内者也。目，离也；舌，震也；口，兑也；耳，坎也；颈，乾也；趾，坤也；腹，巽也；手，艮也；此其外者也。

纯阳子曰：天仓何谓欤？

正阳子曰：其名有三；曰食堂、曰咽门、曰地户，吾之口也。

纯阳子曰：铁牛何谓也？

正阳子曰：青龙者也。

纯阳子曰：重楼何谓欤？

正阳子曰：玉楼者也，人之食噪也欤。

纯阳子曰：恍惚之中有物，杳冥之中有精，何谓欤？

正阳子曰：夫所谓物者，气中之水也。其水无形，盖自冬至则阴至于天，积气而生者也。是乃太极而生阴，其名有三：曰真水、曰铅、曰虎之魄，其形白而性金，故曰日之金乌、石之玉、水之金，脑之血，总曰血海，居于脑者也。夫所谓精者，水中之气也。其气无形，盖自夏至则阴至于地，积阴而生者也。是乃太极而生阳，其名有三：曰真火、曰汞、曰龙之魂，其形赤，其性火，故曰月中之玉兔。水之砂，在人为筋、为骨，为物之刚者也。

纯阳子曰：乌、兔何也？

正扬子曰：金乌者，心中之水，水中之真气也；玉兔者，肾中之气，气中之真水也。

纯阳子曰：五岳、六曹、四渎、五湖、九江、三台、风雨，何以辨乎？

正阳子曰：左脸者，岱山也；颡者，衡山也一，右脸者，华山也；颊者，常山也；鼻者，嵩山也。五脏，五湖也；六腑，六曹也。三焦者，三台也。大肠九曲者，九江也。精者，江也；搜者，河也；血者，淮也；津者，济也；亦曰四海也。汗者，雨也；气者，风也。

纯阳子曰：一身犹一国也。孰为君臣欤？

正阳子曰：心者，王也；气者，相也；脾者，大夫也；肺者，尚书也；肾者，烈女也；肝者，户部也。胆者，礼部也；胃者，兵部也；膀胱者，刑部也；精海者，工部也。纯阳子曰：龙，何物也？正阳子曰：元气生于二肾之左右，杳冥之府也。元海也，大小如环，其气出入如红缕，神之父也，阳之根蒂也，阴阳之源也。

纯阳子曰：虎，何物也？

正阳子曰：阴之血也，液也，变而为之者也。其生于离，窃五谷之真气，至于心而化焉，流于肾之官而精气成矣，是谓朱汞也。火龙在坎也，命之根也，神之母也。

纯阳子曰：铅者，静也，性也，性果何所生乎？

正阳子曰：五谷之真气为心所窃，化而为血，于是血复化为液，液复化为真气，凝而为神，此性也。

纯阳子曰：汞者，动也，命也，何谓也？

正阳子曰：命者，居于二肾之中，元海之内，所出真元之气，于是其中有真水焉，本生于心，流于肾化而为精，精者莫亲于斯二者也，故灵源流之元气不止则神不宁矣。

纯阳子曰：本立而道生，何谓本欤？

正阳子曰：神也，气也，精也，髓也，涕也，唾也，津也，血也，汗也，泪也，斯其为本欤，本之不立，如木之蠹，条干槁矣。故吾身流转则体润矣，是谓神水者也。

纯阳子曰：三池何谓欤？

正阳子曰：口者，玉池也；泥丸者，天池也；胃者，中池也。

纯阳子曰：九宫何谓欤？

正阳子曰：脑之中有九房，其骨八片，九房之中又有四雌五雄守焉。

纯阳子曰：三关何谓欤？

正阳子曰：口者，天之关也；手者，人之关也；足者，地之关也；泥丸者，上关也；绛宫者，中关也；下元者，下关也；以此为关，何以闭塞乎？非知道者之言也。吾今告汝：以上关者，目也；中关者，鼻也；下关者，口也；其径通乎九窍，邪之所害也，故欲加键焉。

纯阳子曰：人有天地阴阳，何谓欤？

正阳子曰：首，天也，足，地也，其外者也；心圆而肾方，其内者也。日，阳也，月，阴也，其外者也；气升而液降，其内者也。故天至于地八万四千里，心至于肾亦八寸四分焉，此心肾比天地者也。

纯阳子曰：二至也，二分也，于吾何所法欤？

正阳子曰：时加乎子，加乎午，二至也；时加乎卯，加乎酉，二分也。此日之比于二至二分者焉。晦也，望也，二至也，二分也。此月之比于二至二分者焉。夫日北至而阳升，自下而上以还于天，于是一阴至焉；自日南至而阴降，从上而下以还于地，于是一阳至焉。春之分也，阳升于上也，遇春分而入于阳而离乎阴者也；秋之分也，阴升于上也，遇秋分而入于阴而离乎阳者也。

纯阳子曰：五贼者何居乎？

正阳子曰：人者得五谷而养，得五行而生，生则有败者也。故五行者可以生可以死，五行者所以为寇欤。

纯阳子曰：月候气节时岁，何谓也？

正阳子曰：十二时者，一日也；五日者，一候也；三候者，一气也；二气者，一节也；二节者，一时也；四时者，一岁也。

纯阳子曰：勒阳关有道乎？

正阳子曰：入室敛身端坐，神识内守，微胁其腹焉。

纯阳子曰：丹有采者，何谓也？

正阳子曰：满口咽其津液而般归于命府，运气于黄庭之中，于是气液造化而成精，津积而为血，血积为珠，珠为汞，汞为砂，砂为丹，此其采之者欤。

纯阳子曰：黄庭何谓欤？

正阳子曰：其在膀胱之上，脾胃肾之前，脐之后，肝之右，肺之左，如鸡子，如权石？

纯阳子曰：脾者谓之黄婆而不谓之黄庭，何也？

正阳子曰：脾能接心之液、肾之气，和合而成丹，非黄庭也。

纯阳子曰：进火者于何所乎？

正阳子曰：火者生于脐之下，观之无形，远不可取也，近不可舍也，状如青冥焉，不可名也。

纯阳子曰：金液炼形，形神妙而合道真，何谓也？

正阳子曰：炼汞成神，炼气成形，于是后升前咽，二物合而成胎，是为与道合真，斯金液炼形者也。

纯阳子曰：日用八卦何谓也？

正阳子曰：时加乎亥者，乾也；加乎子者，坎也；加乎寅者，艮也；加乎巳者，巽也；加乎酉者，兑也；加乎申者，坤也；加乎午者，离也；加乎卯者，震也；此犹外者也。

纯阳子曰：夹脊亦有三关，可得闻乎？

正阳子曰：夹脊之节二十有四，凡一关直三节焉。脑之下名曰玉关，其夹脊相对名曰中关，内肾相对名曰下关。

纯阳子曰：闻大道之名，未闻其状也。

正阳子曰：道者无形也，言之非道也；道者虚也，以实言之非道也，道以虚为体者也，其如呼于山者，其谷应之欤。故养于肺之中者，神气也，真性也。

纯阳子曰：修真者有魔挠焉，其何以哉？

正阳子曰：念不归一而外驰则魔斯至矣。于是心动则神迷，神迷则昏，昏则魔盛而功难成也。

纯阳子曰：御之有道乎？

正阳子曰：难乎其言哉！

纯阳子曰：风也，云也，雨也，雾也，霜也，雪也，霞也，如之何其变也？

正阳子曰：真元之气也，其气不定，呼而为霞，吸而为雾，吹而为风，呵而为云，雩而为霜雪，凝则为雨露，升则腾于天，降则坠于地，清则浮，浊则沉，斯随所变者欤。

纯阳子曰：人之身有天地之数，上位下弦具焉，其金八两，是为一百九十有二铢，其银亦然，阳也阴也亦然，故六十有四卦，其爻三百八十有四，一分四铢以应阴阳之火，数有日月时候焉，其在人也谓之何哉？

正阳子曰：天地之数，吾已言之矣。八万四千里，天地也，八寸四分，心肾也。故夺得天地之数者，如运诸掌数，二五为十也。

纯阳子曰：白马之牙，其状如何？

正阳子曰：五行备矣，五脏之正气其津其精凝焉，其气其液合诸于鼎，于是白气出矣，其状如纵火，如白马之牙。

纯阳子曰：心有异名乎？

正阳子曰：心者司南，其干丙丁，其德在火，其卦曰离，其名曰朱汞，曰赤龙之趾，曰姹女，曰离女，曰瑶台。心有血焉，谓之赤凤之髓，其流入于脑谓之海，其流入于华池谓之神水。

纯阳子曰：肾有异名乎？

正阳子曰：肾者司北，其干壬癸，其德在水，其卦曰坎，其名曰婴儿，曰异铅，曰金光，曰金精，曰灵根，曰玉壶，曰玉炉，曰北海之龟。

纯阳子曰：九还七返何谓也？

正阳子曰：时自子而至申，九转者也。故炼者九年为一转，三转而为一周焉。天有七曜，人有七窍。夜行五转者，七曜也；内行五脏者，七窍也。吾之真气上下周流，自申至于寅，一阴一阳，一升一降，一浮一沉，精也，髓也，涕也，唾也，气也，液也，汗也，昼夜存之而不走失者，七返也。

纯阳子曰：金鼎、金华何物也？

正阳子曰：金鼎者，华盖下覆焉，其位西方，其干庚辛，其德金焉；金华者，肺也，其位西方，其气白，自肺而出，其凝如花。

纯阳子曰：神光何如哉？

正阳子曰：修之九年，其光见矣。

纯阳子曰：意者犹马欤，犹猿欤，不知乾之马、驿之马状如何也？

正阳子曰：乾马者，心之液也；驿马者，其气也。猿者，心之意也。

纯阳子曰：乾之牛何也？

正阳子曰：肾之气，北方壬癸之水也，所谓铁牛也。

纯阳子曰：六贼何谓欤？

正阳子曰：目也，耳也，鼻也，舌也，心也，意也。夫万事之根，孰不由是者乎？

纯阳子曰：三车何谓欤？

正阳子曰：前后微胁者，大牛车也，羊鹿车也；胃脘者，河车也，天河也，水府真一之气从天内来，通于口鼻，故曰河车者也；脐之下者，火车也。

纯阳子曰：孰为蓬莱之洞欤？

正阳子曰：腹之中其上下者也。

纯阳子曰：孰为曹溪欤？

正阳子曰：唇之内，牙之外者也。

纯阳子曰：孰为三尸欤？

正阳子曰：心肾之气也，一曰三毒，二曰三尸。三尸灭则成真矣。

纯阳子曰：二泉孰生欤？

正阳子曰：其出于口之中，舌之下，左右有二穴焉，其大如针锋，通于心肺，时有精液生于咽，此润万物而濡五脏者也。

纯阳子曰：人何以肖天地欤？

正阳子曰：吾之目，其日月也；吾之肠胃，其湖海也；吾之喜怒，其阴霁也；吾之鼻颡，其五岳也；吾之呼吸，其雷霆也；吾之五脏，其五行也；吾之气，其风云也；吾之毛发，其草木也；吾之汗相，其雨露也；吾之血脉，其江河也；吾之涕唾，其霜雪也；吾之秽，其粪土也；吾之男女，其阴阳也；吾之形，其栋宇也；吾之九窍，其九曜也；吾之四肢，其四方也；吾之毛孔，其四象也；吾之五行，其五星也；吾之津液，其泉水也；吾之四象，其四时也；吾之八卦，其八节也地有八节；吾之兴寐，其昼夜也；吾之虮虱，其蝼蚁也；吾必老稚，其寒暑也；吾之否泰，其日月盈亏也；吾之生死，其天地之返覆也。夫能测天地之机，吾可以等其久矣。

纯阳子曰：既闻要道，于是发玄键而知八漏之禁焉：目之泪走者，肝漏也；鼻之涕走者，肺漏也；口之唾走者，肾漏也；外肾之汗者，心漏也；夜而盗汗者，小肠漏也；寝而有涎者，脑漏也；梦与鬼淫者，神漏也；淫欲者，乃身漏也。夫八者能固而不漏，使入于金鼎玉池，聚之以为铅汞者，其可度哉！

虚白问篇

骊山之姥，始释阴符，载为发明，山泽之儒。

纯粹子杨谷，字虚白，号纯粹子见奇士于蜀都，方瞳湛然，月角有光。纯粹子异之，从而问道焉。

奇士曰：唯。纯粹子因曰：《阴符》不云乎上有神仙抱一之道，中有富国安民之法，下有强兵战胜之方，何谓也？

奇士曰：抱一者，炼神也。《老子》曰：道生一，一生二，二生三，三生万物。一者，水也。天生神水妙化之基，《易》所谓天一者也。真一子曰：此真铅之精，天地之根，阴阳之祖也。万类赖之生成焉，千灵乘之舒惨焉。夫能抱一守中则神气不散，名真人矣。昔者，黄帝得天皇真一之经而不达其旨，乃见皇人于峨眉之山而问焉。皇人曰：真一者，在北极太渊之中，其前有明堂，其下有绛宫，于是华盖金楼，左杓右魁，龙虎分卫焉。不夺不与，一安其所；不迟不疾，一入其室；能暇能豫，一乃不去；守一居真，乃得通神；节饮约食，一乃留息。故知一者非难也，守之而勿失者为难也。纯粹子曰：世之学者以道为强名者也，号之虚无以为自然，无为更不修炼，斯何如耶？

奇士曰：斯言过矣，不知天地要用之机，阴阳变化之道。夫无为者，非不修炼者也。不因修炼其何以离于生死乎？所谓无为者，无所不为也。身外之物谓之有为可也，悟道修真非有为也。夫道者，性之本也；性者，心之源也。心性同体，应化无边，是乃所谓自然者也知乎此而能虚心实腹，抱一而迁，则可以仙矣。

纯粹子曰：富国安民者奈何？奇士曰：炼气之法也。

《老子内丹经》曰：一身之设，一国之象也。圣人以身为国，以心为君，以精气为民。民安则国斯泰矣，民散则国斯虚矣。

夫能惜精爱气，则所以长生者也。夫人之形禀父母精血而为，元气所化者也。中黄真人曰：骨肉者以精血为根焉，灵识者以元气为本焉。性者，命之本也；神者，气之子也；气者，神之母也；子母者，不可斯须而离也。如是则气乃湛然住于丹田而成变化矣。《老子》曰：绵绵若存，用之不勤。出息微微，入息绵绵，深根固蒂，此长生久视之道也。《内观经》曰：气来入身谓之生，神去于形谓之死，所以通生谓之道。于是气王则人王矣，气衰则人衰矣，故曰气能富形，神能御气而飞形者也。其诀在乎天门开，地户闭，永永绵绵而勿废。其吸也至于根，其呼也彻于蒂，如鸡抱卵，如鱼生水，圣胎成而斯蜕矣。

纯粹子曰：强兵战胜奈何？

奇士曰：金液炼形者也。积魂以消阴魄，阳兵以御阴寇，盖用五行相克，八卦相荡，归根复命而成丹者也。黄帝曰：还丹百数，其要在乎神水华池。易真子曰：还丹者，反覆阴阳之气者也。圣人设其法象诱太阳之气，先为神丹以驻形神，然后能成其道焉。如国之有寇须兵以制之，既制之矣乃可行皇王之道焉。坎戊者，月精也；离己者，日光也；坎离者，水火也；子午者，卯酉也；龙虎者，乌兔也；震兑者，房参也；魂魄者，阴阳也；雄雌者，父母也；夫妇者，男女也；铅汞者，金木也；甲己者，乙庚也；乙庚者，丙辛也；丙辛者，丁壬也；丁壬者，戊癸也；金华秋石者，婴儿姹女也；黄芽白雪者，丹砂也；交梨火枣者，玉醴金浆也；河车者，黄婆也；神水者，华池也。此殊名而同归者也，其要不出乎阴阳而已。《太一志》曰：圣人括《易》象以炼铅焉，固身保神非外物也。曹真人曰：以元气补元气，岂必丹砂石哉！陶真人曰：缀花不可以结实，内肉不可以成胎。立乾坤，运水火，合三才，应天符，然后可以为丹矣。刘真人曰：乾坤者，鼎也，天地之道也；坎离者，药也，南北之位也；龙虎者，东西也。真一子曰：自复也、乾也、姤也、坤也十有二辰之中观其气候，分震巽之门，子而往，午而来，阴符阳火合于天符。三百有六十度，此晦朔阴阳刑德交会、天地变化万物生成之数也。依乎刻漏而运行焉，夺取气候入于神室之中，可使真铅天地之母受此运用而产精神者也。《龙虎经》曰：道犹驭也，衔辔准绳，随轵辙之处中以制乎外者也。盖有偃月之鼎，其要在乎三日庚生以开兑之户，黑金胚出而白银来矣。九六者，春夏也，其施三五焉；七八者，秋冬也，其复来往焉。是知大丹者，元气之所造化。故曰：华池神水，玉汞金铅，乾坤运用，日月烹煎，屯蒙发火，进退精研，抽添沐浴，九转一年，坎离贯通，功行三千，持之勿息，化形为仙。

纯粹子于是始明三清之要，复问曰：止行炼神可乎？

奇士曰：斯神仙矣，为其形沉而神超也。

纯粹子曰：止行炼气可乎？

奇士曰：斯胎仙矣，为其神气交感，结胎育婴，如蝉蜕也。

纯粹子曰：止行炼形可乎？

奇士曰：斯住世矣，为其返老而为少也。

纯粹子曰：三法俱行则何如？

奇士曰：斯升天宫矣。

纯粹子曰：三法之外亦有道乎？

奇士曰：于是有存神入定，尸解活脱，投胎移形，蹑斗步罡，五符三气，五牙六字，抱月采日，服气绝粒，吐纳屈伸，导引存想，其条千数皆傍门之浅方，初学之渐阶，不足进也。

纯粹子遂从授炼神、炼气、炼形之诀焉。

真诰篇

列仙之灵，吐辞为经；撮其玄机，可以颐生。

杜广平杜契宇也，后汉末人授玄白之道于介先生，常旦旦坐卧，任意存于泥丸，其中有黑气焉；次存于心，其中有白气焉，脐之中有黄气焉。其初存也，气出如豆，既而其大冲天。于是三气如云，缠咽绕身，而覆身之上，变而为火，在三咽之内复合景以炼一身，一身之内五脏照彻。如是旦而行之，至日中而止。于是服气百有二十过，所谓知白守黑可以不死者也。《太素丹经景》曰：一面之上，常得左右手摩拭之使热，高下随形，皆使极匝焉，可使皱斑不生，而光泽如少女矣，所谓山川通气者也。

《精景按摩经》曰：卧起当平气正坐，先叉左右手乃度以掩其颈后，因仰面视上而举其颈，使颈与左右手争为之三四止，使人精和血通，风气不入，已，复屈动其身体，伸手四极，反张侧掣，宣摇百关，为之各三焉，卧起以悦或厚帛，拭颈中及耳之后，使周匝俱热温温然也。顺发摩颈若理栉之无数焉，良久摩左右手以治面目。已，乃咽液二十过，以导内液。常行之则其目明，其体不垢，邪气不干矣。于生气之时咽液二七过，按体之所痛向其王方而祝：曰：左玄右玄，三神合真；左黄右黄，六华相当；风气恶疫，伏匿四方；玉液流泽，上下宣通；内遣水火，外辟不祥；长生飞仙，身常体强。祝已，复咽液二七过，按所痛者二十有一过。常行之则无疾矣。耳目者，寻真之梯级，总灵之门户也。常以手按其眉后之穴三九过，以手心及指摩其目权上，以手旋其耳行三十过，其摩惟数数然无时也。既已则以手逆乘额上三九过，从眉中而复上行入发际，其咽液无数焉，常行之目清明矣。眉之后有小穴，是为上元六合之府也，其生化生日之辉焉。目之下权之上，是决明之津也，以手旋其耳者，采明膜之道也。夫人之老鲜不始于耳目者也，以手乘其额之上而内存赤子，则日月双明，上元喜矣。于是终三九之数，是为手朝三元，固脑坚发者也。首之四面，以左右手乘之，顺发就结，惟令多焉，于是首血流散，风湿不凝矣。既已则以手按其目二九过，是为检目神者也。

司命东卿曰：清斋辟谷，则昼存日夜存月，在于口中，使其大如环，其日赤色有紫光九芒焉，其月黄色有白光十芒焉，于是咽其光芒之液，常密行之无数焉，或使日月居于面，左日右月，于是二景与其瞳合气相通，是为摄运生精、理和魂神之道也。

太虚真人曰：月之五日子之时，内存日象从口而入，在于心之中，使照一心之内，与日合光，觉其心暖焉，即咽液九过，至于十有五日、二十有五日、二十有九日复为之，则耳目聪察，百关鲜彻，面有玉光，体有金泽。十有五年，太上遣仙车至矣。

《大智慧经》曰：内存心中有日大如钱焉，赤色而有九芒，从心而上，出喉至齿，回还胃中，如是良久，自见其心胃。已，乃吐气咽漱三十九过，一日三行之，行之一年疾除，五年身有光彩，十八年可以得道，日行无影矣。夜服月华如服日焉，惟从脑中而下，其入于喉芷，亦不出于齿而还入于胃。

张微子曰：平旦先闭目内视，如见五脏，因口呼出气二十四过，使目见五色之气相缠于面，因入于口纳此五色之气五十过，咽液六十过，扣齿七通，咽液七过，乃开目，久行之常乘云雾而行，此服雾之方也。

九华真妃曰：日者霞之实，霞者日之精。唯闻服日之法，未见餐霞之经。餐霞之经甚秘焉，致霞之道甚易焉。目者，身之镜也；耳者，体之牖也。视多则镜昏，听众则牖闭矣；吾有磨镜决牖之术焉。面者，神之庭也；发者，脑之华也。心悲则面焦矣，脑减则发素矣，精元内丧则丹津损竭矣；吾有童面还白之法焉。精者，体之神也；明者，身之宝也。劳多则精散矣，营镜则明消矣，吾有益精延明之经焉。守真一笃者，一年则首不白，秃发更生矣。内有家业子孙之羁，外有王事朋友之交，耳目广闻，声气杂役，则道不专，行事无益矣。真才多隐乎林岭之中，远世而抱淡则婴颜而玄鬓矣。于是吾将致乎玉醴金浆、交梨火枣腾飞之药，若体未真正，邪念盈怀，则不能致矣。火枣交梨者，非外物也。其生于心。其中有荆棘则梨枣不见矣。

青童大君曰：欲殖灭度根，当拔生死栽；沉吟堕九泉，但坐惜形骸。

西城真人曰：神为度形舟，薄岸当别去；徘徊生死轮，但苦心犹豫。夫学道者可不自力乎哉！夫人之死也，其形如生者，尸解也。足不青，皮不皱，目光不毁，发不脱，而坚形骨者，尸解也。尸解之仙，方得御华盖、乘飞龙、登太极、游九宫而已。得道之士暂游太阴者，太一守其尸，三魂营其骨，七魄卫其肉，胎灵保其气矣。为道者，当令三关常调焉。口者，心之关也；足者，地之关也；手者，人之关也。三关调则五脏安矣。姜伯真遇仙，仙使乎倚日中，其影偏焉。仙曰：子笃志学仙而心不正，何也？吾诲汝。日出三丈，措手二肩之上，以日当其心，心暖则心正矣。从之遂得道焉。以夜半去枕平外，握固放其体，若气调而微者，身神具者也。学道有九患焉：有志无时，一也；有时无友，二也；有友无志，三也；有志不遇师，四也；遇师不觉，五也；觉而不勤，六也；勤不守道，七也；志不固，八也；固而不久，九也。喜怒损其志者也，哀乐损其性者也，荣华惑其德者也，阴阳竭其精者也；道之忌也。为道者，口常吐死气而取生气焉，慎笑节言而思其形焉。式规之法能使目明，何也？吾以甲子旬取东流清水，合真丹以洗其目，斯则明矣。

太上曰：人命在几日间？或曰数日间，或曰终食间。太上曰：未也。或曰在呼吸间。太上曰：善哉！可谓知道矣。

紫微夫人曰：为道者，譬持火入冥室，其冥即灭而明独存矣。财色者，其如刀刃之蜜欤！孺子知其甘于口而不知有截舌之患焉。

南极老人曰：爱而生忧，忧生则有畏。故无爱则无忧矣，无忧则无畏矣。

太上真人曰：弹琴弦缓如之何？或曰：不鸣不悲。曰：弦急如之何？曰：声绝而伤悲。曰：缓急得中如之何？曰：众音和合，八音妙奏矣。

太上真人曰：学道执心其如琴乎。学道之人如思朝食，未有不得者也；惜气如惜面目，未有不全者也。下士竞于求名，其如香以自燔，燔则气灭，徒欲众闻之，不亦惑欤！

《太素经》曰：左右手常摩拭其面使热焉，则皱斑不生而光泽矣。摩左右掌至其热以拭其目，顺手以摩其发如栉焉。左右肱更相以手摩之，则发不白、脉不浮矣。

《消魔经》曰：若体中不宁，当反舌塞喉，漱津咽液而无数，斯体中自宁矣。耳数按抑则聪彻矣，其名曰营治城郭，名书皇籍者也。鼻数按其左右则气平矣，其名曰灌溉中岳，名书帝箓者也。目欲瞑而坐，内视以见其五脏，则肠胃斯明彻矣。吾栉发则向王地而祝曰：泥丸玄华，保精常存，左为隐月，右为日根，六合清炼，百神受恩。既已咽液者三，则发不白而日生矣。

《正一经》曰：闭气定静可使百鬼畏惮，功曹使者龙虎君至矣。梦之恶者，何也？一则魂妖，二则心试，三则尸贼也。既寤以左手捻人中者十有四，扣齿者十有四，则反凶生吉矣。善梦则摩其目十有四，叩其齿十有四焉。寝之床欲高，高则地气不及，鬼气不干矣。夫鬼气侵人者，常依地而为祟焉。夜行叩齿，鬼斯畏矣，不敢近也。甲寅庚申是鬼竞乱、精神躁秽之日。黄牛道士曰：夕寝存日在额之上，月在脐之上则万邪远矣。

中山刘伟道学仙十有二年，仙师试之以十万斤之石悬以一发，使伟道寝其下。伟道心安体胖，仙师曰可教也。饵之神丹，白日升天焉。

昔者，有人好道不知其方，夙夜向柏木拜之，求长生焉。逾二十有八年，于是木生紫华，其甘如饴，食之而仙。或有拜太华者，致西岳丈人授以道。或有拜河水者十年，致河伯授以水行不溺之方。此无他焉，精诚之至也。王仲甫吸引二景，餐霞四十有余年而无成焉。其子服之十有八年而仙去。南岳真人谓仲甫曰：尔脑宫亏减，筋液不注，安得有成哉？仲甫治其疾而后修其真亦仙去。故学道者必先养其身而后可与议矣。

黄庭篇

内景之学，盖有二家，榷其至当，其思无邪。

人之绛宫者，上清也，其名曰紫霞。盖身之中五行混然而聚，至灵之气者也。

三魂者，一曰胎光，其居上丹田；二曰爽灵，其居中丹田；三曰幽精，其居下丹田。

下丹田者，下关元也。其名曰命关、曰金关、曰玄关、曰死生关。

二肾者，其左少阳，其右太阴；上通于诸脉，及于经终，此密户也。

二肾所生，如日月之气常随呼吸而出入焉，内灌于生门，上入于泥丸，上下通流如日月之运行，人之动静呼吸，心宜常存之者也。

元气者，出于下丹田，流注于身。凡昼之干则阳极而阴生，故会合于泥丸。阴阳相推，循环无穷，昼夜之间犹列宿分布焉。夫能服气固精，得其节符，则灵气凝变，如紫烟白云，充于三田，其升为云，其降为雨，以之灌溉五脏而植根者也。上纳津液，下勿泄其气，气液充满，如深井之出涌泉，自然洞流无穷，通于鼻门，而入于口，滋于其身，如是则黄铅紫汞生矣。依时采而炼之，入于丹田，贯诸百节，自然出暗室而照真阳之门。故曰回紫抱黄入丹田者，此之谓也。

口者，玉池也。其中灵液皆由脾胃消化水谷承变而生焉。其源自乎肘后之关，冲之至于辘轳之关，其分四脉：下之二脉，从顶之后入顶之下，透舌之二窍及下齿齿缝也出焉；上之二脉入于泥丸，穿于上腭之二窍及上齿出焉。一气不调则水谷不化，脾胃之气缓而玉池干枯焉。

《经》曰：昼夜不寐乃成真。不寐者，非不寝也，去阴昏之气而已。

《九皇丹经》曰：昼咽灵液，夜伏真气，久则气输自运于三宫，如波涛之声。所以心合于气，气合于神，融而且和，泯泯澄湛，不逐于物，入于不动之境焉。

存黄庭者何也？闭八门，锁金关，澄湛灵台，扫除阴室，使二气交会于蟾宫，所以制炼琼丹、填补血脑者也。

耳也，鼻也，口也，心也，命关也，耳鼻凡两。不可妄启发焉，当收视反听，绝诸外照。其名曰七蘱玉籥闭二扉，此之谓也。

夫修大还者，必先扃三要焉，三要者，耳也，目也，口也。而后闭金关焉。如是则太一玄泉消于幽关，上贯于昆仑矣。

九微上仙常带虎符者，水中之金也。

脾者，横津也。脾长一尺，横津长三寸有六分，在心之下，谓之黄庭之府焉。

心与脾者，父子也。是为火生于土，灵台之所居也。

鼻者，中岳也。窍之左，其气之出则阳也；窍之右，其气之出则阴也。

昼夜阴阳不定焉，观其运行始会于丹田，次流于寸口，朝于鼻中，贯于五内，归于命门。

扁鹊曰：一呼也，其脉行乎三寸焉；一吸也，其脉行乎三寸焉。呼吸定息，其脉之行是为六寸。昼夜一万三千五百息，则脉行乎五十度而周于身矣。其运行之道，盖如环之无端焉。

荣者，阳也；卫者，阴也。荣减一息则生寒矣，卫加一息则生热矣。神能御气则鼻不失息，如婴儿之在胎者也。故胎息者，上至于气关，下至于气海，非若口鼻之劳也。

真人之息以踵何也？气伏于下元，则其息长而远矣；出于三焦之上，则其息短而促矣。葛真人曰：灵龟俊鹄，千岁不食者，善息故也。

舌之下有三穴焉：左曰金津，右曰玉液，中曰玄膺，皆涌生甘泉以灌于气海。气海者，命门也，此生死之岸也。

曰神、曰气、曰精，身之三宝也。保之之要有三焉：始以导引百骸，通流血脉，以安其四体；中以勤修百行，抱制魂魄，以全万神；终以淘炼本元，飞行日月，以复其真精。真精者，得一可以仙矣。

治身之要在乎存想，于是又有妄想、真想焉。夫闭目作观，或引五色之气，或化日月之光，或为龙虎之形，或作婴儿之象，或思赤珠，或现金丹，此妄想也；闭目内视，而使神识气，气识神，于是气为神胎，形为气主，神气相合而自然，此真想也。日月既足，可以出入其毂矣。肺主乎气者也，是为华盖焉。其下通于命关，其上贯乎神庐，气或不通则鼻塞矣。于是存其白元，静调六气，呬、嘘、呵、吹、呼、吸也。可以革壅滞矣。白元者何也？肺之真气也。

能治身者，莫先乎行气。气活则血荣，血荣则精实，精实则神灵，而四海内丰矣。四海者何也？气、血、精、髓也。其要在乎戒五伤焉：多乎咸则心伤矣，多乎苦则肺伤矣，多乎酸则脾伤矣，多乎辛则伤肝矣，多乎甘则肾伤矣。不特此而已，久于视则血伤矣，久于外财气伤矣，久于立则骨伤矣，久于坐则肉伤矣，久于行则筋伤矣。知此者，血气调理，上可以穷七返，下可以究九还，炼真元，伏金液，于是血成乳，气成云，骨成金，髓凝霜矣。

肝者，藏魂也。忍怒可以制阴，抑喜可以养阳者也。一阳起于子而至于巳，则六阳极矣，常人之真气遇极则飞散焉。达生之士观其极则内生一阴，阴极于亥，亥，六阴也。则内生一阳，阴阳相推，生生无已，故得神全精复与天地相久者也。此何道乎？用七日来复之候以摄魂还魄，炼丹结胎者也。

肾堂者，玄关也。心肾合为一脉，其白如线，其连如环，其中广一寸有二分，包一身之精粹，是为九天真一灵和之妙气，至精活命之深根者也。若夫五脏六腑，百关百脉，金津玉液，日月之光华，皆在乎肾焉，常能存固，则二部之海水应刻定候，其潮自生，至于生门矣。生门者何也？幽关之户也。水之运也，及冬至则王气极，气极则凝为霜，结为冰。夫能实其肾则凝为白金，得乎离火则为还丹矣。夫火极则炎上，水极则流下，故阴极则无阳，阳极则无阴，水火之极莫能力制。悟此者斯审阴阳消长之理，擘洪蒙，开造化，提日月，升昆仑，以成逆会七返者也。始升脑则成云，次贯骨则成髓，髓满则骨坚，骨坚则生肉，肉实则筋舒，筋固则添血，血盛则益气，气冲则益毛发矣。

脾者，金台也，元气之大根也，能消谷分气者也。其脉下贯于命门，在脐之下一寸有三分，名曰玉环，是为下丹田。夫命门者何也？性命之门，非独右肾而已也。常温养脾火，使土气充盈，则体强而本固矣。脾实气盈则其脸如丹。盖脾者其长，一尺，掩于太仓，若其壮实则五脏亨通，虚则四肢堕矣。昔乖崖子张忠定公咏也见希夷先生当暑而附火，绵冠厚衲，曰：吾守一泓之气，不能与造化争焉。

胆者，六腑之精也，主诸气力，外应乎目瞳鼻柱者也。炼三元之气，既久则五脏之灵光夜烛矣。

三魂宁者，梦寐灭矣。三田各有室焉，其室一寸有二分。阳驰阴走，圣人状之为龙虎，谓其难制伏者也。曰鼻，曰目，曰心，此身前之三关也；曰尾闾，曰肘后，曰辘轳，此身后之三关也；曰口，曰手，曰足，此身外之三关也。呼吸进退，阙一不可焉。知三田者，存炼北方之正气，采之有时，还之有数，自然变化，九玄金液之大丹者也。

地户者，口中也；帝乡者，额心也；鼻之气出清入玄者也。夫存想发火，运载河车，不离乎呼吸而已。于此炼其津液而入于玄宫，肾之铅汞飞出于上道，于是上下关键而不泄，圣胎斯成矣。

舌之吐缩，漱津咽液，当如江河之注，五内源源不绝者可也。

养三田，摩六腑，固神室，闭邪关，于是结五内之精华，育大化之元胞，使气住于神宫，丹回于脑，可以变朽为荣矣。三田修炼之功至则留精止胎，自然三气右旋于脑户，六阳左绕于乾宫，上下顺流，百关俱爽，则九窍洞达矣。

北方正一之气，其主洞房金室坎离之二气也。坎离交则日月精华自然合一而会于三田矣。

金室下元者，肾官也。其名曰寿海。尾闾不禁则沧海竭矣。故曰：长生至谨房中急，其此之谓欤！

内视三房九室，使内外洞彻，乃存漱五牙之玉液而咽之，五牙，五脏也。于是闭命关，下金锁，制精气，欲急伏铅汞之将飞，铅者，水中之金也，盈则魄动矣；汞者，火中之银也，满则魂摇矣。

大肠者，玉堂之府也；小肠者，元阳之府也；左膀者，太和之府也；右胱者，太素之府也；胃者，中黄之府也；胆者，太清之府也；修之治之，勿令故焉斯可也。

善治生者，先治其心，将躁则安之，将邪则正之，将求则以舍而抑之，将浊则以清而澄之，行止于是，造次于是，久之则物冥于外，神鉴于中，不求静而愈静，不求泰而弥泰，于是动寂俱忘，天真自适焉。

五行者，散而为五，混而为一者也。一者，一气也。一者，道之始，药之祖也。故天以一阳降而生复，六降而生乾；阳极矣则一阴降而生姤，六降而生坤，十一月至四月，其卦复、临、泰、大壮、夬、乾也；五月至十月，其卦姤、遁、否、观、剥、坤也。圣人收采天地之真气，分成二体：一曰铅，二曰汞。各八两合乎三百八十四铢二十四铢为一两，三百八十四铢者一斤也，以应于卦爻者也。仰观天道，俯推漏刻，以均分其火候，夺取一千八十之火功，以脱凡胎，斯盖起于一，终于一。金丹之火候也，从玄根而论之，则混元一判，三才具焉，四时迁焉；从内景而论之，则洪蒙一判，三宫具焉，万象生焉，四气运焉。此天地人皆生于一者欤。其妙在乎合三五之气，用九九之节符。三五者何也？水、火、土也。于是闭幽门，研八迟，分三明。其父泥丸，其母雌一，以收三光，归于子室，精神不失矣。八逐者何谓也？戴九履一，左三右七，二四为肩，六八为足者是也。三明者何谓也？二肾之宫，其左为日，其右为月，而斗所居者是也。吾身有日月焉，使之高奔，上彻于泥丸，中行于五内，上下三宫，循环无穷，则百骸固而精髓实矣。此黄庭之道也。

玄一者何也？炼阴魄，养阳魂，结玄珠而固精海者也。

世人以阴炼阳，其自壮而至老者乎？达士以阳炼阴，其自老而复壮者乎？漱炼者先闭诸洞，后转赤龙，上假玉池之津液以灌养增添焉，使上下相通，是为胎津胞液之大药者也。胎津者何也？北方之中吾能深扃固键，则三田九窍清静而无漏，其一津一气结矣。

《经》曰：飞升上天驾玉轮，昼夜七日思勿眠，何也？六阴六阳，七复之数，内炼金丹之火候者也。勿眠者，常澄湛其真思，不可昏昧灵台者也。百谷者，土地之精也，止能养形而已。语曰：子欲不死，肠中无滓；子欲长生，肠中常清。故宜食太和之精气焉。夫欲实其腹，先虚其心。心主静者也，气主动者也。故通乎道者，翱翔海宇之外而心常宁焉，休息毫厘之间而气常运焉。静然后能契至虚，虚极则莹，莹极则明，明极则彻，彻则天地之大莫能逃乎方寸矣。心者，神之宅也；目者，神之窗也。心运则目开，心住则目闭。故昼耀景，暮闭藏，则通利华精，而阴阳调矣。荣卫二气，注行乎六合，隐于卯酉，藏于二肾。肾之左玉房也，太和真人居焉；肾之右金室也，太玄玉女居焉。北斗者，内有四辅，外有三杓，常混合于气海。气海者，初九潜龙建子之位也。

《经》曰：知雌守雄可无老，何谓也？雄者，火龙也，善食紫金黄芽，其性好动而不息焉；雌者，水虎也，善食红银白雪，其性好驰而无定焉。通乎道者，使龙虎潜交，饵之以紫金黄芽，养之以红银白雪，故得雄依雌恋，虎伏龙潜，自然风雨顺序，天地之功成矣。心精专则其内不倾，上合三焦而下玉浆，取津于玄膺，入于明堂，溉于其喉，神明通矣。斯乃下有还丹则必上烹元液，使阴尽而阳生，火抽而水添，循环而不止。何以取津乎？搅漱舌之下则波涛自满，咽之则注于丹海矣。大功欲成者，其邪关外塞，命门中关乎？肺者主乎荣卫二气，其在于肾是为金水相生，父子之道也。行三十六咽于玉池，则百脉通而血液滋矣。此七返者也何谓也？腾脑则成云，降口则成水，传肺则成唾，传心则成血，传肝则成精，传脾则成液，传肾则成二脉，而为阴精阳粹者也。金津玉液者，阴阳之所生也。夫能上经七返，传入于二肾，下变九还，传至于脑，上下往来而不息，于是为琼膏玉霜者欤。大功渐著则元气充实，八素之液流通，其肾受精，贯于五内，更九九之真火，气满候足则金丹成矣。

太极篇

身有横津，太极之根；葆其中黄，形可长存。

东阳子曰：人受中气以生，与天地同于一禀者也。《易》曰：易有太极，是生两仪。太极者，大中之谓也。《春秋传》曰：人受天地之中以生，所谓命也。人之就胎，其肾先受形焉，次之以生五脏，故肾为命门者也。其左为少阳，为天，为日；其右为太阴，为地，为月，是一身之太极判而始生者也。天地所以能长且久者，以太极常若也；人之所以长生久视者，以中气不失也。故古先至人言养生者以身之中谓之黄庭焉。黄者，中之色也；庭者，中之所生也。正当二肾之间者也。其上至于魂庭，魂庭者，脾也；其下至于关元，关元者，气海也。上下在脐各三寸，前对生门，后至密户。生门者脐也，密户者精室也。其中气液流通，上极于泥丸，下至于衡端，三元九宫、八真二十四景悉以黄庭为之主焉。人之有黄庭，即天地之有太极，老氏之谓谷神也。谷神者何谓欤？谷言其虚而受神之所藏也。玄牝者，二肾也。其左为玄，玄者天之色也。其右为牝，牝者地之类也。天地呼吸之气出入于此，故曰：天地之根，绵绵若存，用之不勤，此所谓胎息者也。审能修之常存而勿失，虽与天地并焉可也。然修之岂易也耶？其必有道焉。要之：运用不过乎心，保藏不过乎肾，涵养和会不过乎脾，致一守静真积力久则必有得矣。故修之之道，以秘啬真气为本，泻泄者其大忌也。经曰：闭绝命门保玉都，百年方醉寿有余；可不戒哉！

吾观脐之下三寸，是为横津化为精水，流溢于外焉，闭之唯在乎重密，重密则精气周矣。此吾之真气者也，得不竞竞谨谨以保持也哉！

火候篇

内丹之基，资火乃成；周天之度，勿失常经。

至游子曰：闭气二十有四，其数足矣，出则复闭。用赤龙右搅之者七，左搅之者九，漱者十有六，琢齿者二，于是分三咽焉，先右，次左，次中，此阴爻者也。闭气三十有六，其数足矣，出而复闭。用赤龙左搅之者七，右搅之者九，漱者三十有三，琢齿者三，于是三咽焉，先左，次右，次中，此阳爻者也。凡闭气一百九十二，以火二八两煅之，所谓火候者也。

水火篇

火本司天，水本司地；一升一降，用乃既济。

至游子曰：人身有三昧之火焉，一曰君火，是为上昧，其心是也；二曰臣火，是为中昧，其肾是也；三曰民火，是为下昧，其膀胱是也。今之所行者，有曰长生之火，有曰周天之火。是火者不知敛散之法，则炎上而为孽矣。古诗不云乎，本因敲石光，遂致烘天热。其是之谓欤！大抵火不可以无也，大能去三尸斯不死矣，小能去九虫斯不病矣，要知以归宿而后可也。

夫孰知水之功哉？水之在人也，为汗、为洟、为血、为溲、为矢、为涎、为沫，此数者皆水之在人而外骛者也。其在内也，脑为髓海，心为血海，丹田为气海，脾胃为水谷之海。百骸射百川也，四海流通则百川灌盈矣。庄子曰：水之性不杂则清，不动则平，郁闭而不流亦莫能清矣。故曰：户枢不蠹，流水不腐，亦其理欤。刘高尚所以作活法也。苏子瞻居乎白鹤之峰，感乳泉而赋之，其理深矣。惜乎能言之而不能行也。

学者于是当明水火既济之法。夫火在心为性者也，水在肾为命者也，二者实相须以济焉。肾之水非心之火养之则不能上升矣，心之火非肾之水藏之则不能下降矣。夫能长养成就，上际下蟠，旁通曲引于三元九宫、五脏百节，斯可以保固而长存者也。是以崔子曰：定中如得水火透，便是长生不死人。

坎离篇

厥阴生坎，厥阳生离；深明其用，久视之基。

至游子曰：天地相去八万四千里。在人之身，其心则天也，其肾则地也，相去八寸四分，合乎天地之数者也。故天气下降则心气下至于肾，肾为坎者也；地气上升则肾气上至于心，心为离者也。天地交泰，万物生焉；坎离既济，黄芽出焉。以类推之，离为阳则坎为阴也，离为日则坎为月也，离为火则坎为水也，离为性则坎为命也，离为龙则坎为虎也，离为奇则坎为偶也，离为铅则坎为汞也，离为液则坎为气也。

昔海蟾子以谓五行四象者即坎离之诀也。吾观日魂月魄昼夜相随而不停，性命关连，人而不知。若能明天地升降之运，知日月交合之宜，气中生液，液中生气，阴中有阳，阳中有阴，则坎离成矣。惟兹要诀，人罕知焉。马自然所阅方外士，其数千百矣，其说不过咽津行气，存想胎息，周天火候而已。行年六十有四遇海蟾子，于是洒然而悟平日所闻皆非也。然则其要何哉？有二八两之药传送于炉鼎，使龙虎交加千万遍而不止，则大丹于是就矣。吕公诗云：有人问我长生法，遥知天边日月轮；真知言哉！

甲庚篇

东西定位，金木既彰；于寅于申，炼之有方。

至游子曰：论子午者多矣。子者，北坎太元之水也。吾观乎天文，上属玄枵之躔，当女虚危之舍，下应乎齐之野，在于人其配肾焉，推于卦气为复之卦，一阳始生之时也。午者，南离阳明之火也。吾观乎天文，上属鹑火之躔，当柳星张之舍，下应乎周之野，在于人其配心焉，推之卦气为姤之卦，一阴始生之时也。子虽为阴，一阳生于其中，谓之阴中有阳焉；午虽为阳，一阴生于其中，谓之阳中有阴焉。此学者所共知也。

夫学者以一阳之初动，元气上升，皆知握固盘膝，升身进火，运金精于髓海，满神水于高源，鼻气绵绵，内安神识，至丑而止，俟元气传至于亭午之时而合于心火，此水火之交感者也；以一阴之初动，液血迎合，皆知盘足叠手，安定心神，鼻气绵绵，满口含津，勿吐勿咽，运心之火上合于玉液，交心肾之气，成既济之功，至未而止，俟心血传至于亥子之时而合于肾水，此水火之还元者也。默默旋斡其功，自谓能行子午而交龙虎矣。

夫行子午之功者，盖欲交龙虎而还大丹。然龙虎未有不能生之而能交之者也，故行子午之功必在乎生龙虎，其妙本乎炼甲庚者也。试历论之。炼甲庚者何也？或以谓甲寄在寅；寅者，火之所生而王于午，本东南之气也。是为液血变化之方，阳龙生成之地，故炼甲必于寅之时焉。庚寄在申；申者，水之所生而王于子，本西北之气也。是为精血变化之方，阴虎生成之地，故炼庚必于申之时焉。是为龙虎所生之方而不知所以生龙虎之妙矣。夫火生于寅而王于午，其后受胎养于丑者也。水生于申而王于子，其受胎养于丑者也。凡物未有不先受胎养而有生有王也。前人行子之功至丑而止者，丑寅东北之卦也，并处于艮宫，其气均平，传送为近。盖丑之初时，神水渐降于华池，当以舌搅于上腭，行咽饮于重楼，玉液既通，跻于重楼，则甲之木受玉液而传养矣。甲有所养则肝之木生，肝之木生则传之于心，至此则心之火王焉。是以玉液传至于午地感心之火而，化血，谓之阳龙也。行午之功至未而止者，未申西南之卦也，并处于坤官，其气均平，传送为近。未之时，真药将聚于金鼎，则鼻之息多入少出，固真火于脾之土。真火既传养于脾之土，则庚之金复受脾之土而传养矣。庚有所养则肺之金生，肺之金生则传之于肾，至此则肾水王焉。故心之血传至于子地感阴气而化精，谓之阴虎也。是以太白真人歌曰：五行颠倒术，龙从火里出，阴阳不顺行，虎向水中生。吕公曰：阳龙还向离宫出，阴虎仍从坎位生。《太上内日月经》曰：元气入心化为血焉。血者精之源，神之母，流阴入于肾宫则化为精。

信乎，炼甲庚生龙虎之妙诚本乎丑未也！然神水降于华池谓之玉液，行咽饮于丑之时者，何以证之？《灵宝道要》曰：东望扶桑，未晓升身，渐过重楼，骤马数游，宇宙少男，止至扬州。艮，少男也。扬州者，丑之地也。吾观乎天文，丑者上属乎星纪之躔，当斗牛女之舍，下应扬州之地者也。张平叔诗曰：金鼎未留朱里汞，玉池先下水中银，则行咽饮于丑之时也明矣。然液血聚于金鼎谓之真药，行养火于未之时者，何以证之？《灵宝道要》曰：采药须凭玉兔，成亲必在黄婆，俟至雍州相见，奉送一曲阳歌。又曰：西南火入雍州，何也？玉兔，金精也；黄婆，脾土也。其坤西南之位也。雍州者，未之地也。吾观乎天文，未者上属鹑首之躔，当井鬼柳之舍，下应雍州之地也。张平叔诗曰：要知产药川源处，只在西南是本乡。此行养火于未之时也明矣。

夫生龙虎之妙，在乎炼甲庚以成之而收功于子午焉。行子午之功而昧此机要则恶能成其变化哉？虽然达者行修炼以通关节，非一日之力而后至也。探微妙以换凡胎，其悟必有因乎？吾尝权其至当曰：运河车之正气，溯尾闾冲夹脊，透玉京，和二物于泥丸，还大丹于丹灶，夺造化之权，成长生之道者，不过炼甲庚而已，岂不秘哉？

昆仑篇

昆仑之巅，是为泥丸；百神所宅，升举之门。

至游子曰：吾闻之太上曰道一而已。一者，斯真一之谓乎？《黄庭经》曰：子欲不死修昆仑。昆仑者，泥丸也；其犹天焉。阴不升而阳不降则在于物也，其不能造化矣；在于人也，其亦不能运转不息，与天地同流者也。故曰：向上一路，千圣不传。其惟吾所谓真一而已尔。

桓凯尝授道于仙君李桓，因以桓为氏。仙君曰：金丹外药，飞步隐身，坎离交际，汝皆已究达，而未闻大道也。夫默朝上帝者，实升举之门焉，然后可以超真不夜之乡，返魂不死之药。玉泉出昆仑之山，金丹出日月之国。其山也，高不满尺，大不盈升，三帝共居，百神所宅。悟此法门，朝真万遍，功行纯备，飞升紫霄，在乎方寸而已。两眉之间，神光之户，玉门、金柱相间而不通，惟得秘语灵文斯可至矣。

夫身之中有三万六千精光之神焉，一万二千魂魄之君焉，泥丸之中有长生不死之大君焉。二仪四象，八卦九宫、方丈蓬壶，并悉圆满，无少不具。日月在乎昆仑之下，流光散于金池。金者内应于肺，肺者反应于鼻；木者内应于肝，肝者外应于目。目随五色而盲，鼻逐五香而塞。金木间隔，流光外门，神珠散失，斯其至于死者耶。

夫能回日月之华景，照太极之昆仑山者，何道也？吾左右之目者，日月也。照于十有二时之中，于是天门开焉，真仙自至而返童矣，三年而结黄云，千日而成圣胎，九年而登金阙，十有二年而登三台，如是则龙虎自然交矣。上帝安于金台，众神惟慕瞻乎天表。仙君因告凯曰：汝受灵文，汝心当如死灰焉，积功十有二年，斯躔于仙梯，白光生于圆象，紫气冲于云霓，寿与天地齐矣。凯下拜登受。仙君申言曰：内照返灵光，太一含真芳，馨香散华谷，郁郁生紫房，天门开上苍，默默朝玉皇，知

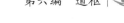

此则灵光自照，内境精明矣。吾观夫竺乾之象，其顶出白色，在乎圆光之中而坐宝莲，然则道之成矣。佛老岂有异乎？

服气篇

资谷以强，资气以灵；强则有衰，灵则长生。

至游子曰：夫人禀天地元气而生，故一吐一纳，内外相应焉。六气者，分属于五脏，余一气则包乎三焦者也。能服其气，一年则气通矣，二年则气行矣，三年则气成凝结为玄珠矣。气者，道也；道者，虚无也；虚无者，自然也；自然者，无为也；无为者，心也。心不动者何也？内心不起则外境不入，内外安静则神和，神和则气和，气和则元气自充，元气自充则五脏滋润，五脏滋润则百脉流通，百脉流通则津液上应，津液上应则五味止绝，饥渴不生，反老还童当自兹始矣。故始也，气化为血，血化为精，精化为神。一年易气，二年易血，三年易脉，四年易肉，五年易髓，六年易筋，七年易骨，八年易发，九年易形。三万六千神居于其身，化为仙人矣。夫神者，无形之至灵也。故神禀于道，静而合乎性焉；人禀于神，动而合乎情焉。是以率性则神凝，久则神止，极则神迁，止则生，迁则死，皆情之所移，非神之所使也。服气之士，一念而神升乎三界之外，下登乎昆仑之丘，入于绛宫，彻于涌泉，使元气轮转而不穷。《经》曰：元气流通，不死之道也。

服雾篇

天地之精，散而为雾；饵其英华，形可以驻。

东华玉妃尝告张微子曰：吾有服雾之方。微子曰：敢问何谓也？玉妃曰：雾者，山泽华精，金石之盈气也。久服之能散形入空，与云合体矣。微子曰：敢咨其方？玉妃曰：吾以平旦之初，坐卧任己，先瞑其目，内观五脏，而后口出呼气二十有四过，目见五色之气，绕缠乎尺宅之上，纳乎玉池之中者五十过，咽津者亦如之，既，祝曰：太阳发辉，云雾四迁，结气宛曲，五色洞天。神烟合启，金石华真。蔼郁紫空，炼形保全。出景藏幽，五灵化分。合明扇灵，时乘六云。和摄我身，上升九天。既已，复琢齿者七，咽液者七。久而行之，可以乘云雾而逝矣。

内景篇

一身之中，有神司之；心安神宁，形则不衰。

梁丘子曰：黄庭者，脑中、心中、脾中者也。

《经》曰：琴心三叠舞仙胎。何也？琴，和也；叠，积也。存三丹田，使和积如一。胎仙者，胎息也；犹胎在腹有气而无息也。

《经》曰：七蕤玉籥闭两扉，何也？七窍开合，譬夫关籥，用之以道，不妄开焉。存神闭目者，二扉也。

《经》曰：重叠金关密枢机。何也？守精神而不泄也。

《经》曰：灵台盘固不衰竭。何也？心者，灵台也。有神灵居之，静则守一，动则存神，神全则体安，斯不衰竭矣。

《经》曰：天中之岳精谨修。何也？天中之岳者，鼻也。数按其左右则其气平矣，所谓灌溉中岳者也。

《经》曰：宅中有真裳衣丹，审能见之无疾患。何也？元阳子曰：常存心神则无病矣。

《经》曰：翳郁道烟主清浊。何也？翳郁者，木象也。得火则烟生，得阳则气清，清则目明，浊则目暗矣。

《经》曰：心部之宫莲含华，主适寒热荣卫和。何也？寒热，阴阳静躁之气也。人常和适以荣卫其身，老子所谓躁胜寒、静胜热，清静为天下正者也。

《经》曰：外应口舌吐五华，临绝呼之亦登苏。何也？心主口舌者也，吐纳五脏之津，辨识五行之味，有疾则当存丹元，童子朱衣赤冠以救护焉。

《经》曰：肝部之宫翠重裹，主诸关镜聪明始。何也？青阳之本始，窍于目，五行之关镜也。

《经》曰：摄魂还魄永无倾。何也？月之三日、十有三日、二十有三日，其夕三魂弃尸游于外，摄之者常仰视，去枕，伸足，交手于心之上，瞑目，闭气三息，扣齿三通，既，以存心之中，有赤气如鸡子从内出于咽中，赤气益大，覆于其身而变成火，以焚其身，觉其体小，热则呼三魂之名曰：爽灵、胎光、幽精，而微祝曰：太微玄宫，中黄始青。内炼三魂，胎光安宁。神宝玉室，与我复生。不得妄动，监者太灵。若欲飞行，惟诣上清。若有饥渴，得饮玉精。月之朔、望及晦，七魄流荡，则夕当仰眠，伸足，以其掌掩耳，令指相接于颈上，闭息七过，叩齿七通，心存鼻端，白气其大如豆，须臾渐大，冠于其身上下九重，其气忽成二青龙，在二眉之中，白虎在于鼻之左右，朱雀在于心之上，灵蛇在于左足之下。有二玉女衣锦衣，手执火光，当于耳门。既已，咽唾七过，呼七魄之名曰：尸狗、伏矢、雀阴、吞贼、非毒、阴秽、臭肺。则祝曰：素气九还，制魄邪奸。天狩守户，娇女执关。炼魂和柔，与我相安。不得妄动，看察形颜。若有饥渴，饮日月丹。

《经》曰：肾部之官玄阙员，中有童子真上玄，主诸六腑九液源，外应两耳青液津。何也？上玄者，心也。气与肾连，故五脏六腑九液相交，百脉流通，废一不可焉。九液者，九窍之津也。肾官主于耳，其气衰则阴袭其阳，和合则百脉津液流通矣。肾气充足则耳目聪明，其阳不衰矣。

《经》曰：二部水王对生门，使人长生升九天。何也？元阳子曰：寒暑相催，男女相成。肾之左男戴日，右女戴月，其水王则化为赤子，赤子化为真人而升于九天。九天者，九炁也。青天之气主生者也。

《经》曰：含漱金醴吞玉英，遂至不死三虫亡。何也？金醴、玉英，口中之津也。心中胃口有姹女婴儿，裸而无衣正立于胃管，张口承注灵液，仰吸五气，当漱满口内外津液，满口吞之，遣入玄女口中，五过既毕，叩齿三通，咽液九过，则三虫亡矣。

《经》曰：常念三房相通达，存漱五牙不饥渴。何也？明堂、洞房、丹田之房，三三如九，合九为一。五牙者，五行之生气也。常以立春之日鸡鸣之时，入室东向九拜，平坐，叩齿九通，思东方安宝华林青灵元始老君九千万人下降，室内郁郁如云，以覆其形，从口而入，直下于肝，祝曰：九气青天，元始上清，皇老尊神，衣服为青，役御天官，焕明岁星，散辉流芳，陶溉我形，上食朝霞，服引木精，因养青牙，保镇于灵，肝府充溢，玉芝自生，延年驻色，颜及童婴，五气混合，天地长并。祝已，即引青气九咽而止。

《经》曰：五岳之云气彭亨，保灌玉庐以自偿，玉庐，鼻也。五形圆坚无灾殃。何也？五岳之气者，五脏之气也，疏通无壅则三虫自亡，出入玄牝，绵绵不绝，于是存炼道成，虚室生白，五脏坚圆，斯疾不生矣。

《经》曰：五灵夜烛焕八区。何也？五灵者，五星也。罗列一身，常能存之，则与天地同体矣。

《经》曰：方寸之中念深藏。何也？方寸之中是为下关，在脐之下三寸，其方圆一寸，以藏精者也。方静圆动，不动不静，惟当杜塞不可泄焉。

《经》曰：内挟日月列宿陈，七曜九元冠生门。何也？于子之时，心存西方太白星，在二眉之间上直入于一寸，是为玉堂、紫阙，左日右月。次存北方辰星，在于帝乡、玄宫；玄宫者，在于发际五分直入一寸是也。次存东方岁星，在于洞阙、朱台；朱台者，在目之后直入一寸是也。次存南方荧惑星，在于玉门、华方；华方者，在于目眦之际五分，直入五分是也。次存中央镇星，在于金室、长谷；长谷者，在于人中直入二分是也。其存之如缀悬于上，叩齿五通，咽液五过。微祝曰：高元紫阙，中有五神，宝耀敷辉，放光冲门，精气积生，化为老人，首巾素容，绿帔绛裙，右带流铃，左带虎贲，手把天刚，散绛飞辰，足蹑华盖，吐芒炼神，三景保守，令我得身，养魂制魄，乘飙飞仙。故七曜者，七星也。配七窍者也。九天者，九辰也，配九窍者也，废一不可焉。

《经》曰：气亡液漏非己形，专闭御景乃长宁。何也？闭房炼气，不远唾，不多言，闭情欲，存日月之光是也。上清有采飞根之法，常以日出之初东向叩齿九通。阴祝曰：日魂珠景，昭韬绿暎，回霞赤童，玄炎飙象。既已，瞑目握固，存五色流霞，俱入于口，是为日华飞根者也。于是向日吞霞四十五，咽复咽液九过。

《经》曰：五行相催返归一，三五合气九九节。何也？五行之生克周而复始，相催之道返归于一。一者，水数也。是乃五行之首，万物之宗焉。老子曰：道生一，一生二，二生三，三生万物。易有太极，是生两仪。太极者，一也。一者，元之称也。万物所成，故曰终归一也。三者，在人则耳、鼻、口也。五者，帝精也。故三五合，三三为九者也。夫三五者，天地之根蒂，六合之要会，九宫之气节也。三元之气，混成之精，出入上清、太素之宫，能存思之则得长生之道也。

《经》曰：高奔日月吾上道。何也？有吞月精之法，俟月出西向叩齿十通，微呼月魄五夫人之名而祝曰：月魄皎萧，芬艳翳寥，婉虚灵兰，郁华结翘，淳金清荧，炅容台标。于是瞑目握固，存月中五色精光俱入于口，其月光之中有黄气，其大如目瞳，是为飞黄月华玉胞之精者也，能修之则郁仪奔日，结璘奔月，同声相应，同气相求者也。

《经》曰：玄元上下魂魄炼，一之为物颇卒见。何也？资一以为炼神，炼神以合一。一者，无为之称也。其心恬淡以得之而不可见也，守真志满一自归己焉。

《经》曰：结珠固精养神根。何也？结珠者，咽液先后相次如珠，固精不泄焉。神根者，形躯也。

《经》曰：坐起吾俱共栋梁，昼夜耀景暮闭藏，通利华精调阴阳。何也？神以身为屋邑，是为其栋梁者也。心神用舍，与目相应。华精者，目精也。心开则目开，昼阳而暮阴，故曰调阴阳也。

《经》曰：散发无欲以长存，五味皆至正气还。何也？胎息之法，仰卧散发，其枕高二寸二分，屈左右手之拇指，握固，闭目，伸左右臂去其身五寸，及漱满口，咽其津液者三，微以鼻内之气入五六息而吐之。一呼一吸为一息。至十吐气可以噙呻，呻毕复为之，满四九为一竟焉。一竟者，七日一复也。散发者，无为无欲，神凝液流，元气入于脏，以成五味而俱至焉。合五为一，寂然清静焉。

外景篇

玉牝金籥，以坚其内；独餐太和，可以不死。

《经》曰：上有黄庭下关元。何一也？黄庭者，在首之中，明堂、洞房、丹田是也。二眉却入一寸为明堂，二寸为洞房，三寸为丹田。三者为上元之一也。黄庭者，两半而成洞房，中生赤子则为一焉。常思之无失，则赤子化为真人在明堂之中。故知一者在明堂者也。行气导引，闭目内视，安心定志，混沌无涯，致其精上流于泥丸焉。明堂之中有君臣，洞房之中有父母，丹田之中有夫妇。或曰：黄庭者，脾也。其治在中关元脐之下三寸，元阳之门在于其前，悬精如镜，明照于一身。此道也。

《经》曰：后有幽阙前命门，呼吸庐门入丹田，玉池清水灌灵根。何也？幽阙者，二肾也。其状如覆杯，去脐三寸，上小下大，有日月焉。命门者，脐之下也。呼吸喘息者何也？气出为呼，气入为吸。庐者，鼻也，是为吐故纳新之要焉。眉间却入三寸者，丹田宫。玉池清水者，口之津液也。灵根者，舌也。常当琢齿漱液，可以溉灌舌根焉。

《经》曰：外本三阳神自来，三阳可长生。何也？男八女七从此而生，与日月相守，天地相保焉。三阳者，三光之历候也，婴儿生时，一神魂魄来入于胎中，鼻引阳气取之以内养。赤子、真人、婴儿，是为三阴，所谓阴神也。魂，阳也；魄，阴也。世之人无有道德则魂魄离身散矣。夫能拘魂制魄，使不动作，常在身中，则道合于自然者也。

《经》曰：璇玑悬珠还无端，玉牝金钥身圆坚。何也？璇玑运转，气脉流通而不止也。闭口养神，漱练醴泉如流珠也。阴为牝，阳为钥，两不相伤，得乎中和，还精炼形，故得圆坚也。

《经》曰：象以四时赤如丹，仰前后卑各异门，送以还丹与玄泉，象龟引气至灵根。何也？明堂四达，应于四时，真人子丹之所居。咀嚼其气，夫能思之则寿无穷焉。首与足，肾与心，心赤肾黑，本于同根。水火相克，故异门也。丹者，血也。化入下元，变为白精。当此之时缩鼻还之，上至于泥丸，下至于口，变为玉泉，以鼻引气至于舌根，咽送于腹则雷鸣应之，此真气使之然也。

《经》曰：独食太和阴阳气，故能不死天相既。何也？世人食土地之精，以死报地；圣人食元和之气，以仙报天。故学仙者朝食阳气，暮食阴气，并元气则可以不死矣。

《经》曰：道自持我神明光，昼日昭昭夜自守，渴自有浆饥得饱。何也？思心中之赤气，明照万神，守日月之光，念二肾之根，昼守光夜守神，饥食自然之气，渴饮华池之浆，则不饥渴而长生矣。

《经》曰：经历六腑藏卯酉，转阳之阴藏于九。何也？根生六腑，藏于卯酉，其要妙者也，阳反属阴，转体相就，还藏于九。九为首焉，此所谓左三右七，戴九履一也。常于鸡鸣之时，仰卧披发，琢齿三十六通，吞精咽气，斯远死之道也。

《经》曰：肝之为气修而长，罗列五脏生三光，上合三焦道饮浆。何也？修气上行，达于其首，以补泥丸。五宫六腑各有所主，故肾之上下有日月三光焉。三光者，日、月、星候也。三焦者，三关元也。浆者，华池也。

《经》曰：我神魂魄在中央，精液流泉去鼻香，立于玄膺含明堂。何也？中央魂魄者，二肾也。左魂右魄，昼则以魂守魄焉，暮则以魄守魂焉，拘魂制魄，不得动作可也。阴阳交接，漏液失精，则饮食无味鼻失芳香矣。舌下者，玄膺也。肺者，明堂也。含气咽之，灌于明堂，则流行于身中矣。

《经》曰：通我精华调阴阳，伏于玄门候天道。何也？此蓄精养神者也，负阴抱阳，调其精神。夫玄门者，鼻也。候上都之一神，使守精神以念其身焉。

《经》曰：清静无为神留止，精神上下关分理。何也？内修其道作无为焉，外修其道作无欲焉，于是心不烦乱，精神留止。精者，神也。气者，道也。保精息气，上下各有分理焉。当精思上下部，以守一神可也。

　　《经》曰：七孔已通不知老，还坐天门候阴阳，下于喉咙通神明，过华盖下清且凉，入清灵渊见吾形。何也？首面七孔者，精神之门户也，通利其身则不老矣。朝食阳气，暮食阴气，会于口中。于是喉咙之中有十二亭长，皆持玉戟守之，真人在其内主通气上下者也。眉者，华盖也。神位其中，入于脑户，见于泥丸，可以却白驻年矣。

　　《经》曰：还过华池动肾精，立于明堂望丹田，将使诸神开命门。何也？从其脑户历脊下入于肾者也。眉间却入一寸是为明堂，却入三寸是为丹田。鼻者，天根也；引其真气昼夜绵绵可也。

　　《经》曰：随鼻上下开二耳，窥视天地存童子，调和精华理发齿。何也？元气出入于鼻，上下通于二耳也。天者，首也；地者，下部也。童子者，存念守一神也。吸其五气，琢齿三十六通，咽津三十六过，可以理玄白也。

　　《经》曰：藏养灵根不复枯。何也？养舌之根则不复枯燥，舌之下有醴泉，其出如流珠，常含而咽之勿妄吐也。

　　《经》曰：闭塞命门如玉都，寿传万岁将有余，脾中之神游中宫。何也？人生系带于精液，常当爱养之勿妄施舍，则精凝如玉，在于下部也，可以长生焉。脾者，在太仓之上，朝为老君守理，暮游明堂，为太一君者也。

　　《经》曰：通利血脉汗为浆。何也？五内安宁，手足汗液，此神明之信也。

　　《经》曰：上禀天气年益长。何也？食其元气则骨轻矣，气与神相和则寿三百年矣。

　　《经》曰：服食玄气可遂生，还过七门饮太渊。何也？玄气者，二肾间之白气也。太渊者，咽口中之醴泉也。

神景篇

神山牝宫，气留牝府；其气交感，以神为御。

天谷者，泥丸之宫也。上赤下玄，左青右白，其中有黄焉，斯元神之府也，谷神真一之至灵者也。其为吾之性欤，而心为其用焉。神静则万化安，情动则万化生。夫能守其一、守其神，神斯静矣，然后真一者在于天焉。

上牝者，脱也。泥丸之前紫微位焉，紫微之前玉清位焉，玉清之下明堂位焉。明堂下通乎鼻。鼻者，牝之户也。

下牝者，心也。心之上玉泉位焉，玉泉之上太皇位焉，太皇之上金光之庭位焉，金光庭之上慧泉位焉，慧泉之上五灵之源位焉，五灵源之上灵泉位焉。过天曜，出胃口，入九端，通夫地之要而至于其口及唯之闻者，牝之户也。

神者气之母也，气者神之子也，不可斯须而离者也。神止于牝宫则气留于牝府，故神能御乎下，与气交感，升降不息，自然之道也，于是必加精进焉。使夫妙中得定，定中有神，三衣足而四器空矣。三衣何谓也？曰性，曰智，曰慧。四器何谓也？曰目，曰耳，曰鼻，曰舌。性者神也，智有通也，慧有变也，圣人观性生法，法无量矣。于是变化至于无穷，入于无为。日用而不知曰器空矣，六尘亡矣，尚何六贼人育哉！吾则澄其神不附于万化，神通之力绵绵守之，用之何倦？守之何勤？凡比者空而不色，色而不空，无为之妙用者也。

三宫者，心脾之升降者也。二辕者，其路也。上通乎天门，下达乎地户，中灌溉乎三宫。脑者，上玄下赤，左白右青，其中有黄焉，三阴之正，太玄之中者也。精外谓之溲，水中谓之腾蛇，其名太素之魔，呼吸真气，运行经络者也。下之心者，上赤下玄，左青右白，其中有黄焉，三阳之正，太一之中者也。精外谓之溲，水中谓之元龟，其名太玄之魔，呼吸真气运行经络者也。脾居中央，是为二气升降之府，神气交感之宫也。

吾能守乎泥丸天谷，其主二千有七百息，使气定十周，自然心之阳与脑之阳合于脾，下达乎玉匮，过乎太仓，入于尾闾，出于心，升于二蝼，状如火轮焉。元神过乎上清，行乎太枢，越乎灵道，入于中庙，历乎脑户，出于风府，传乎二蝼，神气交而百礼五形其炎如火，其状如迸泉焉。于是观也，神不入乎色，视也，神不入于声闻也，神不入于香味也。吾湛湛乎其定，四器可谓空也矣。圣人于是知空之不空也，色之不色也，而得智慧于斯焉。知不知，孰知慧哉！视不见，孰知妙哉！故不性之性谓之合，不神之神谓之真，此其日用之定者也。夫能于定之中而明不神之神、不性之性，则神而化性，而真与天地等其久，阴阳同其运矣。

颐生篇

按跷之方，出于玄策；可以延年，可以驱疾。

施真人曰：养生者以不损为本，进道者以无病为先，吾得安乐之法，十有三门焉。

少广之山有神人曰金母，戒黄帝曰：少思寡欲，则声色自无矣。

太上教尹真人曰：虚心弱志，则神气永宁矣。

彭真人名龟年曰：吾尝有目疾，昼夜睁目注视以去其昏，闭之少顷而再行焉，积功可察秋毫矣。

徐真人名甲曰：吾尝有目疾，正坐于暗室，运其睛以旋转者，其数八十有一二，瞑目集神而复旋转无数，功久而神光自见，状如金轮矣。

刘真人名纲曰：吾时有脑痛，其风气上攻，昼夜以左右手束其额，大指以对天仓，闭息运气以攻其首、其目，时歇大指，使气达于顶，则风随气散矣。

葛真人曰：人有首痛脑风，令居幽室，静坐闭息，掩耳，气极则放

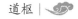

焉，放之则轻摆其首而不止焉，祛风去痛，明目补髓矣。朱真人曰：气弱而形衰，食多则凝塞。昼夜即其凝塞之时，盘膝静坐，升身鼓腹，闭息不止，则六腹空而饮食进矣。

元真人名谷曰：未仙之日绝食于旷谷，惟茹草木，则鼓腹以冲五脏之凝滞，闭息以聚三才之真气，加之以内想以火，咽其津而纳其真水焉，荣卫克悦而气和通，可以延年矣。

左真人名慈曰：老而奉真，多伤于风，昼夜交左右手相叉，以首扣地，其气上冲乎天柱，漯然汗出于四肢乃已。用之可以除疫，可以明目而导气。

王真人名利曰：觉寒之时，幽室盘膝而坐，左右手兜其肾闭息，以首扣礼者五七十，其汗四溢而出，其寒散矣。常用之，和气明目，肤泽而骨健。

刘真人名可道曰：居山者为雪霜所侵而其腹痛，坐密室，亡虑亡思，内想其腹，对掌抱脐，可以散寒气而益元阳矣。

孙真人名守一曰：凡腹痛而肠内有虫，则敛身咽气者十，抱脐搓掌百数，再搓则痛止而虫下矣。常用之补气活血，可以延年。

吴真人名逊曰：静坐密室，叠掌盘膝，闭目冥心，升身而凝息，内观病所自起，即心传气，百疾可廖矣。常行之，可以健步，可以还童。

袁真人名素曰：闭息按胯，截留真气而还下元，是为保益之方，久而不已，可以益寿，可以固形。

崔真人名德基曰：扣首抱颈，搬运[1]神光，入于天宫，久而不已，面目清，神气和矣。

刘真人名海蟾曰：叠指以闭玉户，法用含津，勿令走失，是为锁金关。可以不梦鬼交，久而不已，可以延寿而飞升。

盖真人名元真曰：咽纳百口，不搅而自然真水朝上矣。有疾用之则病已，常用之，肌肤华润。

吕真人名昆曰：搓兜脐肾，交加换手，抱脐之下，握其肾，左右手更换焉，可以集真气而壮下元矣。

---

[1]原文为"般运"，均改为"搬运"。

平都篇

太上玄丹；至微而显，绛宫紫户，其则不远。

中岳真君苏子玄曰：吾得太上玄丹之经焉。夫二眉之间，上却入三寸，分为守双、寸田。于是左面有绛台、青房焉，右面有黄阙、紫户焉。于绛台中间以为道，以导之左右有台阙，伺非常之气焉。紫户之神，其名曰平静守法王；青房之神，其名曰正心。其神并形如婴儿，衣如其房之色，手执流金之铃，暮卧及存思之时，先存三神，仿佛见焉。乃扣齿，三呼其名而祝曰：紫户青房二大神，手把流铃，身生风云，挟卫真道，来听我前，我思感通，灵利陶甄，出入利正，上登九门，即见九真太上之尊。祝已，乃存思三一、洞房九道诸要道焉。

左右耳有云仪使。云仪使鸣钟以闻九宫者耳鸣，使知有自外来也，闻之则错手掩耳，而祝曰：赤帝在宫，九真在房，请听神命，示察不祥，太一流火，以灭万凶。祝已，以手指耳门七过。面热者佳候也。颈间索索恶寒者，恶之入也；急卧瞑目，存乎玄丹之宫，太一真君以流火之铃焕而掷之，使恶气出，则耳目内外光火炯然，照于一身。

却入一寸，是为明堂之宫。其宫之中，左有明童真君焉，右有明女真君焉，其中有明镜神君焉。三官者，理乎水火者也。服绿锦之衣，带赤玉之铃，衔赤玉之镜，其形如婴儿，向外并生焉。存之既已，因三呼三君名字，明童名玄阳，字少青；明女名微阴，字少元；明镜名照清，字四明。扣齿九通，则千妖伏而万鬼灭矣。饥渴者存三君则口吐赤气，灌吾之口咽吸之，斯须饥渴除矣。求延年者，当正心安寝在于明堂三君，外向长跪，口吐赤光之气，克灌吾之身，斯须赤气环绕而为火，身与火同一体，内外光明，良久乃止，是为日月炼形焉。却入二寸，是为洞房之宫。洞房之官，其左有无英公子焉，其右有白元君焉，其中有黄老君焉，此飞真之道也。

却入三寸，是为丹田之宫。丹田之官，其中有上元真一帝君焉。帝君有二卿，共守三元，真一之道，斯地真者也。却入四寸，是为流珠之宫，司命之所行者也。

却入五寸，是为玉帝之宫，玉帝神母居之。

明堂之上一寸，是为天庭之宫，上清真女居之。

洞房之上一寸，是为洞真之宫，太极帝妃居之。

丹田之上辟方一寸，是为玄丹之宫，脑精泥丸之魂宫也。夫脑者一身之灵也，百神之命窟，津液之山源，魂精之玉室也。夫能脑中圆虚以灌真，万穴直立，千孔生烟，德备天地，混同大方，故曰泥丸。泥丸者，形之上神也。唯知吞气纳液、鸣鼓叩齿而不知所因者，乃泥丸之末流尔。

玄丹之宫正方一寸，有绿室紫微之房。朱烟满乎内，于是泥丸太一真君居之。其形如婴儿，坐于金床玉帐之中，服紫绣饰衣，腰带流光，左把北斗七星之杓，右执北辰之罡。北辰者，北极不动星也。《太上龙书》云：正坐玄丹，不偏不邪，言此道也。暮夜寝处，去诸思念，坐卧任意，先存北极辰星之中有紫气来入于玄丹之宫，须臾满溢出于身外而周于身内外，与紫房合体矣。又存日来入于玄丹之宫，中有紫气，视之如暗中之火珠。已，乃存上清中黄太一真君从北极紫气之中来下于玄丹之宫。已，又存其身忽然上入玄丹之宫，在太一之前对坐，其服色任意因心，起再拜稽首，膝前问道。乃咽紫气三十过，咽津三十过。已，又存北斗七星内有赤气如弦焉，径下入于玄丹之宫，于是太一及其身俱承日而行，入于赤气之道，上诣于北斗魁中。行之十四年，则与太一同游七元之纲；十六年则受书于上清矣。夕一存之，唯数而已，不可废也。专修此者，不必三一也。凡月之一日、三日、七日、十有五日，与夫夜半之时，存玄丹宫中太一真君，正坐向外，口吐紫气，下入我口，随即咽之者五十过。微祝曰：太上真皇，中黄紫君；厥号规英，字曰化玄；金床玉帐，紫绣锦裙；腰带火铃，斩邪灭奸；手把星精，顶生日真；平坐吐气，使我咽津；与我同语，宴服玄丹；炼灌七魄，和柔三魂；神灵奉卫，使我飞仙；五脏自生，还白童颜；受书上清，司命帝君；所愿所欲，百福惟新。既已，复存其身上入于玄丹之宫，寝息太上之前焉。玄丹者何也？泥丸之神也。

《元真一经》曰：气结为精，精感为神。神为真人，真人升为赤子，此真一者也。故守三一者为地真矣，守洞房者为真人矣，守玄丹者为太微官矣。守一之道，当存北斗七星，以魁为盖，以柄指前，赤子居中。于北斗七星冉冉至于吾顶之上，星脚向天以正指前者，存阳明阴精在于后，存天关之星令云吾口七尺星对口之前，黄气阳精三道顺行焉。然七星者各有童子：一曰阳明之星，其名枢明；二曰阴精之星，其名曜灵；三曰真人之星，其名北元；四曰玄冥之星，其名宝精；五曰丹元之星，其名丹婴；六曰北极之星，其名虔清；七曰天戊之星，其名紫英。常存之在于一星之上，则百邪不奸，凶气灭亡矣。

《内视中方》曰：欲登清灵，当存五星；密至密行，不出宇庭。其存之之法；于夜半生气之时，平坐榻上，向月建所在叩齿九通，咽津三十过，北向再拜。阴祝曰：谨白太上、太极真君，请五方、五帝、五灵神使共相见。祝已乃瞑目存想五星如缀悬于上，于是北方辰星在于首之上，东方岁星在于左，西方太白在于右，南方荧惑在于二膝中间，中央镇星在于心。常行之，久则见星之精，为五老至矣，可以从之问飞仙之道焉。

黄伯严名敬有炼形之方，曰：想北极之中辅星，而思之倏欻之中有太阳赤童持朱旌招摇之火，以烧其身，炼去三尸，可以长生矣。石汤传其方，常存其眉间有星，其光如豆，思念之，其赤如火，须臾盖于面目以周于身，忽然忘其形，惟见其火正赤，良久而灭，而身复旧焉。

乐子长有漱华池之方曰：常含枣核如儿吮乳，久之乃满，咽其三分而留二分，与气俱咽焉。其名曰还精，可以周而复始者也。鸡鸣而起，扣齿三十六通，至于三百则齿之摇者固，龋者愈，痛者止矣。于是有食五芽之方：先东向扣齿九通，而祝曰：东方青牙，紫云流霞；三素徘徊，玄霜玉罗；服食晨晖，饮咽朝华。既已，想以舌之上唇之外，取津咽液三十过，一舐接津液辄一咽，而存青色入于其肝。行之十年，东方老人来授以青真之经矣。

次南向扣齿九通，而祝曰：南方朱鸟，丹霞太微；九道降烟，发布景辉；服食灵晨，饮以丹池。祝已，以舌舐下唇之外，取津咽之三十过，存液之赤气入于其心。行之十年，南极老人来授以景丹之经矣。

次西向扣齿九通，而祝曰：西方上明，飞霞金液；服食太明，素灵之精；饮以玉酒，晨华启灵；使登虚皇，上升高清。祝已，以舌舐唇之内，取津而咽之三十过，存液之白气入于其肺。行之十年，西方老人来授以素符威神之符矣。

次北向扣齿九通，而祝曰：北方玄滋，度云启胎；绿霞三升，紫盖苍晨；服食日华，饮以琼饴。祝已，以舌舐下唇之内，取津而咽液三十过，存液之苍色入于其肾。行之十年，北极老人来授以玄录宝明之符矣。

次南坐上扣齿九通，而祝曰：戊己之元，黄素五云，四霞紫青，八景九晨，二明激辉，七曜灵尊，和津灌气，服食中元，琳华亲胎，饮以醴泉。祝已，以漱满口之中玄膺内外及舌齿之间，上下表里通匝取津而随咽之四十过，存液之黄色入于其脾。行之十年，中央黄老君来授以黄气阳精、藏天隐月、逐绿章青、腰虎书矣。此五符者，皆可以一合而上升者也。夫玄与四老俱升者，则四极老人复一时俱降，同共上升，乃各随方而游，非一一先去也。然其次可以常行之，不必鸡鸣平坐寂念，体神清闲皆可为之也。

炼精篇

鸡鸣而兴，咀嚼玉泉；外御百侮，内安三田。

孙真人曰：清旦未语之时，咀嚼玉泉而徐咽之，凡二七过，于是叩齿十有四。久行之，其精满矣，润乎一身。

发欲常理，齿欲常扣，津欲多咽，气欲常清，手欲在面，足欲频行，耳欲常摩，目欲常搓。

凡寅之时而为导引焉，扣齿三十有六，以集其神，存想丹田五脏之色之象而一周焉，然后澄也二息，并绝其念，使其心常存于下丹田。行住坐卧，常如此存心。久之，神气自住，诸疾不生。若夫怨怒忧惧烦恼、邪之思欲奔竞，修真之大禁也，一动则元气损矣，此之谓内丹。阴施惠于人，此之谓外丹。

纯阳篇

太一之鼎，以酉为模；呼吸百刻，是谓神符。

黄帝游于青城之野，见广成子、岐伯、黄谷子而问道焉，于是得百刻之神符。

纯阳子曰：刻始于一，而吾之息百二十有五焉。子午卯酉之时，其刻九余八而已，盈乎百之数则呼吸定于一。通乎昼夜，吾之息万三千五百。环周于身，于是经络血脉流行五十营而内丹生矣。曰卯曰酉，二分之数也，其可不明乎？仲春之火，太阳也，谓之火忌。于是察进退之理，以龙从虎而神符斯至矣。盖吾以兑之金为泽，水生于金，金生于土，而为太一之鼎，是所谓酉模也。吾方进火焉，三千日而珠琳成。甲，胆也子戌申午辰寅；乙，肝也未卯酉巳亥丑；丙，小肠也子申午寅辰戌；丁，心也丑卯巳未酉亥；戊，胃也子寅辰午申戌；己，脾也丑卯巳酉未亥；庚，大肠也子辰寅戌午申；辛，肺也酉卯巳丑亥未；壬，膀胱也子寅辰午申戌；癸，肾也丑卯巳未酉亥；是所谓纯阳也。天地无之则万物不生矣，吾得之以为生成之方。壬为天机，丙为地纽，以六甲还天地终五之道，斯大道也。

古之鼎有五：其大容水二升，其高五寸半，其名曰丹砂，按天地之元气也；容水一斗，其高一尺，其名曰秋石，按乎十干，皆九日而更焉；容水一斗六升，其高一尺六寸，其名曰白马，按日月之数，日更焉；容水二斗八升，其高二尺八寸，其名曰白雪，按二十有八宿，旬有五日而更焉；容水二斗四升，其高二尺四寸，其名曰黄芽，按二十有四气，亦日更焉。今之鼎有九九阳数也。鼎之实金汞丹砂也。其大五升，随其形五日而更，九日而周。

华阳篇

日月之枢，天地之机；华阳著书，宪章其师。

华阳子曰：吾有返老还童之方焉，内丹就则真气生矣，外丹成则凡骨健矣。

纯阳子曰：晨兴则咽恶浊之津以开其胃，呵心之气以搓其脸。夫心气者，升则为色，散则为脉，流则为血，凝则为膏矣。次以浓津涂其尺宅，内接真气，自然酡颜。夫欲采益下元者，则采龙虎之精，凝于黄庭而为内丹。内丹者，可以得长生者也。炼金石补丹田，为内大药。大药者，可以不死者也。

纯阳子曰：手搓脐之下，以尽九九之数，复以左右手更换兜其外肾，其数以九焉。及乎晡时则咽气而搐外肾，收膀胱之气于丹田，纳心之气于下部。心火也，当常降于下，默照如火轮之旋转焉。其验虽迟，其功大矣。故曰：肾者，气海也；心者，神都也。保守无亏，搓之兜之搐之咽之，左右手抱其脐，既困则卧而屈膝焉。以外肾与脐相对，自然下元坚固而交合内丹矣。

凡交坎离者，必取其卯酉之时可也；交龙虎者，必取其子午之时可也。古之上圣养阳不养阴，炼龙不炼虎，孰测其妙哉？夫用卯以交于坎离，于是闭息静坐，使气液相向，内滋乎五脏，外充乎四体焉。用午以交于虎，于是满口含津，使铅投于汞，丹砂凝结，采补还丹成矣。肾中生气，以气还肾，其名曰小还丹；心中生神，以神还心，其名曰中还丹；脑中生髓，以髓还脑，其名曰大还丹。龙虎交者，小还也；内观者，中还也；肘后者，大还也。纯阳子曰：杀夫救妇，当寻其母。审五行之生克，随四时之盛衰，可谓尽善矣。虽然杀夫寻母止可救补于五脏之不足而已，引子杀鬼止可抽泻本宫之有余而已。凡本宫之不足，当寻母而呵之，使气还于田，子母相生，搬运炼形焉。

太阴炼形者何也？以咽中取水灌乎四肢，玉液炼形者是也。太阳炼形者何也，以丹中驭气，焚于百骨，金液炼形者是也。阴炼阳其效迟矣，阳炼阴其功细矣。夫于亭午气王之时，静坐升身，鼻中出息不厌其长也，气满而汗微出，其名曰真珠浴。午之后气弱之时，偃卧运气于手足之间而不凝滞，及其气满则收还于丹元，再收不厌其多也，将入丹元频咽频搐，斯为妙矣。若夫肘后还精补脑之余，真水下降而用既济之诀，与夫还丹之余气上升而焚身，于时皆不可以用此也。

金石可取为外丹，而客气终不为吾身也；坎离可采为内丹，而虚气终不能常用也。昔人取真阴真阳凝结而为内丹，于气之中复取真气还于黄庭。其行之也，当于亭午五气会合之际，注意采之，此乃赫赤金丹一日自成，旬日进功夺三百之期者也。辰巳之交，采肝之精英，其名曰青金丹；未申之交，采心之精英，其名曰红液丹；子午之交，采脾之精英，其名曰黄芽丹；戌亥之交，采肺之精英，其名曰西华丹；丑寅之交，采肾之精英，其名曰太微丹。凡有一丹，斯可以寿百龄矣。五丹炼聚，久视之法也。取真气以炼气，于是乎气中有气，其气生神，神在即形在矣。随大运以炼真气，随小运以炼元气，固可以长生延年者也，然未若一日而炼五气，十日而结大丹，绝念以守真息，留气以养元神，始在五脏，次余一宫，气中生神，炼神合道者也。

周天火候之理，盖不一焉。闭息以攻病，胁腹以补衰，升身以通经络，按胯以健腰膝，所贵乎时日无差，进退有数，加减当理，抽添合宜而已。善炼丹者以三昧之气依乎周天之运，五日一气节，次而进之，积之百息曰小成，千息曰中成，万息曰大成。午之前炼形，不厌乎频升而引也；午之后炼丹，不厌乎频咽而饮也。进火何以加减乎？始以乾者也，次以兑，终以坤；始以炼，次以两，终以斤，皆进火之理也。

内观者何也？观己不观物，观内不观外者也。吾有观心之法，一念不生，如持盘水湛然常清焉。吾有观天之法，终日静坐，默朝上帝焉。吾有观鼻之法，常如垂丝鼻上，升而复入，降而复升焉。内观之至也，则气入泥丸，神超内院矣。彼沙门入定久而昏寂，止于阴神出壳而已。

道家坐忘久而顽著，神气岂能成就哉？故内观之法，以净心为本，以绝想为用，下心之火于丹田，不计功程，盖如达磨所谓一念不漏，自然内定而结元神焉。

夫气胎息易行而难就者，何也？为有妄识心者也。真胎息难行而易成者，何也？为有清静性者也。胎息之诀，闭其所入之气，留其所传之息，绵绵若存，用之不勤可也。于是有朝元之方：于子之时气生，及午而上朝于心；于午之时液生，及子而下还于肾。龙虎交而成丹，其名曰下朝元。以铅汞分胎，以成其神，三阳上升于内院，其名曰上朝元。夫炼气而气见本色矣，炼神而神入元宫矣。以真火散其阴魔，于是丹就而气自朝焉，气真而神自朝焉。于午之前静坐，鼻之中长引其气，自合于中元矣；于子之前静坐，敛身咽气，则自朝于下元矣；日出之前静坐，升身偃脊，则气自朝于上元矣。

何以谓之还精补脑乎？夫精在于肾，以气补之，可以长生者也；气在于心，以神安之，可以不死者也；髓出于脑，以真阴真阳补之，可以返老还童者也。若夫抽肾之气于肘之后，飞入上宫，是以真阴补之也；还其真气而内观，超于内院，是以真阳补之也；终日嘿嘿，忘虑绝机，二气互交，凝于髓海，是以阴阳补之也。真阴补之其法不出丑寅之间，升身直腰偃胸，闭其双关而动焉。少者月开之，老者百日开之，开其双关而复闭其上关，开数如前，既入上宫即既济矣。

既济、未济何道也？坎离匹配者，滋益五脏，未能成丹也。龙虎交际者，聚集五气，而未能朝元也。惟丹成于未济，神会于纯阳而后可也。纯阳子为陆居神仙长生不死者，坎离相交之功也。为纯阳上真弃壳升仙者，龙虎相交之功也。坎离之交在于离之卦，含津引气是也。阴中取阳，阳中取阴，可以长生不死而已。即日其丹成，纯阳之气生，则不比乎肾气之中有阴虎者也；即日其髓满，纯阳之水降，则不比乎心液之中有阳龙者也。上水下火，既济之义也。故无鼎中之真水，不可以制纯阳之气；无丹中之真火，不可以炼纯阳之质。一升一降，以阳炼阴，阴尽纯阳。于是阳神自聚，上朝于天宫，指日而出壳矣。既济之法者，盖取午之前，前起后起于焚身法中而用还丹咽法者也。

出入分形者，何道也？或以鼻之上垂丝，使升入天宫焉，或以地涌起物象，使神离于本位焉，俱可以分形者也。或以鹤出巢而冲天门，或以龙出水而入碧落，或以三级红楼，或以七层宝塔，或以花树[1]，或以枯木，皆可以出壳者也。是之谓调神升仙之法欤。夫人之始，即父母之精血而为肾。肾者，丹也。即吾之身阴阳而为丹者，真丹也。丹成则真气生矣，至于真气足而后始可以造化焉，升之炼形则腾举矣，留之炼气则弃壳矣。若无内丹，止用肾气之升纳以求分形，则不过乎阴灵误出于天门，鬼仙之道也。保守肾气，取阴阳之粹，凝而为丹，丹成气足，随时炼气则元气朝而真神集矣。随方调神，神自成体，又何必调神之法，分形之像乎？学者患址不立而求分形之诀，纵或能出天门而往来不熟，出入有差，冥冥真灵不能再入其身，是谓之咎，亦可悲夫！

观天篇

一气之元，以道为本；水火以交，阴阳以运。

冲虚子本太上所论，冲虚子注释曰：元气者以道为本，要在乎精动于水火。水火者何也？心肾之气液相生者也。于是炼其阴阳，阴阳者何也？日魂也，月魄也，使之和畅而不失其度焉。金木相刑者也，因刑而成器矣。龙者阳而生于离者也，虎者阴而生于坎者也，此黄芽之名者乎！

修道者有三界焉。首者，天界之首也，是为上元。天谷泥丸之宫，万神之所聚焉，三万六千神之所经由焉，盖运用升降，般神入脑之路欤！大槌骨者，天界关也，升沉上下，往来循环之途，一撞可以达于天关矣。自下而升，是为较辅之关，其中有药，是为黄芽、白雪者乎！心者，绛宫也。心安则神安，心乱则神乱，万神于是取则焉。其形丹凤，其名赤龙，盖属南方之火者也。以心之液炼肺之气，则为金膏矣。绛宫之后有太玄

---

[1] 原文为"村"。

之关、血脏之府，何也？心之中生乎真水。真水者，玄也。脐之下三寸，其名曰大海，内有龟蛇，潜藏元气者也。

修生者能知所以呼吸，斯养真之本乎！左者肾也，右者命也。抱守元气，烹炼性命，煅阴以为阳，可以安乐延年矣。肾之中有神焉，未悟则谓之烈女，既成则谓之元君，未炼则为元龟，已炼则为白鹿，其二首四足者欤！

大海有宝瓶焉，其藏真精谓之九还七返不死之丹，后有尾闾之关，中有二窍通于辘轳。从尾闾而上，始运也；过于太玄，再运也；过于辘轳，斯一撞而通二关者也。左者文气也，右者武气也，上通于天界，左有青龙，右有白虎，此二气也。

世之人于子之后午之前，漱咽其津液华池，然三关未启，则为纳气于空寂，咽水于虚肠，何以得纳于极阳之首、泥丸之宫而造化乎？必子之后一阳初生，安炉下火，集阳神于内院，擒龙虎于壶中，此锻炼精华，驱逐鬼神之妙者也。

人之一呼一吸也，其行各三寸。定其一息，则昼夜行一万二千有五百息而周于一身。定息搬运则龙虎之胎可以成矣。

《老子》曰：知其母，复知其子；既知其子，复守其母。子母相恋，同守于明堂，则内之神婴不绝矣。明堂者，泥丸也。子母者，阴阳之本也。其要何如哉？养其阳神，炼其阴魄，精以为气，气以为神，神以合道，功成行满，乃长生久视之道也。

观空篇

动或不挠，滞或不通；当究其极，以观五空。

希夷先生曰：欲究空之无空，莫若神之与慧，斯太空之蹊也。于是有五空焉：

其一曰顽空。何也？虚而不化，滞而不通，阴沉胚浑，清气埋藏而不发，阳虚质朴而不止，其为至愚者也。

其二曰性空。何也？虚而不受，静而能清，惟任乎离中之虚，而不知坎中之满，肩其众妙，守于孤阴，终为杳冥之鬼，是为断见者也。

其三曰法空。何也？动而不挠，静而能生，块然勿用，于潜龙乾位，初通于玄谷，在乎无色无形之中，无事也，无为也，合于天道焉，是为得道之初者也。

其四曰真空。何也？知色不色，知空不空，于是真空一变而生真道，真道一变而生真神，真神一变而物无不备矣，是为神仙者也。

其五曰不空。何也？天者高且清矣，而有日月星辰焉；地者静且宁也，而有山川草木焉；人者虚且无也，而为仙焉。三者出虚而后成者也。一神变而千神形矣，一气化而九气和矣，故动者静为基，有者无为本，斯亢龙回首之高真者也。

太清篇

五行四象，修道之要；夫能知之，于以观妙。

修道者必明夫五行四象焉。四象者，一曰金翁，二曰姹女，三曰婴儿，四曰黄婆，然后知阴阳升降、七宝运用之理矣。五行者，五脏也。肝者，木也，其干甲乙，其中有气，名曰青龙，道于夹脊之左，经络之上，流而入于其目，其化为泪。泪者，真水之余气也，流而入于上腭之左，是谓金液者也。肺者，金也，其干庚辛，其中有气，名曰白虎，道于夹脊之右，入于其鼻，其化为涕。涕者，真金之余气也，流而入于上腭之右，是谓还丹者也。心者，火也，其干丙丁，其中有气，名曰朱雀，道于心脉之络，入于舌下，其化为津，咽而入于心，其化为血。血者，真火之余气也，流而入于舌之左，是谓神水者也。肾者，水也，其干壬癸，其中有气，名曰玄武，道于前之经络之右，而入于其耳，流于舌之右，是谓华池者也。脾者，土也，其干戊己，其中有气，名曰腾蛇，道于后之经络之上，运而入泥丸，其化为涎。涎者，真土之余气也，流而入于唇下，是谓黄芽者也。

金丹篇

以养其气，以炼其形；澄心绝虑，斯返真精。

茅君曰：夫欲行功，莫先养乎气，气既养矣，然后留精以炼形，则真精返而元气还矣。

吾尝静居，澄心绝思，勿窒其心而息调焉。于是为之导引，使四肢通畅，取真水含养在于鼎，次开夹脊二十有四关，以内外之火焚其三关，此精气之要津也。

坐久而气闭以转火车，三转则金精斯起矣，数终乎九，然后以水火下至于丹田，其名有九：曰水火既济，曰坎离相交，曰夫妇相投，曰日月交合，曰乾坤混沌，曰金木相刑，曰龙虎相会，曰铅汞和合，曰阴阳匹配。行之则其气通流，身如浴焉，其形于是乎光泽。如此火车之运转至乎八十有一，其数毕矣。凡于子之后，则其脐之下有火炎炎，冷疾除矣，毫毛之疾不能加也。吾试叙其工夫：一之日，其心乱而烦；二之日，谷气乱于腹内而有声；三之日，精乱时有气出；四之日，神气乱而昏；五之日，真火逼乎三尸，其虫尽行；六之日，脐之下热，是真火至于丹田，二火合也；七之日，二胁鸣，真气周于腹；八之日，水火交结，丹田与脐之下常动焉；九之日，背脊热矣，关节欲通，真气渐升于脑，二九，运真火至于上丹田，时有物下焉。状如雀卵，宜炼而吞纳焉；三九，肾堂通于关节，气腾于脑，如水之寒，于是火车逆行，循环无定止，炼之如雪而鼎之上其寒飕飕然；四九，神气清矣，鼻之中出入无滞；五九，其数四十有五，神物见矣；六九，华池水盛，溉灌百脉而不枯；七九，关节鸣而幽通，遍于其身，坐于密室，其体洒然如遇风，身中之气自然入矣；八九，其体轻健，其精不泄，自然流转，在乎中央，是谓法轮之运转者也；于是九九八十有一，气脉通畅，其爪红鲜，除其绝阴，手足常汗，颜色改易。凡八者，其行不废，至于百日少通运焉，则真汞真铅于是乎生，若犯乎房色则有膨腹之疾，故色心未除，暮夜饮酒，不可行也。

泥金篇

坎离相交，金水玄同；黄芽白虎，九载成功。

欲修身者，先明四象五行焉，次之究烹炼之方，下火三百八十四铢一斤也，九载成功，此至道也。黄芽者，铅之精华也；白虎者，汞中交合而见其形，归于真一者也。铅得汞而亲，斯从无入有者欤；汞得铅而入体，斯从有入无者欤。变转四象，不失五行，内外坎离，金木相配，数压卦爻，日月开时，混沌交泰，天地合而三才足矣。从子至午，修水火之运，伏想禁制六周、六甲子，七返之道毕矣。经曰：铅为君，汞为臣。铅药不真，其汞难亲，铅药是真，不失家臣。青腰使者，赤白将军，金合二姓，异族同群。白虎为元，黄芽作根，变铅为粉，化汞为尘。阴居阳内，阳在阴巡，日盈月昃，寒暑以分。唯有我法，与道长存。故金丹十六两可以变真矣。收黄芽筛之、淘之，澄取而养之，其名曰金砂子，所谓金精者也。复以水银、白砂子五两，华池结成排垒，入于神炉而固济之，养火五日，其火常五两，其药抽至一斤，入于神室以养之，九转于三田，斯成丹矣。修气者从冬至子之时先之以沐浴，入于静室，然香，东向平坐，闭目冥心，扣齿三十有六次，鸣天鼓三十有六，于是存想焉：左有青龙，右有白虎，前有朱雀，后有玄武。然后以舌漱玉液相连咽之者三十有六，相续不断。既以，存心在于下丹田，其神气集于一，其名曰水火相交，曰子母相守，必使其口鼻无出入之气，如入禅定始为妙也。平旦至于午而如斯焉。凡子之后午之前，行止寝兴惟存心在于下田，使其气相守。至四月六日阳生既足，其神不散；至十月六日阴生既足，一年周匝，其气乃成，结珠于下田，大如鸡子而常动转焉。九年气足形圆，其光满室。十有八年发黑齿生，寒暑不侵。八十一年脏府空旷，其气珠自下田而来脾之上，如日月相薄，吞而咽之，自然饱满，于是其气珠离于下田而上结黄芽。一百八十年其气珠上朝于泥丸，时转于顶，其足常浮，此上升之候也，自然身出五色之气，化为五色之云，浮于足下，腾空而起入于崆峒之天，坐于退骨之台，冥心闭目，其玄珠从顶而出，化成一身，逍遥自在，是为真人。子者，黑龟也。曰癸、曰丑至艮者，五月日所出也；寅者，四月六月日所出也；甲者，三月七月日所出也；卯者，二月八月日所出也；乙者，正月九月日所出也；辰者，十月十二月日所出也；巽者，十一月日所出也。曰巳、曰丙、曰午，午者，赤凤也。曰丁、曰未至坤者，十一月日所没也；申者，十月、十二月日所没也；庚者，正月、九月日所没也；酉者，二月、八月日所没也；辛者，三月、七月日所没也；戌者，四月、六月日所没也；乾者，五月日所没也。曰亥、曰壬，此法日月者不可不知乎此也。

凡欲修身者，于丑之时东向平坐，先扣齿，次鸣天鼓，各三十有六，乃用左右手抬脐之下者九过，其名曰三爻；用肩左右纽九过，其名曰返山；用左右手相抱，左右舞者九过，其名曰舞玉；用其首左右视后精胜者九过，其名曰虎视金精；用其首前点者十八过，其名曰六爻；上朝丹阙，用其首左右打肩者九过，其名曰掣摆金精。盘足而坐，想足板内水渐入精膝，穿于青宫，上入于泥丸，去前明堂，下穿于肺、肝、心、肾、脾内而过，如是者八十一过，行之九载，道斯成矣。此神仙换骨之法，上士延龄之方也。

甲乙之日，瞠目，行肝之气九口，而为三十六咽焉。丙丁之日，左右手叉抱后颈，行心之气九口，而为八十一咽焉。庚辛之日，行肺之气，左右手上托二十七口，而为七十二咽焉。壬癸之日，左右手叉抱其膝，行肾之气三十六口，而为一百八咽焉。戊己之日，行脾之气，撮口咽之十五口，而为二十三咽焉。肝者，东方甲乙木也，故肝之气名曰青龙，其气从后脊膂左脉而上，来入于神门。神门者，目也。目中化泪，是为真木。泪之余气流入于左腭之上，其大如一黍，是为还丹焉。肺者，西方庚辛金也，故肺之气名曰白虎，其气从后脊膂右脉而上，来入于玄门。

玄门者，鼻也。鼻中化涕，是为真金。涕之余气入于右腭之上，其大如一黍，是为金液焉。心者，南方丙丁火也，故心之气名曰朱雀，其气从前腹左脉而上，来至于铁牛。铁牛者，舌也。舌下至于心中化血，是为真火。血之余气流入于舌下之左，是为神水焉。肾者，北方壬癸水也，故肾之气名曰玄武，其气从前腹左脉而上，来至于般若船。般若船者，耳也。耳下至于肾中化精，是为真水。精之余气流入于舌下之右，是为华池焉。脾者，中央戊己土也，故脾之气名曰腾蛇，其气从后脊膂左右而上，来至于泥丸。泥丸者，脑也。脑化涎，是为真土。涎之余气流入于上下唇，是为黄芽焉。

四象者何谓也？金翁者，唾也；黄婆者，涎也；婴儿者，精也；姹女者，血也。

夫人一日一夜十二时，或夜长日短，或日长夜短。其十二时，时有八刻，刻有六十分，于是十二时者共九十有六刻，内有乾坤艮巽共四刻余二十分，四六二十四，则为二百四十有八分，此通乎百刻者也。凡一口气出入，其长三寸，故一口气为一息，一息为火一铢，二十四息为火一两，三百八十四息为火一斤，一万三千五百息则为真火三十有五斤二两十有二铢，一时之气，其长六千七百五寸，十二时则为长八万一千寸矣。昼夜百刻之中，于是定二八之门，烹炼大丹，假七物以成七宝，斯有八阴八阳之图焉。子者八刻，阳也，黑龟也；丑者八刻，阴也；艮者一刻，阳也；寅者八刻，阳也；卯者八刻，阴也，青龙也；辰者八刻，阳也；巽者一刻，阴也；巳者八刻，阴也；午者八刻，阳也，赤凤也；未者八刻，阴也；坤者一刻，阴也；申者八刻，阳也；酉者八刻，阴也，白鹤也；戌者八、刻，阳也；乾者一刻，阳也；亥者八刻，阴也。

《老子》曰：修身者先养神，养神者先养气，养气者先养脑，养脑者先养肥，养肥者先养精，养精者先养唾，养唾者先养水。水者，华池之津液，元气之精者也。水在于肺，化为唾，其色白，象金也，常为心脉所灼。故其唾流于心化为血，其色赤，象火也，常为肾脉所克。故其血流于肾化为精，其色黑，象水也，常为脾脉所侵。故其精流于脾化为涎，其色黄，象土也常为肝脉所克。故其涎流于目化为泪，其色青，象木也。

脑有二脉下连于脊膟，降至于脐之下一寸有三分，其名曰气海。海者，神气精所盛者也。故曰水能养万物，水竭万物枯矣。

夫元气未通则难穷妙用焉。元气者，人之性命也。其性属脾，脾出于意，意发而心难留者也。夫能适正则识性矣。

真五行烹炼者何也？地☷也，白虎也；天☰也，赤凤也，黄婆也，黑龟也；风☴也，青龙也；山☶也。真五行八卦者何也？地☷也，白元也；天☰也，赤龙也，中宫也，玄龟入海也；巽☴也，青蛇也；山☶也。

内八卦真五行入鼎者何也？坤，小肠、肺、大肠也；乾，心也；艮，肾也；巽，肝、胆、膀胱也。夫身者，神气之虚宅也；气者，神之父也；神者，气之母也。神气存则长久矣，运至于元根则成圣矣。修身者必明五行晓八卦。吾用火三百八十四铢，内以应乎卦爻之数也。然八卦者从肝起焉，肝震为雷，胆巽为风，心离为火，小肠坤为地，肺兑为泽，大肠乾为天，肾坎为水，膀胱艮为山。于是肝生七子，卯震青龙之位焉，是为胆常、心丰、小肠豫、肺归妹、大肠大壮、肾解、膀胱小过；于是胆生七子，巳巽风之位焉，是为心家人、小肠观、肺中孚、大肠小畜、肾涣、膀胱渐、肝益；于是心生七子，午离朱雀姹女之位也，是为小肠晋、肺暌、大肠大有、肾未济、膀胱旅、肝噬嗑、胆鼎；于是小肠生七子，坤之位焉，是为肺临、大肠泰、肾师、膀胱谦、肝复、胆升、心明夷；于是肺生七子，西兑白虎之位焉，是为大肠夬、肾困、膀胱咸、肝随、胆大过、心革、小肠萃；于是大肠生七子，乾之位焉，是为肾讼、膀胱遁、肝无妄、胆姤、心同人、小肠否、肺履；于是肾生七子，坎真武之位焉，是为膀胱蹇、肝屯、胆井、心既济、小肠比、肺节、大肠需；于是膀胱生七子，艮之位焉，是为肝颐、胆蛊、心贲、小肠剥、肺损、大肠大畜、肾蒙；此内八卦各七子，六十四卦亦各七子，而成七夫七妇，斯乃七返者也，其名曰七宝。七宝者，气也、血也、精也、津也、液也、涕也、唾也。用真火三百八十四铢炼之，九载而成功矣。

吾有真五行入鼎之图焉。乾、坤、艮、巽者，四隅也。北者，坎也，黑龟也，亥、子、丑属焉。亥之卦曰坎、曰震、曰坤、曰兑，子之卦曰节、曰贲、曰小畜、曰复，丑之卦曰大畜、曰解、曰鼎、曰临。东者，震也，青龙也，寅、卯、辰属焉。寅之卦曰大有、曰既济、曰常、曰蛊、曰同人、曰咸、曰渐、曰泰，卯之卦曰晋、曰革、曰睽、曰大过、曰无妄、曰讼、曰大壮、曰小过。右水而左风，盖艮、巽居其隅者也。南者，离也，赤凤也，巳、午、未属焉。巳之卦曰乾、曰艮、曰巽、曰离，午之卦曰姤、曰豫、曰旅、曰困，未之卦曰逛、曰屯、曰家人、曰革。西者，兑也，白虎也，申、酉、戌属焉。申之卦曰否、曰师、曰损、曰随、曰益、曰未济、曰归妹，酉之卦曰明夷、曰需、曰颐、曰蒙、曰蹇、曰升，戌之卦曰观、曰中孚、曰剥、曰丰、曰噬嗑、曰谦。右地而左天，盖乾、坤居其隅者也。

处于静室，握固，扣齿三十六，望曰初出大步者九，饮其曰华者十八十八口，从天门而入焉，月出亦如之，可夺天地造化之机，助于金丹，资于神气。

金碧篇

道之要妙，莫大元一；能键其关，生死之宅。

扶桑紫阳君曰：元气者，包十三徒者也。

口者，藏之门户也；舌者，藏之关键也。三关出入之城，六腑去来之户者乎！五味甚则齿劳而口爽，磨喉而消胃，肠淡而心烦，是以塞兑闭关而守其中者，为可也。

鼻者，窗牖也。窗牖靖则神思安，神思安则清静矣，百关调则长生矣。

心有九用，以驱九窍。圣人获寿而安志者，保其心也。

大肠一丈有二尺，中元气之府也。食满则立，食空则倾，厚则无疾，薄则消形，是以圣人欲厚其腹，腹厚无滓则不死者也。厚腹者何也？弃味者也。小肠八尺，津液之源也，中连百关。故大肠者洞也，小肠者穴也，塞洞闭穴则获长生矣。心之气至于肾而合于耳，故多听则劳心，塞聪则志靖也。

肺者，津液之府也。五脏者顺之则康，逆之则病，干之则热，湿之则冷。

夫饮食在脾，消熔在胃，是以脾受阳息而左摇，胃受阴息而右动。胃闭则人死，脾摇极则魂丧矣。呜呼，五脏由脾者也，生死由胃者也。胃安者，在胃息味而已。

五脏者安之从神也，摇之从气也。气满则神安。神安者，长生之道也。道莫大乎元一。元一者，元气也。是生死之门户，掩闭之关键也。

魄者阴也，魂者阳也。寤则主其魂，寐则主其魄。是以真人不梦者，守魂而静魄也。不灭者，守魂者乎！不思者，静魄者乎！如是则真气常存而不死矣。

欲安其身者安其心，不安其心则丧其真。故安身者，存真者也。真人化胎而起骨者，其气也哉金石之要，不越九一之数者也。

吾有龙虎之诀曰：宛宛青龙，举世难逢；沉浮不定，往来无从；下则九泉，高则太空；得水则变，举西则东；阴极阳化，阳为阴功；神之为首，水之为蒙；阴变为阳，其神即通；吹而雾起，变而靡综；九九转合，三三道融；白虎夭娇，东厌龙西；虎之势力，千牛可齐；遇乎青龙，须臾首低；龙经九火，虎伏弗迷；自相眷入，为夫为妻。龙不水则不变，虎不火则不摧；水者龙之窟，火者虎之媒；自然从之，和合如泥；龙飞于天，虎悲而啼。

朱雀之诀曰：朱雀火精，火不在城；火化为土，白虎凝形；赫赫炎火，斯须不停；制之有法，定之无名；青青白白，异草殊英；为黑之初，为白之灵；一左二宫，徘徊神迎；火盛在城，火而有荣；岌岌嵩嵩，木高自荣；欲入不入，乍黄乍青；忽黑忽紫，失成不成；定心锁志，其路自平。

玄武之诀曰：有神有文，如雨如云；能凡能圣，如人如真；入火不改，跨水为邻；九龙之路，八艮之津；还丹之首，金液之宾；为君为臣，失我亡身；去则汞去，来则汞臻；如尘之积，惟海是珍；服之者死，炼之者生；或为之离，或为之阴；得火一圣，拒水二金；还丹事毕，保之在心。

四事归三之诀曰：九鼎之数，四事之功；同归于首，九章之从；

八八还九，还丹之综；玄武者龙之使，朱雀者虎之童；逢其法象，八合四通；六六积意，可阳可阴；为心为肠，乃为黄金。

六合地数之诀曰：玄黄之道，天地之章；其九为数，其阳为长；互变万物，天地全藏；为一为三，其来遂彰；八节之数，大乎必强；一一九九，炜炜煌煌；清浊立至，日月之旁；一七五三，为纪为纲；感在其内，施而外昌。

地合天数之诀曰：龙虎之道，天地之经；日月之数，必在著明；自于此门，以取阴阳；地数之道，四六之常；自明其阴，假阳而从；阴化为阳，其光朦朦；地连于天，与日月同；于兹大功，地数之综。

阴阳消铄之诀曰：阴去阳薄，天道交矣；八九既还，其阳返矣；有阳之中，达生九数。感阴阳之气，混沌九分而成九鼎。九鼎数毕，黄金成而还丹就矣。

八卦还丹之诀曰：乾为天，坤为地，化地为天，铅成一乾，从一展转，阳坤体全，九鼎神水，玄中又玄，丹从火化，水为阴坚，华池坤舍，神水丹船，一左三右，去来三边，阳大阴小，去阳还丹，八七六五，华池舍安，三五之数，五行所迁，八卦之首，乾坤往还。

出入虚无之诀曰：天地之数，阴柔阳刚，阳中有阴，阴中有阳，化阴为阳，化阳为阴，阴阳反覆，忽浮忽沉，日月四气，天地交侵，一往二至，为癸为壬，出入虚无，圣化之心。

无师之诀曰：分两差阻，时日不亲，沉浮不见，上下乖分，离离在似，恍恍来闻，成我之骨，长我之魂，不丧其身，与天为邻。

八石之诀曰：八石之化，四来之风，九极之真，来往可侵，道冀在腹，时任于道，存阳为阴，返覆遮胃，分天入地，由于八石，金粟银泥，变增立至。

硝硇合之诀曰：二物得气，阴阳合从，八往九入，其来莫从，三生九沐，上下和同，天地之道，日月咸通，顺法天理，二石之功。

雌雄运动之诀曰：天附日月以为明，四气以为序，广移八节，远附六阴，多施则刚矣。列半则雌雄之道也。故还丹之数共二阳而为二阴，同为大用，以安四极，生于九鼎，而一阳伏焉，九事之变化者也。

汞合太阳之诀曰：举代之圣，莫比水银，生也为石，化也为珍；在火为宝，而与鬼邻；出入圣道，潜通真人；义合八节，众仙所钦。

铅锡成功之诀曰：铅汞合道，体本得真；日月之大，天地之神；九鼎之初，同得清平；金液之宅，清浊以分；金舍丹户，四象之合。

铅金液之诀曰：五金为世之珍，成液也为世之神；得阴水而合玄武，感造化而为至真；存大者自小，阴化者阳新，如得其汞，斯为真人。汞也，见暖则化，见水则分。

白铅液之诀曰：紫洞玉津，其神通天，还丹之首，八卦之先，大为之阴，复为之阳，日月之数，其道独彰。

铁石铜化神液之诀曰：五累是附，三三同归；为一为先，天地之基；天何自得，金石毗毗；欲入不入，三四加之，从七从八，亦能依之；九九之道，二四分之，其原虽异，功归一岐。

总前液之诀曰：守一阴而知一阳焉，运五行而使元气焉，知气息而化滞形焉。金液之法在乎九泉七石。九泉七石者，在于华池也。华池生乎五金花，五金花成乎九鼎。于是玄武北走，朱雀南飞，白虎坐伏，青龙大驰，还丹之事毕矣。故阴化而阳绝者，斯死矣乎！真存而阴阳不绝者，斯真人乎！

还金篇

乾坤之祖，宇宙之灵；中有至精，在乎窈冥。

海蟾子刘昭远，燕人曰：金丹者，天地之气，宇宙之灵也；乾坤之祖，日月之精也。其乃恍惚之中，括在二仪；杳冥之内，包含一物。配甲庚，定离坎；绝水火，布炎凉；列君臣，走龙虎；使阴阳，还铅汞；区分有定，节候无差；九转则为金液，三年则为琼丹。故吾所谓还者，还返七源之妙，有明九转之天关者也。金者，朱汞之真铅，黄芽之真液者也。于是乎有灵之九神，无为之一主，皆萃于此书焉。诀曰：交加南北合西东，造化流源夺禹功；一马骤归三岛外，六神长在五湖中；烹煎炉里收丹雪，涤荡华池散黑风；闪电激开光世界，夜明方见是真龙。至游子曰：深乎其言，此还丹之微妙者乎？

还元篇

元气之始，如黍之大；钟则形聚，离则形坏。

人者，三才之一也。天未尝崩也，地未尝陷也，而人之死者林林其多，何也？人者，其灵寿共四万三千二百余日，其神三万六千元阳，真气其重三百八十有四铢，内应乎乾（☰），而皆不知保，使之散焉，所以中道而人阒也。乾者，六阳具而未之动作施泄也。如是能修行焉，真仙之道也。自年十有五而至于二十有五，施泄不止则其亏四十有八铢，存者其应乎姤（☴）；嗜欲之甚加十岁焉，其亏四十有八铢，存者其应乎遁（☶）；又不知养焉，加乎十岁，其亏四十有八铢，存者其应乎否（☷），天地之中气也；又不知养焉，加乎五岁，其亏七十有二铢，存者其应乎观☶；又不知养焉，加乎五岁，其亏九十有六铢，存者其应乎剥（☶）；又不知养焉，八八六十四卦之终也，元气尽矣，其应乎坤（☷）。坤者，纯阴也。惟安谷而生，其名曰苟寿。虽然有明师焉，示之玄门，犹可几于道矣。《黄庭经》曰：有二十年犹可还，盖谓此也。

吾于日南至之后，窃天地之正气，谓之升，日北至谓之降，曰年、曰月、曰日、曰时，其中俱有阴阳焉。岁则二至也，月则二弦也，日则子之后午之前，于时亦然也。于是依法补之，可以返阴而还阳。夫百岁之木，液漏枯竭，吾取木之稚者接之，则更茂矣。人岂异于兹哉！夫能固气养精，精以养神，神不离体，气乃常住矣。

若夫得明师授之以诀，从而修之，时加乎子，执节而转天罡，其修金鼎，修之一年，元气增四十有八铢，其应乎复（☷）；修之二年，运乎赤龙，承春之气，其雨蒙蒙，海水腾于蓬岛，金鼎既开，其用巽风，其增四十有八铢，其应乎临（☷☱），修之三年，而二气交矣，鼎中腾耀明矣。龙吟虎啸，魂掣电奔，其增四十有八铢，其应乎泰（☷☰），泰者，立春之象也；行之弥勤，其增七十有二铢，其应乎大壮（☳☰），其火之光盈矣，赤龙出而风雷繁矣，壶中之日月延矣，鼎之中涌乎碧波矣。大壮者，立夏之象也，于是邪气不入，其增九十有二铢，其应乎夬（☱☰），于是制白虎而锁青龙矣；六年积用乃成，内复应乎乾（☰）。于是火光赫然，其炉红矣。于子午之时识乎真龙虎，而可以任意分之矣。然修真之要，在乎去贪慎爱欲。既修之也，一年易精，二年易髓，三年易骨，四年易筋，五年易发，六年易形，内气不出，外气不入，其名曰真人。

至游子曰：易之道其精微乎？古者为卦，或以二三四焉，或以三四五焉，此互变者也。至人修真之方则以上九为首，初六为足，二三四五为体焉，六爻之变转周流如荣卫之行于四时者也。然则六十有四卦之数，合乎天地者也。吾能用其数，则与天地一矣。

夫人所恃以生者，形也；形所恃以存者，气也。气钟则形斯聚矣，气离则形斯坏矣。能知所恃而养之者，其惟易欤！

吾之居处欲静，茵欲厚，衣欲适时之宜，于是或于冬至，或于日甲子焉，子之后披衣东向，踟跃而坐。东向者，取乎生气也。扣齿三十有六，以左右手相摩，俟其热以手拭其目，斯须以手掩其耳，中有细音如钟。如是者三，然后以左右手摩其面至热，徐运其舌撩乎上腭者十有二，撩乎下腭者十有二，撩乎齿之外上唇之内者十有二，撩乎下唇之内者十有二，其名曰赤龙之耕。俟其津生即漱之，满其口至热则分三咽之。凡一咽必取内气，内气者，闭口以取于鼻中者也。送于脐之下丹田，想之若鼎而送气入其中焉，然后复想心之火如焰下垂而烧其鼎，故三十有六息是为一阳之爻也。次又如前以再撩焉，仍漱咽焉，二十有四息是为一阴之爻也。如是者五焉，积为五阴之爻，其名曰复。复之卦既终，于是定息少时，想其气如黄云盘旋于脾胃之上，良久，想其气复至乎脐之下，其变黄土覆乎鼎之上。然后栉其发，其数逾百，卧少顷，如是一日之功毕矣。月为一卦，周而复始：月至乎子，复之卦也；月至乎丑，临之卦也；月至乎寅，泰之卦也；月至乎卯，大壮之卦也；月至乎辰，夬之卦也；月至乎巳，乾之卦也；月至乎午，姤之卦也；月至乎未，遁之卦也；月至乎申，否之卦也；月至乎酉，观之卦也；月至乎戌，剥之卦也；月至乎亥，坤之卦也。

玉壶篇

金丹之要，神水华池；载言其用，水火之资。

中条子名章，不载其姓，以其后隐于中条，故以名尝闻金丹之要在乎神水华池，而未通其旨，其后遇太一真人名元龟于岱宗，示其秘曰：石何坚兮水何柔，相应五行何日休？焉知淑女数沉没，石坐土中水汨流。因曰：子知华池乎？华者火也，池者水也，乃天地之橐籥者也。

中条子曰：金水五行、华池，有何作用乎？

太一真人曰：万物者自然负阴抱阳而成焉，若无日月之精气，阴阳之成熟，则安有生育哉？且夫人之生在于胎中，亦二气相感而成者也，十月阴阳满足而后生。其真性盖如砂中有汞生于真金，则知金丹妙用其在于阴阳而后成铅成汞者也。明五行，辨气候寒暑相交，阴阳互用，阴得阳而成熟，阳得阴而起伏，此还丹之要旨也。夫木有坚虚，物有甘苦，虽同阴阳之气，其性有异焉。故金丹亦应于日月之玄象，龙虎起伏，水火运用，得四时之正候则有大功矣。

中条子曰：铅汞何所作之乎？

太一真人曰：铅，白虎也；汞，青龙也；然非人间之物也。汞生于金，金沙产于铅，长生之宝也。此道，必择道德慈慧者传之。若夫豪慢害物、贪爱妒能、狠戾恃己、挟势凌众、位高傲下、耽好酒色、悭吝无舍不可传也。

中条子既得其道，逾二年复见襄阳尉曹之僮名婴儿。僮者，太一之隶也，将以成就中条子焉。谓中条子曰：参星者，水也，白虎之精也，下而为宝，知而炼之可以为还丹者也。房星者，木也，青龙之精也，日月作,水火偶,合为夫妇,会之者同归,隔之者难趋。故金铅银汞丹砂者,跻圣之宝也。

中条子怛然大惊,遂告以太一真人水火之诀。僮曰:此太阳之精髓,转换天地,驱役鬼神者也。修之则云兴风起,龙虎相交,变易潜通,五行相得,非天人莫能知也。

中条子曰:仆之药何时可成乎?僮曰:炉成一阳起,纯阴毕矣。天地二气分于南北,阴阳为位,掌握中间之日月焉。

僮并授以太一玉壶十章。其要曰:房曰青龙参白虎,日月朱雀是玄武,欲知大道玄元基,须得中央戊己土。房参也,日月也,皆所谓铅汞者也。

大丹篇

神气为药,天地为炉;观乎刻漏,合易之符。

易成子彭仲堪,天台人也尝遇至人谓曰:无为之道莫过乎金丹,得道必由乎金符焉,故采金于丽水,求玉于昆岗,而后可也。易成子知其要,于是著录其言曰:大药者,铅汞也。铅汞之本体,假乎五行之炼化,因分汞以成铅。故铅者,五金之母也。铅有滓,五金近之而枯黑。然白金者,自于铅砺之中,以水火烹炼而成真。是以金汞相和即柔伏如泥矣。铅汞者,父子也,相见则复为夫妇焉,相制之义也。两相眷恋,终乃不去,若夫汞逢金而住。烹铅见金,炼汞不去,斯乃大药者也。经曰:道生一,一生二,二生三,三生万物。故知铅汞本根一体,盖一生二者也。各居一方,亲亲之义也。经曰:鸣鹤在阴,其子和之。其谓此欤,于是知铅汞者,阴阳也,浮沉也,一体二二物者也。

夫人之生以神为根,血气为本。行道者,则以神气为大药焉。铅汞者金丹也,古人以为至极者也。不知金丹而惟守房中之术者,寿虽可至百岁而不可得仙,何也?以其无神也。铅汞者,日月也;日月者,水火也;水火者,龙虎也;龙虎者,阴阳也;阴阳者,天地也;天地者,乾坤也；乾坤者，易之门户，众卦之父母也。乾传曰：有六时乘之位，何也？有天时，有地时，散而为三，综而为一焉。歌曰：二八子兮三七亥，四六戌兮五酉兑，正九丑兮十腊寅，十一太冲合卯内。此天之十二时也。又曰：五更二点正九月，兔鸡五漏四声彻，三七平旦是寅时，四六日出寅无别，五月日高三丈地，十月十二月四更二点，如逢十一月，四更初巳上寅时，明晓示此地之寅时也。

夫太阳之踱二十八宿，一昼一夜行乎一度，一年一周天有一分二厘焉。星辰日月者，东流也；天道者，西转也。天一昼一夜而周天，是为三百八十有四度焉。太阴者，一月有四节，自朔至于十五日有一迟一疾，十六日至于晦亦一迟一疾，不合则不为朔，不冲则不为望。其迟也，日行十二度；其疾也，日行十四度七十四分半；其平行也，十三度三十有七分。行道者，必视日月行度、躔次盈缩，五行经纬为之先也，何也？四时有节符，五行有终数，得其道斯明太阴之法焉。太阴者何也？离己日精也，坎戊月光也。故铅汞者乾坤也。乾为父，坤为母，得父之气者成男，得母之气者为女。乾坤共生六子，此之谓也。

六位者，各以三十为节。二三而六，是为三百六十，此三十辐共一毂之道。甲者十五日其月满，乾象夕见者也；乙者三十日，盖月之晦，是为丧朋，坤象也；丙者八日，艮之象也；己者离也，日也；丁者二十三日，兑之象也；庚者二日，得朋震象，夕见者也；辛者十六日，平明见，巽之象。壬者，其虚位也；戊者，坎也，月也；癸者，其虚位也；此道也，归乎土者也。甲乙七终归于己，庚辛七终归于戊，戊己者中宫之鼎也。于是成于甲乙，终于乾坤。二体者乎日行黄道，月行赤道。刘洪曰：乾象有九道，太阳者夏至极北而南出寅入戌，冬至极南而北出辰入申。天轮左转，昼夜一周天，凡三百八十有四度，度为二千九百三十二里有三十步，冬至之后入于盈，夏至之后入于缩。

易成子曰：道其在斯乎！铅汞者，一也。一者，五行之始也。大衍之数五十，其用四十有九者，五行也。五行各有五，五五是为二十五焉。天有五行，地有五行，二位相得而各有合，共成五十，此天地五行十二位三元阴阳气之极数，周而复始者也。圣人知一为铅汞，故抱一修行用四十九日而圣胎成乎地雷复之卦，是为五阴之下有一阳者也。复卦曰：七日来复。其见天地之心，是以人生四十九日而七魄全，其死则四十九日而七魄绝，此来复之数、阴阳之极也。天地者，五行也，而其生成各无偶数焉。乾，阳物也，配数以奇；坤，阴物也，配数以偶。五者，生数也；十者，成数也。生者，相生也；克者，相成也。铅汞者，其通于阴阳者乎！乾坤者，日月也；日月者，易也。有易则有乾坤，有乾坤则有易，有易则有复卦。故曰：乾坤毁则无以见易。易者，铅汞也。有两仪则有四象，有四象则有八卦。若无铅汞则乾坤几乎息矣！昼夜十二时凡一百刻，共六十分一时者，八刻也。惟辰戌丑未属土，谓之四季。每辰各九刻为一时，以四季辰各一刻分为六十分，以十二分配于四孟辰，以二十分配四仲季辰，以二十分留于本位，故各八刻二十分为一时。每一刻得一百十五息，八刻是为九百二十息，又分得仲季辰，二十分成四十息，共九百六十息，此一时也。岐伯曰：一呼一吸是为一息。故分则算分焉，刻则算刻焉，时则算时焉，息则算息焉，于是十二时共得一万一千五百二十息，合于乾坤大衍五纪极策之数者。今因一百二十息为之准则，作一百刻自然契合昼夜十二时，阴阳橐籥之大数者也。阴阳之火候者，一日所用铅汞者何如哉？策衍大数八十有一日，计炭一万一千六百六十四两，共得一百八者，凡一百八焉一百八个一百八，仍得八十一者，一百四十四焉。一年者三百八十四日，除二十四气，坎离运用有二百六十日，计用炭五万一千八百四十两，共见一百八者四百八十焉。八十一者，六百四十焉，故一年之炭得九年之日，三年之炭得二十七年之日。一百二十者一转也，一年者三转也，三年者九转也。

采丹有法焉。以铅作钓，故铅有钩、有竿、有线、有饵。有钩无竿不能钓矣，有竿无线不能垂矣，有线无饵则鱼不出浮矣。火候有炭，炭者扶桑之木所烧而成也。坎者子也，艮者丑寅也，震者卯也，巽者辰巳也，离居中而无所直焉，坤者未申也，兑者酉也，乾居中而亦无所直焉，转而观之，斯见天地六十四卦矣。观月令斯见天时矣，十一月之日在箕，昏东壁，旦轸中，斗建于子位之初也。《巫咸经》曰：斗在华盖之下，其下有天罡星，星之下有勾陈星，天皇大帝一星在勾陈口中，正对大帝星焉。斗为帝令，其一曰天枢，其二曰璇，其三曰玑，其四曰权，其五曰衡，其六曰阊阳，其七曰瑶光。斗有九星，其二不见焉。吾于是下为坛三层，上水下火者也。《易》曰：用九，见群龙无首，吉。又曰：云从龙，风从虎，君子进德修业欲及时也，以成德为行，日可见之行也。知进退存亡而不失其正者，其唯圣人乎。学者见之道如反诸掌矣。

十一月者。复也，是为初九，火起七两；十二月者，临也，是为九二，用火十四两；正月者，泰也，是为九三，用火二十一两；二月者，大壮也，是为九四，用火倍之；三月者，夬也，是为九五，进火者也；四月者，乾也，是为上九，亢龙者也；五月者，姤也，是为初六；六月者，遁也，是为六二；七月者，否也，是为六三，三者皆当退火者也；八月者，观也，是为六四，抽火可也；九月者，剥也，是为六五，退火可也；十月者，坤也，上六，退极者也。此水火之要欤。易成子歌曰：铅汞乾坤事似麻，更于何处觅河车，九流只会砂抽汞，仙者能烧汞作砂。

（以上"至游玄览"篇目，底本出处《正统道藏》太玄部。）

归根复命

指玄篇

非物非色，孰窥其端；往有所归，三田之丹。

纯阳子曰：道源既泮，以生有象。于是有玉清圣境焉，元始居之；其次有上清真境焉，元皇居之；其次有太清仙境焉，太上居之。其下有太无之界、太虚之界、太空之界、太质之界。太质者，天地混沌之初，其色玄黄，如鸡卵悬于太空。南宫飞仙日进十万八千里，历八百劫，不能出境界之外。夫惟知玄之旨，则一超入乎三清矣。混沌者，犹大受胎之始也，三百日而形生人矣。吾之丹三百日而气生神矣。

天如覆盆，地如盘石。阳生地中，暗负阴体，不入于纯阳之际，至天为难也；阴生天中，暗抱阳质，不入于纯阴之外，入地为难也。冬至而阳生，积十有八旬而至于天；夏至而阴生，积十有八旬而至于地。一升一降，周而复始，达此者可以等天地矣。天地相去八万四千里，人之心肾相去八寸四分，则传送升降之理一也。日月其广八百四十里，日行乎乾，月行乎坤，日得月魄而清，月得日魂而明。清明者，其气也；精华者，其质也；阴阳者，其道也；乌兔者，其象也；卯酉者，其路也；昼夜者，其度也；交会者，其用也。吾法诸日月，可以阅浩劫矣。肘后三关，其犹海外三岛也。不出三岛，不得谓之仙矣；不出三关，不得谓之道矣。背飞金晶以入于顶，不止还童而又退火抽铅焉。洞天者，上不在天，下不在地，其在虚无杳冥之际乎！周以十二山，有上中下三等，其数则三十有六也，其犹人之神宫上田焉。返复二田，气与神交，则吾之洞天也。夫道生天地，而人亦道之所生也。顾为七情乱于内，六欲诱于外，重楼浩浩而生于上，金龟续续而泄于下。吾之气也，八百一十丈，九九而损之，始乱而病，弱而老，绝而死矣。生不能养，盛不能聚，散不能收，衰不能补，为可哀也。吾有龙虎焉，非肝之青龙、肺之白虎也，是出于水火之中者也。

纯阳子曰：吾得子崔子名希范之言，而后知龙阳也，出乎离，虎阴也，生乎坎，二者会而为道本焉，其故何也？五行不顺行，虎向水中生；五行颠倒术，龙从火中出焉。龙者，心液，正阳之气也；虎者，肾中真一之水也。是之谓玄中之玄。真阴阳之粹质，在人则生人，在己则生神者也。心液之火者，非存想之虚气也，非呼吸之妄用也。吾有真火三焉：心者君火也，其名曰上昧；肾者臣火也，其名曰中昧；膀胱者民火也，其名曰下昧。聚焉而为火，散焉而为气，升降循环而有周天之道，其数二百有六十铢而有周天之度焉。天之气五日一加者，气之候也；吾之修炼，五数一进一退者，火之候也。

纯阳子曰：以火养黄婆。黄婆者，脾胃之余气也。海蟾子曰：火神不可使之飞也。金晶者，肺之精英之气也，方传在于肾，造化未尽，输于泥丸之宫，故曰肘后飞金晶也。还丹者，非物也，非色也，三田之丹也。还者，既往而有所复归也。三田者，气所生也。气藏于中田而生神，神藏于上田，既藏而不可失也。火之候历乎三百日而不瘥，则内丹成而纯阳生，以炼五脏，于是五气斯成神而升仙矣，又何必颛颛于还丹始固其形哉？还丹者，固形者也，其亦有时而不固矣。木之既济为炭，炭之寿百年；土之既济为砖，砖之寿千年，而瓦于人乎！达真仙之道，用功不已，则可入于大道，炼气而成神矣。

夫欲内观起火以集神者，有丹而后可为也，无丹者徒妄想而已。炼神合道，道既成矣，则静坐默想从心地涌起，数足则自然弃其凡躯而上升矣。火以炼丹，火至则丹凝结矣。以之炼气，火至则神显象矣。火足神灵自然与道合真，静中若飞焉。及乎神合道成，忽然化为火龙飞上天门，始乎一步二步，次乎三里五里。入而未出，形神俱妙者也；出而不入，弃质升仙者也。夫调神出壳有效矣，不可寄躯，入而不出，循游往复，传道度人，功行俱全，则入洞天者也。

归根篇

天隐之书，根于理性；善保丹田，以至复命。

正一先生既得天隐子之书，读之三年而悟，修之三年而身心闲矣。复逾三年，天隐子告以存想之要，而后知归根之妙焉。

正一先生曰：人之根本由乎丹田而生者也，能复之则长寿矣，故曰归根复命焉。观夫灵识者本乎理性，性通则妙万物而无穷，故曰成性众妙焉。吾能知夫呼吸由气而活，故有吐纳之诀；津液由水藏而生，故有咽嗽之方；思虑由心识而动，故有存想之要。若夫荣卫血脉者，寤则行于外，寐则行于内，寤寐内外更相养，然后能致和平矣。时自子而至于午，先平外焉，展舒其四肢，次起身而导引，使喘息调而定矣，乃扣当门小齿而小鸣，后扣大齿而大鸣，以左右手摩其面，俟耳也、目也暖畅焉。复端坐蟠足，以舌搅于华池，俟乎津液之生而嗽之，默计其数，及于三百而一咽之。每其咽也，须呼定而咽，咽毕而吸，如此则所吸所咽皆顺下于丹田矣。凡子之后午之前，食消而心空，可以嗽可以咽，无计其数，意尽则止焉。于是五日为一候，焚香静室，存想其身，从首至于足，自足至于丹田，溯上于脊脉，入于泥丸，所想黄气纷然如云，直贯于泥丸。想毕则复嗽咽焉，而以左右手掩其耳，搭其脑，如鼓之声者三七焉，伸其左右足，端坐倪首，极力直颈，左右手握固，叉于二肋之下，接于腰枕之骨旁，乃左右耸其肩，闭息顷刻，俟其气盈面赤则止。行之者七，则气从于脊脉上彻于泥丸矣。此修养之大纲也，于是又有要妙焉。吾与天地之真气宜契而同运，吾能识气之来，辨其所往，可以与天地长久矣。其法起于冬至子之时，一阳始生，或迟或速，俟其气来则运吾之气，适与天地之气皆作，次之日复候此气而消息焉，此神仙至精之道也。三百有六十日运其气适与真气合，其行之至于二三焉，则体益清和，久习之则神仙不难至矣。

鸿蒙篇

至神无方，至道无体；抱朴守静，允契于理。

鸿蒙子张无梦，字灵隐，隐天台，真宗时人曰：国犹心也。心无为则气和，气和则万宝结矣；心有为则气乱，气乱则英华散矣。游玄牝之门，访赤水之珠者，必放旷天倪、囚千邪、剪万异，归乎抱朴守静，静之复静，以至于一。一者，道之用也；道者，一之体也。一之与道，盖自然而然者焉。是以至神无方，至道无体，无为而无不为，斯合于理矣。故得其道者，见造化之功，赜鬼神之妙，而无所不变焉。粪虫变蝉，腐草变萤，雀入水变蛤，雉入水变蜃，田鼠变鴽，鱼变龙，此其小者耳。其大者，人可以变仙也。吾尝观天地变化、草木蕃蔓、风云卷舒、日月还转、水火相激、阴阳相摩，仰观俯察。远取诸物，近取诸身，著还元诗百篇，摘其要者十有二。

其一曰：初九潜龙向一阳，分明变化在中黄。才逢大吕吹天火，敢见蕤宾履地霜。坤母若来相制伏，震男争敢放颠狂。仙翁秘密曾留语，认取金丹水里藏。

其二曰：一回搜玉上昆仑，足蹑玄关众妙门。百谷水朝沧海主，九天星拱紫微尊。轮回日月阴阳斗，运动璇玑造化根。昼夜周而还复始，婴儿从此命长存。

其三曰：昨朝姹女启灵扉，果见神仙会紫微。满殿星辰环匝位，两轮日月往来飞。冬冬天鼓连空响，灼灼金花照地晖。三洞真人相见后，玉皇齐赐六铢衣。

其四曰：老子明开众妙门，一开一阖应乾坤。只于罔象无形处，有个长生不死根。密密勤行神暗喜，绵绵常用命长存。忻然了达逍遥地，别得嘉祥及子孙。

其五曰：元君端拱坐玄都，三叠胎仙舞八隅。宝殿地全铺翠玉，琼楼帘半卷真珠。山河不动藏玄鼎，日月推移入小壶。变化一阳天地动，太平因此妙工夫。

其六曰：一颗珠中世界宽，自家灵宝自家观。杳冥里面三才合，恍惚之中万化安。阴鬼莫知安海底，火龙般去上泥丸。仁人修此玄玄事，上帝征封碧落官。

其七曰：自家神气自家身，何必区区问外人。合这个形骸俱是假，只因修炼得成真。流年迅速桃垂实，浩劫移看海化尘。寻取丹台天上路，恐君白首转因循。

其八曰：空山独坐自闲闲，得道甘归寂寞间。黄髯老翁开地户，雪衣女子把天关。烹煎神水三层鼎，玩弄玄珠九曲湾。莫问吾家生计事，醍醐一味疗衰颜。

其九曰：西庚东甲虎并龙，二物从来不见综。天地配为夫妇位，刚柔合作坎离宫。云雷造化三千数，水火飞腾十二重。此个无为功莫问，玉池一朵白芙蓉。

其十曰：十二时中子作头，抽添运用勿停留。法轮有象从南转，神水无涯向北流。姹女捉乌归绛室，婴儿驱兔上琼楼。但知守一含元气，莫问沧溟几度秋。

其十一曰：道在丹田达者知，分明悟了更何疑。乾男自逐龙潜坎，坤女须随虎隐离。但守清虚除嗜欲，自然恬淡合希夷。仙经不是闲言语，看取千年胎息龟。

其十二曰：自出红尘隐洞天，五云堆里种芝田。灵龟共饮华池水，玄豹同藏碧谷烟。明月清风何用买，玉针金栈每闲穿。时时缝补为囊橐，收取还元一百篇。

呼吸篇

　　脾居于中，呼吸为用；真人之妙，其息以踵。

　　至游子曰：昼夜百刻，其一刻当一百三十五息焉，故昼夜为一万三千五百息，至夫日出东方，其脉一周而复更始者也，故呼吸四至，是为一息。学者谓息为气，气为命，真人之息则以其踵，是何也？斯贵其深者欤。扁鹊曰：呼出心与肺，吸入肾与肝，而脾居于中；于是呼吸之间而五行备矣。吾尝闻樊大君出元道经曰：复元气之应，常以减息为候。心源湛然，其息自减。故自减息至于无息，自无息至于定息。定者，不取不挠无为之定也。于是复元归根可以住世矣。凡人以有息为常，圣人以无息为常。动而有息，静而无息；有息无息，出入自在。故有息者妄也，其要在乎谨其休而已。于是有三应焉：其一应，则为一百日有事无事皆减，是为元气渐复，尘虑日除，虚恬日增；其二应，则为二百日忽忽自止，是为元气将定，不食五谷、不嗜五味，无大饥渴；其三应，则为三百日兀然自住，是为元气归根，饥渴不至，寒暑不侵，寿齐乎天地矣。夫减息住气，皆以无息定气为成功焉。若独行减息，则其功迟矣，专行住气，则难以至于无息矣，若夫开通百关，兼行减息，则元气充盈，其功倍之。或问曰：谨其休止，亦有渐乎？曰：其谨有十九，曰不减息，减二十五日，是住五十小息。曰小乏，减三十日十五大息。曰大乏，减六十日三十大息。曰小醉减十日，曰大醉减百日兼吐，减一周日。曰欲，曰怒，各减五十日。曰惊，曰忿，曰欢，曰哀，各减十日。曰惧，减七日。曰劳，曰倦，曰躁，曰烦，曰饥，并减五日。曰饱，减三日。与夫饮食触犯，寒热过差，风湿所及，起居失节，言语散杂，思虑烦多，此皆减损元气者也。夫人受天地之气，故呼吸出入与天地相通，是以通彻则生，壅滞则死。呼者出气也，受气于五脏六腑，呼出其脏腑之气归于天地。是以一呼出气，其脉上行三寸而出，即以口吐旧气，以受新气焉。吸者入气也，吸敛天地之气归于脏腑。是以一吸入气，其脉下行三寸，逐其脏府之宿气焉。呼吸不等，失天地之调气，其所以生疾者乎。樊大君之论，岂不妙哉。

枕中篇

空窍不守，邪乃为灾；精神内存，病安从来。

孙真人名思邈曰：大道有盈虚，人事有消长，养生者宜知自谨导引行气之方焉。

夫百疾之生以夭其命者，由饮食不节，不能谨其微也。夏至之后逼秋之分，肥腻勿食，酒浆勿食，蒜勿食，猪肝、犬肉勿食，五辛勿食，瓜梨之实勿食。

养生者寡念也，丧生者多思也。其要在乎和心损虑、去喜怒、除驰逐、谨施泄，秋冬尤当固藏者也。若或有疾，则返舌塞喉，漱液咽津唾也，瞑目内视，使心生火，想其疾之所在，以火攻之疾则愈矣。甲子、甲寅、庚申八节晦朔当燕居独处，冥心专精，以去其欲。日在亥子，勿弃唾，勿亡精，勿失气，入山未至百步而却行却行百步，然后登山，众邪伏矣，百毒匿矣。

导引者当以左右手摩其尺宅，使之极热则有光泽，行之五年，色如孺子。蚤起平气正坐，先叉手掩颈，仰首视天，颈与手争力为之，可以使精和血通，风气不入矣。屈动其体，反张其四肢，宣摇其百关，周匝皆热，疾永除矣。仙之道有三：曰保精、曰行气、曰服饵，皆由浅以至深者也，其大要在乎胎息而已。胎息者，不以口鼻呼吸者也。夫善用气者，其嘘也，水为逆流焉，火为灭焉，猛惊为隐伏焉，疡肿为消焉。或卒然有疾则吞三九之数，可以差矣。行气之法，处于密室，瞑目闭息，置鸿毛于口鼻之上，使之不动可也。于是耳无闻、目无视、心无思，以渐除之而已。夜或有悸，则存日月入于明堂，而百邪自去矣？

内想篇

涓子得道，以授苏林；存三守一，自得于心。

涓子曰：立人之道，其身如桎梏焉，其情如赘疣焉。知其然也，故为修养之方。彼吐纳咽漱，按摩采取云者，皆小道也。古先至人，返老还童，太一含真，盖有至要焉。吾尝炼神育胎而行内想之法而已。安坐于静室而冥心焉，以左股加右股之上，左右手俱下，虚其身如三足之鼎，于是想其左肾为日，右肾为月，日中出白气，入于精海之内，变而为赤矣；月中出赤气，入于精海之内，变而为白矣。二气交合，凝结真气，而成婴儿，莹然如玉。视吾之形，惟肖其始，想如卵焉。百骸俱备，以渐而滋长，跪于精海之中，左右手交叉，出入于顶门，离于其身，周游自如，可以逃天地之数矣。

心镜篇

四黄八石，非药之真；五彩三花，拔类离伦。

玄和子曰：铅真则丹成而圣且灵矣，是以古先至人惟论铅汞，而未尝及四黄八石也。夫铅汞者用之于五行，成之于四象，乃阴阳元气感通自然之道者也，犹人之受赤白之气以结胎气，足则聪明，不足则顿顽矣。是不可以不知龙虎焉。虎者，银也。其含于铅欤，是以为水也、金也。龙者，汞也，姹女也，木也，火也。金出于水，水生于木，木生于火，火生于土，道在其中矣。铅含五彩，汞吐三花，二物合璧，其名曰河车者乎！魏伯阳之伦著《参同契》以言大易，顺取五行，发天地之机，以明大还之道焉，其旨隐而难知，故学者莫能究夫铅汞也。知铅汞而不知火候，知火候而不知炉鼎，知炉鼎而不知消息升降，不可以语道也。

夫心者，丹之源也。心不契道，则虽得玄秘，吾未见其能成也。《参同契》曰：植禾以粟，抱鸡覆卵，盖言非其类者难为产焉。陶真人曰：砂产于汞，金生于铅，亦明其类不相杂也。语曰：汞生水银死，铅困灵芽生，其论至矣。还丹者何谓也？伏火而不失其本体者也。九转者，九易其铅之气，非九炼也。故至药者，阴阳化气而成，非礜石、硇砂、硫黄制伏而为之者也。若夫非其类而入之，则其毒足以害生矣。愚者以药制伏其汞，使伏火而死，谬矣。故语曰：真铅不变色，真汞有神力。盖不得真铅之精气，则恶能成丹乎？是以黑铅入于火，则为灰烬而已。孰为还丹之妙乎？其在三一者也。龙虎之璞，天地之精，不用其药，而用五行，此至人之论也。惟汞者，太阳之精，南方之正气也，得阴阳水火以制其变，乃居青帝之首，是为木之精，于是乎木生火而自含至灵之药焉。铅者，北方黑水之精也，其化西方庚辛之金，于是乎金生水，水生木，二物相配而为神丹焉。

昔者刘玄穆事魏伯阳，疑而退悔遂至夭死，徐景休积勤不息，遇师授以金丹，居于太白之山逾千余岁，信与不信之效也。近代谢冲玄、苏耽皆服金丹而为仙，则金丹之功也。

《参同契》曰：金以砂为主，禀和于水银，变化由其真真者，气也，终始自相因。不用药而用五行，天生牙，自然体，白马牙，真丹砂，卯酉二分和二家也。淮南炼秋石，黄帝美金华。黄芽不是铅，铅非真丹砂。伏火炼成一家，巡火经九转，自然成黄芽。花白药红灵汞秋石自相同。孤阴不独化，寡阳不可成。本来清静质，自有变通灵。龙虎相逢遇，何时不相顾。白液共相吞，为夫亦为妇。变化成黄芽，逐时依后土。若了紫河车，自然升天涯。莫炼枯铅汞，抛功似土尘。天地日月中，灵物号金公。金公不是铅，须向铅中濛。白液炉中火，黄芽变渐成。忆初相见日，难觅水银形。阳极生阴火，火衰阳气并。自变紫河车，服食乃长生。于是一月而白液凝，其状如雪；二月而凝酥结；三月其半合蕊，犹如垂珠；四月二物抱持，犹如点血；五月飞腾恋母，其声鸣咽；六月行至于紫宫，其气欲绝；七月乘阴受气，手足搋矣；八月欲成，其脏腑含乎凝血；九月点残朱皮而长毛发；十月子母分离，母困子全，其颜变乎白雪，更当温养之于炉焉。故曰：阳起于复，阴起于姤，炉寄于中央，土寄于戊，鼎上下互相凑，固守之物无使走消息，不失看，节候有时，龙虎相奔骤，阳极于乾，阴极于坤，四象宜分，六十四卦循于中尊。龙虎相啮而相吞，五行定位其中存，水火为媒陶我魂，阴阳育我明晨昏，八节运移有寒温，于是渐变黄芽根，日月相催感母恩，因之结实立其门，千秋万岁生子孙，此《参同契》之玄微者也。

玄和子曰：吾则有鼎卤之诀焉卤者，炉也。鼎卤者，天地之象也，其魂在于三五而已，下有朱雀，上有玄武，其中隔乎天地，此阴阳之法也。阳生于复，九转于乾，阴出于姤，水从下流者也。火盛则侵阴，阳衰则归土，不知此者何以伏龙虎乎？二气者，子午也，一伏以制乎一飞，于是下有赤龙木青、三花、姹女在下，大药也，上有玄武神符、白虎、华池、黄天镜、金公水、上位也。赤龙从铅者也，黑虎则从汞者也。循卦以合于阴阳，十月则脱胎矣。故知化金须金者也，变土须土者也。

金丹之存在于神水华池，大丹之秘不过乎《参同契》。古歌曰：白汞生丹砂，黑铅生黄芽，其中数九九，九变成三花，修至紫阳宫，黄金无可夸，但得金公合真汞，修成金液紫灵砂。

玄和子曰：用铅勿使铅居汞中，漉尽其滓，乃可修炼，暂假铅为相而已。故大丹之源，不离乎真铅、真汞、神符、白雪焉。将服神丹，择八节甲子上会之日，先去有为之心，修无为之体，更能辟谷调气，收视返听，即羽化可致矣。歌曰：铅本是金公，金公得铅发。学者放金公，金公即成拙。流珠为姹女，得火自然飞。忽是金公制，相怜同所归。同行复同坐，终日掩双扉铅固鼎口也。仍被阴阳化上下火也，随之变所依。二性皆归土，三花气不移。行到紫阳宫，共变黄花藗。八月看应易，终年色紫辉。此汞名真汞，安能更解飞。女娲炼得五帝气铅之精也，变化成精补天地。三十六算世应知，七十二石列其位。七十二两，铅三十六。天得一而成，地得一而方，木成炭而不抛。河车便向铅中取，姹女还于汞内寻。太乙出药彭祖尝，固济精研使坚密。一文一武多疏失。下灶唯铺大海盐，炉中少用扶桑日。紫烟浓碧喷人香，虾蛤鱼鳞透日光。要知魏伯升云去，勿如嫦娥入月藏。玄和子曰，是固然矣，不可不知卦气火候焉。

十一月，复卦也。其初爻者一阳所起，首春之象也。于子之时运符节，转天罡，以行火者也，修其金鼎，清静斋心，如对玉皇，白虎青龙俱在于鼎，白虎能制青龙，青龙始腾跃矣。十二月，临卦也。二阳之生，火候渐盛，赤龙之象也。青龙升降，如雨之飞焉。炉形如蓬岛，于是有退水进火之候，炉有门有扇，潜扃以避风，其要在于知晦朔乾坤之数，配合铅汞，方可入鼎矣。调其火候，始可立功矣。正月，泰卦也。二气于是均平，鼎之青龙渐为三阳之所逼，腾跃甚矣。龙虎在鼎更相啗食，听其吟啸，如婴儿之声则停腾火，火盛则发雷电之震，渐行武火焉。卦至于泰，则春令尽矣。扃鼎之北户，武火炽矣。二月，大壮卦也。其爻是为夏之初火，渐用武火焉，阴阳之气巡其节符，于是其鼎轰然如风雷，而铅汞涌矣。闻其水滴火激则青龙稍困而丹稍成矣。三月，夬卦也。非久变乎纯乾，则行火益武，于是青龙、白虎自制伏矣。鼎之上有紫粉，四旁有红芙蕖焉。四月，乾卦也。六位既终而为阳爻，是为大炉炎光者也。于是武火尤赫赫焉，此火极亢龙之时，白虎啗尽，青龙而亦困伏矣。雷电寂然，鼎空而无声，内外调燮，海水俱竭，宜加爱护。盖将入于午位南方离之九宫也。歌曰：圣人夺得造化旨，手抟日月安炉里。微微腾倒天地精，钻簇阴阳走神鬼。日魂月魄若能识，识者便是神仙子。炼之饵之千日期，身之无阴那得死。盖谓此也。五月姤卦也。一阴始生，是为丹者，太平之候也。离宫之火，二界同符而仍旧焉。鼎中云雨已止，其中芳香红鲜，如春之和。夫自十一月还其阳，至于五月复返其阴，此九还七返之自然者欤。六月，遁卦也。阴父渐生，归于坤西南之地而得火收铅，是为秋焉。炉之上有海水焉，入阴则增之，至阳则减之。置刻漏于室，以测时候。其丹至于斯时也，盖已满于鼎，其红如霞。夫二阴既生，则龙虎无忧其失矣。七月，否卦也。三阳已退，复归于阴，于是黄芽结花，水海之增半焉。然则一室之内，运用乎乾坤，权握造化，及丹之成，如天地之生万物者乎。八月，观卦也。卯酉者，天地分中之位者也。故酉之时，采之之要也。九月，剥卦也。五阴已还，于是阴阳将全矣。阳火渐退，上水复增，澄静而不动，一岁之终也。孰知大还丹者，从无中以运有，以一为基，于一中取一，自然而成者乎。十月，坤卦也。其位既周，其火已微。是乃纯阴结实之时也。于是祈元斗，祝太丘天地星斗也，以保其鼎，惧夫邪气之侵也。俟乎星火自烬，炉鼎俱寒，然后开焉。鼎之上有紫粉而光明，乃谓紫游之丹矣。何以为三五一之要欤？曰：坎宫有主。其名曰玄母。其藏青龙，南方使者，能变通焉。偏损木之精，以归后土。混沌之时，配以夫妇。俟夫阴尽而化纯阳，其宝飞升，可以采取焉。其采有时，其取有日，食之三年，于是牢固而为长生之主矣。

胎息篇

绵绵若存，以运元气；壁观九年，乃明兹事。

身毒之国，有至人曰宝冠，能胎息之方，故其形未尝衰。菩提达磨闻而往问焉曰：震旦诸国，其人不任寒暑，以损其真气以致灭亡，吾将东游，愿得胎息之方以振之。宝冠安坐：吾语汝。夫人之始生，本乎胎息者也，神识与精，合和而凝结焉。日月变化而成形，其形初成，则神依形而住。故神无形则不住，形无气则不变，气无形则不立。故知神形者，受气之本也；气者，养形之根也，三者和合，然后出处于世矣。方其居于母胎，偃伏于脐之下，混沌三月，玄牝具焉鼻也。玄牝既具，如瓜有蒂，潜注母气，故母呼而呼，母吸而吸，绵绵乎，十月气足而形固，神全而识备，于是乎解胎而生矣。生之十日而情见乎外焉；变婴为孩，指顾喜怒，先真后伪，已失其道矣。况乎意逐于外缘，目眩五色，耳耽五声，鼻惑众香，舌贪多味，身悦柔温，意蕴喜怒，运神役智，间不容息，昼夜奔驰而不止，淳朴之性荡然离散矣。于是形枯发秃，气丧神衰，寒暑相凌而不能御，其何以能长存乎？圣人于是知五行精气以成其身，故修五行精气以补之，反本还元，以握胎息之机焉。

心静则神悦矣，神悦则福生矣。何也？神者气之子也，气者神之母也。神用则气养矣，气绝则神亡矣。夫欲长生，其在神气相合而心不动，守于内息，神不役于外，无去无来，无出无入，湛然常住。故玄牝之门者，长生之户也。加之以外物不思也，外色不视也，外欲不耽也，外味不嗜也，常自内观，心炽不散，神合于气，还乎五脏六腑之源。至其久也，神气乃明，照彻五脏，通于四肢。凡人之呼吸，出乎咽喉之中，圣人之息气，存乎气海。气海者，在脐之下三寸，其名曰子宫，元气之根本也。是吾之真一之气也。夫能守之，绵绵不绝，是谓返朴还元，肆气凝结，不化不散，五脏六腑坚而不损，形体以之不坏，神识以之安静，长生之要也。是以形者气之宅也，神之主也，主不知守其内而役于外，则宅虚而坏矣。况夫无一息住于气海者乎！圣人以神气为宰御焉。呼吸而下彻乎涌泉，神气凝结，补于气海矣；呼吸而上应乎九天，神气凝结，而填于脑矣。上填泥丸，下补衡端，二景相通，可以却老矣。若夫呼不得神为宰焉，吸不得气为君焉，一息不全则伤于胎息矣。故神气不相合，则不能结于子宫者也。神能御气，则鼻无出息，是为真胎息者欤。鄙夫者，根境相对而生情爱，乃骛于淫欲，精气下泄，身乃枯朽，故曰无涓滴之益，而时有畎浍之决，丧其性命之宗。惟神与气合，子母相守，随其呼吸上下，而散补三宫，则精魂不散。是故定者不死之根也，心者气之主也。故气者从心者也，心行亦行，心运亦运，乱则乱，定则定，忧则伤，烦则谢。是以圣人不体不用，不役不住，不定不乱，自适其适，内妄悉除，此长生之本也。

如是常思受父母之遗体名曰胎息，既而具乎六入眼、耳、鼻、舌、身、意，五脏六腑，骨肉筋脉皆资乎胎息而得增长焉。胎息之根源不出不没，状如鸡子，色犹水精，由念而有动转之时，内气不出，意因其发而有去来。掩心引颈，如是为主去来之外形者也，其名曰鹤形焉。亚腰实腹，是为动转之内形者也，其名曰龟形焉。以意引之，勿由吐纳，勿在握固，二者玄牝之门，常宜闭之，使气周于身焉。先入静室跌坐，犹入定焉，身不动摇，想其胎息，如云雾，如燎炉之烟，如莲本之丝，以意引之，周于四天，息脉条畅。次引其气灌于泥丸，复引其气集于舌上，抟而炼之，想如鸡子吞入于腹，不可差焉，使五脏六腑承其津气而悉坚固，于是其体光润，此胎息游邀于其身之中者也。如其饥渴，则时咽之，以意送之，莫计其数可也。饱则休息焉。病痛所在，以意攻之，既愈则已焉。行止寝坐，常存乎胎息。胎息不散，或五三年，功乃大成。若夫气下则勿止之，止之则成疾矣。其功既成，不必静室，任意修炼。常想其身犹如蹴鞠焉。内气充满则四肢轻健矣。

于是又观吾身也，吾心也，吾胎息也，渐至于长大同于太虚。其初想吾身如月焉，坐一室则光满一室矣，居一城则光满一城矣，游一国则光满一国矣，至夫周乎十方虚空，而不见吾身，吾心与呼吸胎息纯一虚空，无想无念，湛然寂灭。如是观已，复如前观，由国至城，由城至室，渐复成小，于是加精进焉。欲游于他方，则惟一念而已；欲隐其形，意发则隐矣。生死自如，食与不食不相为患，斯道之成也。故调神如婴，怡怡如如，寒暑枯荣而形神自平矣。息与神合，如琉璃器中有金像。金像者，法身也；琉璃者，根形也。故镜明而法自形矣，水清而影自停矣。天食者，滋神者也；地食者，滋形者也。含灵抱实，神气斯自灵乎。雪山之妙药，自顶而生者也。行一空昧，体轻神怡，于是血化为乳，骨化为琼矣。故曰天道之精，杳杳冥冥，神不见神，形不见形，即心无心，即形无形，心尚不有，而况于外哉？

圣胎篇

俯摇百关，仰顺四时，遵于玄途，以入希夷。

紫微太一曰：夫穿关透节之用，非屈伸导引则无以流而运之；克寒泻热之用，非吐纳呵吹则无以平而出之；荡毒实清之用，非鼓饮漱咽则无以湛而凝之；还精采气之用，非雄雌交合则无以走而上之；结胎分形之用，非蚌消龟息则无以任而诞之；降魔杀尸之用，非密机圣化则无以消而灭之。此六者，登真之梯航，行道之轨辙也。

　　凡挽引吐纳，行气烹炼，结胎存神，皆须净吐咽门，仍先定闭其口，任息于鼻。鼻微开则客风入之，致八邪之害，故一气失则元气互乱矣。闭口定息，使左右足并立，散手左右，前后摆风翅者九。于是对心交叉十指，缓缓引力直伸胸前，俟力极，浮浮引力直耸首上，其名曰起天焉。俟力极，引上东西行九拽，又自首上展力又十指，浮浮托空，并腰脊引令端，曲下过于膝按之及足，其名曰立地焉。俟力极，进退腰身，九擦其足上，如是者三，然后正身定息，日如此法，可以开乎三百六十关节，八万四千毛窍，行之久则补肾堂、止遗精、腰脊壮而颜光泽矣，可以益一纪之寿焉。

　　闭口而坐，展左右足，对心交叉十指，缓缓引力直伸腰前，俟力极，又浮浮引力直耸首上；俟力极，引上东西行九拽；又自首上展力又十指，缓缓托空，引其腰令端，曲下过于膝及于足跟，力极乃止，如是者三，其名曰怪柏蟠龙焉。然后正身盘坐定息，日如此法，可以泻胞之积水，散颈膊之阴气，明七窍，利三关，梦不恶，目不眩，行之六年，改枯成少矣。

　　闭口盘坐，直行攀拳于胸前，如握弓之势，左右托开前手如托泰山，后手如抱婴孩。右手擘退其弦，缓缓尽力挽开，如满月焉；然后力极转而腕节左右各三，其名曰挽射。此法能开大椎之关，畅龟蛇之穴，内通缝阙，流达上焦，可以目不赤，喉不痛，口不疮，腮不疰，背不痛，行之六年，万毒莫能攻矣。

　　闭口盘坐，缩赤龙之尾，铺左右手背于胸腹间，浮浮翅扬而合摆，其数二九，其名曰苍鸦鼓翼。此法能开胸背七十二骨，散五内之邪气，通凤凰之关肘后一节尾闾也，转助脾轮以消水谷，壮真元于胃脘，畅和气于四肢，行之九年，力暴猛虎矣。

　　闭口盘坐，痛擦左右掌，俟其热，分摩二目，摩之热稍息，自其大眦入力拭向其小眦，其数一九，用力于目中一开一阖，以作闪电，其数一九，其名曰磨镜闪电。此法能上烧二目，除阴风，止宿泪抽肝之冷毒下注于水藏，其热如火，神关调和，胎元温暖，三尸败坏，九窍流利，散六腑之积浊，发丹田之烈手焰，去漏精，止湿囊，行之九年，金精石髓，对境无刚阳之动矣。

闭口盘坐，中印拇指，固拳于股窦之间，私供身内，万灵帝坐龙殿，肃静身心，俨若大受朝之仪，于是鼓腮，先扣前门十过齿也，次扣后曹二十六过，其名曰击磬集神，神不集则心帝飞驰，至神不栖，阴魔动摇，而圣功难成矣。

吐纳六气者，祛寒热浮疫外疾，决壅入通而已。大冷则反克之可也，以金克木，木克土之用，转其六字，以反克而发之，病藏阴毒斯除矣。大热则毋泻之可也，以金生水，水生木之用，转其六字，以反泻而平之，病藏热毒斯除矣。若夫浮寒浮热，惟以本六字从九至九，如法吐之。

其行之之时，背乾面巽，解带盘坐，合口一吸其清，开口一吐其浊者，各九过。吸者使微微自鼻中上入于脑，复自首后二十四节，节节下归于丹田而止，即觉胃中一道浊气直升于咽门，从口而出，不可使耳有所闻焉。此谓纳清出浊者。

然后观察所病由何藏。若目睛赤、面热、逆呕，是为肝之浮热。于是合口瞑目，叉手以想其肝，自肝中吸吐嘘者三九过，合口漱液，满则咽之三九过，自咽门胃脘直送入于丹田，如是者三五过，则热消矣。

腰脊酸疼、四体无力、面黄喘急、搜溺无度，加以漏精遗沥、恶寒盗汗、厌食羸瘠，其梦多感，此肾极冷而败者也。行之如前法，吐纳一九过。肾本当用吹，今用脾之呼者，以反克之。如前吸吐，用呼者三九过，送至丹田者，其数三五，则阴消阳元壮矣。

凡有疾者，惟依生克本而行之，则无不愈焉。

何以谓之阴阳之复乎？子之卦曰复，其星曰危、虚。丑之卦曰临，其星曰牛、女。寅之卦曰泰，其星曰斗、箕、尾。卯之卦曰大壮，其星曰房、心、氐。辰之卦曰夬，其星曰轸、角、亢。巳之卦曰乾，其星曰翼。午之卦曰姤，其星曰张、星。未之卦曰遁，其星曰井、鬼，柳。申之卦曰否，其星曰毕、觜、参。酉之卦曰观，其星曰胃、昂。戌之卦曰剥，其星曰奎、娄。亥之卦曰坤，其星曰壁、室。此可以观天矣。

何以为金液内丹乎？曰：于子之时起功，自复卦一阳为始焉，每一爻直五日，凡行一阳爻，先闭三十息，三咽津分一口为三口；故曰一咽三咽。

圣人规龙行自有虎相随，此之谓也。行一阴爻则闭三十息，三咽气，于是阴阳实矣。五日行二卦，三十日行十二卦，至寅而终，盖三百六十日一周天者也。子至于巳六时，阳也，左行至巳而终，乾焉；午至于亥六时，阴也，右行至亥而终，坤焉。乾坤终则再起于复矣，若夫九还七返者，大而一年，小而一月，统之则一日可也。还者还转之义也，此金丹于鼎流转还返者欤。子时夜半起于甲子，甲子乙丑时以金为气焉，故乾刚坤柔，乾属金也，又阳物也，父也，男白女赤，自然之道也。朔旦甲子时震来受符，震长男也，一阳爻则进阳火，以金为气，金之成数九。九转者，圣人隐金之名者乎。自午至亥，阴也，一阴爻则进阴火，一阳爻退其阳火，于是巽来受符，巽长女也，七者火之成数也，以火返于金，则乃七返者也。圣人盖亦隐火之名焉。

或曰水火之用，其故何如？曰：十一月用火二两十二铢，用水十二两十二铢。十二月用火五两，用水十两。正月用火七两十二铢，用水亦如之。二月用火十两，用水半之。三月用火十二两十二铢，用水二两十二铢。四月用火十五两，无水不加矣。五月用火十二两十二铢，用水二两十二铢。六月用火十两，用水半之。七月用火七两十二铢。用水亦如之。八月用火五两，用水十两。九月用火二两十二铢，用水亦如之。十月用水十五两，无火不加矣。十二州十二分则皆自寅起焉。泰者幽州，燕之分也。大壮者豫州，宋之分也。夬者兖州，郑之分也。乾者荆州，楚之分也。离者三河，周之分也。遁者雍州，秦之分也。否者梁州，魏之分也。观者冀州，赵之分也。剥者徐州，鲁之分也。坤者并州，卫之分也。复者青州，齐之分也。临者扬州，吴之分也。

元气篇

总总而生，元气是资；呼焉吸焉，内外应之。

夫人禀天地元气而生者也，一呼一吸，内外之气应矣。气有六：曰心、曰肺、曰肝、曰脾、曰肾、曰三焦为之主焉。能服是气，一年通矣，二年行矣，三年功成，其凝玄珠于丹田矣。

气者何也？虚无自然无为之道也。心者，无为者欤。盖惟不动，则不起于内而外不入矣，内外安静则神存气和，元气斯至矣。于是五脏滋润，经络流通，津液常生矣。然后五味可远，则不饥渴，三田成而骨肉坚实，返老还童矣。故气之化也，始为血，血为精，精为髓。一年其气易矣，二年其血易矣，三年其脉易矣，四年其肉易矣，五年其髓易矣，六年其筋易矣，七年其骨易矣，八年其发易矣，九年其形易矣。其神三万有六千，皆化为仙矣。

夫五脏和津液生，三焦通气而不壅，此之谓琼丹焉。神者，无形之至灵也。神禀于道，静而合于性；人禀于神，动而合于情。故率性则神凝焉。久则止，极则迁，止则生者也，迁则死者也其故何哉？情之所移，非神之所使也。夫服其气必静以内观，而过于太始、太素、太初、太极、太高焉。于是元气下从其顶门至于涌泉，计其息之入，忘其息之出，元气随其意而达于三田，周流不已而如水焉，久视之方也。

血脉篇

一身之微，具乎五行；离则相克，合则相生。

凡人内有五脏，应乎五行焉。肝者，木也，神曰青龙。其气从乎脊膂之左，上入于目，其化为泪。泪者，真木也。余气流入于左之上腭，是为玉液琼浆焉。肺者，金也，神曰白虎。其气从乎脊膂之右，上入于鼻，其化为涕。涕者，真金也。余气流入于右之上腭，是为金液还丹焉。心者，火也，神曰朱雀。其气从前腹之左上入于舌之下，却入于心，其化为血。血者，真火也。余气流入于左之舌下，是为神水焉。肾者，水也。神曰玄武。其气从前腹之右上入于耳，却入于肾，其化为精。精者，真水也。余气流入于右之舌下，是为华池焉。脾者，土也，神曰勾陈。

其气从后脊膂上入于脑，其化为涎。涎者，真土也。余气流入于左之上唇，是为黄芽焉。

于是乎复有四象。一曰金翁者，肺中之唾，属乎纯阴者也。何以谓之金翁欤？上有金液还丹，中有神水华池，与夫黄芽和合而为阳，所谓上阳而下阴者也，故曰金翁。譬如日焉，日者纯阳也，中有三足之鸡，属乎西方之金，外阳内阴者也。二曰姹女者，心中之血，属乎纯阳者也。何以谓之姹女欤？上有纯阴之唾，其中有阳，故曰姹女。譬如月焉，月者纯阴也，中有蟾有兔，属乎东方之木，外阴内阳者也。三曰婴儿者，肾中之精，属乎纯阴者也。何以谓之婴儿欤？譬如男子焉，纯阳之内而有纯阴之精，是为阳中有阴；以二仪言之，坎之男、离之女也。四曰黄婆者，脾中之涎，属乎阴者也。何以谓之黄婆欤？上阴下阳，无阴阳为之匹配，是为孤阴者也。

身有七宝，亦知之乎？或曰：何也？曰津也，水也，唾也，血也，神也，气也，精也。

鼻之气入者属于肝，出者属于肺；口之气吹者属于肾，呵者属于心；怒之气属于膀胱；喜之气属于三焦；意之气属于脾；上出之气属于小肠；谷之气通于下元。此九天之真气在于身者也。

心者，离中虚，为火焉；胆者，巽下短，为风焉；肝者，震两仰，为雷焉；小肠者，坤六断，为地焉；肺者，兑上阙，为泽焉；大肠者，乾三连，为天焉；肾者，坎中满，为水焉；膀胱者，艮覆碗，为山焉。又吾身之配于八卦者也。修道者宜亦有考于斯焉。

调气篇

元气之海，调之在息，既汰其浊，清者斯集。

嵩岳仙人李奉时曰：炼质者当居于幽室，其枕二寸，其床三尺，荐软地燥，衣服适寒温之宜。仰卧坚膝，闭目勿张口，舌拄上腭，手握二乳，扣齿集神，此学道之所先务也。欲行正气，先调关节使之开焉。降魔者六七，虎视者五三，二目东西顾，左右拳互举。于是熨目拔耳，引其手前后托，而后拭其面，此消息之方也。

行气之初，或三焦未通，咽气不下，在于上焦漉而不泄，于是先学调理其气，则浊气散而清气自荣矣。其要在乎知门户之出入焉。鼻者天门也，口者地户也，入天门，出地户，则为顺气，反此则为逆焉。故逆则壅塞，顺则宣通，此阴阳之理也。既知其逆顺而行之，则鼻引以纳清，口吐以出浊。浊者因其脏，出之何也？人食五味各主一脏又有六腑之气，同臻一门而成浊气。何以察之？夜寐口合则五脏壅在于喉，及寤则大呵吐，盖有重浊众恶之气矣。故行气服气先呵去其浊，然后为之。

或口干舌涩，颊无津液，喉痛而不能食者，热之证也。须大开口呵之十气二十气，即叩齿七八过，转舌漱华池而咽之华池之水者，唾是也。又任其喘息之自然出入，调之三二过，又呵之，既已，复调其息，俟其热退乃止。热退者何以知之？喉之中清水出，甘液生者是也。

夫气者出于心，心邪则气邪矣，心正则气正矣。使之举手动足，喜怒哀乐，莫不由于心。心之动念莫不由于气。是以气全则身安，气亡则身灭。医师按其脉而知五脏四时升沉之候，况吾能察口鼻取舍斯须不令出入者乎！故当以六气呼之。夫胎元者身之主也，六气者祖宗也。天门纳之，地户吐之，往来绵绵，喘息调焉，于是三田清静，玉液自兹盛矣。午之前子之后，分其阴阳，叩齿以集神，一咽再咽者皆三焉，战于十二玉楼矣喉有十二节故谓之楼。水在坎中，其转并沥沥焉。三十六息者一时也，十息之中而一饵之，久则延年矣。咽主于肺，肺属鼻。或气不和，及劳热皮肤，创鬲上热，可以用之。呵主于心，心痛壅滞，口舌干涩，及诸邪气，可以用之，大热则口大张，小则小张。吹主于肾，耳聋、腰足寒弱可以用之。呼主于脾，气微热不和，腹胀食不消可以用之。嘘主于肝，目昏而翳、赤而涩可以用之。唏主于三焦，三焦不和，胆多惊可以用之。五气者各主一脏，一气主三焦焉。

六气者，又有佐之之法。其嘘也，则目瞑睛焉；其呵也，项后手叉平焉；其呼也，反托前焉；其呬也，左右手擎焉；其吹也，平膝紧抱其胸焉。

大月顺行自嘘呵呼呬吹唏行之，小月逆行自唏上至于嘘。凡子之后，午之前，披衣端坐，男以左足压右足，女以右足压左足，握固调息住气，俟其气壅，则以其鼻长引其气，闭目，依六气之法依其字微出其气，耳不可闻也。春东向；夏南向；季夏属土以行脾气，则西南向；秋西向；冬北向。方其行之，森然放身使气通和。可起则起，男下床先左足焉，女穿衣先右足焉。跨勿务高，唾勿及远，行勿疾，首欲数栉至于数百，齿欲常扣至于数十，手掌相摩拭面数十过，面热而止。

灵源篇

太极布妙，人得其；葆炼元和，持之勿失。

何真人何仙姑也曰：命之蒂在乎真息者也。太极布妙，人得其一，而勿失者，善持也。宫室虚闲，则其神自居矣，烹熬其灵府，则其血液斯枯矣，悲喜思虑所以蠹其形者也，苟迷而不知，则其气乱而精神无所据矣，元和竭而神斯去矣，方其萌芽脆弱须含蓄[1]焉。吾之根识者易于变迁，故未有美稼生于荒田者也。故九年而足乎火之候，玄应无心，其神速矣。真心者，无心也。动静两忘者，离乎欲也。神者性也，气者命也，神不外驰则气定矣。二物者，其谁亲乎？失之何以为本哉？混合为一而复忘其一，则可以同化元之出没，彻金贯石不为难焉。坐在立亡犹倏忽焉。此道也，易知而难行也。行忘其所行，道斯毕矣。若夫闭气数息，非吾所谓道也。专气致柔则其神自留，往来之真息，斯休休然矣。久之，绵绵归于元命，于是灵泉不汲而自流。

夫三万六千者，大功也，阴阳节候在其中矣。蒸融乎关脉，以变其筋骨，则光明无不通矣。三彭出乎阴尸之宅，万国朝于赤帝之宫，真人来于丹台，此岂一朝一夕所致哉？惟吾本真而已。故战胜其魔者，吾之

[1] 原文为"畜"。

慧力与夫虚淡而然欤。其初何以为镒基耶？念中之境须自除焉，梦中之神须自执焉。不荡不凝者，大要也；不方不圆者，玄道也。元和内运则以成其真，呼吸而求于外者非道也。元气不止则神不安矣，蠹木无根则柯叶槁矣。夫涕唾也，精血也。执本穷元，亦一而已矣。随时变化，由吾之心焉。故在体，感热斯为汗矣；在目，感悲斯为泪矣；在肾，感合斯为精矣；在鼻，感风斯为涕矣；纵横流转以润其身。惟其至也，不出于神水，此神妙难言者也。真气者，能资人之生，吾恬淡无私，斋戒以宁其心，节其语言，于是得醍醐甘露之浆，饥渴除而真素见矣。其初勤苦乎修练，及功之成则逍遥焉。勤苦之中当复闲焉，以养其元神。吾之心何以得闲乎？斯纵擒在我者也。吾之用内何也？泰然而修大定者也。形神未能俱全，吾不了其命则了其性乎？彼多能者，与修行之路背而驰者也，其犹烟雾不能成雨露矣。修练之要以神气为本，神气不安则徒劳者也。无中之妙有，其难执欤。养婴儿者，必护其母欤。吾尝减俊辨，黜聪明，养其精神为愚，其成与不成，无必取焉。无必取，其质自延矣。有必取，斯神仙矣。有必无必，惟坚其心；则神真不散而朝元者也。

中源篇

　房曰青龙，参曰白虎；镇星统之，万物之母。

　世有大药，何谓也？仰观于天，房曰青龙，汞之精也；参曰白虎，铅之精也，二气者，至宝也。日为朱雀，火之神也，月为玄武，丹砂铅也。于是欲知大药而立元基焉，必得中央戊己之土者也。土者，自镇星生之，能载万物之母也。汞生于丹砂，丹砂复为汞，不见丹砂之形，及乎复本又为丹砂。故青龙者，丹砂之宅也，自有阴阳合其精华焉；白虎者，黑金之舍也。被褐怀玉，外黑内白，炼而为真铅。是以古先至人曰：此神龙之精也。淮南八公曰：此秋石也。秋石者何也？庚生乎金，应西方之位，辛生石也。丹砂之中生乎汞者，神水也。故神水者，汞之神也，东方木君甲乙也，南方火之主也。是为丹砂，其色赤，属阳，南方之位者也。龙虎二气也，方其相温在于鼎中，盖如人之受胎，精气混然，其交有形兆焉，则以水定四时，而为大还丹焉。其二精和合，其状乳花，于是自相制伏者也。自十有一月一阳之生，至乎四月纯阳之时，入乎五月一阴之初，即阴生阳互用，遂以自媒可也。阳极阴生，于甲午之中用阳之卦，自子至于午之中，于是六卦入于乾位焉六卦属于乾宫。砂产于金者也，汞归于铅者也。药在于鼎，为二气之所推移，及其成熟，如人之在胎者也。阴阳结媒而成，其若神灵者乎！十月霜雪降矣，黄芽内熟，其色显显。黄芽之成者，龙虎自然之神化也。丹成而服之，则当守一存神，其心与道合焉。

吾尝胕趺而坐，左右手各起前后摇之三十有六。左手取右手，左右摇天柱者各三十有六。握固摇其辘轳者三十有六，双飞其辘轳者亦三十有六。左右手为挽弓焉，右挽左顾。左右手如钩，向前用力攀者各三十有六。扣齿漱津，用力三咽之，于是始行火功焉。子者四两也，每两九转则三十有六矣，丑者八两也计七十二，寅者十二两也计一百八，辰者十六两也计一百四十四，巳者二十两也计一百八十，午者二十两也，每两六转，则一百有二十矣，未者十六两也计九十六，申者十二两也计七十二，戌者八两也计四十八，亥者四两也计二十四，惟阴卯阳酉不行焉。

中黄篇

五谷养形，亦以害生；餐服元和，安而延龄。

人受形于胎，故以精血为根，灵识、元气为本，于是吾明五脏焉。观夫元气浩然，凝结成质。育以五脏，法五行之相应也；明以七窍，象七曜之照。夫人之腹有五行之正气，顺之则无疾，逆之则为害矣。首天也，足地也。心之气、骨之气、节之气皆大，此所谓神宅也。如此则修道易成且寿矣。道以心识为用，如用心舍情，则直上于九天，此其大要者也。

夫婴儿在胎无声无息，合于至理，既出于胎，六识潜萌，体袭五谷，贪患并生，随识所用，口受外味以忘识，身受内役以丧情，神离形以散坏，形离神以去生，殊不知皮肉相应，筋骨相成。肝合乎筋其外爪，心合乎脉其外色，脾合乎肉其外唇，肺合乎皮其外毛，肾合乎骨其外发，咸者骨之伤也，苦者血之伤也，甘者肉之伤也，辛者气之伤也，酸者筋之伤也。夫孰知其以哉？气，阳也；味，阴也。味归形，形归气，气归精，其初岂不相资耶，而后皆相反焉。于是精食气而其精伤矣，形食味而其形伤矣，故谷气盛而元气衰，以至于老焉。春之月七旬有二日，损苦增辛以养吾肺，夏之月七旬有二日，损酸增甘以养吾脾，秋之月七旬有二日，损辛增酸以养吾肝；冬之月七旬有二日，损咸增苦以养吾心，四时之季各旬有八日，损甘增咸以养吾肾，如是亦可以寿三百龄矣。先之以除欲以养其精，后之以辟谷以存其命，食胎气，食灵元，斯不死之道也。

有华胥国者，太上之庭者其外三十里，上罗飞棘，下布蒺藜，至华胥者先径其中焉。夫飞棘、蒺藜者，其犹吾之三彭也欤。三彭亡则吾登乎胎仙之区矣。

九仙君曰：道之要，盖十有八章焉。

《经》曰：专修静定身如玉，但服元和除五谷。何谓也？心者随时所动，先当净居，内绝所思，外绝所欲，则元气自足矣。世以五谷为肥肤之具，不知为坏身之本也。经曰：咸味辛酸五脏病，津味入牙昏心镜，此之谓也。于春三月净理一室，肆几设床施茵。至子之时一气初生，则净其心神，叩齿三十六通，以左右手握固，仰卧瞑目，俟喘息之出即闭口鼓满其气，以咽入为度，漱以咽之。若入于腹汩汩作声，以饥为度，饥即更服焉。气入之后，如其口燥即饮胡麻之液巨胜三大升，去皮九蒸九曝。狭苓三两，细研为末。先下巨胜末三两，次下茯苓末，煎数沸，少入酥蜜。久焉，气自畅通而安和，所咽流滑，胡麻之液可以止矣。久之，肠中之滓尽，则咽其气自如，汤液至脐之下。服气之初，溲溺赤黄勿惧矣。夫汤液不绝则肠中之滓不尽，终不能洞晓是非矣。欲绝水谷，宜自量而已，无远近之限焉。或三十日，或五十日，或百日，三丹田自然以次停满。

故三十日下田满,则神气足而不泄且不饥矣;六十日中田满,则体无虚赢行步健矣;九十日上田满,则内凝结而外克肥矣。于是三焦平实,神凝体清,淡无所思,可以栖心圣境以学胎仙。若夫或食或断,使人志散;喜贪诸味,则谷之气难遣,求仙者之大病焉。此内养形神者,一也。

经曰:子能守之三虫弃,得见九真五牙气。何谓也?夫服津液则得不饥,况于服气者乎!故绝谷者则魂魄变改,三尸动摇矣。然服气之初,或十有四日,或二十八日,滓秽既出,渐觉其体虚弱,百节无力,此元气未达也。惟勿惧焉。当坚守之,使下田满则饥渴除矣。始也,肤色黄瘠,后当悦泽矣。如兼食而行则无效焉,大抵服气欲速达于五脏,必绝其汤液。绝五十日,闭目内想脾中之气行自心而起,散至四肢,仰卧祝曰:中央戊己,内藏元气,黄色内坚,用之可理,丹阳莫辞,朱陵共议,得达四肢,黄云大起。于是每至丑之时而勿差焉,历二十八日,内见脾中之气,郁如黄云,过于四肢。久之,其气可以灭烛吹火,百步之外如大风,可兴云雾以蔽其身矣。三尸者,一居脑宫。脑官者,上丹田也。其色白青,使人思饮食,好嗜欲,动摇其心焉。一居明堂。明堂者,中丹田也。使人贪财贿,好喜怒,精神恍惚焉。一居腹胃。腹胃者,下丹田也。使人爱衣服,荒酒色,撩乱其情焉。夫能用心坚强,以食其气,则三十日上虫死,六十日中虫死,九十日下虫死,于是五脏之中有五行之正气运应,于九天无所不通矣。此食气玄微者,二也。

《经》曰:五牙咸恶辛酸味。何谓也?五味不绝,五脏之灵气不生矣。此五牙咸恶者,三也。

《经》曰:蒸筋曝骨达诸关,握固潜通开百窍。何谓也?服气五旬而未能绝水谷之气,遇天晴霁,于正午之时坐密室,施床设席,散发于枕上,握固,渐于二胁之傍。然后叩齿七通,端心瞑目。如觉微闷,即用力握固,稍稍筋脉徐开,灵气渐通于骨肉之间,津汗润泽于皮肤之上。数数运行,自然颜色光而气力倍。闭气炼形,元气通行于毛发,毛发跳踯矣。此烟霞净志者,四也。

《经》曰:百窍关连总有神。何谓也?百窍通于百穴,百穴通于百脉。目之上有二穴焉,通于肝脉,肝脉通于心脉,故心悲则泪。脑之上亦有穴焉，通于鼻脉，鼻脉通于心脉，故心悲则鼻酸，脑热则鼻干。盖百脉与百窍相望，百关与百节相连，是以一穴闭则一病生，一脉塞则一经乱矣。服气者则诸脉通畅，胃腹无物以停留，寒热不侵，毒物不干，吾之万神始得归集于身，瘕痕客气消矣。此百窍关连者，五也。

《经》曰：何物为冤七七里。何谓也？其滓既尽，最当绝其水谷者四旬有九日，其至切者也。稍稍百脉洞达，返照如烛，俗心顿舍，五脏怡和，不能坚精则前功亡矣。此长存之道者，六也。

《经》曰：滞子神功去路难，大都谷实偏为病。何谓也？谷气坚实则五脏壅滞，神气不凝，而灵光不照矣。此咸美辛酸者，七也。

《经》曰：谷实精华与灵隔，缠罗六腑昏诸脉。何谓也？谷气精华化而为涎，为膜，以缠罗于五脏六腑、关节筋脉焉。夫服气五六十日，见其滓尽而不知谷气精华未出也。于是有饮食之思，其情散荡，殆为三尸之所动。及夫后溲或如脓、或如血、或如坏脂、或如鸡粪，乃谷气欲出也。逾三二十日，或如涎如膜者出，则谷气之精华矣。此谷实精华者，八也。

《经》曰：自辩元和九仙气。何谓也？谷气尽则识元气矣。此三虫宅居者，九也。

《经》曰：由子运动呼吸生，居在丹田内荧荧。何谓也？神气既足则呼吸运动，能兴云雾，而得隐形无滞矣。丹田之气平实，则上升下游，结如鸡子，其光照乎数里，筋骨康强，其体和平矣。此九仙真气者，十也。

《经》曰：胎息真仙食气得，却闭真气成胎息。何谓也？服气二百日，五脏既虚，可以学胎仙矣。先须密室厚毡累席，其枕之高四指而与身平，舍其心识，握固仰卧，初闭其息，自十至十五以及三十、五十、一百息，使其心不动移，昼夜十二时，凡一千六百五十息焉。方其气绝，则以魄留守其身，魂游上天矣。百息之后，魂神当见其魄。魄，阴神也，不欲人之生焉。其神七，其衣黑衣，其冠黑冠，其柄黑玺，是为玄母。若见之则当存念，祝曰：玄母玄母，吾身之主，长养筋骨，莫离尸户。吾与魂父，同游天去，次见三人，各长一尺有五寸，其衣朱衣，其冠朱冠，其柄朱玺。引上元宫诸脑之神百余而出，其身则见一气于二丹田中，状如白云光照洞达，则谨呼三魂之名，一曰爽灵，二曰胎光，三曰幽精。得此阳神，领其脑官之神，引其光神游于上天。初出之时，觉其身从黑房而出，见诸鬼神诡形异质，或大或小，惟勿惧焉，俟无所见始为良矣。故为斯道者，必求同志而与之居，虑其有所见而生怖畏，身不得去也，则使同志者记其喘息之数焉。此胎息真仙者，十一也。

《经》曰：五脏真气芝苗英。何谓也？其肝木也，生于火，克于土，来自东方，其色青苍，受之于阳，潜伏此气，闭固千息，则青色周流而凝结矣。其行之也，自子之时当隔一时，至五十日见其气如青云，想之可以治人之浮热、时疫、臃肿、疥痒、急嗽之疾。其心火也，生于木，克于金，来自南方，其色赤，受于朱阳，潜伏千息，赤色当出，每午之时存想其气，其心大如鸡子，稍稍赤气自顶而散。祝曰：南方丙丁，赤龙居停，阴神避位，阳官下迎，思之必至，用之自成。五十日则赤气如火之光，可以治人之冷疾。其肺金也，生于土，克于木，来自西方，其色白，服之千息，白色当出，每丑之时存想其气，状如白珠，其光住于眉间。咒曰：西方庚辛，太微玄冥，内应六腑，外为肺神，见于气上，游于丹田，固护我命，用之成仙。存念一过，四旬有九日，肺中有气状如白云，能照厚地一切宝物及察人之善恶，视表知里。如不行存想五气之法，则须服气三年，然后见五脏之中，由不辨生克寒热之理。寒则用心之气，心气者，火也；热则用肾之气，肾气者，水也。故不知用气则无效矣。其脾土也，生于火，克于水，来自中央，其色正黄。闭之千息，则黄色昌矣。日一想其气而无时焉，四旬有九日自见其气，可以身入垣壁而人不得见矣。

其肾水也，生于金，克于火，来自北方，其色黑，是为下元，主持命房。其中有真守之。勿忘夫五脏之神气，每至五更之始各存想其色，其气俱出于顶则止，不须一一想焉。如是者，其功缓，逾百日而效。此五脏真气者，十二也。

《经》曰：太极真宫住碧空。何谓也？上界之宫也。故上界以七珍精气为日月，下界以阴阳托气为日月。下界一年三百六十日是为上界一日十二时焉。此太极真官者，十三也。

《经》曰：更上寥天入太微。何谓也？九天第五殿也。此九气真仙者，十四也。

《经》曰：静理修真为圣人，九行空门列真载。何谓也？九行者，一曰慈悯为衣，二曰止舍为食，三曰正心为乘，四曰专志为财，五曰谦下为床，六曰顺义为器，七曰勤惠为屋，八曰修空为宅，九曰布施为华。此太微玄宫者，十五也。

《经》曰：诸行无心是实心，因心运得归天去。何谓也？无心之心因有心也。此九行空门者，十六也。

《经》曰：六腑万神恒有常^[1]。何谓也？大肠之腑主于肺堂，鼻柱中央以为候色，其重十有二两，其长一尺有二寸，其广八寸。大肠十有二曲，其贮水谷一斗二升，十二时中有神焉，衣冠各如其色。十有一人水谷气尽，则其神见矣。肾府者，主其内官，外应于耳，为宅门户。盖精主肾，肾为后官，内列宫女，左壬右癸，循环于二耳，有元神守之。嗔怒则伤肾，肾伤则失其志，丧其元神。慎怒者，道之忌也。肾合气于膀胱，上应于舌根，气液往来，是以膀胱二府合为津门，而气海循环以为要路焉。服气未成当节言语，以养其津。其中有神三百六十，以应一岁之位。其气既成，常抱不贪之行，则当见其神而合神理。此六腑万神者，十七也。

《经》曰：勿泄天章子存志。何谓也？始终不泄则天神助之矣。此勿泄天章者，十八也。

运火篇

阴阳之火，其进有时；日月之度，则而象之。

阴真君曰：一二，二四，三六，四八，五十，六十二，七十

---

[1] 原文为“六腑万神常有常”。

四，八十六，九十八，十二十，十一二十二，十二二十四，十三二十六，十四二十八，十五三十，此进乎阳火者也。十六三十，十七二十八，十八二十六，十九二十四，二十二十二，二十一二十，二十二二十八，二十三三十六，二十四十四，二十五十二，二十六十，二十七八，二十八六，二十九四，三十二，此进乎阴火者也。吾火之数盖与红金子、魏伯阳火之数同焉，合乎日月之行度，天轮周星之数者也。是为尽天地之数，极天地之用，非傍门小法之比也。

火候之要有曰：昼夜四时火，天地气相通。万物禀五行，火法在《参同》。从九终六两，寒温造化功。青龙嫁白虎，一味更无钩。晖结成世宝，端凝更不流。圣人留此法，秘在火术中。阴气上腾，阳气下奔。首尾武都，间五日，复一候。复卦为先首，首尾相交动。初九亥子丑，三两为先首。二九寅卯辰，四两应六律。三九巳午未，五两合圣意。四九申酉戌，火数须要实。轮还十二辰，周而应四季。九五飞龙在天，不运火数。上九亢龙有悔，退而下位。故九位无阴则冬至日升上者也，九天无阳则夏至日降下者也。是故圣人设法还四时之火，昼夜无差，火之数满足，去而上于蓬台，至于丹田，踊上居下，重炉归乎本色。如法倒焚，于是四气满足，汞砂伏于火，造化之功毕矣。砂者，阴煮而阳煅；汞者，阳煅而阴煮。此伏制而成还丹者也。

混元篇

顺天而行，合气于元；凛然特立，开乾阖坤。

混元真君曰：混沌者，形如鸡子，上圆下方，其中有气如隙中之尘，揽之无形，视之有景，于是立名二仪。二仪相交而出阴阳，阴阳相承而定三才焉。然人者俱禀天地一气而生矣，何为天不崩地不陷而人独死耶？天者以轻清之体而顺行，如返行逆气务于重浊，其气尽则崩矣；地者以重浊之体而逆起，如返行顺气务于轻清，其气尽则陷矣；人者阳也，而世之有形相之物者皆阴也，其行务于阴而趋邪见，以损正气，所以至于死矣。夫能顺天道而行，常得气合于元，知道不瘥，则可以长生矣。

夫不能长生者，失本元、破三奇而已。故元气破则不足，其神亡矣。神亡而气不足，自然不合于天地之行动焉。若夫本无漏泄，神识无差，三奇无犯，昼夜神思无素，可以与天地同德，日月齐明矣。修身者或元气尝破，则精神不全，必俟其精神具而气全，然后可以养命而为仙者也。不然则内外之气不相合，难以成道焉。何也？内者，人之气也；外者，天地之气也。且夫天、地、人者，皆真一之气所生也。内气不足，于旧则不合矣。夫万物者因五行而成，及其坏则以其物补之。故人之坏也，亦当究其根元而补焉。元者，一也。其初受乎父之一厘之真精，与母一厘之真气相承而成焉。故一阴一阳之谓道。道生一，一生二，二生三，三生万物，乃立乾坤，无不备者。此人之根本也。夫失其三奇者复依根元而修之，则三奇自足矣。三奇者，神、气、精也。夫人元从阴阳交感，而毁败则可用阴阳而补之，使其神气合于身，则内气自合于外，内外气合斯同于天地乎。夫阴阳补之者，何道也？修身者先养其命焉，依阴阳之运动执其气候，转其乾坤，抽添五行否泰，绵绵出入，往来贯串，与内外相应而不瘥，修之三载则成仙矣。

或问曰：父母之精气何从而得之？何所而通变之？曰：父者，木也；精者，火也；二象者，一气也。木为主，火为用焉。母者，金也；血者，水也；二象者，亦一气也。金为主，水为用也。四象者遇土则相生，不遇土则相克。夫母之元宫者，正真土也。四象之气至于此，自然相顺共聚为宝，而生性意智慧焉。木者，性也；火者，意也；金者，智也；水者，慧也。木以其性用修东方甲乙，而生于肝；火以其意用修南方丙丁，而生于心焉；金以其智用修西方庚辛，而生于肺焉；水以其慧用修北方壬癸，而生于肾焉。肾主骨、主耳，肝主筋、主目，脾主肉、主唇，心主血、主舌，肺主皮毛、主鼻。故胆者，肝府也，小肠者，心府也，大肠者，肺府也，膀胱者，肾府也，胃者，脾府也。此五行各具木气，至于本方以具万神，所以身全而体备者也。三十日气满，三百日造化体象既全，于是以神、气、精为之主焉。神者，脾之气也；气者，金水之气也；

精者，火木之气也。三奇者，随母之荣卫经络而周于身，至于中鬲元宫双乳之下。故十日之内生膜一重，其膜上出金液白膏；三十日之内其膏满液奔凑，而出流于元宫，灌溉于三奇矣；四十日生膜二重；六十日其膏流于元宫，前膜闭矣；七十日生膜三重；九十日其膏流于元宫，次膜闭矣。如是生九膜焉。三百日生婴儿，而三年食其积乳，然后神全气足，此人之根本也。达此者修身之理得矣。

修身者不先除疾，则其神乱而不宁矣，尚何取于外神乎？夫疾者因乎五脏不和、荣卫难通，气顺则疾除，气逆则五脏不和，百脉滞矣。凡气之顺也，荣卫周通于身，往来无滞。修身之法曰：于戌、亥、子之时阴阳渐王而人寝于床，其气滞于百脉关节，故可以兴功焉。先引四肢，次展左右手足，令百脉俱开，撼摇其身，使气往来，无有不至，则其神当明矣。神明者，何也？阴阳不测之谓神，日月精朗之谓明；学意发机之谓神，应用不瘥之谓明。于是即用其神，端身正坐，绝虑忘想，俟神气俱定，乃鼻纳清气，口呵浊气焉。何也？人食五味五辛，皆有刑克，能腐五脏而生患，于是清浊混而难见，故呵以淘其浊。既已，使其气止于鼻出入焉。夫金木水火者，轻清之气也，阳也；重浊者，阴也。鼻者，天门也，口者，地户也，内通五脏，惟阴阳清浊之二路而已，然各有行焉，惟往来于鼻者，不使口中之浊挠其清也。鼻之取气要当绵绵耳，不可有闻焉。何也？大纵于天门，出入自如，则不能通百脉，开四肢经络五脏矣。地户既闭，惟天门之神气相传，以抱元宫，是为守一者也。百节既通，百关既开，然后取百味所成之津液炼为神水，添入于元宫以为宝焉，是为抽添者也。取元宫经乎脾中所生百味五辛之津，使神气随其荣卫而运焉，自于夹脊双关，通于经脉，前至于顶门，下降于口，即漱咽以归于十二重楼，于肺乃受之而传于肾，肾传于肝，肝传于心，心传于脾，脾传于元宫，是为神水白丹砂者也。上朝于舌下之窍中，其走出于舌之上而酴漱之，复过于十二重楼，肺复受之。如此者三，然后行其真气，炼之更三五过，斯成宝矣。不复行于诸脏，惟在于心。心有三毛七窍，窍有三穴，其名曰聚涎。其中所传入于藏，其左右所传入于皮肤，化而为荣卫，行乎周天之度，入于元宫，此真一也，水中之真金也。三为五行之所生杀，故名为一焉。三者，木也，阳也，应于春之发生者也；五者，土也，阴也，万物因土而生者也。木以真气就于土，土木之精炼为至宝。以人谕之，木则父也，土则母也，是乃三五一者乎。夫三百日而生婴儿，将何以长筋骨欤？惟无思也、无虑也、无想也、无贪也，神定气宁得以立体者也。学者知此，可以取阴阳之气，夺天地之造化，以修其身而入圣矣。

或问曰：有炼津液而不能为宝药者，何也？曰：夫五脏气逆而荣卫尚不能行，况欲炼之乎？或者之间，乃五脏之气未能相顺，故致此尔。当先制五脏之气，使之相顺，则将津液三反以炼之，岂有不为药者乎？五脏何以顺之？在乎究五行元立之基，依而修之可也。木者，位在东方甲乙，纯行于阳道，其生自丙寅，其卦主震，元自水而得气，故其象龙焉，其数九，九气足而生，火寄治于丙丁，其数三，其卦主离，离阴也，其象朱雀，二象一气也，木为主而火为用也。金者，位在西方庚辛，纯行于阴道，其生自壬申，其卦主兑，元从土而得气，故其象虎焉，其数七，七气足而生，水寄治于壬癸，其数一，其卦主坎，坎阳也，其象玄武，二象亦一气也，金为主而水为用也。土者，能制四象之气以为宝，此亦何异于父母之所生者哉！夫欲验五行于内者，当以九窍准焉。五脏者外通九窍，肝通于目，心通于舌，脾通于口，肺通于鼻，肾通于耳，下通于阴。故九窍有滞，则五脏不顺，五脏平则九窍通矣。五脏之病气，各具其本色焉。肝青、心赤、肺白、肾黑、脾黄是也。则就其方作用可也，如见青色，更无杂色，斯则藏气顺矣。其观四脏亦如之，不应乎本位之色而见斯气，逆矣。此特养命之道尔，非所谓金丹大药者也。

夫九转还丹者，必在乎识五行，定金炼养玄珠，存神水镇于元宫，伏气不离于肾脏，回精上朝于太和，此入圣之门也。

天地以日月为用者也，人以荣卫为用者也，人之用能与外之日月不瘥则寿同天地矣。神者，荣卫之气也。荣者日也，卫者月也，内之神气之运，以应乎外之日月之行，自然内外相合矣。太阳者，一日十二时，其应九时而已余三时不应，三旬为三百六十时，其见者二百七十时而已余九十时不见。何也？太阳生于寅，其气顺行至于戌、亥、子之时，历乎太阴之位，二气相见，故不应焉。太阴者，一月之中其明惟二十四日而已前后六日不明。何也？太阴生于申，其气逆行至于戌、亥、子之宫，是为纯阴所理，一故不明焉。其行二十七日，至于月之三日，是为日月交合之时，于是太阴不明，太阳不见矣。学者当使荣卫视日月交而交，视日月行而行，此内外相合者也。太阳者前三日后三日，于是至于艮之时，始与太阴别矣。太阴元在其宫前，四日至于八日，行于二十三日、二十七日丑之时，始与太阳别矣。于是气圆而盛明焉。日月与天地之气无差，此其所以长久者乎！吾之荣卫之气能与之合，则亦可以长生矣。

金丹者，炼玄珠也。以玄珠复还于本位，是为还元复命者，然须审视五行，何也？人之五脏各具其色而见焉，故修九还之法先立坛象而作用焉坛者，天地之诀，宇宙之宗，乾坤之首，龙虎之基也。若夫无坛象者，其犹人之无舍者乎！吾居坛中，端身正坐，观四时之季与夫日月内外相合。肝属于木，则于春三月择甲子日时，于坛中正坐，绝虑忘想，常闭地户，微启天门，出入绵绵，勿使奔速，而专意使其荣卫还于肝，其气自夹脊上通于脑，由顶门下降入于口，则漱之以归于十二重楼，先传于肺，肺传于肾，肾传于肝，肝传于心，心传于脾，脾传入于元宫，而神气受之，其数既足，则奔凑流归于舌下二窍之中，其色青，此肝气之顺者也。余者亦如之。或曰：何以知其然欤？曰：肝气初行之月，于春三月而用甲子日时起功者，无诸脏气所侵，止转其位，使荣卫周于身、经络、五脏，其数既足，以生元气，用资于身，其中至精纳于元宫夫五行生杀，其气在于本位而不出焉。至春求木王之时日。乃复施之于元宫。青者，肝之真气也。再经五脏，荣卫周身，奔腠而出见者，别在异色，惟纯青而已。余四气亦如之。五脏各具其色者，斯其验也。

金锁者何法也？取白虎首经二六二七半以为土，取三五一以为金。金者，西方之正气也。铅者，白虎之真气也。锁者，闭也。闭阳中之真气者也。汞者，青龙之真精也。夫至精者，本乎四象真气之所化，故无形质焉。铅汞者，惟土能制之。于是气得铅汞始立体象而为二气，二气相逢然后成宝。故用密机暗夺虎铅，归于青龙之位。铅者本虎宫所住之物，返归青龙之位。如不受杀气犯破元神，五脏相顺，复住青龙之元宫焉。既有其铅，铅能制汞，汞既逢铅，自然相应而为宝，此金锁也。

玄珠砂者何也？取西方真色之金十有二两至于十有五两，经炼者不可用也。金木相会心不可乱而专意焉，用阴阳之数，意乱则止。夫玄珠者，四象所成也，故以金木火土而成焉。木则龙，龙则阳也；金则虎，虎则阴也；汞成龙，阳中之至精也；铅成虎，阴中之至精也。阳中有阴，故铅能住汞，汞能应铅，铅汞相和，玄珠立就矣。先用暗机取真铅，返归于青龙之元宫结就丹砂，故汞自留铅也。铅汞者龙虎之精，二气各得，其铅自然共聚，其名曰玄珠。何以知之？盖汞伏于真铅在于元宫，复令金木相交，受金之所克。若夫心动则真气降泄，宜深制之可也。于是不使出返本位，去位不能，故复入于元宫，与铅相合，此会合之合者也。二十日结就玄珠，在于十二重楼至脐之下，极热如焚。然令金木相交，须加审详焉，以复其穴，属于土而具五行者也。三十日内气充而后体象具，足可以夺三百日天地之造化，是为金丹。十月而满则生于左胁之下，其形如樱，其体如血，此所谓真金丹者也。永镇元宫，气在神住，回精上朝于脑，是为飞仙焉。上下关节俱开，使丹气往来于经络，以变其骨，三年是为真人焉。或问曰：所言三十日大功为当三年，惟三十日乎？今更言三年为真人，何也？曰：三年一闰者，天地之气满，于是有积余之气，三年可积三十日，以立天地日月度量焉。故三百日气圆，三年则上下俱足矣，如人受二气于胎，必三十日气满，三百日造化而成形，三年而后成人。故三年者，于其中以为三十日之大功者也。学者能依天地，亦以三年之内三十日积余之气为之者，上也。如是则三年自有之气固，不亡矣。

或问曰：少之时重利轻生，使元神破败，其气减，其精衰，而至于老其何以修道乎？曰：老阴夺少阳则其命长矣，老阳夺少阴则死不侵矣。然则老得少气，依此施为，亦可夺天地之造化，坚固而长生者也。故修道者须知吾受胎之元本，父母之精气者也。

若夫铅汞相投，共为四象，入于中宫，乃具五行。五行受气既足，则以肝之气行入于中宫四十五口，以心之气行入于中宫三十五口，肾之气行入于中宫二十五口，合于一百五之数，是为真气，依三元炼神水者也。神水者，津液也。三返炼而为之，此住世可也。夫能不俟神气之足，依三元之正数，所谓玄妙之旨也。三元者，天、地、人也。以三元之气返炼神水以为宝，永镇丹田，固守元神，可以长生夺少阳之道也。法曰：白虎首得长生，遇真铅即延年；下士而达三铅，亦可以历万春秋矣。故铅者，万物之母也；汞者，万物之父也。铅汞相合，然后以象五行，依数炼足，是为真气三元，其名曰神水焉。木三、火二、金四、水一、土五，此五行之正数也。

契真篇

众言淆乱，必折诸圣；至哉斯人，其独也正。

含光子范德昭也曰：人之大宝者，神气也。神气相离则命何从保之乎？若夫爪生于肉，爪折则肉伤矣。神气不周于身，则形器恶得不衰谢哉！

含光子曰：学道者多矣，莫得其要，吾尝辨之有六。

其一曰：吐纳。世之人皆曰吐纳为妙，呼吸为要。斯不知咽喉之中自有出入呼吸之气，尚何假于吐纳乎？夫吐纳与出入呼吸亦同耶，不同则为外物矣。庄子曰：凡人息之于咽喉，圣人息之于踵。栖真子曰：神无力而气常运，形本静而用无穷。老子曰：玄牝之门，是谓天地根，绵绵若存，用之不勤。烟萝子曰：祇随呼吸无阻隔，绵绵若存无逼迫，咽复闭气则法自乱矣。《参同契》曰：服气洪肠胃，吐吸正纳邪。《元道经》曰：鼻引口吐不可排积元气，而可以去浮寒客热而已；咽气可以救饥劣，行气可以通肌肤。李栖蟾曰：服七宿二景之精，咽气同于胎息，非真人之妙也。吾观诸古先至人之论大道，则知专尚吐纳者其亦失之矣。或者以其能不食而身轻，自谓其肠无滓可以升于云霄，斯已惑矣。《登真隐诀》曰：长生必须断谷气，谷未必能长生者也。葛真人曰：达道之士一日九餐而无苦，终年不食而无伤，不食者岂道之至乎？玄纲曰：吐纳以炼藏，导引以和体。圣人之用吐纳者，盖如此也。

其二曰：御女。昔者黄帝游于赤水，末学者闻之，遂言御女金华之道，浅识浮伪者争信之，至于形枯产竭，一无所得而不悟也。斯道也，盖有由焉。昔有裴君者，豪士也。支子元欲化之以长生之道，故设权变之方。裴君既得道，则曰：吾常患此，赖改之早耳。由是其言曼衍于世，乃有五字三峰之论，黄书赤界之诀，以诬前真，甚可惧也。陶真人曰：采女求不死，采药求飞仙，其险危甚于水火，杀伐速于斧斤者也。《真诰》曰：吾见学采御者死，未见学采御而生也，诚使精气不失且未足以成真，苟有伤焉，斯有尾闾之患矣。夫吾身之中自有少女焉，好铅华者皆求他女而不知求诸其身。经曰：娇女窈窕翳霄辉，重堂焕焕明八威。泰山野人曰：少女之术满百数，采药还元非凡女。由是观之，肾者，身之列女也，能采其气，先自腰脐通满五脏，上连首脊而有声，日行一千二百气，彼所谓御女者一千有二百，盖此气也，恶有能御如是者耶？杨真人曰：世上道书多误人，开图阅录益乱神。善乎！广成子之言：无劳汝形，无摇汝精，少思寡欲，可以养生。此诚学道之要也。

其三曰：杂术傍门。夫南宫小术盖有万条，非大道也。或存思五脏灵芽之气，赤白青黄归于五脏，至于想夫青龙、白虎、朱雀、玄武、精光、形影、七魄、三魂；或履罡步斗以习升天而行；或六甲六辰以服符药；或行房中九一之方；或导引按摩，屈伸偃仰，昼夜拗折其身体，血气为之奔走，上下沸腾，反自损焉；或存思内想，凝心绝虑，制魄思神，然一思想则一神出，日损一日焉；或立坛而醮，以求福佑，或修烧炼，用桑盐以为药，朱汞以为丹，金鼎瓷炉，黑铅白锡，草石粪秽，妄配虚无；或吐纳以引外邪之气，肠鸣腹胀而伤正气，若龟者其性有寿，非因学气而然也；或慕毛女而服饵，世非无松柏也，而北女之复未有能飞空而行者也；或服食金石草木以固其形，而不知金石草木之性，不究四时逆顺之宜；或清静无欲，修仙炼行，寂寞苦空，兀然湛然，形如槁木，志如死灰，然不知天地之运动也；凡此者，皆非吾所谓之道也。徒有好学之名而无学仙之事，欲求长生乃趋死路，亦可哀哉！经曰：伪道养形，真道养神。吾将言其真者焉。

其四曰：神气。有用此守三归一者也。知恬淡自守，而孰知恬淡之中有性乎？令知虚无以为理，而孰知虚无之中无不为乎？徒委志于寂默者，无益也。为道日损，损之又损，至于无为。无为者，无不为也。损者，损尘劳祛世事也。无为非拱手也，立无为之方，显无为之用者也。观此者当知神气之妙用也。栖真子曰：气在乎运，神在乎用，返神服气，安而不动，方名静者也，斯与入定者同焉。经曰：气来入身谓之生，神去于身谓之死，故至人息于神踵。踵者，首也非脐下，罗真人以为乃上界天门难入者也，其惟出灵神而不呼吸焉。元者，坤宫之气升结而为形；灵者，乾全于天之神降合而为体。是知人者与天地俱受气于虚皇，宜能与天地同其寿者也。故真人者与天地为常，神因气而结，气假神而留，神气相并则后天不老矣。烟萝子曰：中有白元君，肌肤凝皓雪。元君者，灵神之气象也。学道者能识之，得道过半矣。何以识之乎？曰：存思其白气，自脐之下至于腰、于脊，上彻于泥丸，此真结丹之图，真元之用也。于是清利泥丸，安住丹灵，三不妄出，六不妄入。三者，何也？内气不出，外气不入，然非闭气也。六者，何也？目不妄视，耳不妄听，口不妄言与味，身不妄触与受，鼻不妄香与臭，意不妄想与思，如是则外事不入，内气不盗也。八邪者：饥、饱、劳、逸、风、寒、暑、湿也，伤于真气则生疾矣。

其五曰：真一炼质分形。古先至人有分形散影之道，何以致之乎？此金水分形者也。夫日之中、水之中、镜之中皆能分形者欤。分形之日，元神六甲一日而出，当斯之时，其勿怖焉。夫识玄珠则知法矣，如冬至之闻雷，法当烹之则功成，行满达上清矣。

其六曰：玄一炼神结胎。刘根曰：凝入丹田，成童而出，此结胎者也。故精有主焉，气有源焉，呼吸绵绵，合于自然，则胎结而真全矣。夫蚌饮月华之气犹成珠于腹，况炼其神乎？是以炼气成形，其名曰仙人；炼仙成形，其名曰真人；炼真成形，其名曰至人；炼圣成形，其名曰神人。经曰：渺渺任玄津，自然炼我神。赵大信曰：一脏龙光归于净室，此存妙之本也。夫炼气成形者，导养之士也，上可千岁，下可百岁，止是旧形，终不得道。故吴天师曰：寿如龟鹤，非神仙也。昔青精先生寿三千岁，彩女以问彭祖曰：斯人仙乎？彭祖曰：导养之士也。夫龙通结珠，其珠出则身自退，换其名曰天龙。高真所修者亦如龙焉。天真者炼其形、其神、其气，虽变见不测，然犹拘于气象者也。王屋山有退骨洞，得道上升皆退其凡躯。盖有形者不以升天，然则炼出之身为气象所拘。死父母所传之体，岂能久留乎？虽寿矣而犹未离乎阴阳之界者也。道之初成，进于一天，九百万岁复进一天焉。每进一天寿加倍焉。寿至二十倍则修炼至矣，于是升于无色之界，及其至于天龙、帝龙、罗觉、长天，其寿盖一千二百七万九千七百七十五亿五千二百岁，然犹在阴阳迁变之中，未能入于无形者也。安期生乘骏麟而见三皇神姥，以问阳九百六之灾。神姥曰：阴阳运尽水火焚，漂乎天地三界变灭，惟乾阳金阙，坤宫明堂存焉。于是十真之外归于金阙，大力神王归于明堂，纯阳不坏，纯阴不消者也。何以能炼至于十真之外乎？曰：炼形不为气，炼气不为形，其气可以见，而其形不可睹也。出不为气也，入不为息也，入于无形不使迁变盖气象不能拘矣，是盖与虚皇上真同者也。

修真篇

　　导通谷海，调适神舍；专心任真，静而观化。

　　至游子曰：人之元首有九窍焉，其上象乎九天，其下法乎九地者也。身有九窍，复有五城、十二楼、金堂琼宫，神所保之。

　　九宫太一者，何谓也？专心任真，惟存乎一宫则涣然见矣。于是百邪自除，众福鼎来。用此道也，吾有六气之方、修身之旨焉：呬者，主于肺也；呵者，主于心也；嘘者，主于肝也；呼者，主于脾也；吹者，主于肾也；嘻者，主于三焦也。三焦者，法象乎三十有六气，分行于五脏六腑，通导乎水谷之海，调适乎形神之舍。夫欲养神者必先养其气，欲养气者必先养其脑，欲养脑者必先养其精，欲养精者必先养其血，欲养血者必先养其唾，欲养唾者必先养其水，然后可也。

　　九还七返者，何谓也？大而论之则一年也，小而论之则一日也，昼夜一周而天降地腾矣。故自寅而至于申，斯七返者也；复至于坤，斯九还者也。神仙之要莫大乎存想。存者，存我之神也；想者，瞑目见其形，收心见其心。目不离于身，身不离于神，此存想之渐也。其次当养性焉。养性之道欲少劳而不可极也，不可强其所不堪也。食饮欲少而不欲顿，常若饱中之饥，饥中之饱，此善养生者也。是以先饥而食，先渴而饮，食已则行，以手摩其腹者，其数百。暮卧则闭地之户，不然则真气失而邪自其外入矣。屈膝偃卧，枕右而寝，其名曰吉祥。春夏则蚤兴，秋冬则晏兴。其蚤兴也，勿前于鸡鸣；其晏兴也，勿后于日出。常闻鸡鸣而念身中有人，其长三寸，黑衣而立，念之久则可以视万里之外矣。

吾之动止孰亦知夫有所禁乎？晦日勿歌，朔日勿笑，前后溲勿视日月星辰、勿视西北，车勿奔，马勿驰，井勿越，灶勿跨，枕勿高，唾勿远，眠勿举簧，坐卧勿犯风霜，此未足语修真之至也。

吾闻诸太上曰：气象天地，变通莫测，阳龙阴虎，木液金精，上入于泥丸，下注于丹田，采五石以哺百神，内丹成则外丹应，外丹应而内丹未充，亦未可以升举矣。或闻乎金声玉振者，道将成之征也。

悟真篇

行于黄道，阴剥阳纯；玄珠有象，太一归真。

张平叔名伯端，天台人曰：道有二焉；夫炼五芽之气，服七曜之光，注想按摩，纳清吐浊，诵经持咒，饮水吞符，扣齿集神，绝肉辟谷，存神闭息，补脑还精，及夫饵草木，锻金石，是为幻化有为之用，所谓易遇而难成者也。况夫闭息者入定出神，其理属于纯阴，其舍难固，不免用迁移之法，未得所谓自然无漏之果，岂能回阳换骨而升天者哉？

吾有九转金液还丹之道，在乎究阴阳、达造化、追二气于黄道，会三性于元宫，攒簇五行，和合四象，龙吟虎啸，夫唱妇随，玉鼎汤温，金炉火起，于是始得玄珠有象，太一归真矣。其用功也，盖斯须焉，至若防危虑险在谨于逆顺抽添而已，养正持盈在谨于守雌抱一而已，如是复阳生之气，剥阴杀之形，节候既周，脱胎神化矣。而学者乃以铅汞为二气，五脏为五行，心肾为坎离，肝肺为龙虎，神气为子母，津精为铅汞，不知浮沉宾主之理，何以异乎以他人为亲者哉？是殆不知金木相克之幽微，阴阳互用之要妙，于是使日月失道，铅汞异炉，欲望还丹之成，不亦难欤？观夫群书，皆云：日魂月魄，庚虎甲龙，水银朱砂，白金黑铅，坎男离女，凝成金液，不知真铅真汞为何物也？今掇其诗五篇：

一曰：伏炼三黄及四神，若寻草木更非真。阴阳得位归交感，二八相当自合亲。潭底日红阴怪灭，山头月白药苗新。时人不识真铅汞，不是凡砂及水银。

二曰：人人尽有长生药，自是愚迷枉弃抛。甘露降时天地合，黄芽生处坎离交。井蛙将谓无龙窟，篱鷃争知有凤巢。丹就自然金满屋，何须寻草学烧茅。

三曰：不识玄中颠倒颠，争知火里好栽莲。牵将白虎归家养，产个明珠似月圆。谩守药炉看火候，但修神定自然安。群阴剥尽丹成熟，跳出凡笼不是难。

四曰：要知产药川源处，只在西南是本乡。铅见癸生须急采，金逢望远不堪尝，送归土釜牢封闭，次入流珠厮配当。药重一斤须二八，调停火候托阴阳。

五曰：三五一都三个字，古今明者实然稀。东三南二同成五，北一西方四共之。戊己自归生数五，三家相见产婴儿。婴儿是一含真气，十月胎圆合圣基。

平叔以为未尽，又为短章，复缀其要焉。

其一曰：日居离位反为女，坎配蟾宫却是男。不会个中颠倒意，休将管见作高谈。

其二曰：卦中设象像仪形，得象忘言意自明。后世迷徒惟泥像，却行卦气望飞升。

其三曰：咽津纳气是人行，有物方能万物生。鼎内若无真种子，犹如猛火煮空铛。

其四曰：华岳山头雄虎啸，扶桑海底牝龙吟。黄婆自解相媒合，遣作夫妻共一心。

其五曰：不识阳精及主宾，知他那个是疏亲。房中空闭尾闾穴，误杀阎浮多少人？

其六曰：用铅不得用凡铅，用了真铅也弃捐。此是用铅玄妙诀，用铅不用是诚言。

其七曰：西山白虎性猖狂，东海青龙不可当。两手捉来令死斗，化成一块紫金霜。

其八曰：竹破还将竹补宜，覆雏须用卵为之。万般非类徒劳力，争似真铅合圣机。

其九曰：雪山一味好醍醐，倾入阴阳造化炉。若遇昆仑西北去，张骞始得见麻姑。

其十曰：八月十五玩蟾辉，正是金精壮盛时。若到一阳才起复，便将见火莫淹迟。

其十一曰：玄牝之门世莫知，指他口鼻妄施为。饶君吐纳经千载，争得金乌搦兔儿。

其十二曰：须将死户为生户，莫执生门作死门。若会杀机明返覆，始知害里却生恩。

其十三曰：月才天际半轮明，早见龙吟虎啸声。便好坚心修二八，一时辰内管丹成。

其十四曰：偃月炉中玉蕊生，朱砂鼎内水银平。只因火里调和后，种得黄芽渐长成。

其十五曰：梦谒西华到九天，分明授我指玄篇。其中简易无多旨，只是教人炼汞铅。

其十六曰：华池宴罢月凝辉，跨个金龙访紫微。从此众仙相识后，海潮陵谷任迁移。

其十七曰：赫赤金丹一日成，古仙诗语最堪听。若言九载三年者，尽是无稽款日程。

其十八太一曰：女子著青衣，郎君披素练。见之不可用，用之不可见。夫妇若相逢，恩情自留恋。炉中火焰红，真人自出现。

洞真篇

潜存五芽，并用六气；淡乎无思，神守其位。

于真人曰：自元命太岁之日，子之后午之前，趺坐静室，心地湛然，无思无虑，于是东向扣齿、鸣天鼓者三十有六，想吾首，荫其华盖，坐据狻猊，左侍青龙，右侍白虎，前有朱雀，后有玄武，心拜四方，以左右手托膝，摇其脐腹，左三右七，热摩左右手，拭其面目耳顶，随其时行之者三返，千日则神从顶出矣。惧则想回焉，其一先想吾身坐五色神云之中，云覆其顶，想定默默祝曰：五气混生，玄上之精，充布五脏，六腑鲜明，内灌外逸，表里俱清，灭秽招真，我飞太灵。祝已，于是先及青阳之精，青阳之云，咽津者九，结为九神，状如木星，玉带青衣冠，下布于肝之内，与神相向而坐，顺时吐息；次吸灵丹之精，赤神之云，咽津者八，结为八神，状如火星，玉带赤衣冠，下布于心之内，与神相向而坐，顺时吐息；次吸金魄之精，白神之云，咽津者六，结为六神，状如金星，玉带白衣冠，下布于肺之内，与神相向而坐，顺时吐息；次吸玄曜之精，黑神之云，咽津者五，结为五神，状如水星，玉带黑衣冠，下布于绛宫，穿二膀胱，入于尾闾，上于夹脊，布于二肾之内，左三右二，与神相向而坐，顺时吐息；午则呵，卯则嘘，酉则呬。

每行气既已，则闭其气，热摩左右手，以擦其面至于热，以左右手掩其耳，使不闻声，以指扣天鼓者三十有六。天鼓者，玉枕骨。每行气既已，扣其齿三通，咽者三，呼者三皆从仄声。于是吹肾、呵心、嘘肝、呬肺、嘻三焦、呼脾，咽者为吐为泻其二，先想左目出日、右目出月，皆径九寸，在于两耳之上，其名曰六合高窗。想定默祝曰：太上玄一，九皇吐精，三五七变，洞观幽冥，日月垂光，下彻神庭，侠照六合，太一黄灵，帝君命简，金书不倾，五老奉符，天地常宁，俾我不死，以致真灵，却喝万邪，祸害灭平，上朝天皇，还老返婴，大帝有制，百神敬听。祝已，于是吸日月焉，一息气咽津二十有七，结为二十七帝君：九帝君下入于绛宫，穿于尾闾，上冲于泥丸关之境；九帝君又中布于中关之境；九帝君下穿绛宫，布于下关之境，其神俱紫一表冕焉。

三关者何也？脑也，心也，脐也。使日月遍于一身，内彻泥丸，下达五脏之中，皆觉洞照内外，如一身与日月之光共合焉。良久，扣齿九通，用嘻以吐息者二十有五度。每日行止寝坐，心存二十有四星，其大逾寸，如连结之状，又存星之中有一人焉，是为二十有四星，如婴儿初生而无衣。于是二十有四星自嘘中而降，环身之外者一周。祝曰：二十四真，回入黄庭，口吐黄气，灌我命门，千精摄服，百神受灵，使我骨强，魂魄安宁，五脏受符，天地相倾。祝已，则吸二十四星焉二，息气咽津者二十有四。凡其咽也，则觉一星吞入于口，径至于脐之下，复觉星之光出为二十四真人，俱口吐黄气如烟焉，布于脐之下，郁然洞彻于内外。良久，用呼以吐息者十有五度。凡用呵、嘘、呬、嘻、呼、吹，既已，则出气之浊者十吐焉，想其形应乎五色，仍想吾之身焉。

崇真篇

丙丁为性，壬癸为命；学而穷理，乃识其正。

崇真子晋道成也曰：存三守一者，学道之要也。三者何谓也？精也，气也，神也，吾所谓真三宝者也。抱一者何谓也？抱守元阳真气也。神本在心，属于南方丙丁之火。心中有性，性属于阳焉。肾者能生元阳真气，泄而为精，秘而为真气，属于北方壬癸之水。水为命，命属于阴焉。夫能知存三守一之道，使气守精，精守神，神守气，久而神定气和，仙道可成矣。女子专意不离乳房之中、浮皮之内，旬岁补满真气，其功与男子同焉。其妙也，在乎心无所思，耳无所闻，目无所视，一意专静，精进勤行，则寒暑不侵，蜂虿不毒，攫鸟不搏，鸷兽不噬，色返乎孺子，力壮乎虎兕，七孔洞彻，夜视如白昼，心识开悟，道气自归，吹呵可以治疾病，噀吐可以叱鬼神。于是神移于上霄矣。彼清都阆苑，夫何远之有？

返真篇

虚谷探玄，而测其源；内返真性，复命归根。

虚谷子刘烈也曰：夫惟浑沦既判，清浊已分，尔为万物之灵，我得一元之秀。其秀本无死坏者欤！其终自取灭亡者欤！名利蚁争，是非蜂起，于斯之际将欲返真性而归根，挫锐解纷，安居乐业，一灵顿息，万境俱忘，其亦有道矣！惟以智慧之刃可以断烦恼之央者也。是以甘言巧笑，烈士之心不可移也；曲眉丰颊，高士之目不可入也。于是去彼取此，体物知身，必澄澄寂寂，以忘其情。故神化气而气化形者，穷委之塞也；灵自明而照自照者，妙用之通也。杳冥之外，恍惚之中，此昆仑虚谷之生涯者也。吾有二岐，绵绵焉可以直入于天端；有一田，曲曲焉可以回环于地要。潜驰坤马，逆溯银河，璇玑运动于一身，烟云发泄于七窍，万神齐至，百脉流通，二气混合以回风，三宫升降而不息，于是返照慧灯而自见焉。寥天清籁而谁闻焉？此何道也？无为为功，有为为用者也。然后收藏在器，动静曰机。始创玉炉，次安金鼎，上玄下牝，左阴右阳，龙虎交腾，坎离互作，推排四象，攒合五行，七曜参罗，八门开阖，于是子母相守而婴儿姹女亲矣，媒妁和合而夫妇谐矣。化土水火，符应日时，兔肺乌肝，其药合乎一斤之数者也。黄芽白雪，其精产乎二地之英者也。其功既成，则三万有六千之神上朝于帝，而吾于是可以度世，夺九亿九万之数也。况乃至道全神在乎金丹化体而已，自然入有从有，归无于无，有无相通，形神俱妙，落三尸而超三界，朝上清而证上仙，逃走阴阳，如是与天地齐矣。彷徨四达，出入八荒，时行则行，意往则往，又恶有生死祸福者乎？著还丹虚谷百篇，今取十四篇表而出之。

其一曰：此理幽微达者稀，擘开混沌立丹基。一霁金水冰澌结，三尺寒霜火焰飞。南北坎离分卦象，晨昏符火合天机。一丸变就纯阳体，缓辔扬鞭入紫微。

其二曰：楼观飞空异市朝，门迎双道接烟霄。玄炉白雪金童扫，素鼎黄芽玉女浇。风入碧池摇菡萏，月穿真馆照芭蕉。台中秀丽忘机侣，千古曾经眼下消。

其三曰：泛泛飘飘不系舟，真神时变九霄游。水中有火还相合，阴里生阳却自由。白面郎君驱虎尾，朱衣童子把龙头。逍遥一入瑶台去，不管人间春复秋。

其四曰：摆脱尘劳涤寸心，不教时事等闲侵。澄澄固坐调真气，默默忘情养圣金。岐路两条通巨海，银河千振泻高岑。此中关键吾家事，二八回还踵息深。

其五曰：白玉龟峰阿母家，薄侵红日焰三花。一泓酥滴桑梢露，九片黄轻谷口霞。鹤顶有丹呈秀丽，云心无著泄光华。当时若不寻双径，徒费漫漫走海涯。

其六曰：一气寥空素朴胚，玄黄分擘两仪开。坎离犹是乾坤主，乌兔元因日月胎。有水尽归东海去，无星不向北辰回。三才我得居中秀，造化生成自合来。

其七曰：空心万籁奏佳音，神室虚凝夜正深。浪簇雪花开鼎面，光嬉星彩灿炉心。五行聚会庚还乙，三姓同归丙返壬。造化有功堪瞩目，火中菡萏吐黄金。

其八曰：还元返本一归家，渐见枯枝发嫩芽。要识刀圭求戊己，须知水火是河车。初时传得金莲种，次后开来玉树花。儿女双双朱户里，夜探还共醉流霞。

其九曰：忽拈诗笔纵天才，春髓温温满满杯。混沌谁将分擘破，鸿蒙我自琢磨开。金莲下向丹池种，玉树移安翠岭栽。自是家园风景好，坎男离女一齐来。

其十曰：谁信还丹事不深，肯于三五一中寻。若知庚甲擒龙虎，要识浮沉定木金。坤六产成离内火，乾三生得坎家壬。丹经子史明明说，自是迷徒不著心。

其十一曰：不信浮华误了身，有谁肯问已求真。三回贺旦添三月，一度飞花减一春。阳气如烟诚可惜，荒郊似水莫因循。书名竹帛千千兆，看取从前得道人。

其十二曰：都言大隐混尘罗，却笑山居养太和。名利薄时人事薄，交求多后是非多。绿水青山超性窟，柳眉丹脸陷身河。借问货余能敌国，无常买得不来么。

其十三曰：日月循环仔细推，天罡指准在璇玑。大功欲就三千日，妙用无亏十二时。四八阴消除滓浊，九三阳长合希夷。玄关句句真消息，尽向诗中漏泄机。

其十四曰：太乙神炉三叠存，周回上下法乾坤。天旋地伏龟蛇应，阴杀阳生卯酉门。火进屯蒙常煜煜，鼎涵金水镇温温。玄珠炼就金光灿，用献虚皇最上尊。

修真指玄篇

五行倒植，三田返覆，冬子，夏午，神气内蓄。

华阳真人施肩吾吾闻之正阳真人钟离云房言，玉清、上清、太清、太无、太虚、太空、太质云者，盖大道有无之相生，以立天地之基标者也。以人言之，则三清者父母之精、气、神聚而为胎，精血为表，精气为里，如天地之清浊者也。

纯阳真人以为龙虎交合而结内丹，三百日而真气生，炼就阳神，始在黄庭，次居内院，终出天门，此人之三清者也。肾为水，水中生元气，可比于地也；心为火，火中生真土，可比土石之聚也，脾者随呼而舒，以引于肾气而上行；随吸而入，以接于心气而下降，故呼吸之间搬运天地，纯粹之气入于中宫，饮食之际受纳万物，秀实之气资于四体，此人之三才者也。

纯阳真人父母交合而生身，人之三才也；心肾交合而生丹，吾之三

才也。华阳真人曰：斯言也，其玄矣乎，

月者，太阴之精也，阴不得阳则不生，所以月受日魂而为明也；日者，太阳之精也，阳不得阴则不成，所以日得月魄而见也。试言乎内，则犹肾气传于肝气，肝气出而肾之余阴绝矣，所以魂生于肝焉；心液传于肺液，肺液生而心之余阳绝矣，所以魄生于肺焉。于肾气之中而取真一之水，心液之中而取正阳之气，即真一之水为胎，如日魂得月魄而明也，真一之水得正阳之气为主，如月魄得日魂而照也。

一岁有二十四气，一日之间亦有二十四时焉，故亥、子、丑之时，壬癸之位也，而小雪、大雪、冬至、小寒、大寒属焉；寅、卯、辰之时，甲乙之位也，而立春、雨水、惊蛰、春分、清明、谷雨属焉；巳、午、未之时，丙丁之位也，而立夏、小满、芒种、夏至、小暑、大暑属焉；申、酉、戌之时，庚辛之位也，而立秋、处暑、白露、秋分、寒露、霜降、立冬属焉五日一候，三候一气，三气一节，二节一时。十二时者，阳时也；十干者，阴时也。艮、巽、坤、乾者，四卦时也，合而为二十四时，与天地二十四气同焉。一日十二时，时为三十度，共三百六十，与天地三百六十度同焉。天地之春夏秋冬，日月之弦望晦朔，人之子午卯酉，四时同焉。知其时候，以法致之，则丹全气足，可以长生，炼气成神可以入圣。

五行者，相生者也。故肺气得肾气方行焉，心气得肝气方行焉，脾气得心气方行焉，肺气得脾气方行焉，及于三田则精中生气，秘其精而气自壮矣。气中生神，养其气而神自清矣。五行相生可以延年，三田返覆可以超凡。

人有九宫何也？丹元宫者，肾也；朱陵宫者，小肠也；兰台宫者，肝也；天霖宫者，胆也；黄庭宫者，脾也；玄灵宫者，大肠也；尚书宫者，肺也；玉房宫者，膀胱也；绛霄宫者，心也。以九州言之，则冀州者，肾也；兖州者，膀胱也；青州者，肝也；徐州者，胆也；扬州者，心也；荆州者，小肠也；梁州者，肺也；雍州者，大肠也；豫州者，脾也。以形言之，肺长八寸，其状如华盖；心长九寸，其状如垂莲；肝长七寸，其状如悬瓠；肾长三寸，其状如悬石；脾长七寸六分，其状如覆盆；其类不可穷也。

肾气之中取水，心掖之上取气，气上水下，是为未济之卦也。肾气入于顶，真水下降；心气入于丹田，真气上升，是为既济之卦也。心肾交合而成内丹，肝肺传送而为火候，以合天地升降之宜、日月进退之数焉。

龙虎何以交合欤？自辰巳至于午而止，其津分三咽之，于是幽室静坐，叠掌盘膝，忘思绝虑，微以升腰，闭目冥心，满口含津，鼻之中细细出息，引极再入，含津以压之，真龙不上升矣，引息抽之，真虎不下降矣。初觉其咽干，次觉其心冲，终觉其情畅。龙虎既合，于是无质以生质，其形如黍，还于黄庭，是为玄珠者也。若炼之火候不瘥，斯为金丹焉？火者，三昧真火也。升降循环，有周天之道焉。十五两为三百六十铢，有周天之度焉。天气五日一候，故修炼者亦五日一进退火候焉。三气在于黄庭，其法用戌、亥至于子，静坐幽室，屏去思虑，微隐于几，轻胁其腹，使鼻中绵绵，用之不勤，默存丹田如火轮焉；其转不倦，胁之勿动，困则暂止再胁者，盖以聚所散之气，想火转之于肾，心火下入于黄庭，始则其腹微痛，次则渐热，行之可以补虚益气，积而延年。若与前之龙虎并行，百日下火五两，自戌至于子，炼精成汞而药力全矣；二百日下火十两，自酉至于子，炼汞成砂而胞胎坚矣；三百日下火十五两，自申至于子，炼砂成金而纯阳气生矣。何以取火乎？以念珠一百八凝息计数，数足方得一铢焉。

何以肘后飞金晶乎？用子之时一阳初动而下功，披衣正坐，握固存神，扣齿二十四通，集神和气，忘思绝虑，闭目冥心，存下丹田，微偃其脊，始觉腰之下稍热，如未热则再偃，至热则止，于是气过于尾闾下关，次过于夹脊双关，次过于玉京上关在心之左，以至升偃，一撞三关入于泥丸，日出而止，行之一夕，可全一年之损，如满其数则可以补脑益髓，返老还童矣。故辰巳曰交合，戌亥曰进火，子曰退火。

何以谓之金液还丹乎？其法用子之时，静坐存升，掩耳闭息，轻轻摆撒，使肾气入于顶，攻击神水下降，自上腭而来，清凉美甘，不漱而咽。久之，骨健身轻胜寒暑矣。

何以谓之玉液还丹乎？其法用辰巳之时交合焉，静坐绝思虑，以舌挂牙缝，双收二颊，有津则咽之，无津则咽其气，满乎三百六十之数，此自肺而升者也，可以益一年之损而已有内丹不用此。于子之时存升偃脊，一撞三关，既入于顶急闭其息，掩耳摆撒，金液使下降焉。于是不漱而咽，于时即高身起腹，举腰正坐，使金液随元气散入四肢，通流百脉，是为金液炼形者也。久之，目视金华，体出金光，不止长生而已。于午之前辰巳时，收颊咽气，补虚数足乃继而用之。方咽未咽之际忽升身正坐，高举其腹，气入于四肢，百脉传入于经络，百日则肌如玉，血如膏，颜如婴矣。炼之法有二：其一以丹炼形，三田反覆者也；其一以无丹炼形，五行颠倒者，是为玉液炼形也。存升偃脊，一撞三关，直入于泥丸，掩耳闭息，金液下降，即举腹升起，丹田纯阳一升一降，相见于重楼之下，是为既济。始成一珠，其大如黍，其色莹而黄，乃还于黄庭，是为金粟。遂出金光于皮毛，计功定其息数，此既济者也。

人之元气日一循环焉，其元神旬一交番焉。甲乙之日卯时炼肝气，丙丁之日午时炼心气，庚辛之日酉时炼肺气，壬癸之日子时炼肾气，皆炼之成神焉。惟脾无正气而不受炼，戊己之日安闲可也，正坐静室，屏思虑，扣齿二十四，惟心在道，神定气和，默观所炼之脏，心至则气自至矣。丹田纯阳之火至是为三花和会，非比三昧之火也。旬炼之一番焉，凡百日每脏各炼十番，于是气升神见，各随其色纷纭上起，回观反照，见五色之云，兴于壶中，此炼气成神，上朝天元，并入神官者也。然惧外魔以乱天真，当速收内观以起火焉。故曰：欲长生者，炼丹下火可也；欲不死者，还丹炼形可也；欲升仙者，炼气成神可也。

烟萝子曰：仙者咽气，闭息不入，喉中往来，当其气满难住，正坐升举其腰身，如是不止，气冲凝滞而又可以延息少时矣，积气生液，内滋于五脏六腑，外润于皮肤。此安乐之上法也，然未尽玄微焉。玄微之道在夫幽室静坐，绝虑忘思，咽气闭息，急则升身，放则换气而夺余息，于是心腹空而首目清利，体充悦而神气调和，此延年之法也。或饮食过度则闭息虚心，自然消除矣；或气血凝滞则闭息默观病之所在，病则愈矣。

夫纳九咽一、存三放七、定息内观，事无不毕，此长生之诀也。何谓也？鼻入清气而纳之九分，咽中一咽，不使所入之气往来，觉其急则举身取气放息，勿令出尽，常存二三焉，当其闭息之际，默观五脏，气自通和，则其疾去矣。

正阳真人曰：欲觉阳公长子，须是多入少出，从其男女相争，过时求取真一。纯阳真人释之曰：阳公，乾也。乾一索于坤而生震，震为长子，在人为肝，在时为卯，是为泰卦，三阳之候也。于时肾之气为婴儿，上传于肝，心之液为姹女，下降于肺，肺气相交，于是其鼻入多，其口出少，凝住不使传降焉，是为男女相争。积气生液，于是真气益多，故曰过时求取真一者也。然则玄微者，不离于卯之时而已。外应于泰，内契坎离气交之候，鼻入清气，升身内想，默计周天之数凡三百有六十，可以夺一年之气以补已往之损，比之胎息无时焉。弱者可以骨健，老者可以还童矣。

岐伯曰：人之真气，春藏于肝，夏藏于心，秋藏于肺，冬藏于肾。肝、心阳也，肺、肾阴也，随时养之，不出冬夏二至、春秋二分之候。所养之法，淡然自适而无所惑，静坐内观所养之藏，自然气凝而有象有形焉。故以阴气为胎，以阳气为息，气住则形住，是为长生之要也。《灵枢》曰：天地反立，阴阳逆生，炼铅炼汞，自然道生。扁鹊曰：冬至之后十有五日，真铅积之一分，其状如轻烟焉，夫能炼之，可以安乐延年矣；三十日，真铅积之二分，其状如薄雾焉，夫能炼之，可以返老还童矣；四十有五日，真铅积之三分，其状如垂露焉，夫能炼之，可以留形住世矣；夏至之后十有五日，真汞积之一分，其状如戏蕊焉，夫能炼之，可以健骨轻身矣；三十日，真汞积之二分，其形如含莲焉，夫能炼之，可以长生久视矣；四十有五日，真汞积之三分，其形如抱卵焉，夫能炼之，可以炼形化气矣。故炼真铅而为阳胎，炼真汞而为阴息。以阴息为阳胎，自然有形化无形矣；以阳胎投阴息，自然无质生有质矣。然岐伯不知时，扁鹊不传法。若夫冬夏二至，则时未善也，随时内观则法未尽也。惟冬之子，夏之午，则凝息留气，而后静观，敛身集神而先注意焉，斯可谓尽矣，善矣。是以胎息之要在乎绝无动念，譬夫以水浇石，无可得入，于是神定气和，元灵自住，真胎自凝。是为无漏，三年小成，六年中成，九年大成者也。

神公言其胎息曰：勤守中，勿放逸，外不入，内不出，还本元，万事毕，谨修持，无时日。曹道冲释之曰：勤守中者，神识内守也；勿放逸者，一意不散也；外不入者，对境如无也；内不出者，居尘不染也；还本元者，专气致柔也；万事毕者，止外无求也；谨修持者，勤而行之也；无时日者，长生久视也。然则真胎息者，其惟物我两绝，神气并集，凝而为胎，住而为息，形神俱妙可以长生，神气合体，可以入圣。于是穷理尽性以至于命，自然神气交和，无中生有，内外明白，以色为空，天真元灵，湛然自乐矣。

　　玉皇有神用之诀曰：存三守一。高上元君释之曰：三者精气神也，一者，肾也。肾中生气，心中生神，神气交而为精，精神住而还下，于是上存其神，中存其气，下存其精，三存既毕，则守其一在于丹田，不论内外之境与出入之法，自然气还元而自住为胎焉，神随气而不散为息焉。神气一体则无死生，心肾一气则无疾病，如是一切之境从何而入，一切之念从何而出乎？若厌乎尘世，则当升气以为神胎，集神以为气主。于是气胎神息与有象之形分而二三，化而万亿，真灵不散，是为入圣者。

　　太上玄机有自然胎息之诀曰：长生久视。徐真人释之曰：静坐忘思，久视于上田，则神长生矣；久视于中田，则气长生矣；久视于下田，则形长生矣。视者，视之勿离其视之所，心神随视而止，肾气应神而传，自然有形之气暗藏无象之神，形中有胎，胎中有息，息以神住，神以气存，此久视之道也。吾于天地之间止知其身，其身之内止知神气而已。故上视神宫则其神不散，视久则炼神，神聚为胎，以所传之气入而为息，自然而上也；下视气管，其气不散，视久则炼气，气聚为胎，以所存之神入而为息，自然而中也；炼气会合，常守丹田，凝而为胎，住而为息，自然而下也。上、中、下者，三田之谓也。

　　肾之真水者，虎也；心之正气者，龙也。龙虎交而为玄珠，火候足而为金丹。取辰之末巳之初，是为巽之时，幽室正坐，满口含津，勿吐勿咽，以压龙虎之气，使之不走，交合而为玄珠焉，其大如黍，还于黄庭，每元可以增真气一丈矣。

　　火候者，何也？心之正阳之气是为真火，真火上升是为炼形，及其下降是为还元，可以益气而延年。当戌之末亥之初，是为乾之时，幽室正坐，胁腹勿动，凝住上传之肾气不升，内想真火而下降，行之一日可以补一年之虚。

纯阳真人曰：金丹之要，存升开闭，过关无急，火候无差，产成金液者也。于子之时一阳初动之后，披衣正坐，握固内定，存下腰身，使肾合气聚，觉脐腹微热，渐升其身，微偃其脊，运肾之气复过尾闾，自下而上，次过中关，于玉京直入于泥丸，以补其脑，自然髓实骨健。若炼金丹，则作退火焉。夫龙虎相交为玄珠，以心火下降为补益，以肘后飞金晶为补脑之法，并用是为金丹焉。玄珠者，金丹之体也。进退火候合于周天之数，三百日无差则为金丹矣。胁腹凝息行一百八之数，自子逆行至于午，以心火下降而炼黄庭，于是五日加六铢，二十有五日移一时，此进火者也。升身偃脊，行一百八数，自子顺行至于午，以肾背飞而补泥丸，于是五日加六铢，二十有五日移一时，此退火者也。内丹既凝而生纯阳之气，是为气中有气。于是不计昼夜，升身正坐，是为太阳。炼之百日，其身轻矣；千日飞腾而入南宫为仙。夫以纯阳随其元气所传以炼五脏之气，凝为胎元，炼气可以成神矣。丙丁之日，其时用午；庚辛之日，其时用酉；壬癸之日，其时用子；甲乙之日，其时用卯。于是静坐忘思，双收二颊，以喉中虚咽为法，所咽之数不过百焉，十日浇遍，百日而足。于是纯阳之气不能害于五脏，五脏之元神隐于真气而不散，五脏之真气隐于元气而不耗，由是随元气所传而炼其气，即气炼神，神自气中而出，止朝于元顶，入于泥丸。无丹者行此法，随时浇灌，可以炼形焉。

真一内丹篇

闭息漱液，阴阳以通；时之用，一岁之功。

子，复也；丑，临也；寅，泰也；卯，大壮也；辰，夬也；巳，乾也；午，姤也；未，遁也；申，否也；酉，观也；戌，剥也；亥，坤也。岁有十二月，日有十二时，吾以时易年矣。每时运用乎二卦，共十有二爻，一岁之象也。故一时之用得一岁之功。然自子至巳可以行也，午之后不可用也。子之时先进火焉。息者，火也；火，阳爻也。闭息三十有六，是为一阳爻，然后进水焉。津者，水也；水，阴爻也。漱液二十有四，是为一阴爻。故子之时行乎复，巳之后行乎姤，常相对行之。此一时而用二卦者也。子之时，其爻一阳而五阴，则先闭息三十有六，然后漱玉液二十有四。既已，则复行午时之卦，其爻一阴而五阳，则漱玉液二十有四，而后闭息三十六者五过，通于子则为六阴六阳，可以夺一岁之用矣。凡行持也，依爻数阴阳为之，必平坐握固，扣齿。子之时，面子之位，余亦如之。行已，则托天导引者数过。久之，内丹结矣。一岁之后可出之浴以太阳焉，所谓出玉池，入金室，大如弹，黄如橘者也。修气者，运阳以炼阴也。阳始于子，盛于巳；阴始于午，盛于亥。故常以子之时运用寅之时，行持至午则止，避阴气也。

还丹参同篇

　　一气精华，得火乃滋；还丹之根，其在南离。

　　昔者，燧人氏钻木以出火，女娲氏炼石以补天，斯合神丹之道矣。或曰：何谓也？曰：木者，汞之性也；金者，真火也。是以还丹之根在乎南离焉。何也？生于太阳之中，得火而后化乎形质者也。其一变，则潜形乎混沌之中，感处乎母之胎方，受精华之气，此朱为汞者也；其二变，则赤元之数合乎丹田，为受气之因，融化而为凝酥，于是魂魄降于合抱之位，此汞成雪者也；其三变，则青神之液独化于扶桑，此雪成砂者也；其四变，则白虎之义其气其汞和矣，复于根类，此砂成黄者也；其五变，则玄黄之化密，来于后土气，充于上元，剖分形质，此黄成铅金者也。故曰一物含五彩，其斯之谓欤！

夫汞不得火则其身虚焉，铅得水则其体光焉。岂非月之兔其可见者耶？日之乌其不可见者耶？是以太上之丹，虚无之道也。汞铅者，其何传乎？其出于恍惚而变于杳冥者欤？生于太初之始，成于混沌之中，为乾之宗坤之本。故气运者三千有六百年，节候者九转八琼。由是水火盈满于丹田，日月始终于鼎器，从文鼓武，灵炼幽玄，夺造化于炉，托乾坤于掌，气腾其身，来往自然，化龙于青汞之门，伏虎于白金之路，精沉气海，气抱精元，玄黄体化，气类相须，反南方之赤色，故名还丹之道焉。五行以之颠倒，八卦以之逆顺。魂也，魄也，降于合抱之位，其变化无穷矣。紫府仙都，玉洞丹室，乌驾金蟾，兔乘白马，于是有神功焉。

夫月满则亏，日中则反，焕然玄象，以魄交于其魂，金水制伏而无外。曰屯曰蒙者，药也；曰否曰泰者，炉也。所余各有配俪焉。一岁者三百有六十日，以应乎六十有四卦，卦三百有六十爻也。一旬者一百有二十时，昼夜行乎十有二爻二卦也，则三旬可以为一岁，而九旬斯为三岁矣。日月者，昼夜如车之转焉。日有三十度，天地转关。《经》曰：三十辐共一毂，当其无有车之用也，其乃应于法象之妙焉。此于丹道盖近矣。

《诗》曰：关关雎鸠，在河之洲。雌不孤居，雄不独游者也。是物之芸芸各归其根，类同以聚矣。去汞则分矣，《素书》所谓同气相感者也。《阴符》曰：黄腰啖虎，水木相刑，榆甘柔金，河车伏汞，其秘盖在乎神水华池焉。《太易志》曰：黑者，水之基也；白者，金之体也。《石洞记》曰：真五行者，一水一石也。中宫者，气之主也。水火激之成物，是为金液金丹矣。《参同契》曰：种禾用粟，附鸡用子。其此之谓欤！阴真君曰：阴者，真砂也；阳者，真汞也，求之不可妄动焉。无质而生质，是为还丹，非所谓凡汞凡砂也。青霞子曰：吾有丹砂焉，取金之精、活石之液，合为夫妇，列为魂魄，一体混沌，两情感激，此丹砂也。

《易》曰：初九，潜龙勿用；九二，见龙在田；九三，君子终日乾乾。何谓也？万物者，生于一，老于九，汞之未得火而变化也，其隐于砂之中，是为潜龙不得用也。砂之正体以火飞之，入于铅中，见乎真火真汞而交感焉，是为见龙在田。田者，丹田也。丹为汞，田为土，土生万物者也。水之中有土，是为真金。真金者，丹田也，是为终日乾乾者欤，金汞成真可以变化矣。乾者，火也，金也。九者，铅之数也；三者，木之数也。天得一而见水，得二而见火，得三而见木，得四而见金，得五而见土，修炼者不可以不知乎此也。白金也、汞也，各当八两，二八者合于一斤，此炼砂、炼灵象之数也，总集于一。一者，水也。水之中有火，火之中有木，木之中有金，金之中有土。五行混一则二仪开阖，日月明矣，三才备矣。故一生二，二生三，三生万物。乾为父，坤为母，内有寒暑、阴阳、日月、星辰焉，其罗列进退休王，皆自然之道也。夫砂也、汞也，得火而后飞腾矣，得水而后藏体矣，得金而后交感矣，得木而后本明矣，得土而后生成矣。于是以金为丹，丹为白虎，白虎为真火，真火为日魂，日魂为金鸡，金鸡为华池，华池为黄铅，黄铅为媒氏。汞又以木为青龙，青龙为黄水，黄水为月魄，月魄为玉兔，玉兔为黄芽。黄芽者，生于丹田者也。丹田之本体，其名金公。吾能知其道则可以不抛金水而化青龙矣。青龙者，汞也，必俟玄黄成其终始。玄黄之内有真。金焉，当与木精通乎鬼神。鬼神者，无形质也。大帝以为金室逍遥，降出太和之津，于是可以仙矣。夫求华池者必由于此门焉，丹砂隐其中矣。吾明乎鼎器，见乎形容，究五行，穷八卦，定休王之始终，别囚死之宗元，魂魄交争，阴阳来往，金隐于秋冬之卦，汞藏于春夏之形。东南者，斯为丹汞之神也；西北者，斯混水金之道也。吾盖有十干形象之图焉；中央者，万物之草也，戊己为烹炼者也；东者，甲乙也，甲为沉石，乙为浮石；南者，丙丁也，丙为武火，丁为文火；西者，庚辛也，庚为世金，辛为世银；北者，壬癸也，壬为真铅，癸为真汞。呜呼！吾其开天之秘乎？

金丹明镜篇

水火之数，坎离之象；赜其精深，得道过半。

玄一曰：观夫乾坤至大，易行乎其中矣。故知离己日精也，坎戊月华也。鼎则乎天地，药法乎日月，有男女之象焉；始乎否也、泰也，周乎既济也、未济也，于是药鼎成矣，非世之所谓五金八石者也。

《经》曰：一生二，二生三，三生万物户。自一之水，二之火，三之木，而为龙，在于东者也，四之金为虎，而成五之土合乎土彩，应乎五行，明乎四象，凡乾坤之内，其下有形焉，其上有象焉，吾法则其阴阳之造化，斯犹反手尔。故能知一之水、二之火、坎离之二用与夫日月，则已得还丹者过半矣。是以五行之道得一而毕乎！

玄一曰：吾见世之烧炼迷谬者不知几何人也，知贪乎黄白，不知慕延生，彼岂知阴阳之根蒂、南北之要津耶？

诀曰：用铅不用铅，须向铅中作；及至用铅时，用铅还是错；欲得识还丹，终不离铅脚，斯道之要也，而世不知采铅者，须知金公焉、河车焉五行全是金公也，北方正气河车也，乃取雅安之铅雅州也，犍为之铅嘉州也，土之铅，垅驮之铅，草节之铅，而为鼎，投以水银而养火焉，非吾所云道也。语曰：铅若是真，不失家臣，铅若不真，其铅难亲。其要在乎阴阳和合、五行备而四象全，然后知真铅者真一也，太一丹田从铅而始者也，观夫火中之木、水中之金，则铅汞明矣。

诀曰：五行颠倒术，龙从火内出。五行不顺行，虎向水中生。此言真水火与日月精华者也。鼎无首无质也，然无质而生质矣。故阴极而阳生，阳极而阴生焉。愚者将空炉拥千斤之炭，露地鼓扇，以为赚日月之精华，无质自然生质，火汗赤红聚于炉中，用之为丹，服之则燥矣；或持水精之珠于日之下以承火，于月之下以映水，复以火炼其水，以为真水，火日月之精而为药；或闻至人之言曰采乎蚕食之前，成乎火化之后，遂取蚕未食之桑，焚之为灰，八月既望，以灰承露收其汁焉。玄一曰：是皆非道也。夫日出于扶桑甲乙之上，所谓未蚕者也，火生于木者也；庚申为月窟者也，是为寅之前未之后。吾闻其诀曰：淮南王号秋石王，扬隐说黄芽，西方承王气，得道在中华。其状也，其外白，其内黄，如鸡子焉。世不知西方庚辛，兑之金也，太白符应属于秋焉，乾之少女采斯气为鼎中之宫而作丹者也。少女之气者，轩后美之为金华，淮南秘之为秋石。金者土之子，何也？金土相生而孕芽蘗者也。八月天罡在于酉，万卉凋落，故金克于木。惟木生芽，吾丹之道如金之上生芽，其黄如蘗，染之有色，应于中方而黄芽者也。故曰：黄芽者，铅汞所造也。阴之壳其含阳华，夫不得黄芽则去金丹远矣。

世不知从一至于五，运合五行，于是始符契于五彩，虹晕于天霞，起于炉者也，故炼取真水土者，道之要欤。六戊六己者，土也。土无正形，王于四时之季，而应于五方。世不知水之一、金之四为之戊焉，火之二、木之三为之己焉，戊己诚合于正中，足乎阴阳之数，方具美矣。于是阳壬不自火中而去，则阳壬不得作烟矣。如鸡抱卵，日数既足则生子焉如人十月而生。故曰：孤阴不成，孤阳不立。汞砂皆阴者也，譬如二女同室者欤！夫人因二气和合而生，以父之精为骨，以母之血为肉，结而成形，十月而生。吾之道犹是也。中男御乎中女，交合以成形矣。少女之气百数，其秘在于还精补气而已。离☲者，其中含阴，象乎日之中有鹦而为女之血者也；坎☵者，其中含阳，象乎月之中有兔，阴极阳生而为男之精者也。圣人以南北二位为药，犹父母配合而生者乎。震☳者，长子，继父体者也，又归于兑☱而成少女焉，采少女之气百数而为丹为鼎。鼎者，元无鼎也；药者，元无药也；本乎人之情性不离，而皆禀乎四象者矣。愚者不之知，乃以污秽而成之，非也。吾之至药法，象乾坤剖一气而分阴阳，如人用父母之传元气而生者，于是合日月、备三才、成四象、符五行焉。五日一候者，六十时也；旬又五日，一气至矣；三旬有六日，丹凤形矣；四旬有九日，五彩全矣；六旬有四日，四气足矣。五行气尽，于是乎产芽而药见真一焉。然后有三十六龙，置否泰之鼎，立太一之神室，坎离为日月，震兑为龙虎，则真水火与夫内外阴阳，安设神室于城郭，依法则听刻漏，候一阳爻之生也，运既济、未济之阴阳，施文武之下火使之炎上，于是阳气上腾而为天焉；吾之上水润于下，则为阴气下降而为地焉。汞者，人物也。男女交合，各孕真精，权变斯须，圣化无极矣。昔者轩辕氏游于蜀，悟三一之道，铸鼎成丹，乘赤龙而仙，用此道也。吾之药应乎上下之二弦。二八之数，有三百八十有四铢每两二十四铢，此乃一斤也，应乎六十四卦之爻，乾坤之二策，而成九转七返者也。

大还金丹篇

卯酉之门，功不可施；去黑取赤，入于华池。

金丹者，其药用真铅。真铅者，北方铅中白骨也。取之八两以作丹苗生芽如苗，又于赤中求汞。汞者，南方朱雀之精也，抽取之八两与铅同用焉。水火阴阳之用，盖水有上有内，火有下有外，三日、五日、七日添药入汞一两，水一盂，至十五日腾云矣。三十有六日，于是金凤成矣。昼夜阴阳，其要在于调和，则汞在鼎之中自作黄芽，三八之后稍加火焉。火当常热不瘥，及于开鼎则见真龙虎矣。此结头第一之数者也。去黑取赤入于华池，神符白雪同汤煮之雪花用四两，陵郡所生，常如鱼眼。一九、二九、三九，察其得所则止，五九则甚矣。以汤洗而澄之，使之无味，其色如苍穹焉。复入金铛炒烙之，用仙酒濡之小点之，使其色红，三日已来，仍伏于火，入于鼎中，向炉而坐，二三四五，其两分明，五日一次，中运而起，复从离之上作始而行，卯酉二门不可运火者也，惟于南北功精而已。阴之火外也，阳之火立也，露出之遣风微入焉，又须固济坚牢其鼎。药之成也，如呼吸焉，百有二十日开炉，是为小还丹，服之万疾除之，涌泉干矣。鼎之诀则非翰牍所能传也。

金书玉鉴篇

物备于我，勿求诸外；中宫有鼎，覆以华盖。

夫修内丹者，必先正其炉焉。炉者，鼎之外坤也，吾之身是也。其中有长生之药焉，吾之神气精液是也。

炉有八门，何也？吾之目也，耳也，鼻也。于是为视听吐纳之关，斯其橐籥者也。其辟门之户，运动各取其宜，而常固守焉，勿使滋味逆邪伤于其内，由是于天地之炉、造化之鼎，调其至药，配其阴阳，炼气神而后成功焉。

鼎之华盖下覆于鼎，何谓也？天者，乾也，金也。其内境则肺之宫也。上为华盖，下覆乎诸脏之上。其通于鼻，是为天门，升降呼吸，运精乎荣卫，循环乎五脏，流注于身。其动变浮沉、大小有定焉。其由天之运星斗，地之转江河。故天门运其肺者也，出入清气，为鼎之盖焉。

故地者鼎之腹，变化诸物者也。何谓也？地者，坤也。其内境则脾胃也，包罗水谷，上通于口。口者，咽门也，地之户也，收纳水谷，下伏于胃管。故脾者受天门升降之气，转动消铄，造化其水谷，而分其清浊焉。谷之清者升于上焦心肺之宫，而化为神气精液矣；谷之浊者则下泄于大肠、小肠焉。是以胃者造化之鼎也，口者地之炉也，鼻者天之门也。玄牝中央，其名曰人中。斯三才者也天、地、人。

天门呼吸之气，其上符于星辰之度焉；地户流转之水，其内应乎血焉，于是可以论日月阴阳之理矣。

日者，处于上而尊者也，天魂也，太阳之火精也。其位则居于乾艮焉，夏王冬衰，夜短昼长。其中则藏阴气，隐金鸡焉；鸡者，酉也。其外应乎西方之金石，能生乎水者也。乾者，天也，金也。艮者，山石之中，斯阳中之阴也。其内境则上焦也，是为天心灵符焉。首者，艮之山也；口者，洞之谷也，斯其出水源者欤！故水者，坤之积阴之气也。升于上天，陵于华盖，而为雨露浸润于心，斯阳中之阴也。离之卦外阳而内阴，外君子而内小人，其犹丹砂属于火而中隐汞焉，是为太阴姹女之魄，其衣五彩。离者，丽也。其精为日而五彩华丽，中有绛宫，上通于目。目者，泥丸之宫也，其中有神。神者，天地之主，万物之灵也。欲修命者，先澄其神，神清正则万邪不干矣，此长生之大药也。或不能伏其心焉，内生奸火，其犹丹砂不死，见火则飞矣。故曰：心者，生命之主也。

月者，处于下而卑者也，地魄也，太阴之水精也。其位居于坤巽焉，冬王夏衰，昼短夜长。其中则隐阳精藏玉兔焉。兔者，卯也。凭东方之木，能生乎火者也，斯阴中之阳焉。其内境则下焦也，于脏为肾，肾有二焉。中央者，丹田也。前者也，巽海也，水府也。故江湖者归乎巽焉。世不知阴阳之正位，以谓北方则坎也，南方则离也。非也！夫坎者，南方坤巽之位也。坎之中奇阳者，南方巳午之火也；离者，北方乾艮之位也。离之中偶阴者，北方亥子之水也。月者外阴而内阳，外小人而内君子，其犹铅锡乎！故于阴之中其产白银，于砂石之水中其包赤金。金也、银也，俱阴中之阳，所谓婴儿者也。于是上与丹砂之中太阴之姹女合而为夫妇，情类相恋，斯凝而为砂矣。故坎者，水之海而龙之宫也，有帝王处北阙，正南面之尊焉。月者，地也。地无其阳则万物不生矣。万物也者，禀天而生，向阳而长，此亦其常道也。配人者万物之灵乎？当顺乎天之道。天之道者存乎其身，于是纯阳真一、纯粹自然之气，可以致长生者也。

长生者何以致之哉？吾其昼夜修炼乎，故内功一日则天运一岁者也。于是升降阴阳，运行于四序十有二时焉。其昼应乎春夏，其夜法乎秋冬。昼夜始终，此天地之交泰者也。故亥、子、丑之时，其应乎天之冬焉，其阴升于天心，其阳降于水府，温养其肾而变炼其骨，于是金筋玉髓而为真人矣。其犹山石潜受阴阳升降之气化，而为金、为银、为珠、为玉、为丹砂、为铜、为铁者欤！寅、卯、辰之时，其应于天之春焉。其阴降于华盖之下，其阳升于鼎甑之上，温养其肝，生长其筋脉，其犹草木潜受阳和之气，而为华、为叶、为苗、为蔓者欤！巳、午、未之时，其应乎天之夏焉，其阳降于水府，其阴极于火宫，温养其心，变炼其血而成白乳焉。申、酉、戌之时，其应乎天之秋焉，其阳极而降于天，其阴复而升于地，温养其脾，变炼其皮肤焉。昼夜其应乎四时者也，阴阳炼于一体，于是自凡而入于圣矣，然不可不知君臣夫妇之理焉。

以吾之内境言之，则身者？国也；首者，城也；目、耳、口、鼻者，四门也；手足四肢者，四方之兵防不虞者也。心者，国之君也；气者，臣也。故心为气之主，而气为心之使也。心神澄静，则元气和宁矣。神气合，则长生矣。其犹君圣而臣斯忠乎君，臣明而天下斯治乎。吾观夫内境之君者，绛宫纯元真一之气也。其臣者，坎宫太阴玄冥之液也。天降真气，化生万物，犹君之惠其臣也。北升阴气，凝成雨露，滋润万物，犹臣之佐其君也。君者，心也。心连于舌，其下有玉池焉，左曰金精，右曰玉液，此所谓玄冥之液者也。升降于上为雨露、为渊泉，以浸灌其心，心则活矣，所谓君得其臣者也。臣者，肾也。二肾之中央者，丹田也。其前者巽海也，是为水府，其气本生于离，降气于下以温丹田，所谓君隐于北阙者也。故君圣臣贤则国昌炽矣，心明气清则身长生矣。欲治其国，先治其身；欲修其道，先澄其心神，而后调其元气，其道一也。

吾尝谕之家焉；身者，宅也；五脏者，宫也；乾者，父也；坤者，母也；坎者，中男也；离者，中女也；震者，长男也；巽者，长女也；艮者，少男也；兑者，少女也。乾父坤母，斯成偶矣；三男三女，斯为夫妇矣。肝者，东宫也，木也。甲，其兄也；乙，其妹也。甲以己为妇，乙以庚为夫，故肝得水而沉。何也？木带金之气者也。肺者，西宫也，金也。庚，其兄也；辛，其妹也。庚以乙为妇，辛以丙为夫，故肺得水而浮。何也？金带火之气者也。心者，南宫也，火也。丙，其兄也；丁，其妹也。丙以辛为妇，丁以壬为夫，故心能拒火，何也？火带水之气者也。肾者，北宫也，水也。壬，其兄也；癸，其妹也。壬以丁为妇，癸以戊为夫，故肾能拒水。何也？水带土之气者也。脾者，中宫也，土也。戊，其兄也；己，其妹也。戊以癸为妇，己以甲为夫，故脾能纳谷。何也？土带木之气者也。此吾造化之鼎也。君臣于国、夫妇于家、神气于身，此长生久视之道，古今不易者也。

吾于是宜知夫内境真象焉。内境者何也？身之境也。真象者，吾身之炉，其中有天地、日月、星辰、风云、河汉、山岳、江河、草木焉。天者，乾也，金也，华盖也，处于万象之上，是为内境之肺者也。星辰日月之轮者，是为内境之上焦，荣卫流行之度者也。太虚玄界之上清气凝集焉，玄界之下浊气聚散焉，上下清浊之分是为内境之中焦，罗隔者也。罗隔之上，清净之域也；罗隔之下，秽浊之境也。五岳群山者，首也；涧谷者，口也、鼻也；泉源者，津液也，饮食也；江河奔大海者，饮食聚于水谷之府也；云雨生山川者，毛发也。

夫欲知天地长久之道乎？盖得正一、真一者也。斯何谓也？是乃天地炉鼎之中，阴阳交合于内，不失其元气者也。夫人禀天地而生，合天地之精而为之子，故吾之内境亦有天地长久之道焉。夫不禀天地之道，究阴阳之功，奚得保其天年哉？夫能于其内境识其天地交合、其阴阳抱养、其神气津液，俟其日月满足则长久矣。

知所以长久矣，其可不知五行之变炼乎？五行者，五脏也。肝者，东方震宫，甲乙木也，青龙也；肺者，西方兑宫，庚辛金也，白虎也；心者，南方离宫，丙丁火也，朱雀也；肾者，北方坎宫，壬癸水也，玄武也；脾者，中央坤宫，戊己土也。吾有鼎鼐，于以调和四象，五行变转五行焉。水者液也，液之中有金，故曰金液焉。金克木、木生火，火复炼金。四象还返，皆由于土者也。土者主于神也，神者得其道斯为仙矣，失其道斯为鬼矣。

修真者宜舍繁华、远嗜欲、却腥膻，清静逍遥，栖于岩壑，洁斋登坛，入室择日，俟时背阴向阳，瞑目平坐，握固冥心，开辟炉之门以运火之候焉，于是五脏炼矣，百骸变矣，然后至于圣功灵化者也，虽然必更九转是为功满而登仙矣。一转则四月也，三转则一周也，九炼之功既全，于是三年而成丹矣。其大方寸，其重一斤，而阴阳各半焉。外应乎太易六十有四卦三百八十有四爻。何也？四卦者二十有四铢也，一两者二十四铢，四卦一两，则六十四卦为一斤。九转者，仙之初地也，于是灾患不干，寒暑不侵，水火不害，邪精匿矣。其能易形变体而入于圣者，中仙也。至夫大功玄化，真气纯阳，然后上升朝于帝君矣。

修真要诀篇

循其四序，以聚五行；间以金木，千日而成。

王子刘海蟾弟子王庭扬曰：道无名，其本自然。生一，一者，道之元也；一生二，二者，天地也；二生三，三者，三才具而万物于是乎生矣。故天，父也；地，母也；人，男女也。父之精阳也，母之血阴也，合而为人，则三才者皆本乎一气者也。是以一者，长生之本也。

《易》曰：天地交而生坎离，用之者取象焉。世之修身养命者众矣，而少至于道者，何也？莫测圣人之旨而惑于闻者也。故辟谷咽漱、吞霞服气、搬载拽己、饮乳闭息之论，非所谓要道也，其犹随山采珠者乎！吾所谓要者，修其真一，聚其五行，列八卦，合四象，括三才。乾坤，吾炉鼎也；坎离，吾药也。曰屯、曰蒙，起于朝昏；曰既济、曰未济，不愆于晦朔；曰序循环，千日而成功矣。著诗百章，摘其要妙得十二篇：

其一曰：日乌月兔镇相随，性命关连尽不知，会取地天交泰事，自然交际坎和离。

其二曰：忙忙世俗拟求真，多弄朱砂与水银，不炼自家身上药，汞还死后固生人。

其三曰：周天火候至幽微，运动抽添尽有时，节气无差七十二，自然伏得虎龙儿。

其四曰：不在市尘不在山，不拘名利不拘闲，世人要见长生药，只透心灰是大还。

其五曰：阴属地时阳属天，一为鬼趣二为仙，修治要见幽明事，性命相关在目前。

其六曰：金丹有诀夺天权，说著根源在目前，拭指北方玄武事，龟蛇因甚两相缠。

其七曰：鬓斑发白报君知，犹自贪婪恣乱为，不会五行交日月，是时一苦告他谁。

其八曰：水火同情间木金，火水知他甚处寻，脱黄著紫因何得，只为河车转数深。

其九曰：五行四象坎并离，诗诀分明说与伊，只有工夫下手处，几人会得几人知。

其十曰：鼎炉火候密推排，炼得纯纯气上来，地户闲时骨髓实，天门积渐自然开。

其十一曰：学人既悟修真一，修一须求法护防，早是水中难住火，那堪阴鬼在傍相。

其十二曰：若未逢师且看诗，诗中有诀好修持，虽然不到蓬莱路，也向人间死较迟。

修炼金丹篇

炼乎九鼎，行乎八卦；养息成神，冥于造化。

大丹要在乎养息成神而已。夫息者，日有三万六千焉，周流于三十六关，四六黑白之道，行于八卦，炼于九鼎者也。一日者有十二时，一时者八刻十七分。吾之四息为一至，可以通三十六关与四穴焉。凡一关穴息流二刻有五分，则一时为三千息，一刻为三百六十息。十二时者又分而为四季，有盛衰生克之道焉。

三十六关者，何谓也？下丹田者，素华关也；黄钟穴者，五路关也；尾闾穴者，翠微关也；天柱穴者，辘轳关也；肛后者，元门关也；泥丸宫者，太一关也；玄膺穴者，海泉关也；十二楼者，三元关也；肺者，白虎关也；肝者，青龙关也；心者，蓬霄关也；脾者，中黄关也；二十有四锤者皆关也。一曰受盛，二曰通元，三曰玉琼，四曰七星，五曰卫灵，六曰明堂，七曰瑞泉，八曰命门，九曰进城，十曰坤元，十一曰皇君，十二曰玉圭，十三曰赤城，十四曰荣金，十五曰透龙，十六曰玉药，十七曰玉楼，十八曰金泉，十九曰金城，二十曰冲天，二十一曰金凤，二十二曰冰霄，二十三曰会元，二十四曰百琼。

四穴者何也？肝者，羊车也，乘之朝玉皇以会万神，其名曰蓬瀛穴焉；肾者，鹿车也，乘之以朝昆仑，其名曰三峰穴焉；心者，大牛车也，乘之以驭火龙，入于蓬莱，其名曰守中穴焉；脾者，土也，镇于四方，左右有金水，其名曰保城穴焉。

黑白之道者何也？白金、黑虎阴阳之气也。其行由于荣卫。出者，荣也；入者，卫也。出入为一息各拘十日，一息自有四至焉。冬之月纳阳在于内，其应子、丑、寅之时者也，于是一万三千息行于荣之白道焉，二万三千息行于卫之黑道焉；春之月阳亦在其内，其应卯、辰、巳之时者也，于是一万六千息行于荣之白道焉，二万息行于卫之黑道焉；夏之月纳阴在于内，其应午、未、申之时者也，于是一万八千息行于荣之白道焉，一万八千息行于卫之黑道焉；秋之月阴亦在于内，其应酉、戌、亥之时者也，于是二万息行于荣之白道焉，一万六千息行于卫之黑道焉。

八卦九鼎者何谓也？于子、丑、寅之时，坎为阳鼎，真阴用事者也；于卯、辰、巳之时，震为阳鼎，木用事者也；于午、未、申之时，离为阴鼎，乾用事者也；于酉、戌、亥之时，兑为金鼎，兑用事者也。丑者，土王而用事，会归中宫。以艮为鼎，胆中取真用事者焉，阳之气胎也。辰者，土王而用事，会归中宫。震以巽为鼎，盖青龙行功。故一九之阳生水者，有震之气也，又曰兑当直其鼎，风也。未者，土王而用事，艮为膀胱，取真用事者焉。以艮为鼎，盖艮生之气为火，生于土山者也。戌者，土王而用事，正金之鼎，以巽为炉，是为金石之鼎，盖乾为大肠，其名金石，则金所归也。是以十有二时而有金、木、土之气，应于三才九鼎之位，能窃天地造化之功者乎！天地者，乾坤之象也。五行八卦，混元归返，而成乎泰天地之卦，是为八卦九鼎之数，天地交合，八卦五行周天之度者也。

观夫五行生克盛衰，分为四季而用事焉，何也？子、丑、寅之内，水王而克火，然能生木，是亦火之母欤！以木之气补其火候，火之气足方用事焉。卯、辰、巳之内，木王而克土，然后生火，是亦土之母欤！以火之气补其土，候土之气足方用事焉。午、未、申之内，火王而克金，然后生土，是亦金之母欤！以土之气补其金，候金之气足方用事焉。酉、戌、亥之内，金王而克木，然能生水，是亦木之母欤！以水之气补其木，候木之气足方用事焉。此五行生克相补之要也。

一时有三千息，行于三关二刻则为八息二至焉，此周天之火候也。其要在乎始于一阳为主焉。子之时一阳始生，初九者也，生于素华之宫，升而为月，是为龙潜于水者也，至于蓬霄、青龙之关焉；丑之时，其气在于白虎、三元、海泉之关，是为木生火者也；寅之时，其气在于太一、元门、辘轳之关者也；卯之时，其气在于白琼、会元、冰霄之关者也；辰之时，其气在于金凤、冲天、金城之关者也；巳之时，其气在于金水、玉楼、玉蕊之关者也；午之时，其气在于透龙、荣金、赤城之关，遇之真阴始生者也；未之时，其气在于玉圭、皇君、坤元之关者也；申之时，其气在于进城、命门、瑞泉之关者也；酉之时，其气在于明堂、卫灵、七星之关者也；戌之时，其气在于玉琼、通元、受盛之关者也；亥之时，其气在于翠微、五路、黄钟之关者也；子之时，其气逆行，复归于素华。此周天者也。

方其子、丑、寅也，安坐消息，闭目内观其五脏，想其肝有青龙，盘旋如雾如露，其出微微，以意交于气沉下于心宫，复想其心宫有朱雀焉，闭口以接其气，然青龙之气甚微，则息气三十有六，以制心之火而后行功焉。及其卯、辰、巳也，亦安坐定息，闭目内观其五脏，想其心有赤气盘旋，沉下于肺之上，复想脾之上有勾陈焉，闭口以接其气，其气甚微则服气三十，以制脾之土而后行功焉。及其午、未、申也，亦安坐消息，闭目内视其五脏，想其脾有黄气盘旋，以意游起至于肺，复想其肺有白虎焉，开口以接其气，消息服气三十，以制肺之金而后行功焉。及其酉、戌、亥也，亦安坐消息，闭目内视五脏，想其下丹田有白虎盘旋，以意游上至于肝，复想肝之中有青龙焉，开口以接其气，消息服气三十，以制肝之木而后行功焉。既已补其五脏，则可以行日月焉，其交在鼎之左右，可以行八卦之周流焉。当其用事也，先冷其神，乃想其心有日焉，其大如钱，出离于心，复想其光照于五脏百骸，次想其日状，若浮起即鼓口服气二十而一咽之，急想其气下于十二重楼，环伏其日，沉于脾之上鼎之左，消息既定，复想下丹田水海之内有月焉，其大如钱，复想其光照于一身，以意浮起而至于肺，鼓口制气三十，以首顾左而一咽之，急想其气下于十二楼，环至脾之上，入心之右鼎之右，消息既定而后用事焉。

金液还丹内篇

非汞非铅，真一为基；知白守黑，神明自归。

李光玄少慕道，已而遇至人告之曰：元气不散，可以长生者也。元气者，身中混元之气，人之根本也。念住则气停矣，神行则气散矣，是以至人喘息不游于鼻外，存思常住于丹田，三田实则可以至千岁焉。若夫吐故纳新，漱液咽津者，皆延年固身之道也。光玄行之十余年，以为此非出世金液之方也。遂游少室之山，因见玄寿先生而问焉。

玄寿先生曰：还丹者，真一为基、铅汞相依、黄芽为本者也。黄芽者何谓也？芽出于铅中，始于至真，汞传金之气，是之谓黄华者欤。

光玄曰：铅有大毒，何以成至药乎？玄寿先生曰：铅中有金，金中有宝，见宝识宝，贤人得道，宁修铅中金，不炼铅中宝。此非世之铅也。故曰：黄芽是铅，去铅万里；黄芽非铅，从铅而始。铅为芽母，芽为铅子，母隐子胞，子隐母胎，知白守黑，神明自来，是以一者水之数，五行之始也，其色禀于黑方，包含五彩，修之合道，契于自然。用能生天地，为牝牡，然后还日精于月窟，结精华于龙宫，紫气潜隐，与真合符焉。语曰：用铅须用铅，铅是旧丹田，不弃铅也。

光玄曰：世以朱砂、水银为黄芽，何理欤？玄寿先生曰：非知道之言也。夫黄芽者，坎离相孕，金水相生，男冠女笄，牝牡相得，从无入有，阴动阳交者也。

光玄曰：世或以金银五铅为黄芽，何理欤姚铅咸枯铅，黑铅蜜陀僧？玄寿先生曰：皆非也。彼有质而顽滞者服之灼五脏矣。吾所谓黄芽者，铅汞合体，金木相并，龙虎相交，水火相制，推情合体，以魄随魂，成于还返之因，明于呼吸之理，阳交阴孕，母在子存，全天地之精者也。故汞不呈体，金不露形，丹砂木精，得金乃并，乘身敛魂，虎饥则来啖食生髓脂，盖谓此也。然必时候周足则自然变化矣。故曰：铅汞芽同三花，采我。气结成砂，初间旬运火加，轮五彩入神华，增为使道无邪，三者备斯仙家矣。

光玄曰：犹未之悟也。玄寿先生曰：至药者，唯用五行而已。经曰：何言金木水火土，留神保命是龙虎，学人不识五行精，强以他人为父母；木主气兮骨主虎，血主水兮肉象土，不死之道在离宫，会得五行方有主；五行须是水银亲，殊质不堪为伴侣，贺兰大士名球曰青龙起，白虎卧，玄武飞，朱雀坐，黄龙中宫自结果；母怜子，子怜我，炉中结成云一朵，饵之刀圭无不可；谓此道也。

光玄曰：服饵当用何物乎？玄寿先生曰：成药之时水银而已，过河车则成紫粉，是为金液还丹焉。

光玄曰：敢问至药者，铢两几何？何日而成乎？玄寿先生曰：鼎有乾坤焉，自子以及离，斯明卦象者也，自离而至亥，斯见光华者也，犹子之在胎、鸡之居卵，时至则出矣。二八同居者铢两也，一星周匝者节候也，于是龙兴而虎啸焉。二八，姹女也；十六，铅精也。阳生起火，阴尽则停矣。陶隐居曰：子午二门开卯酉者也，四时运火合乾坤者也，斯龙虎自相吞矣。光玄曰：日魂月魄、白虎青龙、丹砂河车、真铅真汞，孰为正欤？玄寿先生曰：亦一而已，不越于五行者也。世以石为药者，七十有二或至百余，姑可治病，难与议长生之旨也。阳火东旋而为龙，阴水西转而为虎。汞者，火之木也；铅者，水之金也。制在于中宫，以类相成者乎！昔者陵阳子知其道，故用南对北，用西对东，配此四方，不违中道，一年运火，十月开炉，七返无亏，九还固足，斯乃龙飞魂返，虎伏魄归，其名曰：紫色之妙还、太液之神丹焉。

光玄曰：三黄结砂，可以成金，何也？玄寿先生曰：此贪者之所为也，非希夷寂寞学道者也。

金丹泥金篇

内气不出，外气不入；阳自炎炎，发于离域。

道有三焉：曰炼形、曰炼气、曰炼神。其要在乎法四时之机会、五行之造化、与夫坎离匹配之用，于是内使龙虎，及夫三田气满，混而成真，则一气伏于体矣。故玄谷三田气满而入于玄，上不皎，下不晦，然后炼气合神焉。

夫气者，气中之气也。浩浩通流，遍于四肢，绵绵寂寂，其神魂扬扬焉。真气混体而入于脐之下，气归脐则为息，神入气则为胎，胎息相合，其名曰太一含真，然后炼神焉。其全神有四：曰心、曰意、曰性、曰神，四者本乎一枝者也。盖心者藏神之宅也。神能抱气归根，方能自守，此入圣之始也。炼形之法何也？冥心调息，气寂绵绵，神室内守，于是气入乎丹田，此炼形者也。

气者，阴阳之至精也，天地之阳魂，炼而成器，是能生神气而为太一之象也。通流百脉之中，散乎一身，其五脏六腑分三为用，强其形，壮其骨，气住而神生。非静坐气何以得住乎？静坐叠足，与情想忘，出入绵绵，其息如龟。少焉，真气遍体，鼻中之气出而不出，动而不动，阴抱阳也。于是用赤龙上击七十二，动则天阳降乎离宫，离宫得其气化而为真火，以炼其形，阴邪为汗而出，如是者五过，乃合于三百有六十周天之数也，阳光遍体，其气自住，子母内守，负阴而抱阳也。此炼气者也，然后执神还元焉。

神者，在耳而听，在目而视，在舌而味，在心而变化，在意而倏忽，其神长游于六根，六根不纳则六根自静矣，神气归一则其神自真矣，是为六根入于室者也。正身而坐，神气已定，内景不出，外景不入，心无一念，听乎外而无所闻，闭目开目，其神在心，气归脐下，脑气自溢，舌柱上腭，灵泉自涌。左右手抱其脐，丹火温温，意游长空，神光自照，六根安定，物我俱忘，良久昏昏默默，杳杳冥冥，神不顾其体，体不顾其神，宾主分矣。见于太虚之中，有光如橘，非内非外，守之勿失。如月之辉，如镜之影，以意存之而不离焉，恍惚内照，其光自散，其大如轮，意惟上观，中有我相矣。其神自离于体而在光中，形见于神，神视于身，形神相顾，其光自散，如月照雪。形神俱妙，与道合真，神归于体则为真者耶？其出则为灵者耶？千日之功离体飞升，万日之用其神入矣，于是当行心火以养之。心火者，何也？恍乎惚，其中有物者也；杳乎冥，其中有真者也。

一日之时十有二，其六为阳，其六为阴。修生者时加乎子则起功焉。子，阳也；丑，阴也。取玄牝快者为阳，快于左则下金关，快于右则下玉户。时如子，阴在阳也。右肾，月也，中有玉兔之气，出于右鼻，其斯以为快者也。于是先行水三，后行火三，应乎既济。时加乎丑，阳在阴也。

左肾，日也，中有金乌之气，出于左鼻，其斯以为快者也。于是先行火三，后行水三，应乎未济。经曰：太一含光，右阴左阳也。故《易》曰：一阖一辟谓之变，往来不穷谓之通。是以舒而辟者阳之气，其出为日魂，真火也；卷而阖者阴之气，其入为月魄，真水也。《易》曰：乾刚坤柔，此之谓也。何也？此之元气金木刚柔间分玄牝焉。入沉出浮，升降于呼吸之际；雄转雌随，契御于丹田之内；出死入生，尽于是欤！

夫欲炼丹心明镜者，亦有道矣。时加乎子，左升右降，左投右接；时加乎午，右升左降，右投左接。一呼出乎心与肺焉，一吸入乎肾与肝焉，一呼一吸傍连乎四脏，皆会乎中宫戊己之鼎者也。

吾尝时加乎子平坐静定，忘机观妙，或南向或东向，左足在上，先闭其目，以击天鼓，次扣其齿，各三十有六，用集吾神；次之左右手相摩七返，呵火九还，摩掌以熨天宅者二三十过，次熨左肾为羊车，次熨右肾为鹿车，熨脐之下为大牛车，各三十有六，复行导引以运动熨擦其四肢，旋转舒展其百骸，于是经络无滞矣。俟其气通流而后吐纳，以为华池三咽焉。玄膺者，生死之岸也。入清出玄，二气换矣。是知水与火者，长生之门也。大药者三百八十四铢，合卦爻之数者也。

吾于子之一刻运日中之神，其名曰少阳。南向平坐，左足在上，闭目忘机，左右手握固二肾，紧咬其牙，以舌柱乎上腭，鼻引清气，入息绵绵，满腹则止，于是闭之，使内不出外不入，以心默数其息，以意存其神焉。次存下丹田，北海瀛洲山之下有云五色，中出日焉，状若弹丸，俄为火轮，上焚天门，下燎地户，周流九窍而炼五宫，五宫既焚，化为五云，上飞集于华池。吾候闭息其火，至于一铢即鼓漱其口之五气三二十过，扣齿三通，而平分三咽，以应三阳焉。左下金关，右过五脏，入鼎则止，于是徐出其息，使之绵绵，其名曰云行。吾复闭目宴坐，握固如前，而以舌为铁牛，左右耕于舌下三峰之内，使玉津满于华池，紧咬其牙，以舌柱乎上腭，如前取气，闭息，使其内外不出不入，心则默数其息，以意存其神，次存于下丹田。二肾之中有鼎焉，鼎有婴儿，其名曰天皇元君焉，正身而坐，婴儿有五色之光。次存其心如红芙叶，垂而未开也，中有姹女，其名曰地后之神焉，立于五彩之云，于是下降以扳其天皇而内交焉，斯须下发元火，上用华池，斯水火既济之候也。闭息俟其火至于一铢，漱其口之玉津三二十过，扣齿三通，而平分三咽，以应三阴焉。左下金关，右过玉宫，入鼎则止，于是徐吐其浊气，而出息绵绵焉，其名曰雨降，又曰龙先行、虎后至者也。如前先火后水，直至丑之时，右鼻快矣。乃先水后火，右下玉户焉。于午之一刻运月中之神，其名曰少阴，先以右足在上，法如前焉。

夫存观者，阴定法也，使神不外驰户者也，定息则气交矣。一息之定，其中有六合焉，故呼吸三阴三阳，使之上下交御，三男三女以用合精也。是以心存则神合，息定则气合矣。息者，元火也。用火而二十有四铢，直乎四卦二十有四爻，应乎一岁之二十有四气也。故用火二十有四铢者，定息九千有六百，凡一闭四百息可以得火一铢焉，闭息二十四过，则为火二十四铢矣。故曰积水成海，积气成神，此之谓欤，然则一日周天之火功，可以夺十有二年不死者也。

夫人气血昼夜行乎八百有十丈。夫能以寸定铢两合于百刻，则观天之道在于掌矣。卦之上三爻阴也，其应一吸，其入气三寸焉。刀者，二尺四寸也；圭者，二丈四尺也；铢者，二十四尺也；两者，二十四铢也。小数一爻者，一寸也，一息者，六寸也；定乎一息则为十六动焉，其得二尺四寸，此流珠之药也。中数一爻者，一尺也；十息者，六尺也；定乎四十息则为一百有六十动焉，其得二丈四尺一圭，此血气不流而聚为鼎也。纯阳子所谓当时自饮刀圭者乎！大衍一爻者，一丈也；一息者，六丈也。全乎四百息则为一千有六百动焉，其得二十四丈一铢，此血气不流而成变也。昼夜运火当得一两九铢七刀圭半，计其文则八百十焉，血气不流之土数也。

金玄八素篇

缄其神庐，以调其息；及乎九九，神斯来宅。

炼丹之士必先外贯阴阳、内明脏腑，而后可也。夫骨节三百有六十，毛窍八万有四千，其中靡不有之。夹脊天柱二十有四节，其背隐三关焉；直下一节曰鸠尾，在囊腔之心，是为谷神之户，尾闾、海门、回字之关者也；自中一节曰肘后，对心中极，是为九天火龙飞鸟之关者也；自上颈后肩一节曰大椎，是为斗牛、辘轳，三达上清飞步朝元变鳞之关者也，此庚虎甲龙回复之路焉。正面曰蓬壶三叠，其长三尺，分三田焉；自泥丸至颈是为上丹田，其名曰脑宫，分为九瓣，髓脑血之会海，玄牝之门也；自颈绝至胃绝是为中丹田，其名曰绛宫，分为九窍，津液水之会海，离心之门也；自胃绝至脐绝是为下丹田，其名曰玄宫，包括四象，罗布九宫，神精气之会海，衡端之门也。三田皆有膈膜，三重不相入焉。上元之宫照曜森罗于万象，中元之宫安置五脏之清阳，下元之宫传导六腑之秽浊。六腑在前，五脏居后，脉窍相连而各有通合者也。心者，离之卦也，其主神，其通舌，其合小肠，其生血、脉、汗、窍、发，其声言；肾者，坎之卦也，其主精，其通耳，其合膀胱，其生骨、脂、胞、唾、齿，其声呻；肺者，兑之卦也，其主魄，其通鼻，其合大肠，其生气、皮、涕毛，其声哭；肝者，震之卦也，其主魂，其通目，其合胆，其生筋、膜、泪、甲，其声呼；脾者，坤之卦也，其主志，其通口，其合胃，其生肉、脑、髓、涎，其声歌。舌者，心之根也；茎者，肾之蒂也；是皆本元一气，负阴抱阳，合和五行，而生化六尺之躯者也。自一岁至十有六岁，真一纯备，盈于一斤之数，既长则耗散矣。凡食聚于胃，潜受元火之磨化，清者若云雨之升飞润于天，浊者若粪土之沉传泄于地。于是当日用飞润之水涤其胸肠，奇阳之火焚其形质。原夫飞润者，聚于口成水，充于肺成唾，充于心成血，充于肾成精。精者，海宫之真铅，独备乎五行，是为太阳之流珠者也。其性猛烈，最难制伏，遇天五之真火从下克之，则飞上于泥丸，穿流于百脉，可以实髓脑、坚骨肉、王气血、荣毛发、炼筋肠，于是住万神而达三府矣。

于昼夜四事之际行、住、坐、卧，忽有魔焉，则入室盘足而坐，瞑目闭口，握固澄虑，内想左右肾之二脉并连于夹脊，盖如缕焉，上沿于天柱，直贯于泥丸，既已则调其气，先从穴囊下与肾夹二所发运一缩焉，息吸息抽，使一气直至于脑，即闭口鼻之关，不得注气，依前从穴囊下，息吸息抽而加缓焉。上还下转，转者何也？内转其玄龟，引颈之关，密数八十有一者也。一转者三数也，要在紧锁鼻门，使一吸之中内转龟关八十一者是也。于是不可使息进气奔，冲突于鼻，调之绵绵，至于百关，则才发一吸，其息已稳，转及八十一矣，缓缓绵绵，融运自然而无用力焉。唯闻二肾畅通，百关快爽，心喜神悦，骨轻气清，如坐温汤之中焉。方其始行，气未驯伏，火候未熟，则口鼻之关肩之为难，然不可惧。其冲突而上也，从九至九，以渐为之。其转息也，或一九，或二九，或三九，如冲突难调，则且止焉，复徐调其气，令入于丹田，其心澄定则口可以微开，而鼻不可轻纵，此为命息者也。久之，安和则止，于是津液蒸流，不可呕塞衣焉。是息也，能至四九、六九，及乎九九之数既足，调气定心，满口漱液，兼火左送九咽，直至海内，群邪远矣。此小还丹者也。夫不遇天地之大功，止日用此道，一纪之后亦可换骨血，桃颜漆发，坚固而无漏矣。

风雷门中，密室导引，既已盘足而坐于乾巽，于是端脊握固，瞑目静心，至意以集其神，摇其龙尾，向齿之内外、左右、上下及舌之根，随搅随漱飞天之水，漱满则含之，次则定心内观二肾气海之中如彤云之内有赫日焉，赤光炎炎，状如火珠，大如黄橘，以心注于火珠之中，用意抽出一脉之火，其大如绳，转以至于兑，此所谓金关者也。即至于兑，是为火金相烁，必有异音，略加意就身焉，心抽手摩，使过于兑之上，循离入震而止，即分下口中飞泉，直从左咽下至于兑，与火交合，归于丹田，是为一咽之数。若觉其咽送未尽下也，当从上微衮其液，向空鼓咽一口气火左下逐之，即尽下矣。凡抽咽运送不明，则下气不尽，反为阴滞积癖，伤乎六腑。然则一火一水者，一口之数也。准此法取而运用焉，其风六十，其雷六十，日用不已，其神数足，一岁可以成功矣。行及十口，则以意如抽火之状，自海中心和水兼火，循乎乾、兑、离、巽、震、衮之九转，遇潮则混而下之。起功之初，心常动摇，此阴邪被焚而欲战也，当定而勿动，则七十为中变，过乎百日是为小证焉。二十日、三十日，气宇虽清而或寒或热，六腑宣动。七十日，水源渐溢，如癖下焉，其溲不时。三田虽通，六情尚挠，一日小战，其潮至如波涌焉，其火激如雷震焉。于是五脏洞达，九膈潜通，饮食倍矣。百五十日，食虫退矣。百八十日，群虫出矣尺虫、麦虫、红豆虫、紫宛虫之类，或如鸡矢，或如蟾脂。二百日，真气内达于五脏，其入于肺则百毒退矣，其入于肝、心、脾、肾，则五色退矣，秽下隐痛而如癖焉。二百五十日，清脏浊腑皆净矣。于是见一气之火轮转结焉，五内清澄，四肢运而百脉轻矣，其耳聪，其目明，其髓充，其骨实，其肉秀，其筋强，其气全，其血不滞，自脐之下气海之上，内实层起，肥如卧蚕，一周则气可以不行矣。自然元气居丹海之中而成火，会于中宫，隐隐若双拳之重，其脐之下常热，胃空则火轮升上，循转八卦，如雷车之音，飞水玉液，思则盈口，元火灵珠，巡于三宫，于是八邪斯远矣。

孰知还丹之方乎？其诀曰：定天心，澄戊己，采以巳亥，取以寅申；象转银河，周流金鼎；先如蟠蛛环空焉，已则解衣静心；折足大卧，擦其掌，俟其热而行法浴拭面。于是周身通畅，则少定息，瞑目固关而作内观，化出碧波，盈亘天地，自然五神俱湛而万虑息矣。然于其身化太极为宫，其左金堂，居吾婴形；其右玉室，居吾姹妇；潜出交合，二气融流，则铅汞已凝于金鼎矣。当呕发地火，左旋三叠，空虚缩焉，则一一自入穴囊，其息吸息抽，透入于大节之中，过肘后之关，住数二六，喘则略定。第二，落枕翻左右手，力钩肫面，又从穴囊之下依旋三叠，用缩吸抽息，取过斗牛之关，住数二六，喘则略定。第三，起坐反凤翅，拗起大牛之车，又从穴囊之下依旋三叠，用缩吸抽息，取上于泥丸，俯首三点之数皆二六，喘则略定。此三反处，自关膈浑滞，火道水源皆当迟涩，运用尚疏，不可一一规其本法，大数勉强则有招损矣。惟量力渐而进之，或十，或二十，或五十，以至其数可也。及夫火发水涌，功用通达，则方计其日而行焉，及一岁之正数则成功矣。

飞水者，易漱也；元火者，难抽也。夫海心元火有气而无质，惟专心定于恍惚之内，至意取之，神感道符，则珠中之火自然随意而出，循还八卦，炎烈焚脐，击兑发音矣。初取其火止一指脉之大而已，久之历乎八卦，不出三旬透乎兑关，而有鸟声，六旬如鸠鸽声，九旬如沸鼎声，百日如涛浪声，半年如雷震声，于是胎气结而成真火矣。先之三旬火虚水涩，关鬲未通，恍惚难于作用，加之毒虫尸鬼，八邪阴魄为火所焚，乃为之魔，使之多怒、多贪、多爱，惟勿使火熄而已，三反既毕，略卧少时，然后湛然端坐，心安息定，满漱飞水，一一从左兼火九咽，直至于丹海，是为大还金精得一者也。一周星其功既足，于是投灵山胜地，取亥月日时，解服而卧，微行沐浴，俟其宣畅，合眸固关，审动真娥之宫，其物满乎一斤，男女当乎二八，情合心酣，一体温温，夫妇情恋，宣畅美合，至寅则圣胎内坚矣。盖自子后轻锁金关，定身平坐，勿转侧，勿动摇，至寅则舍手舒足，纵心自如，起坐隐几，始十日行，不可过二十四步，以至百步，逾月乃自如，方其大合，一时之中已夺一周星矣。于是足三千六百之正气，全七百二十之宿，直至于一气二仪，三才四象，五行六律，七星八卦，九宫十干，十二支，二十四气，七十二候，无不备于一胞之中也。

夫吾既得大易三百八十四铢之真气，以结灵胎，于是渐开顶之胪门，潜自坼焉，一举一止，一抱一负，在乎其意加详，而无一念之邪，而后可也。十月其神欲突飞而脱胎，则其意烦㶿，于是胪门如雷所震，其顶裂犹烈火腾上于天柱二十有四节，自顶而出，当安心定意，所行十过一丈，二年之后神通力具，灵识混然，出迩入遐，洞玄洞幽，无所不贯矣。及夫功深德厚，乃蜕壳上朝于玉帝焉。

金碧龙虎篇

四时推移，如环无端；虎伏龙蟠，化为金丹。

刘真人曰：仰观天象，而使知四时常移，阴阳互用，以推日月之迟速，大小生焉，于是得日往月来生成之道，以著金碧之经。金者，刚柔得位也；碧者，仙而游于碧落也。日者，太阳之精，天之魂也，其性刚烈，能生万物，居于阴中，离卦是也；月者，太阴之精，地之魄也，其性静而躁动，居于阳中，坎卦是也。坎者，二阴之时，其日生乎一阳，是为黑铅，出于水银，其至于艮宫，则渐有青白而为少男，此二阴而生一阳者也。即上之位四旬有五日，从下生阳，震卦是也。其名曰丹砂之魂，于是其汞渐伏焉。至于巳，六阳具矣，其名曰赤金。四旬有五日从南赤朱之地，武火锻之，四旬有五日至于坤宫，黄黑混杂，其精其名曰还丹，四旬有五日，至于兑宫，汞体自燥，其烂如泥，其名曰伏火。水银短，其火可以入于太阳，至于乾宫，三十有六旬，其金正紫，复入于中宫，大庚合于鸟火，首黄合于乌土者也。雄黄覆用，以为之焉，惟白虎制御之，更乎六旬，其名曰狗子。又五旬，其名曰白金虎子。又六旬，其名曰五金神丹。又五旬，其名曰太一神粉。其上曰谓之水母，其或不上覆而盘旋于中者，谓之辰砂；其紫黑通彻者，谓之大还；其赤而光明者，谓之紫微之丹。斋戒百日，择王气而吞三圆，则三尸、九虫、七毒尽矣，服之十有八旬，可以飞而腾天也。

九转金丹篇

人之得一，是为元火；炼于三田，神气为佐。

亢龙子西蜀青城山方士段昊也曰：道生一者，太空之一气也。万物与人，其生因乎一气者也，其死归乎一气者也。阴者，性也，无中来者也；阳者，命也，有中生者也。身为体，以心为用焉；心为体，以神为用焉；神为体，以气为用焉。气体以运，炼埏埴为用焉。天地之神者，阴阳所生也；精气之神者，阴阳所化也。其有神昏而性昧者，何也？气不合于神，神不合于气而然也。故心以性为神，神以心为用。神者，性之真也；性者，神之体也。是以存神养气，湛性冲神者，常使神以辅气、气以辅神，自然长生者矣。

天地得一者，何也？阴阳是也。人之得一者，何也！元火是也。知一者，则以虚无为药，丹元为鼎，正气为火，炼于三田，真气不散，则阴阳岂能一衰其形矣。

道之妙用有三焉：其上运太虚之元气，配用坎离之神，入有为而其形自化矣，夺无为而其形自真矣；其中守形固气，养其形，住其真，神气调御，湛然自灵焉；其下去浊留清，神魂不散要焉。

于夫辖虚无，策太空，究其终始，八卦焉。一爻者，一气也；一爻者一气也，一气者旬有五日也，二十四爻是为二十四气者欤。天地运行之始，其上有风轮，未济之象也，三阴之气自虚皇之降精者也；其下有水轮，既济之象也，三阳之气自虚皇之降精者也。东方者，震也，天真九皇少阳木之真气，生于水中，其应于肝；肝以甲为兄，乙为妹，己者甲之妇，庚者乙之夫也，太阳木之真气而为巽，生于风中。南方者，离也，天真九皇火之真气，生于风中，其应于心；心以丙为兄，丁为妹，辛者丙之妇，壬者丁之夫也，天真九皇三阴土之真气，生于风中而为坤焉，其上黑，其下赤，其左白，其右青，其中央黄，而藏乎一气，其色玄者也。西方者，兑也，天真九皇少阴金之真气，生于风中，其应于肺；肺以庚为兄，辛为妹，乙者庚之妇，丙者辛之夫也，天真九皇太阳金之真气，生于水中而为乾焉。北方者，坎也，天真九皇阳明水之真气，生于水中，其应于肾；肾以壬为者，旬有五日也；二十有四爻，是为二，癸为妹，丁者壬之妇，戊者癸之夫，天真九皇三阳土之真气，生于水中而为艮焉，其上赤，其下黑，其左青，其右白，其中央黄而藏乎一气，其色赤者也。中央者，坤也，其应于脾；脾以戊为兄，己为妹，癸者戊之妇，甲者己之夫也。三阳在于水中散而为天者，乾是也，其自然之气名曰太和君焉；三阴在于风中散而成地者，坤是也，其自然之神名曰太辰君焉。乾生三男震、坎、艮也，龙之精、凤之公也；坤生三女巽、离、兑也，虎之体、龟之精也。六气三阳、三阴者，曰传于五脏，升降于六腑，罗络于三元，系连于八脉，行于十二经十五络，循还三百六十五穴，上达于天关，下至于地户；加乎一息则热矣，损乎一息则寒矣。阳气左转，阴气右旋，五千度其周天者也。故左气交则右气应，右气交则左气应而各有配焉；少阳之精，太阳之正者，天真九皇金真之一气也；太阳之精，少阳之正者，天真九皇火真之二气也；阳明之精，少阳之正者，天真九皇土真之五气也；少阴之精，太阴之正者，天真九皇木真之三气也；太阴之精，厥阴之正者，天真九皇水真之四气也；厥阴之精，少阴之正者，天真九皇之六气也；三阳之正，太虚之精者，天真九皇之七气也；三阴之正，太虚之精者，天真九皇之八气也。于是以中宫置鼎，收夺八方之妙气，配土合和？炼而不散，而后成九鼎之神丹。其丹九色青、红、白、黑、黄、紫、绿、碧、赭，此九色也。

昔者黄帝炼剑铸鼎，乘火龙而升天者，谕内也。何以言之？心者火也，肝者炭也，肾者辖也，肺者金液也，脾者炉坛也。经曰：心为丹砂，肺为云母，肝为空青，肾为磁石，胆为雄黄，此配炼之义也。故圣人以身为炉，三宫为鼎，炼不息之气，入无为之形焉。身静则神自清矣，神清则气自盈矣，神气和则形自轻矣。一气既定，百脉常盈；九鼎通灌，万神自灵焉。九鼎者，九宫之用也。丹田者，真一之鼎也，是为九鼎大会之府者也。体一气而为真，炼九气而成神。九气者，何也？曰九气、曰九州、曰九域、曰九曲、曰九窍、曰九宫、曰九转、曰九还、曰九鼎。九鼎之内于是有七返、八四八六变、九还之道焉。返者，覆合也，收七表八里经络之气血者也。一返脉，脉停运矣；二返气，气聚而凝矣；三返血，血成白乳矣；四返精，精结琼瑰矣；五返骨，骨若红玉矣；六返髓，髓化玄霜矣；七返形，形清体妙矣；八返神，神化无方矣。还者，归其源也，取五行之气，动三要之精，定一物之元者也。一还肾，二还心，三还肝，四还肺，五还脾，六还丹房，七还气户，八还精堂，九还神室。九化则可以留形矣，其始乾者，大肠也，天也，其名曰金之维宫，曰灵符之宫，其数六者也；其次坎者，肾也，水也，其名曰水之正宫、曰丹元之宫，其数一者也；其次艮者，膀胱也，月也，山也，其名曰土之维宫，曰玉房之宫，脾胃之气符合于此，其数八者也；其次震者，肝也，雷也，其名曰木之正宫，曰兰台之宫，其数三者也；其次巽者，胆也，风也，其名曰木之维宫，曰天雾之宫，其数四者也；其次离者，心也，火也，其名曰火之正宫，曰绛宫，其数九者也；其次坤者，小肠也，地也，朱雀藏于土者也，其名曰土之维宫，曰朱陵之宫，脾胃之气符合于此，其数二者也；其次兑者，肺也，泽也，其名曰金之正宫，曰尚书之宫，其数七者也。

中宫者，黄庭也，铅汞也。虽然鼎无鼎也，药无药也，四象五行者不离乎身，外求者则与道隔矣。修金丹者，九年既成，其气自盈，其神自灵，五霞攒顶，万景朝形者也。

坎离者，水火也。水流湿，火就燥；云从龙，风从虎；本乎天者亲上，本乎地者亲下；各从其类也。故阴气上动则下降，阳气下动则上升，此内丹之升降者也。自冬至炼成阳胎，内结于丹田，谓之命焉；自夏至炼成阴息，内结于绛宫，谓之性焉。阳气自其足而左旋，其上腾而为日者也；阴气自其顶而右旋，其下降而为月者也。炼纯阳者，轻举而为仙；炼纯阴者，凝寂而为鬼。心者，绛宫，玄灵之府也，其内有腾蛇又名碧眼胡儿、太素魔王、玉女真魔，呼吸真气，其散若白光，使天真阴之气下降焉；肾者，元宫，太子之府也，其内有白元之龟又名金精猛兽、文灵魔王，呼吸真气，其散若紫云，使天真阳之气上升焉。上曰风轮，是为风混未济者也，象曰离也，其内应于绛宫，阳中有阴，应感而生姹女地后之神；下曰水轮，是为水沌既济者也，象曰坎也，内应于丹田，阴中有阳，应感而生婴儿天皇之神。经曰：男居坎室，女居离房，次开混沌，配合中央，此之谓也。

绛宫者，其中有五色，其上黑，其下赤，其左白，其右青，其中央黄而藏白雪，久之生姹女，产为金液，还于丹田，妇返夫宫，此三阴之神也；丹田者，其中有五色，其上赤，其下黑，其左青，其右白，其中央黄而隐黄芽，是生婴儿，产于金液，还于绛宫，夫归妇室，些三阳之神也。黄芽者，运火化为婴儿，其顶有红光，驾青龙上游于金关之中；白雪者，有水化成姹女，其顶有碧光，乘白虎下返于玉堂之内。于是阳气化为红光而下隐于丹田，谓之日焉；阴气化为碧光而上升于绛宫，谓之月焉。

离宫阴火冥冥升降，左投右接，神气交会，住于丹田，灵光内现，其状如火轮，气结于丹元者也；坎宫阳火冥冥而降，右投左接，灵光内照，其状如水轮，百骸自收，精定于丹元，气凝于肾宫也。是以炼气者使神来往，上下交会，五光混元而结胎息焉。坎宫气结，其脐泄五霞而耀者也；离宫息住，其眉白光，斯乃阴阳得位，交感自然者乎！然炼金丹者，须分左右、水火、大小，炼两俱均焉。夫不循爻象之运动，其犹钻冰而取火者欤！善修炼者必上开天门，下闭地户，左收肾精而控天龙，右引肺液而驱地马，左收右引，左出右入，上升下降，二气循还，中央会合，左投而右接之，右投而左接之，不交而神自交，不接而神自接，忽然而来，忽然而去，忽然而散，忽然而聚，共在于黄庭之中，其散如风，其聚如雨，此炼气自然之道也。

夫炼气者，阳逆于阴，阴无不成矣；阴逆于阳，阳无不生矣是以内气不散，外气不入，自于内而交焉。其气蒸于百骸，飞腾荡荡，一交再交，一接再接，使夫神御气、气御神，神气相御，自然而成胎息矣。

夫炼胎息者，先之以心澄神定，气湛真全，是以心定则神定矣，神定则气定矣，气定则息定矣，息定则气合矣，气合则凝结不散，是为胎息焉。故其神内交，其气内接，体交其气，气交其神，神接其体，体返其精，澄澄入妙，抱固元根，守真存想，心气下降，定息内交，神气会于三宫，胎息结于产化，可以与天地同体者也。

大丹之使火，必循易而行之。于是易之卦六十有四，是为周星之运数也。三年一闰，闰则三百八十有四，是为天地气候加减升降之数也。以易之三百八十有四爻日用为火之符，则一月有三旬，三旬有三百六十时，盖日行二卦焉。故十有二爻者，六阴六阳，动静之候，此变爻行火之数者也。月用六十卦之外，又有四卦焉，乾坤为之炉鼎，离坎为之铅汞，乃枢轴之用者也。魏真人曰六十四卦张布为舆，龙马就驾，明君御持，此之谓欤！

夫十二爻者应乎十二时也，五日一候，旬有五日一气，四旬有五日一节，惟不用乎卯酉。卯酉者，金木正刑也。止运行其河车于二膝，俟夫津汗交流，是为焚魔沐浴之火也。然则一日之用十时，一年之用十月于日于月除卯酉，故还丹者十月脱胎焉犹人之主。三旬为一鼎，盖日月者三旬一交，吾取夺造化之九气，聚而炼之，结为神丹。吾之十鼎，惟日不用复卦。

《易》曰：初九，潜龙勿用。何也？丹药未能有变者也。然则所实用符火者，惟九月而已。是乃九鼎者乎？九年者，九九之数，取日月之运行，其真气八百有十丈，斯其为丹者也。以一月论之其变爻行火内用之道，则一日其朝用屯，其夕用蒙，日之升者也；二日其朝用需，其夕用讼；三日其朝用师，其夕用比；四日其朝用小畜，其夕用履；五日其朝用泰，其夕用否；此六十时，上五日一候者也。六日其朝用同人，其夕用大有；七日其朝用谦，其夕用豫；八日其朝用随，其夕用蛊，上弦者也；九日其朝用临，其夕用观；十日其朝用噬嗑，其夕用贲；中五日一候者也。十一日其朝用剥，其夕用复；十二日其朝用无妄，其夕用大畜；十三日其朝用颐，其夕用大过，十四日其朝用咸，其夕用恒；十五日其朝用遁，其夕用大壮；下五日一候者也。十六日其朝用晋，用夕用明夷，日之降者也；十七日其朝用家人，其夕用睽；十八日其朝用蹇，其夕用解；十九日其朝用损，其夕用益；二十日其朝用夬，其夕用姤；上五日一候者也。二十一日其朝用萃，其夕用升；二十二日其朝用困，其夕用井；二十三日其朝用革，其夕用鼎，下弦者也；二十四日其朝用震，其夕用艮；二十五日其朝用渐，其夕用归妹；中五日一候者也。二十六日其朝用丰，其夕用旅；二十七日其朝用巽，其夕用兑；二十八日其朝用涣，其夕用节；二十九日其朝用中孚，其夕用小过；三十日其朝用既济，其夕用未济；下五日一候者也。

人者合天地之象焉，其上至于绛宫，其下至于丹元，去脊骨两傍皆七分左右各十五腧穴，是乃五脏六腑、八脉三元、万神所行、元气所会，升降之道路者也。自绛宫左行十五之腧会，此日气升腾之所由也；自绛宫右行十五之腧会，此月气下降之所由也。夫气与神者，随日月上下升降而分左右焉。阳之日自左而升，至十有六日从其右下降，月终而极矣；阴之日自右而升，至十有六日从其左下降，月终而满矣。斯所谓三十辐共一毂，为其无而有车之用者欤。冬至遇甲子以为起功焉，于子之时其少阳应于坎，其神潜龙，其气天真九皇金真之一气也。木行于天霭，交于金运，二十有五度，肝之兰台之府，传此气于右肾，应于子之初一刻，其传三十有二刻，至卯之时沐浴运炼，五日一候，十有五日一气足矣，其铅生一分而镇于坎宫，其状如露蕊，生于丹田矣。可以取而炼之，一月为一鼎焉，前十有五日是为阳进火者也。盖炼少阳之一气，上之五日、中之五日、下之五日，各为一候而俱六十时。上之一候前二日半是为三十时，使火一两十有二铢，后二日半加火一两；中之一候前二日半，使火二两，后二日半加火二两十有二铢；下之一候前二日半，使火一两十有二铢，后二日半加火三两；此一气终矣。十五日、一百八十时。冬至之后十有六日至月之终，其阳明应于艮，其神见龙，其气天真九皇金真之一气也。木行于天霭，交于金运，二十有五度，人气亦行二十五度。传其气于右肾，应于丑初一刻，传三十有二刻，肝之兰台之府以辰为初运，三至九遍，起于开元之府至腰左胁之中，运炼十有五日，其铅复生一分，其状如含莲，日用火养之，故后十有五日为阴退火之数也。炼阳明之一气。上之五日、中之五日、下之五日各为一候，俱六十时。上之必候前二日半是为三十时，使火三两，后二日半退火用一两十有二铢；中之一候前二日半使火二两十有二铢，后二日半退火用二两；下之一候前二日半使火二两，后二日半退火用一两十有二铢。是以前十有五日谓之刚火，其效也，夜视五色焉；后十有五日谓之柔符，其效也，日射神光焉。于是复换鼎，使火自冬至三日有一日至四旬有五日，其太阳应于零，其神亢龙，其气天真九皇金真之一气也，太符于天灵，交于金运二十有五度，应乎寅之初一刻也，其传三十有二刻，肝之兰台之府，传其气于左肾，其铅复生一分，其状如抱卵，此乃换鼎者也。前十有五日为阳，进火以炼太阳之一气。上之五日、中之五日、下之五日，各为一候，俱六十时。上之一候前二日半是为三十时，使火一两十有二铢，后二日半加火二两；中之一候前二日半使火二两，后二日半加火二两十有二铢；下之一候前二日半使火二两十有二铢，后二日半加火三两，于是三气为四旬有五日，为一鼎半焉，一节之数也。炼之至此，三阴绝矣。太阳入户会于宗庙，余气散为丹砂者也。后十有五日为阴退火焉，自立春卦起于艮。上之五日、中之五日、下之五日，各为一候，俱六十时。上之一候前二日半是为三十时，使火三两，后二日半退火用二两十有二铢，中之一候前二日半使火二两十有二铢，后二日半退火用二两；下之一候前二日半使火二两，后二日半退火用一两十有二铢。于是为六十日，第二鼎之火数也。自是用火皆同于此焉。养至于夏至之日，火加焉而鼎不加焉。故自冬至进火，六月成阳胎，一气不散，结于丹田，其色赤，是谓红铅，阳砂者欤。夏至六起火亦与冬至同焉五日一候，十五日一气，一月一鼎，四十五日一节，同此。故自夏至午之时一刻由少阴起功焉，其应于离，其神潜龙，其气天真九皇木真之三气也。金行于灵符，交于火运二十有五度，肝之尚书之府传气于心之离宫，其汞生一分，其状如露药，生于绛宫，炼之则血化白乳，肤体光泽，而复运炼如前焉依冬至火数。及于冬至火加五鼎，水即不加焉，阴气不散，结于绛宫。故自夏至进火，六月以成阴息，其色黑，是谓黑铅，阴汞者欤。一赤者，阳气也；一黑者，阴气也。赤黑连于表里，其名红铅、黑铅，大丹之本也。行之周岁，性命有主矣。

　　夫三五一之道，身交而气不交，天龙地马，乾翁坤母。天者，日阳精也；地者，月阴精也。阴阳交御，夺而归根，此返本还元胎息之道也。老子曰：谷神不死，是谓玄牝。何也？夫一呼其气，出乎三寸，主于左肾，是为三阳，应于日者也。一吸其气，入于三寸，主于右肾是为三阴，应于月者也。呼吸六气，昼夜随日月之运行为一万三千五百息焉，呼吸为五万四千动焉，气血行八百十丈焉，是以血气昼夜如珠相连，流行于其身者也。荣卫行阳于左，其朝之荣脉二十有五度；荣卫行阴于右，其朝之卫脉二十有五度。血者，荣也；气者，卫也。一呼一吸，气血行乎六寸，凡二百七十息则气血行乎十有六丈二尺，此周身之一度也。故性命者在于呼吸而已。气之出为日魂焉，气之入为月魄焉。经曰：出日入月呼吸存也，日魂月魄二气真也，识者便是真仙子，炼之饵之千日期，身既无阴那肯死。此之谓欤！玉京之下自有日月以分昼夜者，天地之息也。呼吸者，人之息也。夫日为阳、月为阴，阴阳运行，故有生死焉。若夫阴阳不交、日月不错、四时无度，万物不生则安复有生死哉？定息者何也？运行定息，发元火内烧于四大，千日可止，直俟五脏不交、六腑不传，百脉不行，百关自溱，神气自御，万化自定，此胎息还元者也。

吾有大丹神胎金鼎焉，其炉三层。三层之上者，黄丹庭也；黄丹庭之下者，水也；水之下者，土也；土之下者，木也。其左固济，其右蓬壶，其外曰景死惊开休生伤杜，此所以保其鼎者也。大药一斤应于三百八十四爻，其内惟取十有五两用之，则三百六十爻焉；其一两应于四卦二十有四爻，是为乾坤坎离枢轴之用，斯盖天真变易火诀者乎？卦有六爻者，六气也，一分也；一爻者，一铢。泰之卦上之三爻应乎一呼，其出三寸，三阳也；下之三爻应乎一吸，其入三寸，三阴也。内用其卦者，何道也？十六息者，六十四动也，为九十六寸焉。凡定十六息者，四则为六十四息。九十六寸者，四则为三百八十四寸。故《易》者，寸也、铢也、两也、日也，皆三百八十有四焉。阳之爻六，一爻三十六策，六爻者则为乾之策二百十有六焉；阴之爻六，一爻二十四策，六爻者则为坤之策一百四十有四焉。三百八十四爻阴阳各半焉。合一万一千五百二十策者也。冬至一阳生，于子之初一刻起少阳之气，行乎三十六度，合于甲乙之气，行于地户；凡一度行六刻，则为运行者二百十有六刻也。次阳明、太阳，运行如前之数六十六度，通为一百八度，此乾元水星小应大乘之道也，计夺六百四十八刻焉。夏至一阴生，于午之一刻起少阴之气，行三十六度，合于庚辛之气，行于天户；凡一度行四刻，则为运行一百四十有四刻也。次厥阴、太阴，运行如前之数三十六度，通为一百八度，此坤元火星小应大乘之道也，计夺四百三十二刻焉阴阳共运行一千八十刻。是乃日月周天，运行万物之数者也。

肘后三成篇

道远如天，畴克以登？示之廉陛，犹阶而升。

纯阳子吕洞宾也曰：吾修天爵而人爵可弃也，悟真空而顽空可鄙也。盖知阴阳升降法乎二仪，性命根源归乎一气。其来也有一夫一妇焉，其去也有三男三女焉。金男采黄芽于九宫之台，玉女收白雪于十二楼。水中起火，以分八卦；阴内炼阳，以别九州。于是三田和会，而火龙出于昏衢，千日功成，则游于蓬岛矣。其要盖十有八焉，小成之道七，中成之道六，大成之道五。

纯阳子曰：一咽一呵，一呵十搓，久而行之，皱少红多。此天童不老，艮之卦也。何谓也？人之六欲七情，日交战焉，故喜怒哀乐郁结于心，以伤其神气。吾旦而起，以舌搅其口，恶浊之津尽咽之，而后呵之。以左右手搓其脸，以散心之积气，使真气上冲，而入于脸，斯返于童颜者也。

纯阳子曰：一搓一兜，左右易手，九九数终，真阳不走。此聚火煮海，乾之卦也。何谓也？夫感物以丧其志，则元阳耗，而真气失矣。所以病且老，老且死，岂不以下元虚损而气微弱乎？吾戌亥之时，于脐之下握之摩之八十有一，而后复搓其手，左右各八十有一，九日而效，八旬有一日而成功矣。

纯阳子曰：入九咽一，存三放七，定息内观，事罔不毕。此配合阴阳，震之卦也。何谓也？夫饮食也，或多焉，或少焉，时候有寒有热，忽有疾生于五脏六腑，吾则以鼻引其气，其入至于九分，以咽断气，勿使往来，瞑目冥心，存三放七，始治其疾，则想其疾之所在，气急则难止矣。故当开口徐放焉，而勿尽疾。如未愈也，则再作之，及于三五，未有不愈者也。平居日用卯之时，当夫心之阴下降，肾之阳上升，二气相遇，则依法行持焉。使气液各相配而相生，见效则止。

纯阳子曰：闭门上咽，勒关下搐，定意内观，元阳自足。此聚火还元，乾之卦也。何谓也？夫与事物交战，则耗其元阳，失其真气矣。吾于戌亥之间，闭口咽气，下搐膀胱而上起焉。微胁其腹，意定而不乱，于是内观存想，使心之火下降，外肾之火入而相合于命府，见效则止。

纯阳子曰：旦起叠盘，呵雷咽雨，升身内观，递施弓弩。此放火炼形，艮之卦也。何谓也？夫喜怒哀乐之气，经夕则积于四肢。其血滞矣，经络为之不通。吾旦起蟠膝，正坐升身，以左右手上摩其面，咽乎恶浊之津，如其前焉。于是呵其气，叩其齿，以泻心之积气，而集其神，既已则俯身焉。伸缩其手足，如挽弓张弩，于是经络通矣，气至而血行矣。久之，其疾永除，见效则止。

纯阳子曰：夫归妇室，月至阳宫，桃花浪底，龙虎相逢。此交合龙虎，离之卦也。何谓也？夫身之中易散者，元气也；难生者，真液也，故液之少，则不能生气矣；气之散，则不能生液矣。必欲气液交而为精，精汞炼而为砂。吾其于午之时，方肾之气至于心，勿使升于上，而独于其口出焉，乃用乎既济。于是含津满口，勿吐勿咽，神识内定，鼻之息绵绵，故肾之气与心之气自然相合，是为真气真液者也。阳龙阴虎，由是交而变黄芽矣。

纯阳子曰：黄婆配合夫妇，同域乾坤济会，阳关须勒。此炼丹之法，乾坤之卦也。何谓也？夫气海之中，有真阴真阳焉。相恋于脾之中，遇肺之液而搬运焉，和合无数，而入于黄庭。吾于戌亥之间，微胁其腹，是为勒阳关，使气不上升而下炼焉。此特小成而已，未及中成者也。

纯阳子曰：三男三女，俯仰开辟，节次升存，过关勿急。此肘后之法也。何谓也？夫真气真液，其相交也，下而入于丹田。于是火之候无差，以养乎真胎，而变乎纯阳焉。始于子之时，气生之后，用肘后之法，运入于上宫，是为还精补脑之道，可以长生久视者也。三男者，何也？震也、坎也、艮也。三女者，何也？巽也、离也、兑也。吾俯其身，则肾自相合，而气聚矣；其仰也，则肾自相离，而气散矣。透过乎尾闾，自其背而飞，以入于脑，是不可一日而至也。其必节次而升，以存想乎龙虎河车，使上起焉。然肾之虚阳入于顶，则上壅而生热，故曰过关勿急也。

纯阳子曰：少男长女争驰，龙虎飞入天池，化为甘雨。此肘后之飞金晶也。何谓也？既吾用夫肘后之法，次第升存，及肾之气入于脑，则行飞金晶焉。故于子之时，肾之气生，与肺之气合，于是肾之气欲与肝之气交焉。其肺之气存于肾之中，是为金晶者也。于其时下功，如前俯仰，一撞三关，直入于上宫，合和于体海，时饮乎天浆，是为真阴神水者也。如是以待乎既济。用艮之时，其名曰少男；用巽之时，其名曰长女。肘后之左曰龙，右曰虎；其顶曰天池，其神水曰甘雨。自艮至于巽，凡一撞而入于顶。于是炼顶之髓以为水。如脑中之神昏而溃，即暂存于下身，少焉复升，而入于顶以炼之。

纯阳子曰：杀夫救妇，当随其母。随母溉灌，五行有主。此玉液之还丹也。何谓也？吾观五行之理，生我者，斯谓之母矣；我生者，斯谓之子矣；克我者，斯谓之夫矣；我克者，斯谓之妇矣。若夫春之月，肝盛而脾衰，是为木强而土弱者也。吾则损肝而益脾。脾，母也。故于其盛之处，而咽气还元焉。脾母者，心也，是火生土者也。火之盛者，其在离之卦也。五行有生克，五脏有盛衰，是以水也、木也、火也、土也、金也，相生而为子母者也；火也、金也、土也、木也、水也，相克而为夫妇者也。若夫用咽之法，则须五行之相克者焉。此道也，既飞金晶之后，吾并行焉。其要在乎识五行之理而已。

纯阳子曰：火寄冥宫，水济丹台，午前频升，琼花自开。此玉液之炼形也。何谓也？夫采药以为丹，非纯阳之气，不能炼之矣。故肘后飞金晶以入于脑，炼之既久，或虑夫太过，而阴不及，则吐玉液，炼其形焉。盖于午之前，始于艮之时，升身前起，以起火炼其形焉。火寄冥宫者，炼之以纯阳之气者也；水济丹台者，灌之以玉液之水者也。午之前何以频升乎？炼之以气，上升而满体矣。于是其血变而为白膏、为琼花，莹然洁白，炼形之效也。

纯阳子曰：一阳初起，轻仰后存，龙蟠虎绕，水满高源。此金液之还丹也。何谓也？夫以玉液还丹，其数不逾乎一百有八焉，随即咽之。咽也、炼也，其数有多寡，而管在四时焉。可以灌乎内丹，而焚乎四肢也，是为金液还丹焉。方肾之气、肺之精以入于脑，而变为神水，故三纯阴之气，与纯阳上下相见，是为既济焉。自子之时，肾之气生，可以轻偃其脊，微存其身，聚其肾之气，一撞三关，直入于泥丸，与真髓相合，而变为神水，则下降焉，其犹甘露之灌于心也。

纯阳子曰：子后点举，勿厌频升，金光满体，阴尽阳纯。此金液之炼形也。何谓也？夫以金精入于脑，变而为金液；金液还元，变而为丹，三就可以长生矣。吾欲脱其壳，则方金液自上丹田之将降也，乃升其身前起焉，使真火一举，逢金水于玉池之侧，其名为既济。于是一次一圆金粟，其大如米焉。还丹一颗，一道金光自起，环周于身，其名曰金液炼形。炼形气足，乃始炼气成神，而脱其壳矣。故于子之后，肾肺之精一撞入于泥丸，点首而咽，则金液自来矣。金液既济以前起火炼之，是为还丹。凡一咽数炼，宜频升者也。

纯阳子曰：观夫中成，然后知大成之道其至矣乎？日月正王，夫妇俱仙，对时起火，气自朝元。此集神而朝元也。何谓也？前所云玉液还丹者，杀夫救妇，而求其母，吾知之矣。肝盛则脾必弱，何也？木者，夫也；土者，妇也；火者，子也；水者，母也。肝盛而杀夫，不可下功也；脾弱而杀妇，火盛而求母，用离之时灌之，所以救脾者也。故朝元者，虽不离乎五行生克之理，而随时起火，以炼其真气，使阴全尽焉。若夫春之月，肝盛之时也，起火以炼肝，而救脾于辰、戌、丑、未之时，起火以炼脾，则夫妇其俱仙矣。然肝之盛也，于其月、其日、其辰，是为三合之辰，其名曰三花。三花者，三阳也。虽起火矣，犹惧乎肺之盛，而伤其肝。当于兑之时，庚辛之日，不可毫厘失功也。以斯推之，其余岂异此哉？吾依此行之，则真气合于元气矣，元气合于真气矣，三气合而变三花矣。于是三花聚顶，五气朝元，合就阳神，而为纯阳之体，斯乃身外有身，弃壳而升仙也。

纯阳子曰：以胎止息，因气生神，留息炼气，色应天真又曰：养阳炼阴，前仰后钦，定息内观，数足自真。此炼气之成神也。何谓也？胎息之道，不在乎其出少、其入多，唯龙虎交，而结神丹。神丹就，而息自止矣。彼闭气炼息，止息炼神，非大道也。吾未见其能成功者也。当以其王之月、之日、之时，升身起火，降君火于所王之处，于是其息悠然自上，其气不升，其神不散矣，不过十千气。吾以炼肝，则青色出焉；炼心，则赤色出焉；炼肺，则白色出焉；炼肾，则黑色出焉；炼脾，则黄色出焉；遍炼其五脏，各七旬有二日，于是为三百有六十日而功成矣。次之一岁，则日炼其五脏，日一朝焉。若夫于定之中，见车骑女乐之纷华，宜虑夫阴鬼、外魔与阳神杂焉，必作内观，以起三昧之真火，而焚其身，可以交换仙凡矣。

纯阳子曰：内外俱定，澄心自观，炎炎火里，歌乐喧天，此交换者所谓内观者欤！吾于年之中，毕炼其五脏，则五气朝元矣。月以紫河车运而入于天宫，于是或有阴邪之魔，诡为车骑，出其笙篁，与阳神杂焉。学道者谬以为实，安其凡躯，则不能弃质而仙矣。莫若内外俱定，不出不入，澄心静虑，观乎壶天，则五方之云起于上，女乐车骑陈于下矣。彼阴邪者伪也，其孰谓之真乎！吾纯阳之神，其名曰天真，元皇天君焉。于斯之时，从其本体，真神扶卫，以返于天宫内院，则可以弃壳而去尘巢焉。夫不辨乎真伪，以伤阳神，则狂易而邪荡，不免于死矣。虽其形不坏，而何有于道哉？故内观之时，不惮升身以起火，则伪者散，而真者升矣。火之名有三：曰焚身、曰降魔、曰升天一曰朝元。夫既至于天宫，则贵乎调神有法焉。

纯阳子曰：七层宝塔，三级红楼，至时勿惧，出后难收。此还神出入，所谓调神者也。夫调神以出其壳，当在天宫之日而内观焉。红楼者，三田也；宝塔者，七气也。自下而上，既至其上，而不可有惧也。阳神不纯，则阴鬼杂之矣。故火之数，不患其多也。真气不坚，及出其躯则易惊，以散其收，以返其躯，其亦难矣乎！是以古先至人，有披襟散发之像焉。夫欲至而不惧，出而易收者，莫若三百日，采药进火抽添有时焉；五百日炼形合气，升降有数焉。于水之中起其火，有丹之后亦不患其多也。于是魔散神聚，不必乎红楼宝塔矣。惟内观乎黄庭，使五云合，而火龙踊起于红光紫气之中，直出于昏衢。其出也，自不惧矣。其过也，自不散矣。吾之身外有身，其如婴儿焉，始可以论分形之道矣。故未终乎前功，则又恶能分形而出哉？是道也，艰难万绪。若夫阴灵不散于定之中，误出于天门，则不得为纯阳之仙也。

纯阳子曰：火龙既出，须识金光，往来无阂，速至仙乡，此分形之超脱也。丹既就；而真气自生矣；真气生，而阳神自聚矣。神何以聚乎？恋其气也。气何以聚乎？恋其丹也。神出，则以气为形矣；神入，则以形止气矣。其出也，如蝉之蜕焉。故其壳也，寄于大川，则生珠；藏于名山，则生玉；若处于世，则优游自如矣。或厌世而去，则号召阴神跨凤乘龙，以朝于太微。太微之君考其功，则自下岛迁于中岛，自中岛迁于上岛，行满则返于洞天。

准易系辞篇

乾辖其始，坤括其终；蕞尔之形，易行于中。

抱黄子道士张抱黄，祥符中年已七十余，至岳麓访隐者周成不遇，见桥人秀水黎白，授以此书曰：首有七窍，体有四肢，乾坤定矣；乾辖其始，坤括其终，贵贱位矣；阴下而六，阳上而九，刚柔断矣；觉以阳开，瞑以阴阖，吉凶生矣；纯阴索男，纯阳索女，变化见矣。九窍相荡，五脏相通，六腑相须，三宫相统，八卦相扶，五行相照。权之以长男，运之以少女，状之以老翁，名之以姹女，弱之以婴儿，和之以乳母。耳目枢要，口鼻辅助，津液调和，骨髓坚固，脏腑光明，神魂拥护。阳老成父，阴老成母。

地出醴泉，天降甘露。火生于木，金生于水。得生于神，失生于鬼。神升天文，鬼入地理。木者火之母，水者金之子。二木成林，兄弟也；二火成炎，姊妹也。木者金之妻，水者火之夫。火作铅宗，水为汞祖。

铅以易知，汞以简能。易知则铅归，简能则汞归。铅归则有亲，汞归则有功。有亲则可久，有功则可大。易简得，则天上之室立矣。是故仙人以身观卦，以性观药，日月相催，风雨相薄，苍虬捧炉，飞廉鼓橐，丹光莹然，金精闪烁，融而为川，结而为岳。炼气焉，而分清浊；系辞焉，而明生死。阴阳相返，而权变化；晦明相推，而循昼夜；水火相奔，而定高下。是故震者动也，青龙之象；离者丽也，朱雀之象；兑者悦也，白虎之象；坎者陷也，玄武之象；巽者顺也，腾蛇之象；艮者止也，勾陈之象。是故仙人所居而安者，青龙之宫也；所乐而玩者，白虎之乘也；所开而游者，天之合也；所闭而掩者，地之扃也。是故左则观其龙，而安其东；右则观其虎，而玩其西；南则观其日，而安其午；北则观其月，而玩其子。是以自天佑之，吉无不利。

木者甲乙，火者丙丁，水者壬癸，金者庚辛，土者戊己。寅卯者，贼夫土者也；巳午者，贼夫金者也；申酉者，贼夫木者也；亥子者，贼夫火者也；四季者，贼夫水者也。是故列其耳者，存乎艮；分其目者，存乎坎；辨其鼻者，存乎震；验其口者，存乎兑；阴之泄者，存乎离；阳之漏者，存乎巽。是故身有上下，气有消长，性有坚虚，物有衰王。

道也者，各指其所之；德也者，各指其所为。性与天地准，寿与天地齐，法与天地并。是以知天地之根，识父母之欲。父之精为魂，母之血为魄。魂勿遣散，魄勿遣离，故上以认其天机，下以洞其人谋，享金石之年龄，变金玉之肌肤者乎！耳之失艮，故不闻；目之失坎，故不见；鼻之失震，故不嗅；口之失兑，故不言；泄之失离，故不走；漏之失巽，故不食。是故曰有魂，月有魄。

经天纬地之谓文，一阴一阳之谓道。炎之者火，润之者水；暖之者就燥，决之者就湿；命之者同声相应，蒸之者同气相求。顺而藏之曰潜龙，明而睹之曰见龙，悦而豢之曰人龙，呼而走之曰跃龙，浮而登之曰飞龙，高而上之曰亢龙。六龙乘时而不困，百姓日用而不知，故君子之道长矣，小人之道消矣；上下交通而志行矣，天地相感而物生矣。

显诸圣，藏诸用，凡炼阳而消阴，真水之用生矣，真火之用妙矣。生卯之位，真火也；生酉之位，真水也。火胎之位子，水胎之位午，西侧之位日，东残之位月，倾西北之位者乾，阙东南之位者巽。乾终上九之位艮，坤终上六之位巽。绝于巳者之谓逆，绝于亥者之谓顺。龙虎相从之谓仙，阴阳不测之谓神。以言乎天则不坏，以言乎地则不陷，以言乎火则不灭，以言乎水则不竭，以言乎木则不朽，以言乎金则不消。夫乾，其闭也纯，其开也真，是以大生焉；夫坤，其闭也平，其开也灵，是以广生焉。耳以配甲戌，目以配甲子，鼻以配甲寅，口以配甲申，泄以配甲午，漏以配甲辰。道之微矣乎，仙人所以用而治性也；道之寂矣乎，真人所以取而存命也。性治则空，空则清以效天；命存则通，通则灵以法地。天降甘雨，地长草木，山泽通气，龙蛇起陆。父母结形，道运乎其中矣；日月变神，道滋乎其中矣。铅汞存存，性命之门；龙虎绵绵，性命之原。仙人有以见上丹田之明明，故谓之上清；有以见中丹田之荧荧，故谓之中清；有以见下丹田之凝凝，故谓之下清。玄武之上关不可开也，勾陈之中关不可辟也，青龙之下关不可阐也。白虎之上尸不可养也，朱雀之中尸不可留也，腾蛇之下尸不可畜也。闭之而内静，启之而外动。启闭必彰乎变化，变化以定其性命。鸣鹤在阴，其子和之；我有好爵，吾与汝縻之。论曰：真人降其龙，而出其神剑，则千里之外应之，况其迩者乎！伏其虎，而举其神烛，则万里之外从之，况其迩者乎！剑降其龙，烛伏其虎。龙虎者，神仙之车驾也；车驾之就，升天之主也。神仙者，龙虎之门户也；门户之通，则出入之机也。同人先号咷而后笑。论曰：从凡入圣，仙人之径；自地升天，真人之缘。龙虎同心，天地为金；水火相薄，长河成酪。不出户庭，无咎。论曰：三惑之生也，六蔽之阶也。闻淫哇之声则失听，视华美之色则失明，嗅香馨之味则失思，多发语言则失志。阴动则失真精，阳散则失元气。是以真人包括而无用，谨密而不出也。耳目海惑，口鼻海贪，淫欲海衰竭，思虑海烦乱。鬼神之所辟，盗贼之所招也。五位相得，而各有合，所以成变化，而动鬼神。

论曰：金丹之术百数，其要在神水华池；神仙之术百数，其要在抱一守中。坎以象水，震以象木，兑以象金，离以象火。四象为药，二气为炉，炼之而后虚，服之而上升也。窍数九，藏数五，一身相得，而各有合；七情既立，而各有成；万物藏用，而各有喻；千神内扶，而各有守。天数顺行，地数逆取。白金之箓，青玉之符，黑水之契，朱火之图。此可以脱尘世，而入层霄者也。炎帝之宅乎午，黑帝之宅乎子，青帝之宅乎卯，白帝之宅乎西。初阳起，纯阴必当天地之历，引龙虎之精也。是以四神入鼎，九变成丹，赫而养之，流而纳之。

凡人之气，有仙人之道四焉；凡人之身，有仙人之本五焉。不治其性者，实而不空，泥而不通；不保其神者，离而不合，呼而不答；不爱其生者，溷而不清，作而不宁；不修其心者，病而不愈，弊而不补。故曰凡人之气，有仙人之道四焉，此之谓也。以金德者，尚乎肺；以水德者，尚乎肾；以木德者，尚乎肝；以火德者，尚乎心；以土德者，尚乎脾。是以仙人将有为也，将有行也。其弃色也如泥，其节情也如遗，其保淳也如痴，其养志也如龟。至精不失，以保乎肺居于金堂，非天上之白精，其孰能与于此乎？疾雷破山，大风振海，音乐遏云，铃鼓动地，巍然自安，超然独处，外声不入，以保乎肾居于珠宫，非天上之黑精，其孰能与于此乎？大不见于泰山，细不见于秋毫，文不视于秀丽，目不视于粉黛。黑白若不分，是非若不辨，众人之皎皎而已；独昏昏，众人之彰彰而已。独冥冥，彻然内鉴，志光不散以保乎心居于丹台，非天上之赤精，其孰能与于此乎？不耽五味，不嗜八珍，不畏洪水，不忧大旱，炜然似有华筵之嘉肴，茫然似有沃田之嘉谷。无思也，无为也，无去也，无就也，丰然不瘦，怡然不饥，不思不动，以保乎脾居于玉房，非天上之黄精，孰能与于此乎？不言而信，不笑而乐，惟神也不疾而速，惟体也不严而治，至乐无声，以保乎肝居其琼楼，非天上之苍精，其孰能与于此乎？故曰凡人之身，有仙人之本五焉，此之谓也。

耳初六，目初二，鼻六三，口六四，阴六五，阳上六。凡人也，死之根也。阳初九，阴九二，口九三，鼻九四，目九五，耳上九。真人也，生之根也。视龙之形鳞而青，虎之质毛而白，日之魂昼而热，月之魄夜而寒。以此修心，退藏谨密。天地相交之谓泰，日月相逐之谓易。地气上腾，天气下降。日盈则反，月满则亏。龙吟云起，虎啸风生。清气归天，阳以上升；浊气归地，阴以下坠。孰能与于此乎？

论曰：金公曰铅，木公曰汞。黄婆谓之真土，天地谓之炉，阴阳谓之炭，坎离谓之药物。子午谓之进退，水火谓之作用，卯酉谓之抽添，运转谓之河车，澄明谓之天酒，贵而谓之金花。玉液异而谓之青霜绛雪，养而谓之婴儿姹女，生而谓之黄芽大药，熟而谓之九转丹砂，成而谓之再生婴儿，奇而谓之神物，光而谓之宝珠。是故气海凝液海，液海凝血海，血海凝精海，精海凝骨海，骨海凝神海，神海凝真海。是以补其筋者，莫灵乎肝；补其气者，莫灵乎肺；补其肉者，莫灵乎脾；补其髓者，莫灵乎肾；补其脉者，莫灵乎心；补其命者，莫灵乎父精，补其性者，莫灵乎母血。是以身有九窍，圣人塞之；身有五脏，圣人练之；身有三关，圣人通之；身有三尸，圣人灭之；身有万虑，圣人涤之；身有千魔，圣人降之；身有百疾，圣人脱之；身有十恶，圣人削之。是以心宫有王，所以无为而治之；肝宫有相，所以无思而得之；肺宫有伯，所以不召而自来；胆宫有将军，所以不怒而自威；脾宫有大夫，所以不令而行之；肾宫有烈女，所以不禁而自止也。

龙精其魂之所蕴耶，虎威其魄之所畜耶，龙精著而火珠照乎其前矣，虎威振而水珠曜乎其后矣。龙精丧则无以见其魂，魂无见则火珠几乎没矣。虎威灭则无以见其魄，魄无见则水珠几乎沉矣。是以巽进初九谓之不漏，离进九二谓之不言，震退初六谓之不动；坎退六二谓之不窥，艮退六三谓之不闻。三阳守体谓之丈夫，三女变形谓之男子。七窍不动谓之混沌，二气交感谓之氤氲，黑白成质谓之大宝，虚无生性谓之元神。窒而空之，存乎少男，艮；合而明之，存乎中男，坎；绝而和之，存乎长男，震；敛而益之，存乎少女，兑；翕而复之，存乎中女，离；闭而顺之，存乎长女，巽。是以人之生也，泰在乎其中矣；人之死也，否在乎其中矣。耳之不听，黑精在乎其中矣；目之不视，青精在乎其中矣；鼻之不嗅，白精在乎其中矣，口之不言，赤精在乎其中矣，阴之不动，地精在乎其中矣；阳之不散，天精在乎其中矣。神而明之，上天之亨衢通矣；默而成之，天下之能事毕矣。

东方之神，骨骼者也；南方之神，气息者也；西方之神，经络者也；北方之神，血脉者也；中央之神，肌肉者也。角亢者，青龙之光；斗牛者，玄武之光；奎娄者，白虎之光；井鬼者，朱雀之光。房者，木星之中宫；

虚者，水星之中宫；昂者，金星之中宫；星者，火星之中宫。齿牙者，青龙之余；爪甲者，白虎之余；毛发者，玄武之余；气息者，朱雀之余。音声者，天之余；影迹者，地之余。乾巍然示人，得一者也；坤混然示人，抱一者也。夫五贼者，盗此者也；三田者，耕此者也。种芝者，阳虚之所生也；种玉者，阳秀之所孕也。药力就乎内，神通发乎外。积阴散其小，积阳至其大。动天地，感鬼神，莫善乎元精；蹈水火，贯金石，莫妙乎至理；福万民，寿九域，莫大乎真气；炼五神，立四极，莫先乎神用。夫坚百骸者，莫过乎真金；壮百筋者，莫大乎真木；换百脉者，莫越乎真水；升百神者，莫胜乎真火；填百节者，莫及乎真土。

何以保身？曰无劳。何以保命？曰无欲。何以治性？曰无思。何以治神？曰无邪。是故真人多阳而无阴，凡人多阴而无阳。非谓其无阴也，盖阴变而归纯阳者也；非谓其无阳也，盖阳变而归纯阴者也。

夫纯阳者，仙之气也；纯阴者，鬼之气也。仙之一成，宅乎阳界也；鬼之一就，宅乎阴界也。是以仙人日中无影，雪中无边，乘水不溺，入火不焦，行空不坠，透山无得，剑斫不绝，药鸩不尽；千魔恐惧，万神悦随：盖取纯阳之气也。夫凡人履则滞凝，驻则妨塞；万虑所集，万病所攒；上远天门，下近地户；逢明则觉，见暗则瞑；智慧不通，嗜欲不息；困而忘返，逝者如斯；盖取纯阴之气也。

夫肺白者，上应太白；心赤者，上应荧惑；肝青者，上应岁星；脾黄者，上应镇星；肾黑者，上应辰星。黄道者，上应太阳；白道者，上应太阴。昼主生者，上应南辰；夜主死者，上应北辰。所以圣人下修人事，上应天心也。

耳听极必聋，目视极必瞽，鼻嗅极必窒，口言极必喑；泄流极必罄，漏消极必终。此所以取六极而舍五福者也。言其大聪者，内听者也；言其大明者，内见者也；言其真气者，内萌者也；言其至声者，内运者也；言其阳精者，内炼者也；言其阴滓者，内淘者也。天下之至健，言乎虎者也；天下之至顺，言乎龙者也；天下之至神，就乎大药者也。九圣明乎外，八卦者也；九窍明乎内，八卦者也；修之者，长生久视者也。

日月玄枢篇

天地为鼎；阴静阳动；规乎伯阳，以明铅汞。

刘子唐明皇时人刘知古，为绵州昌明县令曰：道之所秘者，莫若还丹；还丹可验者莫若龙虎。龙虎之所自出者，莫若《参同契》焉。

抱朴子曰：魏伯阳作《参同契》、《五相类》，凡二篇，假大易之爻象以论修丹之旨。玄光先生曰：徐从事拟龙虎天文而作《参同契》上篇，以传魏君；魏君为作中篇，传于淳于叔通；叔通为制下篇，以表三才之道。

参同契者，参考三才，取其符契者也。吾能陈其梗概焉。其要曰乾坤为鼎，而天地之道成矣；坎离为药，而南北之位分矣；龙虎为名，而东西之界列矣。

若夫论火候，定生成，莫不循卦节于钟律焉。故黄钟之气至也，则阳生于复，历于否、泰，其至巳也，则阳爻之数终；蕤宾之气至也，则阴生于姤，历乎遁、剥，其至亥也，则阴爻之数终矣。终而复始，此六合、三才、四时、五行之理者也，鼎药一而已。

或者曰：肝青为父，曾青是也；肺白为母，铅银是也；肾黑为子，玄磁是也；脾黄为祖，雄雌是也。还丹白赤而为紫赤者，曾雄之气染之也。曾不知还丹者，阴阳之气所为变化，顺天地之生成，合金水之自然。《经》不云乎挺除武都五石弃捐，安在金石之为丹哉！吾之所论丹者，龙虎也，流珠为青龙。青龙者，日也，黄芽为白虎。白虎者，月也。故曰月之精气者，有变化之理，饵之者亦可以变化矣，变化者，何谓也？丹砂变为水银，自阳而返阴也，水银复为丹砂，自阴而返阳也。故曰流珠者，大青丹也。黑铅变为黄丹，自阴而返阳也；黄丹化为黑铅，自阳而返阴也。二物者谓之阴，则倏然而成阳矣；谓之阳，则忽然而成阴也。互为夫妇，更为父母，此盖阴阳感激而成，虽圣贤莫测焉。

　　魏夫人曰：灵芽之灵也，龙吟方泉而景云霄降矣，虎啸虚无而冲风四振矣。阳燧照明，而朱火郁；方诸见阴，而玄流溢，是皆自然而然者也。上古有水银而不能独成大丹者，何哉？有龙而无虎也。苟不知是，则又何假乎四象、五行，何求乎阴阳男女哉？是必有不因于物，亦不因人而往，任其大道而自化者矣。若夫纪纲八石，本乎二物者也；龙虎一体，开乎三条者也。然为之者数败，何也？不达乎三五一者也。庄子曰：能知一，万事毕，其此之谓乎！

　　还丹者，何以度世耶？其食乎日月之精华者也。日月者，何也？天生玄女，地产黄男者欤！龙虎者，金汞也。金汞相包，得乎自然之性，此岂非其神乎！《黄庭经》曰：日月之精救老残，盖言二景二月也。刘子曰：揖二景之晖，服五晨之霞，其徒繁矣，罕有度世长生者，何也？长生之要在乎保养服食，内外兼资，非专任一端，而后可冀也。

　　或曰用铅，或曰不用铅，是乎？刘子曰：闻之上经曰：真人至妙，若有若无；仿佛大泉，乍沉乍浮。中经曰：真人潜深潭，浮沉守中规。何谓也？销铅为汞，暖汞以投之，其始入也，寂乎无闻焉。火烈花浮，迥然独异，岂非以物处于大泉深潭者乎！若谓斯铅非铅者，莫可知矣。

　　或谓鼎中有土者，亦妄也。真铅者，大铅是也。水者，位于北方，其卦主坎，坎生六戊。六戊者，土也。火者，位于南方，其卦主离，离生六己。六己者，亦土也。故土者，戊己之气也，非土之土也。此乃坎戊月精、离己日光之义焉。故一阴一阳而为水火。火者，以水为夫焉；水者，以火为妇焉。夫妇之道，乃为戊己者也。是以万物莫不终始于土，成土之功用者，莫逃乎水火焉。金生水，水生金，是乃铅之中生乎黄芽者也。诀曰：铅能制汞，汞能伏金，金汞成形，此银伏之理也。木生火，火生木，是乃丹砂之中出乎汞者也。汞何以为木乎？盖受太阳之气，化为流珠焉。

　　太阳者，日也，其出东方。东方者，木位也。铅者则为金矣，何也？月生于西方，西方者金位也。故还丹者，准乎玄象，谓日月之符必在于晦朔焉，会合德刑之气，必顺乎卯酉焉，出入于乾坤，徘徊于子午，以天地为雄雌，阴阳为父母，左为青龙，右为白虎。《经》曰：倾日为流珠，青龙与之俱，此之谓也。世之浅见者，乃以水银和合山泽于器中锻之，谓为树子，始则二物相包，后则铅汞异处，或一年，或三年，银母成乎赤粉。伏火深者，十存四五焉；浅者，十存二三焉。服之则反害其生矣。彼谓银从铅生，以铅精合于汞，则自然为龙虎焉，而不知黄芽出于铅，而非铅也。《经》曰：黄芽不是铅，不离铅中作，盖谓此也。是以龙虎者，必以黄芽为正焉。故古人言，终始自相用，谓其以汞投铅，以类合类，如父制子、子制孙者也。火性消金，金伐木三荣，此还丹之成也。

或闻龙虎之歌曰：阴在上也，阳下奔也，首尾武也，中间文也。常于炉之上置杯水焉，何也？夫还丹起于阳生，修于阴极者也。阳伏在下，阴伏在上，其有水者，必俟乎金长之后，水王之时也，何谓也？自复至于观，历于十月，于是铅黄既树，丹道将成，子出于母之胞，不相涉入矣。阳消阴息，金盛水衰，魂魄相安，刚柔合体，然后设阴炉于上，列炎火于下，所谓举水以激火，奄然灭光荣者也。《经》曰：水盛坎侵阳也，火衰离尽昏也，阴阳相饮食也，交感道自然也，斯顺时合宜，与气相得者矣。真人者于是盖夫金丹则为火化，使受阴津之水以润之，可谓妙矣。世之浅见者，或以铅黄花合于水银，缎之为紫粉，或以朱砂、水银、雄黄、雌黄、曾青、空青、矾石、云母合炼而制伏之，或以诸青、诸矾、诸绿、诸灰结水银以为红银，复化之以为粉屑，或以药煮硫黄而成玉粉，或以硫黄用染铜叶炼为赤丹，或以砒霜化铜，用铁缩锡，非吾之所为也。

或曰：金、银、铜、铁、锡者，五金也；雄、雌、砒、矾、胆、曾、空、礜者，八石也。刘子曰：非吾之所谓者也。子午以成三，戊己以为五，此吾之八石之名也。

《经》曰：九还、七返、八归、六居，此还丹之玄旨也，何谓也？金之生数四，其成数九焉；木之生数三，其成数八焉；火之生数二，其成数七焉。三者，以本生之气相合者也。又曰：火合于土，是为七返也；木合于土，是为八归也；金合于土，是为九还也。水之生数一，其成数六焉。金者生水，水不得与金合，居然自固，是为六居者也。又曰：水合于土乎？天道左旋，日月右行，俯而观之，则金生水，木生火矣；仰而观之，则水生金，火生木矣。《经》曰：其子右转，其虎东旋，卯酉界隔，主定二名，此之谓欤！

九真玉书篇

以身为鼎，以气为药；配以阴阳，默而交作。

纯阳子曰：修炼丹者，先正其炉。炉者，鼎之外垣，其身是也。其中有长生之药者，神气、精液是也。炉分八门。八门者，目也、耳也、口也、鼻也，是为视、听、吐纳之关，橐籥辟阖之户，运动各取其宜，常固守之，勿使形色、滋味、八邪、六贼伤于内真，然后于天地之炉、造化之鼎，调和药物，匹配阴阳，制炼神气焉。

天者，乾也、金也。《内景》曰：肺宫，上为华盖，下覆诸脏，而通于鼻。鼻者，天门也。升降呼吸，运转荣卫，循环五脏，流注一身，动变浮沉，大小有定；如天运星斗，地转江河焉。故天者，鼎也。天门连肺，出入清气，为鼎之盖焉。

地者，坤也、土也。《内景》曰：脾包罗水谷，而通于心。心者，地户也、咽门也。收纳水谷，下伏于胃脘。其流转之水，内应乎血脉。于是脾受天门升降之气，运转动摇，消磨造化，以分水谷之清浊。清者，升于上焦肺宫，清静之界而为神气、精液焉；浊者，下泄于大小府。故地者，鼎之复气，变化万物者也。胃者，造化之鼎也。

日者，天魂也，太阳之火精也。其位居于乾艮，夏王冬衰，夜短昼长，内藏阴气，而隐金鸡。金鸡者，酉也，外应于四方。夫金石能生其水者也。故乾为天金，艮为水石，是以水生于山石之中。此阳中有阴也。《内景》曰：上焦为天，心为灵府，首为艮山，口为洞谷，出水之源也。水者，坤也、地也。积阴之气，升于上天，凌乎华盖。其零为雨露，浸润于心宫，阳中之阴也。离者，外阳而内阴，如丹砂焉。本属于火，而中隐水银。太阴，姹女之魂，服五彩之衣。离者，丽也。其精为日，日有五彩焉。中有绛宫，上通于目。目者，泥丸之门也。其宫有神，天地之主也，其德合于无为，修命者，先澄其神，神清心正，则邪不性矣，心不能自伏，则内生奸火，犹丹砂不死，见火则飞者也。然则，心者，其生命之主乎！

月者，地魄也，太阴之水精也。位属于坤巽，冬王夏衰，昼短夜长，中隐阳精，而藏玉兔。玉兔者，卯也，东方之木能生其火。此阴中有阳也。《内景》曰：下焦五脏曰二肾。二肾中央者，丹田也。前有巽海，人之水府也。其位在寅。此阴中含阳也。坎者，陷也，受水之府也，故江湖归巽焉。世不知阴阳之正位，以北为坎，南为离，非也。坎者，南方坤巽之位也。坎中奇阳者，南方巳午之火也。离者，北方乾艮之位也。离中偶阴者，北方亥子之水也。坎者，内阳而外阴，如铅锡焉。是为阳中产乎白银，砂石之水包乎赤金。金银者，俱阴中之阳也。是为婴儿，上与太阴姹女合为夫妇，情类相恋，凝而成砂焉。然则，坎者，水海隐龙之宫乎！其尊犹帝王处北阙，而南面者也。月者，地也，无阳则万物不生。

夫万物者，禀天地而生，向阳而长者也。况人者，万物之灵，可不顺天地乎！顺天道者，常存其身之元阳，真一太和，纯粹之气，则坐致长生矣，然必昼夜修炼焉。内功者，一日也；天运者，一岁也。升降阴阳，运行四序，十有二时。其昼则法春夏，其夜则法秋冬；昼夜终始，天地交泰矣。亥、子、丑之时者，应天之冬者也。阴升于天心，阳降于水府，温养于肾，变炼于骨，亦如山石受天地阴阳升降之气，化成金银、丹砂、铜铁者也。寅、卯、辰之时者，应天之春者也。阴降于华盖，阳升于鼎鼐之上，温养于肝，生成于筋脉，亦如天地草木受阳和之气，以生华叶苗蔓者也。巳、午、未之时者，应天之夏者也。阴降于水府，阳极于火宫，温养于心，变成于血脉，真阳烧炼而为白乳者也。申、酉、戌之时者，应天之秋者也。阳极而降地，阴复而升天，温养于肺，变换于皮肤者也。昼夜以应乎四时，阴阳以守乎一体。此入圣之道也。

《内景》曰：身为国，面为城，耳、目、口、鼻为门，手足、四肢为四方之将，以防国之不虞焉。国之君者，心也；臣者，气也、肾也。故心为气主，气为心神。澄静则和宁，犹太平之象者也。神气和合，则长生久视矣。君者，绛宫纯元真一之气也；臣者，坎宫太阴玄冥之液也。天降真气，化生万物，犹臣受恩也；地升阴气，凝成雨露，滋润万物，犹臣利民也。心连于舌之下，有玉池焉。左曰金精，右曰玉液，本出于坎宫者也。气升于上，化为雨露泉涧，浸润于心，心则活矣。臣利国也。肾者，纯阴真一太和之宫也，其气本生于离位者也。降气于下，温养丹田二肾中央曰丹田焉。君之圣也，治身者犹治家欤！

身者，宅也；五脏者，宫也。乾天者，父也；坤地者，母也。坎，中男；离，中女也。震，长男；巽，长女也。艮，少男；兑，少女也。三男、三女，夫妇配焉；乾父、坤母，匹偶成焉。东宫者，肝也、木也。以甲为兄，乙为妹；己为甲之妇，庚为乙之夫，故肝得水而沉，木带金之气者也。西宫者，肺也、金也。以庚为兄，辛为妹；乙为庚之妇，丙为辛之夫，故肺得水而浮，金带木之气者也。南宫者，心也、火也。以丙为兄，丁为妹；辛为丙之妇，壬为丁之夫，故心能拒于火者也。北宫者，肾也、水也。以壬为兄，癸为妹；丁为壬之妇，戊为癸之夫，故肾者，火之气者也。中宫者，脾也、土也。以戊为兄，己为妹；癸为戊之妇，甲为己之夫，故脾能纳谷，土带水之气者也。此所谓造化之鼎者欤！

真象者，炉之中天地、日月、星辰、河汉、山岳、江海、草木、风云也。炉者，吾之身也。天者，乾也、金也。华盖者，则其肺也。玄象、星斗、天轮、日月者，则其上焦荣卫血气流行之度也。太清玄界之上下，而分清浊者，则吾之中焦罗膈也。五岳群山者，则其首面也。涧谷者，则其口鼻也。泉源者，则其津液饮食也。江河共奔大海者，则其饮食聚于水谷之府也。云雨生于山谷者，呼吸之气也。吹以为风，呵以为云也。草木者，则其毛发也。天地长久者，得正一真元之道也，吾天地炉鼎之中，阴阳交合，不失元气，而得自然，亦可以长久矣。

何以言之？夫人禀天地而生，其内亦有天地长久之道，能于内境而识知天地，交合阴阳，抱养神气，精液日月既满，恶有不长久者耶？其要在乎变炼五行而已。

五行者，五脏也。以戊己鼎釜之器，调和四象，变转五行焉。水者，液也。液中有金，谓之金液。金克木，木中生火，火复炼金，四象还返，皆主于土者，神也。神得其道，升为仙；失其道，沉为鬼矣。修真者，宜去繁华，绝嗜欲，屏腥膻；清净消遥，洁严斋戒，登坛入室，择日俟时；

背阴向阳，闭目而坐，握固冥心，开辟炉门，以运火候，修炼其五脏焉。其功必经乎九转。四月者，三转也；一周者，九转也；三年丹成。其大方寸，其重一斤，阴阳各半焉。外应六十四卦之爻一斤者，三百八十四铢也。六十四卦者，三百八十四爻也，阴阳之大数也。

金液龙虎篇

善为丹砂，保命全家；育成姹女，俪以黄芽。

任子名象遇天真子张中孚常为金部郎致仕，任子于庆历七年见之于历阳，而得龙虎之诀。曰：金丹七十二名，皆藉三五一而成者也。

夫自五帝以后，至于吾宋庆历之元，飞升者，六万余人，无有不炼神水华池者也。其出自五行，入于虚无，是知神水者，乃三才天地人也之元气，五行之真精者也。于三丹田上下循环，是为还丹，其药有五味焉。扁鹊曰：酸、咸、辛、甘、苦，是河车等也。用火候以炼之，斯为大丹矣。用铅不用铅，须向铅中作，此神水为铅汞者也。

大药之名，凡二十有四：曰神水，曰杳冥精，曰还丹，曰真一，曰水中金，曰黑铅，曰河车，曰五彩，曰五味，曰坎男，曰真汞，曰白金，曰白虎，曰金精，曰五常，曰地药，白地魄，曰日魂，曰月花，曰铅黄花，曰玉华，曰水虎，曰玉蟾，曰黄芽。此二十四气，隐奥之玄关也。歌曰：孰为丹砂？济命济家，养成姹女，嫁与黄芽。此大药也。夫得天地之精，在于元宫者，造化自然之道也，是所谓三五一也。何也？

三者，三才之象，神、气、精也。然华池者，出自五行焉。外红内白，非世之朱砂也。取于火中，故名朱雀；出于青白之汞，故名姹女。黄婆为之媒，娉于北方之七，此非世之所用朱砂，内出水银为汞者也。古先至人所论，唯铅汞、神水、华池、三五一而已。

大药之名又有二十四焉，曰玉液琼浆，曰华池，曰杳冥精，曰恍惚，曰五行精，曰坎男，曰离女，曰火龙，曰水虎，曰木精，曰青龙，曰白虎，曰猛三花，曰日魂，曰金乌，曰玉兔，曰地马，曰离宫，曰夫妇，曰金液，曰赤龙，曰白芽，曰白雪，曰月魄。此所谓夫妇匹配，赤白相扶，黄土为坛，真正之道也。

夫华池炼药者，盖用火候焉。烟出既尽，火飞如星，五彩光明而作声，炼成斯如霜雪，如珠玉，此只在于五行而已。世之金石顽物也，非能变转而为丹者也。

《经》曰：青帝护魂，白帝侍魄，赤帝养气，黑帝通血，黄帝中主五行真精。此所谓大药也。于是大丹之名，又有二十四焉：曰大还，曰金丹，曰玉液，曰龙虎，曰二气，曰四神，曰五霞，曰神砂，曰光明，曰流珠，曰返魂，曰夺命，曰灵芸，曰养命，曰延寿，曰坩灵，曰万灵，曰绛雪，曰伏火，曰素流，曰快活，曰延龄，曰返童，曰寿仙。此并按于人之身者也。彼世用五金、八石以火锻之，其亦谬矣。盖不知铅汞之灵，唯在杳冥恍惚之间而已。汞在于砂中，而金在于铅者也，汞在于铅中而水在于金者也。夫不得其诀，始难求乎！或不达金丹而为存想吐纳，吞霞服气，餐松饵柏绝食，此非吾所谓大道也。

道有三，其上曰抱一。抱一者，聚五行为一。天地至精，阴阳匹配，夫妇相乘，炼精采气。其采有日辰，其取有时候，用八卦以增减火候焉，用水火以既济其用焉，炼之数足，是为飞仙之品矣。其中曰富国安民。富国安民者，擒龙于深潭，伏虎于坎户，按八卦之药，聚于九宫，于是九还七返焉。其下曰强兵战胜。强兵战胜者，神交体不交，关锁其下，永锁丹田焉。夫能明三五一者，修炼五行之精气，送在于元宫，用火候以锻之，功成九转，可以返本还元矣。

大还丹者，何也？五谷之精气也，炼之可以长生矣。三五一者，何也？三者，三才也，神、气、精也。五者，五行也。五行之中，精、血、气，合和而有五味，五味之中取五谷之精者也。《阴符》所谓五味可以长生者乎？五谷能盗人而死，而人不能盗五谷之精，为可叹也，一者聚五行于元宫，用火候炼之，而成真一者也。

太白还丹篇

泥丸之高，元气攸舍；来如洪河，自天而下。

清虚子太白山人王元正自号，唐贞元时人曰：修丹之诀，在乎静心于室内，子之后，午之前，先调其气气和为佳，其名曰法澡浴。以左右手搓其掌热，上摩其面，下令周身，然后起天立地焉。以左右手叉之，尽力越于顶，上托于天，此所谓起天者也；以足尽力踏地，耸其身，此所谓立地者也。其起功，不可犯弦、望、晦、朔八日上弦，二十三日下弦，与夫卯酉之月，彭居、彭侨、彭质三尸之名俱守灵府灵府，心也，知之必为魔焉。于是先补其肝，想肝之中，有青龙盘旋；然后想青龙之目，有光从吾之目出；乃出嘘之气、咽嘘之气皆九过。次补其心，想心之中有朱雀，如凤有赤气，从其腹出，至于吾口，遂呵之三过。次补其脾，想脾之中有勾陈，龙身鸟觜，虎耳龙角独角也，口出黄气，至于吾口，乃以舌柱其腭，然后呼之十二过。次补其肺，想肺之中有白虎，鼻出白气，至于吾口，从鼻而出，呬之七过。终补其肾，平坐长展其足底，以手拔其足底；然后闭气移时，想肾之宫，二脉黑气自出目内，灌于其口，而为金玉之液，是为华池神水。

凡补五脏者，用七十二日，谓之小还丹，可以去疾而已。于是扣齿集神者三十有六，开阖其目，以左右掌掩其耳，用其指击顶后，左三右四，是为击天鼓；已乃安坐，左手之三，右手之四，叉手肾堂，是为想壶中天地焉。壶中天地，不离于身者也。

左目日也，右目月也，泥丸天也。泥丸何以为天乎？如天之不可升也。圣人有法，返本还元，使元气归于泥丸，则天门开，而通去来，如黄河自天汉而下流入于海者也。发星辰也，耳幽谷也，参罗为万象也。鼻玄牝也，口天仓也，舌赤龙也，仓言受众物。龙言耕也，喉楼阁也，谓之十二楼环者也。五脏五岳也，六腑六曹也五岳、六曹，已见百问篇中，三焦三台也，上为太师，中为太傅，下为太保。四水，四渎也已见百问篇中。汗雨也，气风也。脐之下有精海如环焉。左右各三十六转，想环之中而有玉女，以揖之出入于右肾。右肾者，玉堂也；左肾，命门也。二肾相去二寸五分，其精本重一斤，应于乾坤，及施泄之后，自十有六岁；至于二十有四岁，其少二两，应于姤卦；三十二岁，其少四两，应于遁卦，行则气喘足痿矣；四十岁，其少六两，应于否卦，腰脊痛而四肢弱矣，脐之下搅刺而目昏矣；四十八岁，其少八两，应于观卦，发白而皮皱矣；五十六岁，其少十两，应于剥卦，凡事不能为矣；六十四岁，其少十二两，应于坤卦，元气败而惟恃谷气矣；七十二岁，余二两而已，应于师卦，以地变水者也；八十岁，其气尽矣，应于明夷之卦，水尽而属火，至此其亡矣。

故学道者，先伏姹女焉。想其玉女入于右肾，而归于闻阆，而收之者焉。然后想玄武、龟蛇之形，惧其伤于玉女，使强避之，是为伏姹女者此也。于是收其三魂；曰胎光，曰爽灵、曰幽精。祝曰：未知者，使吾知焉。命之居于坎户，在吾左右，如是三呼之，想其魂神入于精海，然后左三宫，右七宫，于是安坐，行咽龙虎之法，满口成气，咽之为虎矣。一龙一虎，再咽一，送之自喉、想如大江入于精海，又咽虎如前焉。其行三过，凡六咽，乃送之入于精海，想如三江焉。又咽龙虎者三过，三三九过，复咽一龙一虎如前焉。龙虎各九过，是为十有八方送之，想如九河至于精海。又行龙虎二七过，计十有四过方送之，想如大海至于精海。前后龙虎共八十咽，复起再坐，再行摩脉者三过，复咽龙虎如前焉。满八十之数，又摩脉、咽龙虎如前，于是盖三过矣。咽之数是为二百四十，应于二十四气焉。方其神精充，则想如海涛涌于脐下，更八十一日，方行龙虎之丹。童子未施泄者，不必用咽龙虎之法也。于是坐定，先衮精海混沸已，而澄静湛然，乃合满口，以赤龙耕之，津液满口，分为三咽，是为龙焉，其气满口，分为三咽，是为虎焉。送至于精海，上在水面，以意丸之，如弹三过，斯为丹矣。想心之火而从心出，下至水面锻之，次想脾土，盖之火灭，则开脾土，复锻之，如斯三过，丹成则沉于水中矣。于是复如前结之，再造龙虎九过，为丹九丸，是为九转者也。古语曰：龙随虎去随岩洞，龙入水兮虎亦从；雷火烧时鬓鬣焦，云来雨去山岳动。比之谓也。譬如夫妇焉，火女也，水子也，土媒也，由是而成焉。

凡一过用三龙三虎，十二火应一日十有二时焉。九转者，应于九宫，共为一百八之数。然后用河车搬载之法，动关锁，举金钟，举天秤，三举谷神谷道，促气入于脊骨，以气缩而上之，想丹砂与精同路，而升至于顶，则三点之，使入于泥丸，昂首左转，是为回精补脑者也。然后于日出之初，西坐东向，想其日如轮辕之车而吞之，凡七十二咽，亦用河车拗起，入于顶后，为之枕而枕焉。至十三日，于月出之时，背日对月而坐，想如前焉。八十一咽，至二十三日乃止。后月八日，想月抱之，是为戴日挟月者也。夫日阳也，用七十二咽，阴数也；月阴也，用八十一咽，阳数也。此阴阳颠倒之法乎！然后安想肾之姹女，裸形而怀欲，则想心火烧之。古语曰：用铅不用铅，须向铅中作，盖谓此欤！世不知其理，乃为帏中阴丹，以陨其命焉。

仙者，内丹就外丹方成矣。故能用大药化瓦砾以为金，或者见之而不知其身，有真铅、真汞，乃以水银为汞，黑锡为铅，欲变铜为银，不亦诳哉！于是一咽其津，下入于肝，想肝之中青龙赴肾宫，以迎姹女。姹女见青龙而乘之，所谓子母之气，何也？青龙，木也；姹女，水也。迎之上入于顶门，乃想三魂与众神俱入焉。顶门者，泥丸也。然后想心火下，自各神关而起，周于身，上下俱然，如肝神之像乃点之，初点二十有一，想其彭居，形如道士，弃簪履而走；再想火烧之，如点首二十有四，想彭侨牛首人足，彭质如兽。七魄者，或鸡首、狗足，或形夜叉，或形女子，或形风伯，或形猎犬，或负弩，或持鱼，于是皆逃焉。故焚身百日，尸蛊尽矣。然后用胎息之法，静意守志，去其嚣烦，专一而不乱，于是安坐如前，吞日月之法，然后想脾之上有地，地有金鼎，鼎有婴儿，如吾之形在鼎而跪，以左右手附肩，仰面开口，乃明日华、月华之精，金液、玉液之体，如前数吞之。夜或无月华，则以金液、玉液三十六咽也。日月俱得其时，则以时用火焉。每七日婴儿一转，二十八日是为四转，于是一使火焉。火在鼎之下，想土以覆其上，火在地炉之内，地炉基于鼎者也。日行百八之数，火入下时，从鼎灶之旁过焉。如是四转一动火，如养火之法，满十过则胎息成矣。大火一锻，先去玉盖，于是婴儿者为长生之子，如遭火必走其上，故自然在于顶门而飞，此大丹之成也。女子修之，想婴儿在鼎，常以玉器盖之以益头，火养之，然后未济。圣胎既出，而日游行，行不可远焉。

鼎者，何也？不离乎肝心脾肺肾也。鼎者金也，其高四寸，其趾二寸，应于肺者也。灶，土也。其积三层，其高五寸，应乎脾者也。炭，木也为焚身既毕，故木为炭，应乎肝者也。火，心也。肾，烈女也。而生婴儿，盖精华之元气也。上以玉液为盖，故鼎之盖裹于心。心者，能摄万象作圣胎，不得心则无所成矣。

乾天门也，坤地户也，艮鬼门也，巽风门也。肾水也，王于冬之季者也。是为烈女，玄武之象。五行颠倒之法，则心以肾为夫，交合精气，以产圣胎焉。脾，土也，王于四时之季者也。是为男子之象，能为灶，以和合阴阳，而成其道，故曰黄婆为媒焉。肝，木也，王于春之季者也。是为尚书青龙之象，木本生火，火生木，反烧为炭，故曰长生炭焉。

内丹者，三年而成。三年之中，卯酉不用二月、八月，所用者三、十月而已。先补五脏者，七十有二日；次补精者，八十有一日。为龙虎者百日，吞月者八十有一日，以日计之，此十月也。吞月者，月得十有四日，八十有一日，则为七月矣。焚身者，百日则为三月矣。前后共二十有一月。又以十月养之，此三年所以成大丹也。

圣胎既就，于是有蹻步之法。想其婴儿既出，以日计月，其行步日倍之，自十步、二十步，以至百步，三之日可行千里焉。婴儿百日，状如八岁之童；一年则与其体同矣。然一纪之内，遇难则行事，当有三焉：曰投胎，曰移舍，曰拒杀鬼。投胎者，何也？其要在乎识外境而已。见大屋高堂者，龙也；茅舍者，骆驼、骡马也；毡车者，龟鳖也；舟车者，虫蛇也；锦帐者，狼虎也；茅庵者，牛也；裘者，象也；棕舆者，猪羊也；宝相花者，鸡也；白芙蓉者，鹅也；白莲者，鸭也；黑漆阁者，犬也；黄衣者，獐鹿也；锦衣者，雉也；林中百花者，百鸟也；毡帐者，兽也；

婴甲者，鱼也；入水者，虫蛆也；众陷阵者，蜂也；众同名者，蚁也；瓮盎者，螺也；人行山中者，虱也；执剑戟者，蟹也；入井者，为女也；坠山者，为男也。

移舍者，何也？先相识者，其已入冥，是为空舍，须其先不病风冷，其精牢实，乃可移之。童男者，上也，故吾入其中，而再修之如前焉。

拒杀鬼者，何也？修道者，住胎未成，出胎未远，忽有大限。何以制之？夫五心有一痛者，斯大限至也五心者，两手、两足心与其心也。乃安坐静室，作朝真之想。朝真者，冥心，内有其耳目鼻舌手足，与夫壬癸之冗，皆用锁焉。以齿为城，以心为火，以焚其身，见鬼勿怖。心者，帝王也，藏三于鼻足为三台，以照万臣者也。肝之神统三万六千精光，神守其左。肺之神统一万二千形影，神守其右。脾之神统八万四千毛孔，神守其前。肾之神统五万精华元气，神守其背。顶之神、首之神统发，神守于上宫。胆之神守于下部。六腑者，六丁也，与其鬼战，鬼自退矣。三五日之后，或再至焉，则弃其城，直上天曹，或为列仙，或为地仙。仙者，必有剑。其铸之也，以身为炉，精气为铁，日华、月华为钢，肝为炭，肺为辅，心为火，脾为泥，肾为模，胆为砺石，余铁为匕首。其何以铸之乎？曰惟想而已。于是又有金锤，每咽龙虎，不至于肾，而并纳于肺之上。肺，金也，一铸而成矣。

太清养生篇

古有精方，出于太清；始以去病，终以通灵。

赤松子曰：左右手叉首上，挽首至于地，五吸五息，可以止胀气者也。叉首胸腹之前，左右摇首不息，至极而止，可以引面耳，邪气不复得入者也。

左右手叉腰之下，左右自摇，至极而止，可以通血脉者也。左右手叉胸之前，左右极引，可以除皮肤中之烦气者也。

宁先生曰：行气者，治内者也；导引者，治外者也。

解发东向，握固，不息者一通；举首，左右导引，以手掩左右耳，可以使发不白者也。

以手指摇颈边之脉，不通可以使目明者也。

东向而坐，不息三通，手捐鼻左右孔，可以治鼻息肉者也。正坐自动，摇左右臂，不息十二通，可以愈劳及水者也。左右侧卧，不息十二通，右有饮疾，则右侧卧，左亦如之，可以去疾者也。

日之初出及其中其入，向日正立，不息九通，仰首吸日之精光，咽之，可以益精者也。

左右手交叉颐下，自极至肺气，可以已暴欬者也。

举手交首之上，相握自极，可以治胁痛者也。

舒左手，右手在下，握左之拇指自极；舒右手，左手在下，握右之拇指自极，可以治骨节痛者也。

以右手从首之上来下，又挽下手，可以愈颈不能反视者也。

左右手反折自极张弓，可以补五脏不足之气者也。

坐于地，交叉左右足，以左右手从曲足中入，低首叉颈上，可以除久寒者也。

东向坐，仰首，不息五通，以舌撩口中，沫满二七咽之，可以止口干苦者也。

低首下视，不息十二通，可以痉风疥恶疮者也。

北方箕踞，以手挽足五指，可以损伏兔痿尻筋急者也。

箕踞，以左右手从曲足入，据地曲足，加其手，举其尻，可以消淋沥孔痛者也。

正坐，以左右手交背之后，其名曰带缚，可以利大溲，疗虚羸者也。

以一手上牵绳，一手下持其足，可以消尻之久痔者也。

坐而直舒左右足，以左右手相叉，以挽其足自极，可以愈肠不受食而吐逆者也。

左右手捉绳，辘轳倒悬，令足反在其上，可以愈首眩风癫者也。

彭祖曰：导引者，自子至寅为之，勿饱食沐浴焉。挽左右足，五息而止，可以引腹中去疝瘕、利九窍者也。

仰左右足指，五息而止，可以行腰脊、脾及偏枯者也。左右手内相向，五息而止，可以引肺去咳逆上气者也。左右手举膝，置心之上，五息而止，可以愈腰之痛者也。

王子乔曰：枕高四寸，足相去各五寸，手去身各三寸，解衣抱发，正偃卧，勿有所念，以鼻徐纳气，以口出之，各致其藏，终而复始，欲休则先极之而止，勿强长息，久习则自长矣。气之往来，勿使耳有闻焉，若存若止，为之百脉动，腹鸣有声。行之者，何疾之有哉？

凡导引，虚者，闭目；实者，开目可也。虚者，补之；实者，泻之可也。

以口纳气，以鼻出气，所谓补者也；闭口温气咽之，所谓泻者也。

病在胸中者，枕高七寸；病在心下者，枕高四寸；病在脐下者，去枕。

引首病者，则仰首；引足病者，则仰足十指；引胸中病者，则挽足十指；引臂病者，则掩臂；去腹中寒热及身热者，皆闭气张腹焉。

左胁侧卧，以口纳气，以鼻吐之，可以除积聚不快于心者也。坐而伸腰，徐以鼻纳气，以右手持鼻，可以除目晦泪出与夫鼻息肉、耳聋者也。

右胁侧卧，以鼻纳气，以口小咽气数十，左右手相摩热，以摩其腹，令其气下出之，七息而止，可以除胁与皮肤痛者也。

覆卧去枕，立左右足，以鼻纳气者，十有六复，以鼻微出之；其入也，亦勿合鼻，知之可以除身中热及背病者也。

端坐左右手相叉抱膝，闭气鼓腹，二七或三七，气满即吐，于是气皆通畅，行之十年，可以却老还婴者也。

端坐使左右手如张弓满射，可以治四肢烦闷及背急者也。

端坐伸腰，举右手仰掌，以左手承左胁，以鼻纳气自极，七息而止，可以除胃寒及食不变者也。

端坐伸腰，举左手仰掌，以右手承右胁，以鼻纳气自极，七息而止，可以除瘀血结气者也。

正偃卧，端展其足臂，以鼻纳气自极，七息而止，摇其足三十，可以除胸足中寒、周身痹、欬逆者也。

左右手抱其首，宛转上下，其名曰开胁，可以除体之昏沉不通畅者也。

踞而伸右足，以左右手抱左膝，仰首而伸其腰，以鼻纳气自极，七息而止，左亦如之，则可以除难屈伸拜起及胫中痛、瘀痹者也。

踞而以左右手抱左右膝，以鼻纳气自极，七息而止，可以除腰痹背痛者也。

偃卧展左右经、左右手，外踵指相向，以鼻纳气自极，七息而止，可以除膝寒、胫痛者也。

偃卧展左右胫、左右手，二踵相向，以鼻纳气自极，七息而止，可以除肌不仁及足胫寒者也。

偃卧展左右胫、左右手，仰足指，以鼻纳气自极，七息而止，可以除腹中弦急切痛者也。

端坐伸腰，向日仰首，徐以口纳气，因而咽之，三十而止，可以去心下积聚者也。端坐直腰，举右手仰掌，以左手承右手胁，鼻内之气，可以除胃食不变者也。

直腰展左右臂，鼻内气闭之自极，可以除胁之积聚者也。

《经》曰：东向而坐，握固不息，一通举手，左右导引，以手掩左右耳，以指掐二脉之边，五通可以明目、黑发、去风者也。

《经》曰：夜卧服气者，先须淘转其故气者，闭目握固仰倚，左手拳于乳间，以左右耳脉举背及尻内，闭气，而气海中之气，复自内出，斡而转之，呵而出之，一九而止，然后可以调服气矣。

《经》曰：夫人禀天地之元气者也。凡咽纳吐纳，自然内气与之相应焉。从气海之中随吐而上，直至于喉，俟其吐极，则连鼓而咽之，汩汩有声，由左而下，经二十四节。女子则由右而下，以意送之，以手摩之，令其速至至于气海。气海者，在脐之下三寸是也。服气之初，其中未通，则必摩而助之。一闭口而连连咽之，其名曰云行；取口之津液同咽之，其名曰雨施。其初内气未流行，则不能连咽，行之三年，则气自流通，不摩而自下，斯可以成功矣。

《经》曰：左右伸其臂，不息九通，可以愈臂痛及劳残者也。

以左右手，如托千斤之石，左右互为之，可以终身无病者也。

左右手抱左右足，不息十二通，可以消谷、轻身、益精、去疾者也。

踞坐合左右膝，张左右足，不息五通，可以去鼻口热疮及五痔者也。

交跌而坐，叉左右手，著首之上，挽首结下著地，不息五通，可以益气力者也。

左右手抱左右膝，著于胸中，不息三通，可以止腰痛肾疝及背膂疼者也。

太箕坐，以左右手投左右足五指自极，低首至地，不息十二通，可以治颈项腰背痛及聪耳明目者也。

交跌而坐，以左右手交叉著首之下，自极不息六通，可以治腰痛不能反顾者也。

仰首以手摩其腹，以手持其足距壁，不息十二通，可以治膝痹不任行步及腰背痛者也。

正坐，以左右手交于肾之后，可以治虚赢、利大小便者也。

正坐仰天，呼出醉饱之气，可以立消酒食，更为之，可以凉而不暑者也。

外转左右足十过，内转亦如之，可以补虚损及益气者也。

赤松子曰：先长跪，以左右手向前各分开，以其指外向，次左右手夹叉其腰之左右，次以右手扳腰，左手高于首而止。次右手伸后，左手叉于腹前，次缓形长跪，左右手更伸向前，更屈从后，以叉其腰，次高举左右手，常为之则耳目聪明，百疾不生而延年矣。每次皆长跪为之。

葛仙公曰：吾闻辟谷服气者，昼夜十二时，共五百四十咽，周而复始。

然先无修行，未饵药石，元气未充，而顿绝食，两未相接，此其自取危亡者也。或曰：以咽多为限，以饱为功，百日之内，关节未开，如此行之，腹当胀懑，岂摄理之道乎！

所谓服气者，胎息也。如婴儿之在胎，十月不食，而能长养，盖得元气之故也。及其生也，吸其外气，则有啼号之声，且知燥湿饥饱，是乃失元气之故也。今之鼻引而咽者，亦外气也，岂足服之耶奋然服气者，要当无思无虑，冥心绝缘百念俱忘，则元气自至，因而咽之，各归其位矣。

或曰：五方各在于五脏，须思念而服之。葛仙公曰：非也。思念则有缘，有缘则心不宁，心不宁则气不安，气不安则无自然，无自然则气失度，而纳邪气，疾于是乎生矣。

或曰：十五日前从手而出，十五日后从足而出。非也。存想者，为其有所苦而用之。如《黄庭经》曰：曰：物之不干泰而平，谓其无想念者也。

或曰：十息一屈指，至七十息则一咽焉。葛仙公曰：非也。咽气者，存心于无为，委形于无身，行止寝兴，任性自然，腹空则服，有疾则攻，披屈指以纪其数，不亦劳乎！

或曰：鼻长引其气，蹙而咽之，良久更服相续而下，如瓶注水。葛仙公曰：此其害足以杀人者也。惟于行止寝兴，鼻常引以纳清，口常吐以出浊。浊者，五脏饮食之气也。如其喉干，则合口任鼻中出入，于是津液生矣。服气者，夜寤及寅之时，内调其气，以吐纳焉。仰卧展手足，低枕息心定意一无思无念，以住其气，鼻引口吐，出入兀然，闭口而纳之，有气则引上入口，微而咽之。凡一咽，以手摩散之，以意送之使下焉。其摩之也，隔二三十气为妙矣。上焦通则咽，下过于脐，如未通，则在乎心胸，俟至食时，觉心上空下泄气通则食，未饥则勿食，食勿过饱，饱则妨气矣。食已，俟心上空，复服其气。初学者，三焦未通，关节未开，多服之则壅塞矣。十日加三五咽，百日满百咽，百五十日更加三四十咽，二百日则二百咽，周年之后，其气之通，关节之开，惟俟腹空，则咽三五相连焉。一日不过乎三百而已；三年之后，其气周旋，而大通于五脏。于是骨体坚溢；皮肉满实，则不限咽之数矣。服气者，日朝惟宜食淡水粥，日午食淡面饼，晚食淡馎饦。最忌酥油、沾腻、生菜、萝卜、陈臭等动气之物，及忌热羹，每食毕，即开口吐五味之毒。如觉饱闷气滞，则须静坐调气，少时即散而下泄焉。

或曰：不可下泄，宜固密焉。葛仙公曰：此非也。五脏先有宿恶之气，固而不通泄，则必痛闷，故气未出，新气相冲，斯能为患矣，可不下泄乎！葛仙公曰：炼气者，何也？服气之时，有余暇则于静室散发解衣，覆衾正身仰卧，展其手足，而勿握固，施净席于地，通理其发，垂于席上，即调其气，俟其得所而咽之，咽后闭之，尽气令闷，则冥心无思，任其气所之，其气闷，则开口放出焉。其初气出，喘急则调其气，七过八过，以至十过，及其气定，则复炼之。其炼也，或五或六，或二十或三十，或四十或五十，以渐加焉。服气既久，则关节通矣，毛孔开矣。其炼至于二十、三十，则其身润汗，此其效也。炼之之时，当于昼夜任意为之，然必俟其神之清爽，坐而修咽，欲寝则寝，不可强焉，强之则气乱矣。故炼气十日、五日一行焉。觉其四体烦闷而不通畅，则为之可也。

何以委气乎？以体清和，内无思念，行止寝坐而调其息，凝然委身，如委其衣，以置于榻。无筋无骨，无识无别，纵身纵心，如彼委衣，而勿为主，寂寂沉沉，放其形体，澄神炼气，于是百节开张，筋脉畅通，津液注流，因此可以咽闭十气，至于二十焉。凡一咽，皆须兀然任气，不得与意相争，良久，其气从百毛孔而出，不复口吐也。纵有之，十无一二焉，复更调理，数十息以至百息，勿因喘息则又合气咽入焉。调息稍久，则身如沐浴矣。其功日进，于是精满气全，神安魄定，志开思远，三尸去而六尘灭焉。或四体不安，气有壅塞，则须委之，或寝或坐，澄神以委气焉，调气以息念焉。久而凝定，则气之流行无所不至矣。

闭气者，何道欤？上智之士，神定气调，外病自绝；中智之士，修摄乖宜，时生其患，可以静室具厚茵仰卧，展其手足，相去四寸，各用厚衾覆之。静心坦然，熟调其气而咽焉。复开其口，而鼻不出，念其患之所在，以意相注，使气攻之，气极则吐，吐已复，咽而闭之。如其喘也，则调其气者六七息，其气即调顺矣。再闭其气，想念以攻其患，或十，或二十，或三十，或五十攻其患。以患在左手，则入左；患在右手，则入右；患在首，则入首，于是汗出通润则愈矣。或未愈，于寅之初，频以意攻之，至愈而止。

《经》曰：人之身，十二大节，三百六十小骨，孔孔相对，脉脉相通，新气与故气交错，其间新气或顿阻，或循行；故气或流通，或壅滞，或俱塞，或并驰。盖壅滞者，阳气之聚而为块癥者也；顿阻者，阴气之积而为肿、为疡者也。气既能蓄聚，则亦有分散之理矣。

凡患之所在，可用导引以散之，和气以攻之，时意以送之，清气以润之，咽津以补之，病恶有不除者乎！然补益之方，皆津液为之本也。是以金梁、玉英、华池、丹甑不可及焉。

卒死者，阳也。先因疠病，故其气顿阻于四关、九窍之中，所以绝气焉。尸蹶者，亦阳也。死而脉犹动，耳中有声，或无声，而股暖，阳绝于九窍，而四关尚通焉。客忤者，亦阳也。外物所犯，阳气阻绝焉。五尸死者，亦阳也。一曰飞尸，二曰遁尸，三曰风尸，四曰沉尸，五曰注尸。其心腹胀满痛急而不得息，或二胁之下垒块涌起，此皆阳为阴所闭而然尔。吾有法可以起之，使人用力擎其左手，次之右手，次之左足，次之右足，各三百六十过，然后以葱心去其尖入其鼻，左以面密固其际，及壅其口与其耳焉。吹耳则壅鼻，吹鼻则塞耳。其吹之也，徐徐而长吹之，既已，以指闭其葱孔，左吹四十九，右亦如之。女子则先右后左，始吹其鼻，继吹其耳，其数亦如之。无葱用筒管及有孔物亦可。夫鼻者主肺，肺为诸脏之盖者也。耳者主肾，肾为通气之本者也。

霍乱者，本乎冷气所散，其腠理乍通乍塞，其气道忽留忽行，或气应行阴，乃复行阳，或气应行阳，乃复行阴。治之之法，于密室厚衣大坐，以左右手据二膝上，向左力回六十过，右亦如之，左右迭为之，满三百六十之数，乃长呼者七，既已，则长吹、长嘘、长呵、长呬、长唏者各七则愈矣。或疾甚不可导引，则使人擎左手，次之右手，次之左足，次之右足，各三百六十过，兼以沸汤浸手至肘，浸足至膝，冷则易之，至愈而止。此何也？以外气引内气者也，亦足以治尸蹶焉。

癫者，太阳之病也。阳为阴所排，而沉于骨髓，积久则新气不达，故气不通，壅关郁热，臭而生虫，于是为癫焉。治之之法，密室静居，食不厌少，情不厌闲，大坐放纵其体，以左右手据二膝上，以首及身向左力回十过，右亦如之，左右迭为之，满三百六十之数。如此则关节血脉腠理毛孔尽开，乃长呼、长吹、长嘘、长呵、长呬、长唏者各五，然后以清气攻之者有六焉。其一则大坐，放纵其体，鼻徐徐长取其清气，兼以意想，使清气周达于骨髓，然后口徐徐长呼以出之。既已，漱津以咽之，如是者六十过。其二则以吹出之，其三则以嘘出之，其四则以呵出之，其五则以呬出之，其六则以唏出之并与呼法同。然后鼻徐徐长取其清气，兼以意想，使清气周达于骨髓，口长吐以出之，嗽津以咽之者六十过。于是阳虫为阴所击，当自毙矣。必以卯、午、酉、子之时为之可也。忌食面及羊肉。

半身不随者，阳气蓄聚，为外寒所蔽，或因阴气所冲，其脉虽通，而内无所达也。治之之法，大坐，以左右手据二膝上，向左力回十过，右亦如之，左右送两相合者满三百六十之数，即使人力擎手足不随者各三百六十过，复以左右手向下持手足不随者亦三百六十过。既已，乃纵放其体，以鼻徐徐长取其清气，然后口徐徐长呼出之。当呼之时，以意送其气，入于所患手足之中，又咽津随之者六十过。吹、嘘、呵、呬、唏皆如之。病甚者不堪导引，则使人力擎手足不随者，以意送其气，亦可也。

周身肿者，阳气促于五脏，出于皮肤，壅而不散也。大坐，以左右手据膝上，左右力回者各十过一易，于是两相合者，三百六十过。以鼻长取清气，使周达于五脏，口长呼以出之；漱津以咽之者六十过。吹、嘘、呵、呬、唏亦如之。

热之盛者，其口无津，则惟导引，以鼻取其清，口吐其浊，亦可也。此亦治庖病。

热气所冲，屯聚不散而为肿者，则以口长吹于肿之上十四过；以冷手宽按之，以口长呵于肿之上十四过；复搓左右手使热，宽按之，如此迭为焉，至愈而止。

目赤而干痛者，为肝热之所冲也。左右导引三百六十过，然后鼻徐徐长取其清气，而想其清气上射于目，则热气为清气冲之，自然热气退从口出，可以呵而吐之，满三百六十之数则愈矣。呵者主于心，故出于本气者也。

耳聋者，肾中之热气冲于耳，复为阴气逆闭之也。左右导引三百六十过。既已，以手力挽左右耳四十九过，然后以鼻徐徐长取其清气，兼以意想其清气，使达于肾中，则以口徐徐呬而出之。如此者满三百六十之数。呬者，主于肾；挽耳者，去其阴也，昼夜二时为之则愈矣。

上气咳嗽者，阳气在于藏，奔上而欲出；其阴气复入，而相逢于额中；阴阳之气渐盛，则嗽弥甚矣。譬如以气吹火焉，气冷也，火热也，然吹则火盛矣。故治之之法，大坐，左右导引各二百四十过，以二肘向后，以臂向前力弩之。既已，复以左右手委于二肘，向前力以相近，既立已，复立左右膝，以二手在二胫之下，又以二胫向外力捅二肘各十四过，然后以首左倾，以肩力承之，其右亦然。迭为之各十六过，向上长引其颈四过，乃长呼、长吹、长嘘、长呵、长咽、长唏各七过，日三时为之，疾则愈矣。兼于鼻徐徐取其清气，口徐徐长呼以出之，漱津以咽之。吹、嘘、呵、咽、唏亦如之者二十过，其效则加速焉。凡上气者，其行之之时始举足，以足向前力蹋之，胫后著地，斯为佳矣。

劳复者，其阳虚损，或因饱气，其气乍闭乍冲，或投热食以致之也。治之之法，大坐，徐徐导引左右各四十九过，鼻徐徐长取其清气，口徐徐长吐之。吐则咽其津，满一百二十过，有余力则进而至于二百四十、三百六十之数，尤佳也。然后舒左足，以左手按其足上，以其足左右转之四十九过，其右亦然，日再为之则愈矣。故彭祖曰：内外转其二足各十过，可以止诸劳，盖谓此也。

温疫者，阳气也，聚于诸脏，入于诸脉，及于腠理也。治之之法，大坐，左右导引三百六十过。岐伯曰：导引者，俯仰屈伸也。甘始曰：叉手项上，左右揿不息也。又云：率以汗出为度，汗则扮身。然后立右膝，以左足向前蹋之，立左膝，以右足蹋之各四十九过。卧而为之亦可。鼻纳之、口吐之者二百四十过，进至于三百六十之数，尤佳也。彭祖曰：亦可以已疟。

疟者，阳在于膈之下，奔上而欲出，阴在于膈之上，为阴所闭，其阳漏而泻出，其发有时者，盖阴阳所竞，自有节候也。于欲发之时，左右导引各三百六十过。然后立右膝，舒左足，蹋之四十九过，其右亦然。于是鼻纳之，口吐之，其呼、嘘各二十一过则愈矣。

鼻衄血、口唾血者，中焦热炽，饮水则变为血。故中焦之气上冲于肺，肺复冲鼻，则为衄血。中焦之气下注于脾，脾复冲口，则为唾血。凡病此者，前溲少矣。治之之法，大坐，导引左右各三百六十过。然后舒左右足，以左手捉右足五指七过，右亦如之。衄血则咽津焉。鼻纳之，口吐嘘出之。唾血亦咽津焉。而咽出之各三百六十过，日一暮为之则愈矣。甚者三时为之可也。

赤下者，下焦热炽，而复饮水，其阴阳相竞，荡于下焦，不得依道而行，时有冷气击之则痛矣。治之之法，左右导引各三百六十过。既已，则咽津焉。鼻纳之，口吐之，与夫呼、嘘、呵、呬、嘻各六十过，又咽津焉，日四五为之则愈矣。

前后没不通者，阳气在于下部而逆拒也。治之之法，导引左右各三百六十过。既已，以左右手向背之后相叉，以左手向右，以右手力挽之十四过，其右亦然。复舒左手，以右手力举左肩十四过，其右亦然，然后咽津焉，与夫吐纳、呼、吹、呵、呬、嘻各六十过，日再为之则愈矣。故宁先生曰：平坐伸左手，以右手指肩挽之，治前溲不通。以左右手交于背之后，名曰带缚，治后溲不通，盖谓此也。

淋者，水道热炽干涩而不下，时漏而出也。治之之法，导引左右各三百六十过，然后立左右足，以左右手从胜之下入，左手总把左足之五指，以右手总把右足之五指，俱向内力挽之十四过，既已则咽津焉。鼻徐取其清气，以口呬吐出之三百六十过，日三作之弥佳也。痃者，阴也。本于虚假，或病之后，诸脏冷气加以饮水，而阴气既入，则长所积之水矣。阳气既纳，则不通所积之阴矣。水气渐盛，至于皮肤，而为痃焉。其候左右目脸上起色如老蚕，二胁转侧有水声也。治之之法，左右导引各三百六十过。既已，鼻纳之，口吐之，次则嘘、呵、呬、嘻各六十过，及想其气周于一身，昼夜三时为之，久则愈矣。忌食咸，宜啖小豆汁，或煮小豆，浸左右足为佳。

反胃者，积日受冷，于是阴气渐下，屯于腹口，热食投之，为阴气逆拒，反而出之也。治之之法，常虚腹导引各三百六十过，以左右手相叉，以左右足力踢二手四十九过，以左手背委于左腋之下，用右手攀左肘七过，其右亦然，即咽津焉。鼻徐徐短取其气，口呵以出之一百二十过，复咽津焉。次则呬、吹、嘻亦如之，三时作之则愈矣力不堪者二时亦可。

心腹坚痛者，阴冷之气屯于心腹，积聚而不散。虽复厚衣，以阳击之，阴阳相竞，则阴弥甚矣。治之之法，左右导引，合于三百六十过则咽津焉。鼻徐徐取其清气，口徐徐呼而出之，当以暖气排其积聚。凡吐咽者满二百八十之数，呼、嘘亦如之，昼夜二时为之则愈矣。

胸胁结癖者，阴也。冷气偏屯于胸胁，或因食久而不散也。治之之法，清旦仰眠，立左右足，使人以手揣取癖根，渐入手于癖根之下，稍举之，其始则痛，后则可忍焉。然后力举之一百二十过，二三日之后，进而至于二百四十之数可矣。五日之后，进而至于三百六十之数可矣。既已，导引三百六十过，然后咽津焉。鼻纳之，口呵之，以意送其气于病之所在，使下部出之，满一百二十之数，渐至于二百四十，以至三百六十弥佳也。晨夜二时为之即愈矣。

心腹卒满者，阴气在于藏，起则冲于心也。治之之法，导引左右，合于三百六十过，咽津纳气，而口呼之，使气出于下部，满三百六十之数则愈矣。

目赤而相出者，肝之阴气冲于目也。治之之法，如前导引，既已咽津焉。瞑目，以鼻纳其清气；开目，以口呵出其浊气，满于三百六十之数，晨夜二时为之则愈矣。

《经》曰：婴儿之在胎，十月而成，筋骨和柔，以心息念，和气自至，故服气者宜取象焉。于六阳时食其生气，故于子之时，其服九九八十一；寅之时，其服八八六十四；巳之时，其服七七四十九；午之时，其服六六三十六；酉之时，其服五五二十五；戌之时，其服四四十六。当其服气也，以舌去其浊气，于是依其门户而出入焉。

鼻者天门也，口者地户也，服气之魂魄归焉。入自鼻，出自口者，顺气也。如此行之而不报，则可以除三尸，获长生矣。

道者，气也。气为精门，人若守精，如室有人焉。精气俱全，是名真人者也。

身有丹田者三，何谓也？脑者，上丹田也；心者，中丹田也；气海、精门者，下丹田也。三宫各有神焉。神驰则气漏，气漏则精泄，精泄则神丧。故精者，长生之根也；肾者，命之根也。譬之木焉，无精则叶萎，叶萎则枝朽，枝朽则木枯矣。

凡入气为阴者也，出气为阳者也。二者所谓服日月之精华也。气者，虚无自然无为也。无为则心不动，心不动则外无求，外无求则内安静，内安静则神定，神定则气和，气和则元气自至，元气自至则五脏滋润，五脏滋润则百脉通,百脉通则津液上应,津液上应则忘五味,而绝饥渴矣。于是气化为血,血化为髓。一年易其气,二年易其血,三年易其脉,四年易其肉,五年易其髓,六年易其骨,七年易其发,八年易其筋,九年易其形。此炼九还者也。

《经》曰:东方青牙者,肝也。服食青牙,当饮以朝华,以舌表舐其唇,漱口而三咽之。朝华者,上齿根也。南方朱丹者,心也。服食朱丹,当饮以丹池,以舌搅于齿曹,漱口而三咽之。丹池者,下齿根也。西方明石者,肺也。服食明石,当饮以露液,以舌琢齿者七匝,漱口而三咽之。露液者,唇内津也。北方玄滋者,肾也。服食玄滋,当饮以玉饴,以鼻导引,元气入于口,呼吸而三咽之。玉饴者,舌也。中央戊己,仰视泰山。泰山者,守精也。服食守精,当饮以醴泉。醴泉者,在齿之后,悬嚏之前也。华池者,在舌本根,其名曰玉英、曰金梁、漱口而三咽之。凡服是气者,常于子、于寅之时,正衣服而坐,以舌叩玉英,涤华池,漱醴泉及露液缩鼻,还之上至于首,下入于口,变为玉泉,引其气至于舌根,咽而送之,使喉中、腹中皆鸣,引而入于丹田,此之谓长生之根也。饥食自然之气,渴饮华池之浆,尚何有饥渴哉?

精者,吾神也;气者,吾道也。养神饮气者,如婴儿之在胞。故吾朝食其阳,暮食其阴,灵芝、玉英生于五脏之中。然后仰以排其水藏,覆以排其食藏;次之倚壁翘其一足,拳其左右手,以舌搅口之津液,想其气咽入于脐,以至于足为度焉。咽气者,用力闭其口,举其舌,使舌下空焉,其名曰咽元气,则食日减矣。满于九九之数,合为天地之终始,自然血化精,精化筋,筋化玉,玉化为仙骨矣。

《经》曰:胎息者,呵出腹之浊气,使天地调和,兀然放神者也。其心譬如太空,万虑俱泯,闭塞三关,外气与内气相应,于是闭口连鼓而咽之,若水沥坎以送之,至于三十六咽,是名上清炼形者也但腹空即咽而送之,无论坐卧皆可为也。

服气者,寂然安坐瞑目,叩齿闭口,弩腹鼓腮,则其口斯开矣。俟其气满口则咽之,至夫九下一息焉。春夏则服冷气,秋冬则服暖气。凡至寅之时,左右掌掩其口,用力呵其掌中,则津液生,以摩拭其面,面斯光泽矣。

然道之大戒有十八焉：曰强求富贵，曰贪冒宝货，曰多忌讳，曰伤王气，曰干名誉，曰为诸恶，曰喜功名，曰为耳目口所误，曰强梁，曰伪仗，曰转躁，曰举事不详，曰心悾悾，曰争曲直，曰费用精气，曰好衣美食，曰盈溢，曰乐兵。故学道者，勿使人知焉。人知则我生，我生则名生，名生则祸来矣。

上清金碧篇

五气之元，炼其精华；刚柔得位，游于碧霞。

烟萝子曰：金者，五行之首也，五命之根也，五气之元也，其刚柔得位者乎！夫能服之，可以游碧霞仙落之府，故吾谓之金碧焉。

或曰：其要何也？曰：太阳五两，太阴十有五两，二者和合，舂于臼焉，及其细也出之，裹以无灰之纸，置于长形之铁鼎而按实之，其上用唐灰满覆之，筑定令实。以盐泥锢其鼎之上，炙之使干，埋其口于坑，露出其药之处长烧以五斤之炭，至一伏时出之，烧之不走矣，是为乌珠者也。其色黑而碧，润泽而有光，此其一转者也。是盖飞龙伏虎，而逾于三载者也；养鹤藏龟，而或数十秋者也。

复取其丹，置于瓶，削砖以覆之，施泥以锢其四周，其厚半寸，曝干于地为泥城，其高一尺九寸，其阔三尺，其广三寸，布牛马矢于其中，其厚九寸，置丹其间，仍以牛马之矢尽十石覆之，乃下火，火灭破其瓶出之，其色赤黄如干酱之瓣，是为黄芽一名金狗子，一名太阳溜珠。《经》曰：太阳溜珠入华池者，汞是也。养汞以成紫金，其名曰紫河车，斯之谓欤！此其二转者也。

置于告车之瓶未盛油者，削砖以覆之，锢之以六一之泥，四周其厚四分，勿使有坛，曝之干，置于砖之上，以猛火五斤煅之三伏时，俟其火灭，破其瓶出之。其色紫润，其重如金，是为紫灵之丹。至七九吞之，变金骨矣。此其三转者也。

择瓶之光白者，其法如前焉，置于八卦之炉。八卦者，八角是也。其阔一尺二寸，其高下如之，八方各植剑，系镜于剑之端，杯水炉香者，八方各置之火，令破其瓶取之。其色青，有金风飒飒然。其重二倍于金，是为龙虎之丹，此道之成也。何以谓之龙虎欤？

马牙配于硫黄，天符进退为神，夺之离宫月殿，于是有霞彩之光矣。此其四转者也。纳于火玉之瓶定州瓷也，用顺阳之炉吹之五千，徐增其炭，炭勿使污于灰土，炉底之火勿冷，冷则阴气外触，以裂其瓶，稍稍加炭焉。复吹之八千，火灭取其丹。上覆紫云，下有金星、玉柱五色之光，是为金虎之丹。此其五转者也。

先以龙虎之丹，入姹女八两，研之万数，而成金虎，入火七十有二斤毁之，是为保命长生之药。此其六转者也。

取保命之丹，入水银一斤十有二两，研之十万数，以神丹之力，能饮水银者半，乃入天地之炉银合是也，养之十日，是为花奈之丹。所谓金龙辗于十，紫凤翔于炉，朱鹤巢于松，绿虎外其右厢。此其七转者也。

纳于瓷瓶，用汉江誉石二斤，以苦酒米醋是也捣和为泥，周包其瓶，凿比壁为龛，以置瓶焉。复以礜石之泥封之，百日而后出之，是为阴丹。其名脱骨灵丹，饵之先死后生。其八转者也。

以瓶藏之，清明日沉于井，百日飡之长生，二百日则为地仙，五百日则白日升天，千日则拔宅而升。盖得白帝之玉霜，紫皇之红雪，姹女笑于炉，婴儿喜于鼎。此其九转者也。

诀曰：吾目如日，吾耳如月，吾鼻如门，吾心如海，吾意如风，吾身如地。五方、五岳尽属于吾；大地众生，尽是吾子。

金虎铅汞篇

物生穰穰，天地之精；因阳而结，资阴而生。

元君曰：金虎铅汞者，其不出于五行而已。万物因阳而结，因阴而生。阴者，道之基；阳者，一之始也。夫阴阳相夺，法象乃立。故坎一离二，从阴归阳也；二火一水，从阳归阴也；水二火一，前象后质也。然五行之象，人实备之。以心为火，藏在肺之下，其数一；肾为水藏，双居命门，其数二。是知火一水二为道之祖乎！

内修得一者，阴丹也；外修得一者，阳丹也。还丹交合，不出五行，其要在乎识铅汞之真而已。于是托大易之象，立三百八十有四铢，兼二十四气，因日月二弦，上下对望，二八十六也。立十有六两，以坎离为药，天地为炉，乾坤震巽为运。其白马芽砂者，阴气也；金砂者，阳气也。万物生死归于土。土者，其主黄；金者，其主白；试观夫鸡子，内黄外白，二气相感而然者也。北方黑水，子也。是为金之寄位，五行之始，道之基也。甲乙朱砂，其中自生芽焉。日月照曜，时足在砂中，性白伏火，是为天生铅者也出辰州锦溪。南方赤，午之正数也。是为火之寄位。朱砂者，汞之父母也。

东方青木，卯也，木道之本宗，阴阳之父母也。万物各禀一气，皆资于此焉。负阴而抱阳，甲之精，日之魂，火之父母也。

西方白金，酉也。是为水之寄位，月之魄也。转北成西，卯酉相望，金木相克，水火交运，以成大还之精者也。

中央土黄，戊己也。是为华池之寄位。黄能制水，不流自死，故土者还丹之父母，父母者，制伏万物者也。是以金鼎土也，三五与一而不瘥焉。日月阳之精，其数有九，其中有九焉。其色黑，是为北方壬癸水之象，其名曰阳中阴精，阳含阴也。是以离之丙丁火宫得九之名，结气朱英，炼之固形，此参乎三五一者也。古之仙者，故炼日之精而身归纯阳也。夫水银者，水之类也。其性含阳，内阳而外阴，阳象黄，阴象白，是知外赤里黄者，水银生于砂，汞生于铅也，是为阳中有阴，阴不孤阳不寡也。月者积阴之精而成坎位，其数守一，阴阳含玄，魂魄相应焉。月之蟾兔者，阴阳也，其色白，有西方庚辛金之象，其名曰阴中有阳，阴含阳也。然则坎之壬癸水宫之得一者乎！月金阳性，外阴而内阳，阴象白阳象黄，是知外白里黄者，白金生于河车也。河者水也，车者火也，赤者砂也，故曰砂产于金，此阴之中阳不孤者也。夫砂铅入于炉，销铄以取精，添入于丹魂之中，是称姹女。勾砂入姹女者，铅也。砂者，白金也。诀曰：一者，丹基水也，铅在内焉；二者，火基木也，符在内焉；三者，土基母也，金在内焉。是以还丹者不得节符火候，则何以立乎？彼世之五矾八石之类，顽物也，非大丹之用也。大丹不用金、银、铜、铁、铅、汞、锡、曾空、雌雄、硫黄、砒、朱砂、水银、锅煤、露水、桑霜、人中白等。砂之伏火，可以治疾，服之太多，反以夭年矣。汞者，水之精也。其飞起则为流珠，其名曰流汞。震子继父，流汞是也。故曰丹砂流汞之父，戊己黄金之母焉。若夫凝为白金，此从一中成形白者也。金水道并，所以金为黑铅，阴中阳生，反老为少者也。何谓也？少阴之精，物极则反矣。是以水银生于北方，来居于火位，相交以成大丹焉。彼不知者用凡铅、黑锡、水银以为河车，雄黄以为土，金银以为一母，此非药之源也。凡汞有铅，而铜亦一有之，铁亦有之，草亦有之，矿亦有之。一所谓真铅者，自然子母同穴而天生者一乎！其中有银者，铅为大丹之根，神水为金之母，子母自得其情者也。金为丹精，以处阳位，汞合离气，以应阴爻，含天地之灵，孕日月之精，否极泰来，阴尽阳生，皆顺天道而为之者也。日者自朔旦受符，六气从性成情，十有六日至于三十日毕矣。其气从情以成性，月魄以生，此出没之象矣。金，妇也；木，夫也。震，长男也；兑，少女也。白者归一之名也，金者得位之称也。黑者性合于金水也，铅者同金之类也。黄者象乎土也，芽者主乎生也。子者运转之谓也，河者水之基也，车者符育之功也。世不知夫朱砂者。铅之母、丹之父也，生因于土，死依于土。黄能制水，故土者母也。是知朱砂者铅之祖，还丹之基也。铅生于砂，汞生于铅，然莫有悟者焉。夫朱砂阴汞天符运育，日月既足而出，其名曰阳汞，此乃阳为君，阴为臣，二汞一物，而非二者也。宝丹者，本无二物而生焉。虽然譬如蚌吸秋月之华而珠在其腹，亦岂有无类而成者哉，大丹之品有三焉：其上曰水；其中曰丹；其下曰砂。悟之者则归一而无二矣。金虎含阴，其位属于西方，其气内藏，寄生太阴之玄铅，是为至精。至精者，龙虎也。卯酉相克，子午相望，此天地阴阳轮轴运转之造化也。十有七旬可以九转矣。月一换鼎而至于九，兹其妙欤！不换亦可。受符之八日，金性低昂；旬有五日，金性全灭；三旬道穷，没归于坤元矣。故受符三物皆没于土，唯阳符上腾而不降。于是乾坤震巽，蟠蛰上下，五行藏伏，阴阳燮理，阴阳往来，此天道之用，周而复始者也。

造金鼎之诀曰：后土金鼎，生死长七，神室三明，圆五阴一，混沌徘徊，天地五里，阴阳二头象如鸡子，形容勿差，黄白在里，厚薄惟均，六一固济，善守午门，参同自契。夫一者，五行之始也。日月之阴魄，其位居坎中，其药生于阴晦之地焉。金公者何也？金者，太白之称也；公者，物中之尊也。故呼之曰铅焉。金入宫中太一火庚之城，赤乌守黄乌，苍龙藉白虎，其类相聚，此乃所谓参同者乎！黑铅入月，配为夫妇，阳魂阴魄，二者情自和矣。世不知五金八石者阴阳之总数，配合运动而成丹。故八石者，八卦也；五金者，五行也。不灰之木者，甲之精也，受制于金。金孕水安，水必存金焉；木孕火制，火必假木焉。铅水者，砂中自生之液而主阳者也；汞水者，砂中抽出之液而主阴者也。火者，符也。汞火者，水火合其形，二物在于鼎中为值符制之，遂不飞走，杀气所临，吞食变化，于是称大还焉。元君曰：丹砂水精，得金乃并，铢参不偏，至圣至灵矣。

《太玄阴符》曰：道生阴，阴生阳，阳生五行，五行合为还丹，故称龙虎。龙者，阳气也；虎者，阴气也。金木之位也，阳起于震一，木也；阴起于巽二，木也。一月也。受符二木，则渐损矣。汞之不伏，未可为大丹焉，须养守之至于三年。三年者，三月也。养火一月，可以夺一年之正气焉。其色苍白而光明，然后出毒于寒泉者，一月后取而蒸之者，一伏时以楮液楮汁也炼之，清斋旬有四日，东向闭目，扣齿三十有六而饵之，可以去疾，可以反童，守之五年，食之三铢，可以长生；守之九年，食之二铢，可以上升。

元君曰：吾有天符，用火造金鼎之要焉。甲者，木火之祖也，其数三，成数八，正位生于东方，寄位于丙丁，万物之师，火之父母也。日之精魄者，阳之始也，照曜成形，其名曰日魂。日者，在天为值符，能发泄万物焉；在地为直事。能爨熟万物焉。阳气分判，故称木精青腰使者，此阴阳二性契证参同者也。金砂火并，三五一还，同自灵焉。三者木，阳精照曜，结立生成，强名之曰金砂，天地之精也。丹者阳之阴汞，其阳反为臣，二也，朱砂为之火。铅者五，土为母、阴之阳汞，其阴反为君，一也。黑铅者，水之基也，九炼阳魂为之真水，谕夫居于离位阳中之阴也；三炼阴魄为之黄银，谕夫居于坎位，阴中之阳也。其名曰水银，火位相交，混沌自并，克复归一，成形无外，故曰阴火。自会其符理，犹人消息、即合天道者也。

元君曰：上品金丹者将母克子，子自灭焉。阴阳进退其数七八，受气分离，在于旬有五日至于三旬，道穷在复，养育通灵矣。九月九个月阴阳二汞同于一形，先须配合自然，值符交运，依乎爻象，则丹斯灵化矣。

元君曰：天地返还，三一，其行符合于天符法象，亦有诀焉。夫行符者，见子之月，阳爻既动，犹生坎位，初九潜龙勿用，阳气混沌分判，冬至之后一阳冲，于甲子斯为首焉，上元从子之时为始，是以二阳生，见龙在田，爻动其惊蛰受阳用事，谓之一阳生，遇甲为父母焉，是以十一月受阳用事，从子而起，其阳生于阴暗之中，壬癸官符至于建午之月，阳中阴生符谕同阳令也。

经曰：起计行符，子谕斤两焉。爻动初阴，其火阳火也。阴寄于阳符，其四百五铢而两合也。日月玄象，五行起伏，其始之数是为一阳生，象乎天地发挥，旁通情者也，惊蛰萌兆而并行焉。

经曰：但取春之分，昼夜均时用符，阳爻以渐生，至大壮，盖自朔日一至旬有五日，象于春夏火木用事，从文入武者也。旬有六日，取秋之分昼夜均时，阴爻渐生，至于阴盛之月，盖秋冬金水用事，从武入文，并更百刻，应乎天之玄象藏伏，其没在于晦，是为合眺朒之数者也。夫符从子起者，非火之父母也。子者，阴中一爻之始，谕乎斤两者也，是为造化轴辖之总数，阴阳之起伏，行符合于刻漏，分气合于斤两者也。符动生于辰巳，至二周半首分气，终于戌亥，非子之正位也。冬夏二至，阴阳上下，故上用符守其鼎，审依爻象进退斤两，然用阴合子，依炭覆藉，背阳向阴，其伏藏如蜂之穴，勿使气泄焉。

经曰：从至第七半即象一季，以次遇子即加焉。子生于坎位，故明阴中一阳，法象于坎而从子起，渐加其爻，至于立夏、夏至，以象于火，至武相背，十有五日，十有六日计其符，共当六十。望之前为阳，望之后为阴，阴生从十有七日合十有四日，渐退至于冬至。冬至者，五行数尽，终于三十，计其合符日用，依乎六爻上下生成终始之数，合于五行者也。初候，二日半一气三十时，二周半五气，分还历十有二支。凡五周为六十时，行符五日，一候当用五爻者也。第二候，二日半，一斤三十时，二周半五气，分还历于五周，为六十时，行符至十有五日，三候足矣。其用十有五爻，三十符焉。

经曰：前旬有五日为阳符，火木用事者也；后旬有五日为阴符，金木用事者也。爻动之始，其阳奇，其阴偶，合于六十四铢十两，用二符，其初爻为定，及夫遇子则加焉，逢阴则退焉，周而复始，法象乎天符，是以建子。发泄者，阳动之始，混沌欲分，潜龙未见，须甲以为阳之父母，分气属阳道焉。上元始动，其阳行符，则震复用事者也。其象初九，用气候以谕孟春焉。孟春一日，起子一爻，二日起二爻，三日起三爻，四日起四爻，五日起五爻。每行符巡历十有二辰，二周半至于巳，是为三十时二日半，从午时分气又二周半，终于亥，是为六十时，以象仲春焉。仲春属阳，上元五爻是为十符，六日起子六爻，七日起子七爻，八日起子八爻，九二法坤兑之气交以象季春。季春至于巳三十时，是为九三焉，九日起子九爻，十日起子十爻，终于亥六十时，盖属上元用事之候，遇分气计爻，受符自子至于午亥复还，起三候焉。孟夏为阳遁中元，四十爻是为二百符第三候，十一日起子十一爻，十二日起子十二爻，十三日起子十三爻，是为九五焉。二日半至于巳，是为三十时，仲夏从午之时分气至于亥，于是十四日起子十四爻，十五日起子十五爻，终于亥是为六十时，故十有五爻合于三十符，王武相背者也。季夏为阳遁下元，金水二界相望，日月对照，上元退守交期，于是阳极阴生，天地轴辖，符信亏盈，此符之用也。终始用文，其中用武，周而复始。凡依子起于辰巳，二周半分气，始午终亥，故辰生阴中，巳生阳中。震巽者，火之祖也，始得符合于信焉。孟秋者巽，遇用事第四候也。上六，十有六日起于子十五爻，是为三十符焉。十七日起子十四爻，十八日起子十三爻，从本时分气，至于亥是为六五焉。十九日起子十二爻，二十日起子十一爻，终于亥六十时。仲秋为阴遁上元，凡用二十二符，是为第五候，六四者也。二十一日起子十爻，二十二日起子九爻，二十三日起子八爻，二日半至于巳三十时。季秋六三者也，从午时分气至于亥，二十四日起子七爻，二十五日起子六爻，终于亥六十时。孟冬为阴遁中元，凡用十二符，是为第六候，六二者也。二十六日起子五爻，二十七日起子四爻，二十八日起子三爻，二日半至于巳三十时。仲冬，初六者也。二十九日起子二爻，三十日起子一爻，终于亥六十时。季冬为阴遁下元，合于初起伏之二符也。二符一爻，坤体潜阳，自一至于十有五日，德就乾体焉。夫春夏火木，秋冬金水，七八于前，九六于后，起伏，屈伸，反覆，晦朔之间，日月交会，以象四季，归魂归魄，药就物全，反为自然，故立阴火阳火，金水相并，不得逾斤，此合于天道者也。

经曰：阳奇阴偶，一君二臣，初爻阳动应于二八，左旋而为阳符，渐加至于大壮。阳极阴生，还应于六八，右旋而为阴符，渐退守于复之初。阴极阳生，周而复始焉。及初九分气属于阴道，上元始阴则退符焉，渐退至于六候，既毕，归于三旬，五行数尽，在乎抽添其火，依乎玄象而无亏，如是神灵自契，而金丹成矣。一象不足，斯与瓦砾同焉。

元君曰：修大药者，必用真铅真汞，金水相成，戊己交合，如婴儿受气于母，母隐子胎，子藏于金，含孕自然，金精实液，为之相反，一飞一伏，阳推阴证，譬如鸡子外白里黄，河车运转，须臾脱胎，反乎一体，此丹基也。其要在乎昼夜各用一卦，是为乾坤互用，巽震生成，十二卦上下交移而用符信，于是定五周分气。五首亥终，起于子，进退加爻，藏伏时候，合于天道，依于刻漏，取瓮大一石者，于其底侧钻小窍，用细乌羽长三二寸插窍内，以蜡固之，汲水置瓷中，以升斗数为漏刻。则用火合符而不瘥矣。于十二时遇子即加焉，行之一月，即四时之象也。守之或九月或三年，以法九纪，斯合大演九周之数而丹自灵矣。

经曰：取三转铅精，二八复除，其二为地，下子二八，其精自合矣。其精相得，二气感激，斯须还返以相制焉。于是金水飞浮，混为一体，金精自出，其名曰黄银。收之精尽，依其数更下子而变转焉。得金子母，二弦自停，离母者谓之脱胎，入鼎者谓之火丹。鼎之器有上下，其上用金，其下用土釜，非世之所冷也。土釜者，土母也，出于洛汾之汗池焉。细捣筛取，同薄胶为之，内外状如鸡子。其长七寸，其圆五寸，中作神室，其径三寸，各深二寸半，其形鸡子，盖法阴阳混沌之初焉。夫铅汞者，非此土釜则不能制也，故曰黄能制水焉。若得父母金土以为之鼎，则可以致神升矣。方其入鼎也，其日时必取四杀刑克与阳焉，昼夜百刻以应乎爻象，从阴起于子，弦望晦朔，斤两上下节符，文武相交，周而复始，并应乎春秋，故起符从子至亥为一周。盖六阳六阴始终归一者也。

元君曰：符者，用爻也。水火节符，六阳六阴每十二辰从文入武，或阳息阴消。初文起于一爻，犹坎中一阳生者也。武终十五爻，犹离中二阴生者也。阳极则其法象大壮，合符循环，故从子起计生，六符合用，为之始焉。盖象阴中一爻，阳符渐加一爻焉。从子至于巳，潜伏入三，于是辰巳为一气，是故火生于辰巳，退守六十时终于戌亥，还从子起焉。

《隐甲经》曰：曰：进退遇王武相背，是为阳气在上；终始以文，是为阴气复还在下也。冬至之后遇甲为阳生，于是上焉；夏至之后遇甲为阴生，于是下焉。故曰：值符上下，月有之焉不论年与四时。

经曰：从第一候起子发爻用终复子，是为合天符之一爻，象二十四气，守至二日半，一气渐加矣。爻至五日为一候，六十时加至于辰巳，终至于戌亥，从寅至申为七返，从子至申为九还，一起一伏。震巽者，甲之首，火之基，五行之互用也。乾坤震巽，上下生成，甲之禁门也。

经曰：爻动二日半，分气加爻至于五日一候，惟用二卦，合于玄象天符者也。日者，天符也；月者，阴符也；火者，地符也。夫节符加减日月年者，依刻漏进退焉；行符加减者，依先后合气焉。顺七曜五行，璇玑宿度，与夫月之小大及闰为起伏焉。从复震起巽，至坤而终，在乎阴阳交相用事可也。

《黄帝手镜》曰：日计其文，如车足转。火，一百八十斤，是乃九九之数也。何谓三元乎？五日六十时者，上元也；十日一百二十时者，中元也；十五日一百八十时者，下元也。甲己之日夜半生甲子焉，乙庚之日夜半生丙子焉，丙辛之日夜半生戊子焉，丁壬之日夜半生庚子焉，戊癸之日夜半生壬子焉。冬至之后第一甲子为上元，至于戊辰，五日六十时，行上元甲子，为四仲焉。四仲之日夜半生甲子，行一八宫，天蓬直事，子午卯酉是也。己巳至于癸酉，五日六十时，行中元甲子，为四孟焉。四孟之月夜半生甲子，行四三二宫，天任直事，寅申巳亥是也。甲戌至于戊寅，五日六十时，行下元甲子，为四季焉。四季之日夜半生甲子，行七六四宫，天辅直事，丑戌未辰是也。夏至则逆行九宫，周而复始，尽乎一月三百六十时，终乎火候与节符焉，象一岁之用者也。诀曰：取小瓮，向底开一窍如豆，于釜内细罗烧周者戊己为覆，藉用好光明有墙壁一色砂置瓮中，合于釜上，以六一泥固济，以炭火于釜下，俟瓮火烁，先以纸捻子塞窍，时抽出，如白烟生则是汞也。复塞之，以元白烟为度即止。太一日取，瓮用鸡羽扫，收之。如未尽砂色赤，更如前法采之，汞尽时则砂不赤。

（以上"归根复命"篇目，底本出处《正统道藏》太玄部。）

参同会真

铅汞五行篇

月取其华，日取其精；四象备立，河车运行。

探玄子黄鹤山曹圣图曰：吾遇阳公于当阳，得真要焉。于是知金丹大药者，在乎精究五行，次穷日月，四象备立，而产五帝之河车矣。河车者，神水也。得火则活，见水而生，千炼万化，不易其真。此天地之大宝也。探玄子于是歌曰：得在得一气，变化因金液；金液通神仙，须向五行觅。要识真铅汞，一水遇一火；中宫见为主，水火结为物。二物成夫妇，夫妇相配匹；百刻在坎离，丹砂从此出。体如真珠离。丹砂本非赤；见水归水体，见火成金液。脱胎除黑晕，黑晕是铅质；金丹切忌铅，用铅千万失。竹破须竹补，木断以木缉；人之气补外，万物尽为客，是知铅汞者，其根元在于五行而已。

金主四，因火受符而生者也。能从无中得有，有中归无，于是四象备立，而孕白金焉。此日精月华之气，能凝白，能为水，其名曰流珠金液神丹。尽极阳九九之数，即为出世之丹者也。

木主三，因火初混气而受符者也。含元之至精，因土相得而相住，复为父母，互生芽蘖，齐天地之变通，成乎立信，应乎甲位，是为青龙，所以夏凝雪而似冬冰，此反覆之道也。

水数一，共位居于北方者也。《丹经》曰：天生玄女而为阳，其极则阴生，自天而降焉。彼世之铅、银、砂、汞，安能配合五行、应之于乾象乎？吾所谓汞者，包含万象，灌注无极，是为河车焉。

火生二，因木受符而生者也。盖土之父，金之夫，水之妇，木之子也。于是天地不朽之性，万物皆负之成形，恶死好生，飞腾九天之上，能使无中乃有，有中将无。圣人所以与天地长久者，炼一阴而归阳位，是还丹之体也。炼汞成尘，其象砂中有汞，铅中有银。离，女也，反归于真性矣。

土主五，其德王于四季，能育万物，安定四维。《丹经》曰：地产黄男，是为阴极阳生焉。土之精者，真铅也。顺用之，则长生矣；逆使之，则害物矣。

夫汞不飞走者，是流珠之母也。以铅为根，根成则芽生，汞伏则丹成矣。然非外也，故吾所谓金也、木也、水也、火也、土也，皆非世之所谓者也。

真一篇

大道之生，吾得厥理；含真抱元，观物之始。

至游子曰：夫道者，能生天生地，神鬼神帝者也。老聃曰：吾不知其谁之子，象帝之先。强名曰道。然其提携天地，运行日月，旋斡四时，生成万物。天之五星，神之五帝，地之五岳，人之五脏，隅之五方，至于五谷、五色、五音，道无不在也。故老聃明之曰：道生于一，一生二，二生三，三生万物。夫物芸芸，各复本根。归根曰静，静曰复命，盖谓其变化之源，始生于一，终复于一，所以历万变而不穷。苟能一以贯之，斯道明矣。则真一者何也？龙虎之根本也。龙虎之变化，则丹成矣。交合龙虎，返本还元，使性命两全，逍遥宇宙者，是能明大道之真一故也。

后之学者，亦欲留形住世，如之何不明大道之真一乎？夫不知龙虎变化之本根，而惑龙虎之异名。或者以肝为龙，以肺为虎。以肝为龙者，谓其色青，应于春，配东方甲乙之木。木气生成之地，谓之青龙也。以肺为虎者，谓之色白，应于秋配西方庚辛之金。金气肃杀之地，谓之白

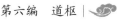

虎也。是知龙虎之体而已。或者以心为龙，肾为虎。心为龙者谓甲乙青龙之气，能传生于心火，则火中有木，谓之阳龙也。以肾为虎者，谓庚辛白虎之气，能传生于肾水，则水中有金，谓之阴虎也。是知龙虎之用而已。知龙虎之体用，而不知龙虎之本根，非吾所谓道也。

真一者，乃吾之气液而不能知之，何也？夫元气生于二肾之间，出入于杳冥之际，无声可闻，无色可视，其名曰元海焉、曰灵根焉。气中生液，液中生气，气液相生，合而不离，所谓天一生水，太一含真气者也。学者不知龙虎交加，阴阳颠倒，常异其名而分之，谓龙自为龙，虎自为虎，虽知液传至于离，则化血于心，谓之阳龙，殊不究血中有液，内含阴虎之气也；虽知血传于坎，则化精于肾，谓之阴虎，殊不究精中有血，内含阳龙之气也。异其名而分之者，岂止此而已耶！

心之火可以为离女、为太阳、为朱雀、为姹女、为赤凤、为金乌、为铅、为红雪、为烧山符、为白马芽，然皆阳龙也。以肾之水，亦可以为坎男、为太阴、为玄武、为婴儿、为乌龟、为玉兔、为汞、为黑水、为饮海龟、为赤龙脚，然皆阴虎也。徒以物类纷纭其说云尔。苟惑于外，支离本源，则将汗漫而无所归宿矣。

洞达之士于五行、四象能协焉，于八卦、九宫能辨焉。于是行火候之抽添，合阴阳之顺逆，按乾坤之鼎器，炼日月之精华，发造化之几微，得还丹之要妙，斯可以践长生久视之域矣。黄帝曰：宇宙在吾手，造化在吾身。宜其然欤！

吾尝观夫修炼之源，非假乎五金八石也，非务乎吞霞采气也，其要在乎以气生液，液化为血，血化为精，精化为珠，珠化为汞，汞化为砂，砂化为金丹焉。

黄帝曰：天地，万物之盗；万物，人之盗；人，万物之盗。然三盗竞起，而人独受其弊者，盖不能善摄生故也。夫善摄生者，神全精复也。苟明大道之真一在乎气液，炼气液以生龙虎，合龙虎以成变化，使九还七返混一归真，则神全精复，又何艰哉！吾闻诸金玉还丹之诀曰：产刀圭大药之源，实本乎气液。此岂吾所谓真一者欤！

正一篇

感气于土，因水而凝；一动一静，冲气乃升。

正一真人曰：五方之气，以相匹配，匹配交还，反归于一。一者，大道之根，万物变化之门也。铅退位，则汞复生矣；金逆位，则水生津矣。水浇土中黄芽，乃发黄芽者，非生于脾中者也。土中感气而凝于水中，反复来去，其不可量焉。内丹外丹，其体用则一也。

动者，天也；静者，地也。一动一静，冲气乃生。冲气者，大丹之首也。首行尾随，不可迟留焉。中有一女，而不秘火，火精炎厚而辉空，天地森罗，通乎一国，九交九转，离合不长，飞于紫殿，转其纯阳，炼其阴魄，一丹一玄，而不相备。丙癸一家，三五所会，自然辟谷，其肠无滓。滓之未尽，则真气不应矣。其应也，如虚谷无音，而声自听焉。其既久，如玉钟之鸣耳内，娇女自微清矣。

吾身者，万神之主也，万神由吾而生者也。男不漏精，女藏其血，十有二时之中而无凝滞，则于午之时，自有物来应之矣。子之时，则俱在于阳官，以阴遇阳，以阳遇阴，一逆一顺，其来深矣。其如阴之中复藏虎焉。龙之心黄，虎之皮黑，不见秘之，以藏真玉，九九之数立于卯，起于酉，此其要法也。

大帝所谓恍惚物者，何也？一点之精也。吾有三宝，一住一转至于九转，则子户通行，飞入于脑，脑之中有玉灵之台对于丹田。丹田者，不锁日月之路，有元神以之出入，故曰一炉之丹，九火炼之。

二关篇

上下二关，气所流转；中有玉牝，可制其键。

高尚先生曰：披衣正坐，大床厚茵，于子之时，调出入之息，使气和神定。于是合掌，以左右手大指之爪端，挂其结喉，以鼻微引其气而闭之，后分左右大指按结喉两傍之动脉，去其左右中指，向颈之后指其天柱天柱骨，以取力焉，其大指所按动脉渐加紧焉，以至极力按之，俟其气慭，即亟放其左右指，是为一通。乃再调出入之息，俟气调矣，更如前作之，日行九通。数日之后，当其行持，其指自脱，其首自掉，而若眩仆不可扶策，扶策则挫却气也。居于幽室，目见金轮以罩其首，于是精神爽，而宿疾除，其体轻安。此元气上过于脑户，百关通彻之验也。其名曰脱指玄关。于子之时，薄其衣衾，平身正坐，以左右手中指循小腹之下、阴之外、股之内，其横文有动脉焉，极力如壮士按之，以鼻微引其气而闭之，俟其气极，则亟放其指，如上关焉。日行九通，或三通。久之，自然和气下注，入于二股足之中，如汤沃焉，宿疾除矣。此二关者，可以调神御气者也。先能开关，则其效速矣，行之多多益善。

三元篇

欲调六气，勿塞三元；绝虑安神，是亦生门。

太白真人曰：人有三元，三元塞，则六气乱矣。上元者，首以上属焉；中元者，首之下、脐之上属焉；下元者，脐之下、腰之上属焉。

夫欲安乎元和之气，先去神庐之毛。神庐者，鼻也。于是绝虑安神，昼夜调其气，使微微然，小则生之门，大即死之路也。何也？鼻引口吐，则为逆气矣。在乎调之微微然，大则为阴气，引其元气而致损焉。初学者或耽酒嗜肉，口有毒气，或损于其藏，则鼻纳之，口呵之，或三十通，或二十通，呵当微焉，不可奔而吐之也。鼻者，不可启而难闭者也。当使息微微然，勿使奔吐。奔吐则五脏六腑受病矣。强闭之不出，斯须忽出则大矣粗而喘也。故曰虽出气不可纵也。口大启则气奔，而元气损矣。鼻虽入气，不可强闭也，强闭则息急矣。

三元之中，中元其最尊者也。抱朴子曰：心者，君也；意者，臣也；气者，民也。冥思绝想，则元气兀然而来矣。若夫初习其道，即攘内视而求玄珠，其犹缘木求鱼，吾未见有得者也。吾行修炼，而百节有不通而病焉，则可以注意于中元，发火以焚之，斯须则通，通则愈矣。心者，绛宫也。绛宫者，盖火之色也。吾存心之炎火，亘于其身，非独通其气也，抑亦消其阴邪焉。夫瞑目叩齿，存神于八卦，左右手握固而闭其气，以意想中元之火以焚其身，既已则行其气，守于下元。昔广成子用积火以焚五毒。五毒者，五谷、五味也。不焚之，则能壅遏其气道矣；焚之不可以久，久则烦。于是当行其气，其法在乎泯其念虑，任其神庐微微然，则元气自然遍于体矣。夫元气者，百节诸窍皆有焉。元气既遍于体，必兀然而定，绝其思虑，思虑不绝，则不能存其神矣。取定之法，其在于下元乎！

下元丹田有玄珠焉。其形弹圆而有光，吾能光内存其珠之形于气海之中，然后使其气吐纳，一一绕于珠之上，气入既足，若动而不动，于恍惚之间，自然结成，寄于气海。故中元注于下元之珠，元气斯定矣。中元者，阳也、雄也；下元者，阴也、雌也。《黄庭经》曰：知雄守雌，知白守黑。此之谓也。何也？中元守乎下元，左白右黑，合而为一，澄心注意，无想也、无思也，斯兀然而至矣。如是则元气定矣。外气不入，内气不出，与天地同和，其寿无涯焉。黄帝使罔象求玄珠于赤水。赤水者，血也；玄珠者，气也；罔象者，冥然无思也、无虑也。故玄珠者，非静默无由得之，是以道在于玄机，机去则身存，机住则身死。惟无机则胸中纯白，可以论超忽飞升者矣。

三住篇

寓化之质，以气为主；其气不流，形神俱住。

华阳子施肩吾也曰：大易不云乎精气为物，游魂为变。故万形之中所保者，莫先乎元气。元气住则神住矣，神住则形住矣，三者住则命在于我，岂在于天耶？是知人由气生，气由神住。人之有气，如鱼之有水，失水则死矣。然则，神者，气之子也；气者，神之母也；形者，神之舍也，是修身之大端，保形之根源也。

吾尝观气之用也，如烟云发于四肢，日月光于尺宅；次观神之静也，百邪不能干其正，群动不能挠其清。《太平经》曰：神者，道也。入则为神明，出则为文章，皆道之小成也。予昔在名场，运思苦难；今不思而自至，此非道之功耶！

尹真人曰：心长御气，气与神合，中既有主，形乃长存，如日月之周流一天地之运转，寿可以无穷矣。华阳子曰：吾尝为之铭焉，元气真精能保万形，我气内闭，我身长宁。

四神篇

金关玉户，密有玄印；顺时而行，优入于圣。

太阳者，顺天符而左转，内含风雷之气，是为青龙，是为朱雀。青龙者，产自然之日精者也。日精者，下临于离位者也。朱雀者，火也，消磨谷食者也；内应于脾，其气布于四方，本居于坤位者也。日精为汞。汞者，居于下丹田；下丹田者，人之元阳精海也。以坤位之故，于是生太阴焉。

太阴者，地气右旋，又为水者也。是为玄武，是为月华。夫下于天门者，何也？天之气下降，通于四肢，众趋于离位，其下有穴焉，其名曰谷神，上连于泥丸之官。此所谓圣关也。金关玉户，其中有玄印者也。《经》曰：天地之根。其谓此欤！

孙真人曰：自复至乾，阳数终矣；自姤至坤，阴数毕矣。阳进阴退，调顺乎四时，明五行之衰王六衰六王，修真之理，无加于斯矣。是以二气者，能内产自然之白霞与！

夫日精月华，烹而炼之，其名曰四象亦名四神丹，其法何也？服阳之气，徐加左转于根本之位，合于天地，自然呼吸，其下功也。自子之时，至于丑，则战胜矣。阴气者，精也。其名曰姹女，以三车之法运至于泥丸之宫，故曰南北相交，四象俱备，五行圆谐，八卦自生，九宫自契合于天地之造化矣。其初行也，动其天关，下产甘露，尽意行之，俟其涌液上流，是为华池神水。

阳气之效何如耶？曰魔已败矣。杀气冲于天，五日则脐之下渐长，腰脊通畅，前后没利矣。三旬则脐之下宣焉。脐中有秽悉除。六旬后宣焉者，加乎六七，宣者泻转也。疾根疠虫皆出矣。九旬复宣焉，则血下矣。血如鸡鸭之粪。十有八旬而后故皮其脱如麸，外肾抑而痛，至于三年，腹如疠刺。此疾根欲出者也。或身痿者，谷气、风气、阴气欲出者也。自腹至腰，以至周身，其痛连于心。此药之应也。饮食无所禁忌焉，一年腹囊长矣，身轻健矣。左右第三椎有粗解重者，五脏之阴毒也。或疮生于口，或体粗涩，或髭鬓脱坠。此药之应也，修之五日则痊矣。二年毛发凋落，久则其体光润矣。

阴气之效何如耶？日或舌涩，则阳气运转之候也。六年其体寒，则地气上腾之候也。或五日，或六日，其骨之节痛，则三百六十骨节开张之候也，百日而身轻矣，津液甘矣，二肾跳矣，脐之下如沸矣。二年首增七十有二骨，前后波之出，如豆如桃之胶，即于火则为津液，可以为大药者也。三年身轻健而若无形，寒暑不能侵矣。

《经》曰：开其兑，闭其门，终身不勤矣，塞其兑，济其事，终身不救矣。故善闭者无关键，而六贼不能开焉。此乃圣水也，水中之金也。数数经于火，此乃地也，不得地则不可妄为矣。

五戒篇

残生之害，莫大乎欲；善保一神，守于天谷。

纯阳子吕洞宾曰：天之阳，地之阴，物之气，人之性，道之基，德之本，身之祖，命之宗，龙之体，虎之形，精血之名，铅汞之首也。见魂成三，遇魄为七，此真一之源也。于吾之身，炼其丹田之气，生自然之神于十有二时之中，守乎天真一气，入于丹田之宫，内无想也，外无意也，不出不入，无往无来，神定自安。此真一之法也。

夫保命者真也，入虚者神也，内外两合，相宜胎灵，学者不知于此，而死于旁宗为可叹也。夫保命神虚之道，在乎灭情爱，除憎恶，守一神于天谷，运三光于赤庭，以升降五气焉。八卦潜灵于卯酉，周天配度于昼夜，九年可以入于无为矣。

吾有五戒，是亦大道之基焉。绝思虑曰保内气，戒万欲曰保心气，薄滋味曰保血气，还津液曰育灵根，守天谷曰安胎神。

五行篇

周天之卦，顺以行功，五行之妙，其用屯蒙。

至游子曰：道莫大乎五行。夫水生于申，王于子，库于辰，故以申子辰为水之局焉。火生于寅，王于午，库于戌，故以寅午戌为火之局焉。金生于巳，王于酉，库于丑，故以巳酉丑为金之局焉。木生于亥，王于卯，库于未，故以亥卯未为木之局焉。土之局则与水同焉。于是一阳初动，肾水始生之时，披衣端坐，握固存神，运金精于泥丸，造醍醐于髓海，行此肘后之功也，盖以子为水之局也。水虽曰润下，至子之时，王极则返含真气，而溯流以为朝阳矣。一阴初生，心火欲焚之时，叠手盘足，安静神识，传真一于丹台，化玉液于血海，行此交合之功者，盖以午为火之局也。火虽日炎上，至午之时，王极则返蒙真液，而降气以为归本矣。丑之时，神水下降，以舌搅于上腭，鼓咽玉液，下于重楼，历肝胆而朝于心，行此养水炼液之功者，盖以水病于丑，而巳酉丑者，金之局也。金能生水，而库于丑，丑与子相邻而与之合，是为丑中藏子之水者也。未之时，心火下降，以鼻气绵绵，多入少出，烹炼液血，传于黄庭，历肺腑而归于肾，行此养火采药之功者，盖以火病于未，而亥卯未者，木之局也。木能生火，而库于未，未与午相邻而与之合，未之中，藏午之火者也。戌亥之时，心血传于肾，感阴气而化精，乃阴盛阳衰之极，即聚火采药之候，宜调息存神，闭口咽气，微胁其腹，觉脐肾热盛，则轻举其身焉；未热则渐加焉，使其精血还元。行此勒阳关之功者，盖以寅午戌者，火之局也。寅午之火，库于戌而为聚焉。戌与亥相邻，而木生于亥，亥之中有木气，木能生火，可以救火于戌亥故也。或曰：周天十二卦气，惟有金土木，而无水火者，不以抽添，何物以补其修炼也？曰：周天十二卦气，即抽添水火之体也。抽添之妙，又在乎屯蒙之时，揲屯蒙以明之。夫坎者，水也。一变而为水泽之节，其爻居巳；再变而为水雷之屯，其爻居寅。如用屯之卦，行抽添水数，则当用寅焉。离者，火也。一变而为火山之旅，其爻居辰；再变而为火风之鼎，其爻居亥；三变而为水火之未济，其爻居午；四变而为山水之蒙，其爻居戌。如用蒙之卦，行抽添火数，则当用戌焉。故十二卦气，其用在于屯蒙，或抽水而添火，或抽火而添水，是以五行之妙，修炼之功，其皆存于斯焉。

七神篇

内经之言，汗漫难穷；五脏七神，妙在其中。

岐伯曰：五脏有七神，而各有所藏。所藏者，何也？人之神气也，肝藏魂，肺藏魄，心藏神，脾藏意与智，肾藏精与志。

夫藏各有一，肾独有二，何也？非皆肾也。其左者为肾，其右者为命门。命门者，诸神精之所舍，元气之所系也。故男以藏精，女以系胞，故知肾有一也。肺者，藏之盖也。心者，五脏之专精也。目者，是其窍也。心主脉，脉主皮，肝主筋，脾主肉，肾主骨，是谓五脏之所主也。久视则伤血矣，久外则伤气矣，久坐则伤肉矣，久立则伤骨矣，久行则伤筋矣。是谓五劳之所伤也。

百病皆生于气，怒射气上矣，喜则气缓矣，悲则气消矣，恐则气下矣，寒则气收矣，热则气泄矣，惊则气乱矣，劳则气耗矣，思则气结矣。九气不作，何病之生乎？

七返篇

金感于火，火去于金；得其成数，存阳亡阴。

衡岳真人陈少微曰：夫金感于火之谓丹，火去于金之谓汞。故丹砂者，太阳之至精，金火之至体丹交火精而候足，汞杂本质而能全，结成玄元正真之气者也。

七返九还者，异名而同归。返者，砂为金也；还者，砂归丹也。或曰：七返者，丹砂属火，变而成金者也。火之成数七，七变以应阳元之极焉。以丹砂炼治而得，伏火鼓成白银，是一返也；服之一两，万病除矣。以白银化出砂，使之伏火鼓成黄花，是二返也；服之一两，体和神清，返老归童矣。以黄花银化出砂，伏火鼓成青金，是三返也；服之一两，虚夷忘情，心合至精矣。以青金化出砂，伏火鼓成黄金，是四返也；服之一两，身光莹彻，通于表内矣。以黄金化出砂，伏火鼓成红金，是五返也；服之一两，造化不能移，鬼神不能知矣。以红金化出砂，伏火鼓成赤金，是六返也；服之一两，水不溺，火不焦矣。以赤金化出砂，伏火鼓成紫金，于是阳精真元之气既足，更以紫金化为砂，运火煅之者再，则通彻洞曜，而为还丹，是七返也；服之一两，形神俱合，超然九天之上，更服九丹，位登真人矣。

其法五日一候也，三候一气也，合用八节二十四气，是为一百二十日，斯飞伏之火候也。凡一候则飞伏足矣，五日之内，其四用坎，其一用离。用坎者，用水煮之；用离者，用炭七两，常在鼎之下常有熟炭七两而不增减。此阳火之飞者也，故五日为一转焉。

八琼篇

华光之鼎，封以六一；九转飞精，八卦所出。

太极真人曰：太上有九转飞精，八琼之方，昔者葛仙爷、李八百、庞氏而来皆修之焉。至游子曰：或有得于玉局化在成都之地中。

其法曰二釜，其容一斗七升半，以土作之，既成，以六一泥锢其外，十日阴干，复用其泥，如此者五七焉六一泥法曰：牡蛎、白石脂、云母粉、磁石、赤石脂、红灰各二斤为末，苦酒和为泥，以纸二斤半入泥中，捣匀用之，初泥釜厚一二分，复泥至五七度者，厚一寸三分。二釜相合，内三分阴干，复以六一泥厚锢之，是为太一中宫华光之鼎者也。再用六一泥法曰：铅丹粉飞过，天浆子各二斤半为末，灰纸一斤半，水浸讫，苦酒和为泥。于是卜名山绝边之地，有东流之水者，以施丹灶，使水绕焉。

丹灶之室，其长四丈，其广三丈，掘地四尺，开三门，东南西也。灶之口面皆造夯焉。灶高九寸，甲子日作之，用瓷及细土，勿使有穿，其高九寸，其上平，其泥既干，乃安神釜于灶中，其釜相合一倒一正，四面相去九寸，法天象地，又有十二时焉。四六者，戌也；三七者，亥也；二八者，子也；正九者，丑也；十二者，寅也；十一者，卯也。其药何谓也？曰汞三斤，是为太阳流珠玄武之首，坎之精也；曰雄黄二斤，是为勾陈之粉，巽宫之精也；曰朱砂五斤，是为太阴神光，朱雀之髓，离之精也；曰硫黄六两，是为中宫腾蛇，坤之精也；曰北亭八两，是为白虎索林之粉，乾之精也；曰雌黄八两，是为庚辛之粉，兑之精也；曰消石一斤八两，是为青龙甲乙，震之精也；木律八两，是为太白之粉，艮之精也。既捣焉，复加研焉。先布太白于釜，次之青龙，次之庚辛，次之白虎，次之扬绿碧腾蛇，次之朱雀，次之勾陈，实之使平。入汞于神釜之口，合铅丹泥以锢釜之唇，而复盖之，且密封之。用六一之泥锢其外者，一寸有三分，阴干，择戌之日，迁神釜于灶中，以重阳日，酉之时黄昏也而下火焉。炭皆断其拳，烧于釜之下者六寸，焚之，至于九伏时，则加至于釜之腹者，烧之亦九伏时，则加至于釜之顶者，烧之亦九伏时，则进火至于合际，十日则更以加火烧之三十有六日，于是通九十昼夜矣。俟其火熄也，于七日卯之时出于其灶，俟其冷也视之，则九色飞晶矣。用雄鸡之羽扫其釜，出而研之如粉焉。一两者，一剂也。盛以金瓶，沉于寒泉之下，以出火之毒；三七日而后出之，盛以银函银函仍用皮裹之，置蒸饭之中约炊五斗饭者。十余日而后出之，阴以干之，以出水之毒，二三日复研焉。是为太一八琼者也。

凡欲饵之，于上元日沐浴，以五香之水盛服，东向扣齿九通，跪而祝曰：返我常，归我神，尽此生。坐在立亡，时乘白云，八极翱翔，西跻金阙，东升扶桑；日月之精，我得其尝仍云急急如律令。于是以酒调一铢饵之井花水亦可也。饵至三剂，则老者返于婴颜，六腑莹然，三田永清，水不能漂，火不能焚，可以腾空而飞矣。

九仙篇

皇人析微，三士颐隐，舆者得毂，裘者振领。

光辩天师叶法善也曰：修长生者，勿散乱，勿烦怒，勿起著，勿妄想，勿贪爱，勿邪淫，勿放逸，而后可成也。

永元真人罗公远也曰：学道者，先叩齿，以集其神，而后想其三魂，作真仙之形。此吾身之福神也。其神不安则患生，其神散乱则死矣。

　　光辩天师曰：水火者，古先圣人之大药也。不在于外，而在吾身焉。心火也，应于离；肾水也，应于坎。故造金丹者，须凭龙虎水火者也。先之净其坎户，如水而后下龙虎焉。于是交之有度，用之有数，下心之火，焚之可以治众疾，补虚损矣。病之微者，自顶至踵，以肾之水洗之可也；病之大者，自足至踵，以心之火焚之可也。

　　六通国师一行也曰：患小用水者，不欲犯肾脏也，当守一以谨之，七日则诸疾除矣；患大用火者，火从心发，下入于左右足，上至于左右臂，以及首目，九九发之，一息皆周焉。此所谓周天之火也。

　　夫火有四：有曰焚身火者，想从心之下，至于关锁，其光焰焰，满九九之数，可以去三虫焉；有曰敌阴火者，想从阴之下而起，遍焚其身，满三三之数；有曰灵龟火者，三火从其下，至于坎户，分为二路，左右从其足内，至于足指，五路尽出，相合左旋，三匝渐大，至于腰之下，于是敌阴之火，引灵龟之火，合而右旋，三匝渐大，至于顶，则九点其首，举前法者九过；有曰降魔火者，大病将死，则定息而坐，如灵龟之法而左旋，以焚诸魔。

　　永元真人曰：用火者，心火也。下至左右足，上至于手及其顶，一息之中，九过者也；用水者，想二肾之黑气，如烟直上至于顶门，满于泥丸，化而为水以洗之，下至于肾，入于五脏，至于其足。既已，则举其足，以意想复归于肾。痛疽者，则先入大肠，自然转动矣。

　　光辩天师曰：冥本意在鼻之上，寸丝不挂于心，玄牝之门，诸事俱舍，离其本念，定息不出不入焉。

　　永元真人曰：玄牝之门者，其鼻与肺合，其出入息，宜坚守以定者也。自鼻至于眉，自眉至于顶，复自顶至于眉，自眉至于鼻，自鼻至于眉，自眉至于顶，皆三过，每日为之九过，满八十一之数可也。炼七至七者，何也？四十有九日，必自定矣。一伏时不出入。

　　六通国师曰：既有定法，则修想其本，灵冥在于金堂玉阙之中，如吾之形，遍观既已，然后想开顶门有黄云焉。从脾之上而起，向于顶门撞开其额者，凡一息之内为之七过者三焉。左边开上，右边开下，故曰黄云满天地矣。

永元真人曰：其黄云之起而撞也，男子则撞左掩右焉；女子则撞右掩左焉。高想圣身之出也，用手压其右，使之下焉；女子则压其左焉。

光辩天师曰：一息三七撞，日为之二十一过，至二旬乃能出黄云矣。

六通国师曰：吾想其灵冥，乘其黄云而起，开其顶门，坐于云内，极力归于顶门，内闭其顶，复入于金堂玉阙，想其出入，如此者数过，方离其身，则留黄云，覆其顶门，乘其云而出，下视其身，修之不懈，至四旬有九日，当有形见形如水墨者，十旬有八日，自然去住自如。其既开也，开其顶门，而入于身，上下俱暖矣。

光辩天师曰：可以卧而为之，其名曰睡法。其去如寐，其来如寤焉。修道必待阳数之兴，而勿施泄，令阳气作用焉。故当一阳之生，则修之于静室，诸缘俱舍，而存想其五脏诸神，所谓青龙、白虎、朱雀、玄武也，所谓恍惚杳冥之中者也。

天真皇人言：顶上藏太阳者四十五数足，何谓也？此吞日月华之法欤！平旦日之初出，东向而坐，想其日如车轮，渐渐来至于口则吞之，凡七十有二，咽入于脐之下，用河车转之，拗起入于顶门，如此七旬有二日之后，可以采月华矣。每月八日上弦之后，向月瞑坐，想其月华入口吞之，凡八十有一咽，二旬有三日下弦之后乃止。俟其次月上下弦再为之，八旬有一日即止，是为载日挟月者也。吾又有一法焉，于卯之时，东向想其日如明镜，渐渐而至，以鼻接之，自玄牝而入，至于其腹，用河车拗起焉；至午之时，西向想其日如悬镜，仰首以接鼻于玄牝之中，复以河车拗起焉。日之西也，西向想其日来至，以鼻接之，入于精海，复以河车拗起，入于顶后，二月、八月至夜，则想其月如镜焉，下入于鼻，至于精海焉。或于日之出，东向存想，以鼻接之而勿搐，恐冷气入。每月为之四十九过。此九五之数也。以河车拗起，而为枕焉。用日不用月者，不用阴也。

永元真人曰：日者，魂也，属于阳，故真仙无影，纯阳也。若夫鼻接而不搐者，斯妙矣乎！或不用河车，自入于玄牝，直至顶门，三点首仰之，日为之四十五过，至四旬有五日，自一阳生，至于立春，此阳之数也。

光辩天师曰：日，阳也，乃用阴数，八九七十二焉；月，阴也，乃用阳数，九九八十一焉。此法纯阳，故用四旬有五日焉。不用河车者，顺天道左转，自玄牝之门至于顶后矣。

六通国师曰：眉之下五轮者，目也。其名则有血轮、气轮、水轮、金轮、瞳轮之别焉。还在定中而起者，谓息入定中而作也。

永元真人曰：定中运水火于目也。

六通国师曰：龙虎太丹有三焉：其一则以其津液一咽而为虎，气一咽而为龙，气入于精海，上于泥丸，下心之火以烧之，拽脾之土以盖之，是为四神之丹又名二气龙虎丹、小还丹、白金丹。可以补下元壮气海矣。其二咽之送至于脐之下，精海水面之上，丸如弹子者三过，纵心火烧之，用脾土盖之，凡一丸用三龙、三虎、三火、三土，其十二过，应于十二时，九丸应于九州，是为一百八十之数也。其三如前定息，目内一闪，自有津出如冰雪然，入于其口，初从口之角而下者，想之为虎焉；复于定中闪其目，则火星撒下，想之为龙焉。故龙从火出，虎从水生矣。五脏交者，先令虎在于口，而后发火龙，何谓也？下火吞从其左而下，至于脾，化而为龙，从肝之右出，入其左，而下至于脾，右绕三匝，是为耕其脾也。下水从其右吞之，至于肺，化而为虎，从脾之左出，入其右而下，至于脾之右，一匝种在脾土，是为往来不离土者也。

永元真人曰：目之五轮有王火、王水焉，惟水难得。故先闪其水，下入于口，然后闪下其火，而入于肝。肝，木也，其色青，故曰青龙焉。水入于肺。肺，金也，其色白，故曰白虎焉。龙从左，而下至于肝，穿肝而右出，复来入于左，虎从右，而下至于肺，穿肺左而出，复来入于右。此所谓五脏气交者也。

光辩天师曰：青龙者，昼先下焉；白虎者，夜后行焉。青龙属于阳，昼有二十四度；白虎属于阴，夜有三十六度，于是昼行四十六，夜行四十九，耕种于脾之上，而生黄芽。黄芽者，命之根也。

永元真人曰：吾之身象鼎焉。以左足压其右足，以左右手按其身，复虚如鼎三足焉。凝结其心血以盖之，于是想之而成婴儿。如吾之形，其初若雀之卵，首目手足皆具，渐渐长大，跪坐于精海之内，左右手交差背肩，仰面大用口二时，取脾之上所生黄芽，以为圣胎之食焉。

光辩天师曰：圣胎者，不自外求，想其肾出精气，入于血海，凝结而成者也。

六通国师曰：炼圣者有法焉。想其左肾以为日，而出白气；右肾以为月，而出赤气。于是白气入于精海，复变为赤火之象焉；赤气入于精海，复变为白水之象焉。日月之气，以成圣身，至于海中，彼日之赤气如火，而上至于脾，照其身，既已乃翻身，入于精海而坐，复想自月中起，而如前焉。又乘圣身而起，发光以照之，复翻身入于精海，如此自卯至午，足践日影者百过。凡一息一为之，是为胎息之气者也。

永元真人曰：所谓左右日月之气，渐渐举起，至于金堂玉阙，乃被于顶，以前四旬有五日所采太阳以照之，圣胎为日所照，当投水中，其光入于五脏，皆一息之内为之，每时三十有六过焉。

六通国师曰：昼炼神，夜则出之。

永元真人曰：此圣身既就也，则夜自精海，乘紫云而起，至于金堂玉阙，一一遍观，从顶至踵备认之，然后想出顶门，乘其紫云定息，息极方下入于金堂玉阙，乃开息焉。复住其息如前而出者四十九过。十月之后，当有二身，其状惟肖，能离身随意所之矣。

光辩天师曰：其出也，自一步至十步，以至二十步、四十步，百日可行万里，是为地仙者也。

六通国师曰：定息炼肾之气百日，于卯之后、午之前如前法为之百过。夜则想肾左右有黑气二道，入于精海，化为黑云，婴儿乘之，上至于左耳，出于右耳。凡一息则一出入焉，夜则三十六过，百日斯为水仙矣。

光辩天师曰：神仙之剑，何谓也？先收日月之精华，后起心火锻之。

日月者，肾也。于是肺为风鞴，肝为炉炭，脾为土模，胆为砺石。一息气中，为法自成矣。

六通国师曰：夫炼五脏之精者，先自肾官，想其有黑气，郁然而起，从耳而出，其大如盖，息极复归于肾宫，昼夜为之十一过，于是八旬有一日而后炼肝。肝有青气，想之出于顶门，亦如盖焉。其色碧，息极复归其藏者，八十一过，于是八旬有一日而后炼心。

心有赤气，其数如前，而后炼脾。脾有黄气。其数如前，而后炼肺。肺有白气，其数如前，于是五脏俱足，则五气俱兴，齐出于顶，其气五色，光照一室，可以升腾于天矣。

永元真人曰：炼之者在夫七月，水生可以炼肾；十月木生，可以炼肝；正月火生，可以炼心；四月金生，可以炼肺；土王于四时之季月，随四时可以炼脾，每一气盖八旬有一日焉。

参同契篇

同章异辞，有浅有深；测乎天地，则知其心。

道生一，一生二，二生三，三生万物。至药之理，其毕于斯欤！孰能知道之始哉？其惟伏羲氏而已矣。于是有大易者，元始之气，造化之用也。故混沌之初，玄素胞胎，中有真精，能亲所亲，其自然者耶！水流湿，火就燥，人能通乎道，道亦通乎人矣。人道相通，谓之圣人。故玄者，人之不昧者也。盖不知其能育白金焉。

夫一阳处乎五阴之下，初九潜龙之位也。玄功归一，万物生焉。故曰：肾者，太极也。处其阴阳而能化育者，莫大乎日月。日月者，太易也、至药也、阴阳之郛郭也。于是阴阳含养而产白金，生一之道也。玄主乎静神魂，神魂静则通灵彻视矣。物象既立，谓之太初混沌，合而别一气，谓之真一，斯九二见龙在田之象也。《经》曰：得乎一，万事毕。故真一者，主乎骨之髓，关雎之淑女也。是以成真一者，玉质而金声，真一所谓也。自无生于有，自有返于无，还丹之根蒂也。

夫为至药而不知真一者，吾未见其有成也。将欲炼之，必考诸五行之精，于是白金黄芽者，丹之母也。金质而汞者，非汞之形也，其乃金葩凝液，抱一含真以脱五行者也。于是有太始焉。一主于火，二主于土。南方者，离也，故主火。火能生土者焉，而无正形，其寄位于丙丁者也。阴者，道之本也，药之基也；阳者，形之始也。汞之未变，阳不可独立，阴不可自生也，是以阳因阴而有者也，阴禀阳而孕者也。二者和合而大道成矣。火者，生土也；土者，育万物也。故药之用土，以能生长乎汞，为万物之基焉。土之数五，属乎脾，旁该四象四脏也，于是五宫五帝游于九天，察道以生一。然则，土也者，得位乎九五，其最尊者欤！

夫人之神三万有六千，其形影万有二千，其精光千有二百，其魂有三，其魄有七，其神有五，皆以依乎五脏，以脾为之主。故药之中，以土之德为尊焉。以其能化五行，而成至药也。

太素者，本也，本立而道生矣；三丹者，其皆资于斯者欤！其上应乎三天之宫，是谓上清之火、玉清之金、太清之土焉。其西七魄也，其东三魂也。魄者，阴之精，主秋之气，肃杀者也；魂者，阳之精，主春之气，发生者也。是以龙虎相对，魂魄相依。

《经》曰：震者，木之精也，丹砂也。木之精得金，乃并而为大丹之君焉。火为父，气为使欤！志士者，其唯察五行之相生更王，则成大丹矣。

《经》曰：三五一者，天地之至精也。居四时而能生成者，春也。三者，何以生万物乎？斯天地之化气而成人物禽兽者也。吾之万物者，金银也。三者补气、增筋力、益精神者也。坎阴也，执一者也。阳爻之形，其见者五也。三者木之灵也。大丹之道，此其玄关哉！

物之太极，未有不返者也。地处于混沌，如鸡子焉，判为二仪。二仪者，天地也，乾坤也，阴阳也。天者其清乎，地者其浊乎，万物育于中矣，其犹药之中以汞变化万物者欤？故至人者，先立鼎以象天地，于是日月星辰、四象五行，因鼎而立焉。其炼之也，不失乎星点，含五行之色象，而后为至也。夫阴阳不交，天地斯闭塞矣。若天降地腾，山泽通气，不可不交。故天地有开阖焉，日月有交映焉，至人则而行之，三十有六旬一启发，涤濯增合焉。此其九转者耶！全乎四象者，斯通于灵矣四象者，青龙也，白虎也，朱雀也，玄武也。在易为四象，在人为四肢，在天为四时，在地为四极，在药为四神。

青龙者阳也，木而主生成者也；白虎者阴也，金而司杀者也；朱雀者阳也日也，有火焉，主于南方有土焉，主于己能生长者也；玄武者阴也月也，有水焉，主于北方有土焉，主于戊能戡三彭，药之基者也。其或交合焉，入于中宫，不离于戊己者也。九转者，四神五行位于内，二象位于外。四神一飞一伏为其用者也，二象一佐一助为其补者也。吾之筋骨血肉神气，恶可不足一焉。不足于一，则为瞆、为疾矣。吾之药成，必阳得阴者也。于是能含护之，至三百有六十焉，斯凝胎则可以还神固形，玉髓金筋登乎真人之录矣。夫不通至理，而修诸旁通之方，虽制其汞，伏于火而死，而不知适足以夭折其生欤！其犹画地为镜，祈以照胆；冶铅为刀，祈以剿鲸，亦不明矣。

夫至药者，法诸天，法诸地，法诸人，而后可也。气之青者，天也。其日月五曜及经星列焉。不失日月星辰之点，则其光通达矣。如无此象，徒为伏于火而已尔，非至药也。吾药之数，合于日月五曜之交，或失之铢累，差之君臣，则必害吾生矣。气之黄者，地也。厚则安静，斯土之用欤！其必得汞之类而为之焉。五岳四渎安则不倾，有山川焉，有品汇焉。各利其方所，于是五岳为炉，汞化万物，天覆之，地载之，人民安之。天地者，鼎也；人民者，汞也。夫人之形本五行而成，故其补之，则必以五行之精气。昔者女娲氏炼五色石以补天之阙者，其善喻乎！骨，金也；血，水也；肉，土也；气，木也；暖，火也。斯岂世之所云五行哉！四者管摄始得谓之至药焉。吾求汞之同类，各炼其精为之，不可以非其类使杂焉。语曰：狐兔不乳骥，燕雀不卵凤。其谓此欤！

五行者，留神以补其形，是为龙虎焉。不知五行，则以他人为父母矣。故气者，木也；骨者，虎也；血者，水之象也；肉者，土之象也。不死之道，其在离宫乎既知五行，则身有主矣。五行者，亲于汞者也。五行相配，生成吾药者也。金生水，水生木，木生火，火生土，土生金。故春，木也；夏，火也；秋，金也；冬，水也；四时之季，土也。

木之主仁，而能生成，故丹者，木之精也。木者能生火，则丹者木之子欤！十有一月，一阳爻生矣。十有二月，至于正月，其皆为春欤！

火主礼，而能滋茂，吾药至于斯时亦然矣。故火也者，坚万物而不朽者也。圣人于是炼阴药以成阳药，则阴身归于阳位矣。形固神备，至宾于天者，火之功也。是以金丹者，自春而发生，夏而滋隆。譬夫草木，犹禀四时而成，况吾丹哉！火至二者，能生于土也。二月、三月、四月，其皆为夏欤！

四时之季有土，土主信，故无弃于生成，思沃执于择物，虽得中位，亦不执四维焉。然于四象，资土而生者也；万物，因土而生者也。吾药之土，出于华池，因火而生者也。其寄治于丙丁者，明土之所生者也。木以火而成土焉，土能生金，故土有五德焉。罗络终始，为药之用者也。土王四季也。

秋主义也，吾之药至于七月而生成，何也？立秋之后，草斯秀矣。吾药至于斯时，九还七返亦已毕矣，过仲秋之金，其气盛。月之二魄蟾兔也，三五圆明，吾之药于是金体成实矣。曰卯曰酉，二八之门也；曰寅曰申，阴阳之祖也。此杀生以时，不可以逾者也。

何以言之？金生于水者也之功，退而禅位，五月、六月，其位水秋金也。一阴爻生而为金，故至于七月者，无生育矣。何也？秋令也，其在于人也，肾为智。智者，藏也，总五行四象而潜运其化者也。圣人则之，是为大化基冗之始也。三事者，由此根而生乎！其在于时也，主乎冰壮雪盛，万物遁藏者也。圣人则之，用火弥年，四气备矣。故十月脱胎，自寅而至亥，药之功终矣。懵人以为十月脱胎，而弗知四气不全焉。

夫丹之成也，必四时更用，自其初也至于十月，盖已一岁矣，矧胎之中亦有沐浴，濯用者二焉。四时足而后脱矣，于是四气周矣，五行具矣，含曜星罗矣。此至药之始成者也。八月、九月、十月斯为冬焉，五行极王而乃檀代，即成化之功归于紫色。此无为自然之理也。故曰二阴阳者，三皇之祖也。

水也、土也，二者何先？其惟根源之杞梓乎！华池者，虎之胎也；卯门者，龙之趾也，四象、五行生成而不穷者也。夫药者无以克之，则不伏焉。金之克木者，木斯归金矣；木之克土者，土斯归木矣；土之克水者，水斯归土矣。五行之杂，又有十焉，姑言其二。甲者，庚之妇也；丙者，壬之妇也，所克老妇之财也。夫不明五行，大其谐和，不知君臣，爽其锱铢，而望药之成，其犹梯而登天，针而钓海者哉！故不知所以制伏，则神气不交焉。

黄帝曰：金丹之要在乎神水、华池，何谓也？以阴一而制阳一者也。天老曰：白者，金之精，其所谓阳一欤！黑者，水之基，其所谓阴一欤！水者，道也，三一之义也。三一者，三丹田也耶！吾能守之，则乘龙辂游于上清矣。三者俱得乎一者也。夫能知焉，则吾之药已过半矣。是以金由水而生，水由金而长，金水合度，其药兹至，人必穷水火。水火内五行也，非外水火也。此道也，三皇以之垂范焉予，孔子陈十翼以辅之。

德者，得也，修之于身，其德乃真。真者，何谓也？金液灌形者欤！修乎外者，非吾所谓真也。老子曰：上德不德，不以德为德，而下求之者也。故上德者，水也；下德者，金也。吾金丹有陶铸之理，日月之候，日盈月满而更相禅焉。《经》曰：德主生气是也，阴阳之数备矣。五行推运，清浊卷舒，阳胜渐交，阴伏而归宝。此所谓真德之德也，恶有不成丹哉？五行成于土者也。人而服之，化气成宝，斯长生矣，谓之真人。故曰：土有五德，非世所谓仁、义、礼、智、信之德者也。

日者，积阳之精也，其数九焉。在天成象，在地成形，合和万物，布气以生灵者也。其中有踆乌，阴之精也。其象含护，魂魄相经，是以离之支，火之宫，亦得九焉。结气朱英，炼之固形，于是参乎二五一之玄矣。故曰者其主血脉，丹之父也。古之至人，炼日之精，其身归于纯阳而游太清矣。

月者，阴之精也，积而成坎，居水之方，其数一焉。吾丹之有金者，其犹月乎！阳而交乎阴，凝而成质者也。故坎之象，内阳外阴。

夫日月之行有淹速，药之性有燥缓。阳，燥也；阴，缓也。药乃不然。阳，缓也；阴，燥也。燥也，象月之行焉；缓也，象日之行焉。日之行也，昼夜一度，一岁周天矣；月之行也，昼夜十有二度，一日周天矣。故曰月者，一岁十二度合焉。圣人于是取象以三十日者，日月之合次也，则开鼎焉，增涤吾药也。

日有乌，月有蟾兔，何也？乌者，阴之精气也；蟾兔者，阳之精气也。二气合护，还之自然，二气为内象也，二气为外象也。日月二用为药之郭郛也。郭郛者，何也？金鼎也，坎离配合而为之欤！故坎，阴也、月也；离，阳也、日也，水土金三物同者也。二气交合于鼎之内，舒光照跃，其犹日月连环于六合之中者欤！饵之炼之千日，而阴尽不死矣。吾试立象证谕焉。

玄武者，阴也；蛇者，阳也；龟者，阴也，牝牡之义也，金龟之道也。龟蛇之配合，盖天地阴阳之自然者也。故至药者须配合阴阳，采摘精微，通神合真，君臣有度，于是应日月之交会，顺四气之周流，然后为至也。

交合者，何道乎？坎男离女，配合乎日月而潜合焉，尽一元气而芽药成矣。元气者，六旬也。于是建寅之辰，终始于申者，七返也。自子而至于申者，九还也，七返之理毕矣。是以至药者，晦朔交合，务易子孙生长之义，终始于此矣，是火之用也。天者，昼夜一周，其行三百六十有五度，日月星辰，周天而旋，于是天降地腾，日一合焉，万物以之生化者也。五日者，一元气之象，六十时也。然则一月有六元，是为三百有六十时，其旬有五日为阳，象乎春夏；其旬有五日为阴，象乎秋冬，则一月者具四时生成之道矣。

吾可以象乎一岁之火候，用卦节开鼎器焉。一日一夜，其时十有二，其六为阳也，其六为阴也，二元十日也。日用火有节，亦有进退，消息之宜，存于其间，子午分升降消息焉。消者，用其时也；息者，不用其时也。日月者，三十日而一交焉。十有五日而圜者，二时之象也半年也；至晦而阴者，一岁之象也。于是药全伏矣。朔日为生，故吾之药则而象之，以加损洗濯焉。

此岁月日时之候也。《经》曰：三十辐共一毂。此日用火之法也。圣人于是托易象、立卦节焉。

屯也、蒙也，明受于朝暮，故朝用乎屯，暮用乎蒙则不愆于晦明矣。既济也、未济也，月之始终，用事者也。

孰知阴之中有阳者乎？犹铅之中有白金者也，故黄芽产于河车。此何道也？铅汞为之。于是阴谷含乎阳华，斯内象之精也。譬夫父母传气而成身，身之扶虚者，精华之气也。彼有以金、银、铅花、朱砂为黄芽者，犹内肉以为胎，可乎！孰知阳之中亦有阴者乎？阳之含阴，如日之有乌焉，阴阳潜应之义也。故汞生于砂，阳中有阴欤！汞，阴类而含阳性；离，外阳而内阴者也。白金产于河车者，阴含阳也。其云之从龙，风之从虎欤！阴阳，自然之道也。

夫吾之至药，其禁戒、其条理各有方焉。是岂简牍可传哉？其精也，更为主宾互相含养，采四气，炼五行，然后而为至药矣。于是可以还骨髓、益寿考，岂不赖四神之精、五行之粹耶？彼孤阴寡阳而成药者，惟可已疾而止尔，安能返老归真也哉？其故何也？神气不全矣，或见砂之伏于火旁，状于汞，乃曰独汞可以成药者，是男可自生，女可自孕，生民以来，未之有也。

吾试言九转之法象，吾尝为之图焉。内曰中黄宫，戊己之位，其外曰黑，次曰白，次曰赤，次曰青。青龙位于东，白虎位于西，朱雀位于南，玄武位于北，又有日月星辰焉，五行生克焉。白金种象，乃使通灵彻视矣。《经》曰：铸之斯为珠焉。此神仙之造化者也。以之为杖，刑戮自如；以之为镜，可伐精魅。

夫太易者，日月星辰不足为高也，四周八极不足为遥也，近在诸身，远在天地。天也、地也、人也，若得一则皆为之大。大者，象形者欤大字，一人为大也。一者，真一也，得之者位真人矣。可以变化无极，策神召灵，神丹之力也。

夫纳金木水火土焉，有青黄赤白黑焉。四象分镇，五神无忒，七曜含章，罗缕规矩，先天之基，后天之宜，可以灌体脱肌，天涯永适矣。

易者，易也。易含万象，故圣人穷乎日月，于是通幽洞冥焉。然天之易十有六，地之易十有六，人之易十有六，鬼之易十有六，合乎六十有四矣。若天垂象于天，则五星游于列舍，明祸福焉；旦夕分晖，掌阴阳之交顾焉。垂象于地，则化气万类，播植以时矣；巢处穴居，各安其所矣。垂象于鬼，则使无形之形，削罪籍而生矣。垂象于人，则身神并飞，胶龙乘云，揖九天、邀三宫，寿同三光矣。圣人于是托易象而炼元气，以固形而保神，纳四象以通灵，采五行以制伏，周乎二十四气，而至药成矣。方其十月，而土胎合乎天地之造化。此道也，可以使之返本还元焉。夫人禀元气以成形，然为阴之积滞。夫欲返阴还阳，千日而后陶冶其形，使皮也、毛也、骨也、肉也，其变金玉则升天，而位乎真人矣。此志士所以炼药炼身而为之者欤！彼望大丹而升天，亦已惑矣。古之上升者，素服下丹，故遇上药，而获升天，盖本有之也。

昔者黄帝铸九鼎于荆山之野，以象九州焉。一宫者，冀也；二宫者，荆也；三宫者，青也；四宫者，徐也；五宫者，豫也；六宫者，雍也；七宫者，梁也；八宫者，兖也；九宫者，扬也。各占其方之吉凶，非至药之用也。惟其出世之药，其祖三皇。

三皇者，何谓也？曰天皇，曰地皇，曰人皇。三皇尝有遗文，言三门焉。三门，有三鼎，三三者九也。于是有上仙之上药，中仙之上药，下仙之上药。此九转还丹者也。次之有金液之道，亦还丹之理也。舍是其小小者，止可已疾而已尔。故三皇之大丹者，出世之根本也。

丹之中有三丹焉，应乎三天三五三光、三才者也。三丹之中有九尊焉，应乎九州、九宫、九气、九天、九地者也。所应者，每宫宿皆有神护助之矣，其名曰九品，于是谓之九鼎焉。

一鼎之中，吾有洛阳之大鼎，其白如练，其坛三层，其炉八面。炎帝入于离门，阴云旋于坎中，故为一，世界天地，日月星辰，二十八宿，四神五行，君臣人物，土地山川，金台玉楼、宝花异果，玉液甘泉，其香袭人，饵之者超于上仙，游于芝府。老君曰：吾非自然者也，学而得之者也。三丹之炉，其大体、其火数各异焉有二图，见别卷。

夫修至药必置炉。炉者，鼎也，垣郭也。鼎而无炉，犹人无舍也，城无郭也，其何以安之哉？故炉者，鼎之户也，舍于炉以避风隙，则三气不散矣。坛有三层，炉有八面八门，十二干交互，随斗所建焉。其象龟山，大小从所便焉。《经》曰：先天地而生，旁有垣阙，肖蓬莱者也。于是在乎上知天文，下知地理，中知人情，明闲卦象，通会阴阳，识四序之休王，得日时之升降，火候进退，生杀合仪，此修至药之先务也。若夫率尔用心，未有不失之者也。且夫天地之立也，阴阳有界隔，子午有正位，春生秋杀，天地之自然也。日月有交，阴阳有位，至药有象，火候有卦，用之如循环之道焉。

正月者，九二也，丹体和合发生之时也。其卦泰䷊，其律太簇。泰也者，乾下而坤上也。泰始辐辏，刚柔得中，寅春发生，芽兆滋隆，四象归一，混混濛濛，君子在位，彰德惟洪。此其为阳息者也。

二月者，九四也，汞化成金者也。其卦大壮☳☰，其律夹钟。大壮也者，乾下而震上也。阳爻渐壮，乾一化神，翡翠榆荚，混然同根，清气相薄，胜负难分，或沉或浮，结象卯门。此其为阳息者也。

三月者，九五也，洗濯微□，光曜进功鲜明者也。其卦夬☰☱，其律姑洗。夬也者，乾下而兑上也，五阳一阴斯已。其体阴阳相薄，刚柔得纪，阴夫潜消，飞龙之世。此其为阳息者也。

四月者，上九也，火王之时，密其□□者也。其卦☰☰乾，其律仲吕。刚健潜龙，腾蛇于□□□□□□□有纪表，有法则，阴阳祖始，阳极则沉，善防□□。此其为阳息者也。

五月者，初六也，至药阳用而在乎阴位者也。其卦姤☰☴，其吕蕤宾。姤也者，乾上而巽下也。始结其端，霜雪其素，胎滞蒙肥，阴为阳主，道之枢机，伏藏为户，履霜之至，坚冰寒冱。此其为阴息者也。

六月者，六二也，化柔成刚，其道乃亨，世止以汞为意者也。其卦遁☶☰，其吕林钟。遁也者，艮下而乾上也。遁潜晦迹，畜养安居，不显令名，俟时而舒，凝液既毕，方直乘舆。此其为阴息者也。

七月者，六三也，汞性惟刚，药至斯时，生成已息者也。其卦否☷☰，其吕夷则。否也者，坤下而乾上也。否立间隔，阳已结交，天地得体，刚柔敌爻，杀气相临，阳晦阴消，靡美贞吉，含章讽谣。此其为阴息者也。

八月者，六四也，金气王矣，药成质矣，蟾兔所以圆明者也。其卦观☷☴，其吕南吕。观也者，坤下而巽上也。斗建南吕，观彼权衡，以育元气，更衰代荣，卯西二门，榆落莽生，括畜其萌，咎乃不行。此其为阴息者也。

九月者，六五也，神气化藏，火之基者也。其卦剥☷☶，其吕无射。剥也者，坤下而艮上也。剥以毁体，沦寂其肌，还返既老，精凝不飞，否极则泰，消化形微，元吉兹亨，黄下之衣。此其为阴息者也。

十月者，上六也，至药已成者也。

其卦坤☷☷，其吕应钟。坤柔化气一，灰土为形，幽理泉井，阳玄阴经，结法可度，轮环生成，先迷灰炉，后禅缕兴，龙战饮血，崇功令名。此其为阴息者也。

十有一月者，初九也，阳气之潜边者也。其卦☷☳复，其律黄钟。复也者，坤上而震下也。复阳气潜，畜兹阴德，混茫其形，张时法则，为众纪纲，先迷后得。此其为阴息者也。

十有二月者，九二也，芽蘖已滋，斗建子丑，禅位之始者也。其卦临☷☱，其律大吕。临也者，兑下而坤上也。临炉周竟，见龙在田，晖曜分赫，兹始而迁，递推主宾，不为物先，黎蒸得尝，后勿为前。此其为阳息者也。

天老曰：前之所列，如绳贯珠，纶绪可则，开神仙之绵密者欤！

吾将明其用焉。复者，以显丧朋，而初起火者也。何也？坤六爻，阴也。其始一爻，变而为阳，故阳之一爻在乎五阴之下，六爻俱阴者，得其朋也。一爻变阳者，丧其朋也。复也者，上坤下震，此黄芽之初，养蒙之象，变化之卫也。

震者☳，以显其变者也。乾六爻，阳也，震为乾之长子者也。何也？坤者下变，斯成震也；震者上变，斯成艮也，所以为长子而继体于乾欤！故坤者，乾之位也；乾者，坤之位也，互为主宾焉。十有一月，坤之一爻变乎阳，至于四月，则六爻备，而归于乾位用事者也。

巽者☴，以显其成者也。日，阳也；月，阴也。自一日而至于十有五日，则月变而成乾也，于是震用事者递也。金气圆满，至于十有六日，变乾之一爻而为巽，一阴生矣。长爻，阳也；短爻，阴也，汞性刚而难伏者也。于是变刚为柔，全药之质成乎柔矣。故巽受乾之化，十有六日而月出巽地，药自朔旦而生，至是则火亦欲伏矣。

屯者☵☳，坎上而震下也，以明吾之用，日之火、月之火者也。故朝之用者，屯当其直焉；夕之用者，蒙当其直焉；晦朔之用者，则既济未济焉。凡至晦朔之际开器，以受阳之一爻焉。月十有五日为阳，降阳之正位至于十有六日，其阳折损，故曰即亏以变乾为巽，是刚而为柔者也。

兑者☱，以显其平者也。日月者，三十日一合焉，既合三日而始见矣。故八日谓之上弦，二十有三日谓之下弦。弦者，平也。是以一日至于八日，月之增其平者半；十有五日至于二十有三日，月之亏其平者半。吾之用火，一日至于八日金水相入矣，二十有三日而药成不动，斯其平者欤！

艮者䷳，以明其形者也。夫金生于巳，王于酉，墓于丑。秋者，金王之时也。八月十有五日，其形圆明，而吾之药至于斯也，乾体方就，五色晖曜，日以坚实焉。丑者，金之墓，艮之位也。药至于艮明成形矣。金，非金不见者也。二十有三日则见于丙地，下弦不动，吾之药其伏矣。乾者，以显其刚者也。月之一日，阳之爻交体相生，至十有五日圆明矣。吾之药，用火至十有五日，金水合而俱得其所矣。汞，阳而性刚，难伏者也。以法制之，斯不动焉。

东方者，木之位也。金得木而荣，十有五日则月在乎东方，甲之地也，斯盛满于甲矣。坤者，以显其化者也。坤之一爻，其变成震。震者，木也、阳也；坤者，阴也。然以五土养乎一阳。阳者，木也，汞是也，象铅之有银者也。故曰坤者，其为震之母欤！乾坤者，合十有二爻，一岁之象也，因以立兆基焉，何谓也？自坤变而成阳，自子至于巳，六爻之变尽矣。乾者，自午至于亥，六爻变而归坤。坤，土也，吾之药更十有二月而成土，功斯毕矣。

《经》曰：金从月生者也。朔受日之符，故朔旦为复，阳气始通矣。晦至于朔，则震来受其符焉，继坤以生震龙，则月生之后，坤变成震，终而复始乎！

正月者，泰也䷊，日乌之象全矣。其三爻阳也，是月也，有屯䷂震下坎上、有蒙䷃坎下艮上、有需䷄乾下坎上、有讼䷅坎下乾上、有师䷆坎下坤上、有比䷇坤下坎上，以当其直焉。故吾一日，其朝用屯，其夕用蒙；二日，其朝用需，其夕用讼；三日，其朝用师，其夕用比。一日而至于三日，其震动者也。

二月者，大壮也䷡。月附乎日而未见也。四日，其朝用小畜䷈乾下巽上，其夕用履䷉兑下乾上；五日，其朝用泰䷊乾下坤上，其夕用否䷋坤下乾上；六日，其朝用同人䷌离下乾上，其夕用大有䷍乾下离上。

三月者，夬也䷪，月之右始生者也。三日见于庚地而夹焉。故凡用火一候，于是月之候有六，故十有二月则七十有二，功斯终于千矣。是月也七日，其朝用谦䷎艮下坤上，其夕用豫䷏坤下震上；八日，其朝用随䷐震下兑上，其夕用蛊䷑巽下艮上；九日，其朝用临䷒兑下坤上，其夕用观䷓坤下巽上。

四月者，乾也䷀。八日上弦见于丁地，其平如绳焉。月有二气，则十有二月，其气二十有四矣。十有五日，二弦合其精气，于是乾坤之体合而乃成二八，应乎易道，正而不倾者也。十日，其朝用噬嗑䷔震下离上，其夕用贲䷕离下艮上；十有一日，其朝用剥䷖坤下艮上，其夕用复䷗坤上震下；十有二日，其朝用无妄䷘震下乾上，其夕用大畜䷙乾下艮上。

五月者，姤也䷪，日乌之象全矣。十有五日乾体就矣，圆照于东方焉。十有三日，其朝用颐䷚震下艮上，其夕用大过䷛巽下兑上；十有四日，其朝用咸䷞艮下兑上，其夕用恒[1]䷟巽下震上；十有五日，其朝用遁䷠艮下乾上，其夕用大壮䷡乾下震上。

六月者，遁也䷠；七月者，否也䷋。兔之象全矣。金与水俱得太阳之气，温养以成还丹者也。《经》曰：乾健盛明者也。日有十二时，三十日则其时三百有六十，故每月有一日用火焉。凡一小周则十有二月者也。十有六日，其朝用晋䷢坤下离上，其夕用明夷䷣离下坤上；十有七日，其朝用家人䷤离下巽上，其夕用睽䷥兑下离上；十有八日，其朝用蹇䷦艮下坎上，其夕用解䷧坎下震上。

八月者，观也䷓，五行错王，相据以主者也。《经》曰：十有六，其转受统焉。巽辛见于平明，巽绝其统，十有六转受统焉。月盈则亏，故十有六转相减者也。一气之阙，十有五日而终，又化其色，日照曜于日阙焉，汞所以化为液欤！十有九日，其朝用损䷨兑下艮上，其夕用益䷩震下巽上；二十日，其朝用夬䷪乾下兑上，其夕用姤䷫巽下乾上；二十一日，其朝用萃䷬坤下兑上，其夕用升䷭巽下坤上。

九月者，剥也䷖。月亏其右，而左之余如钩焉。一日见于丙地。艮者，直于丙南焉。下弦者，二十有三日也。丙弦合其精，乾坤体成矣。二十有二日，其朝用困䷮坎下兑上，其夕用井䷯巽下坎上；二十有三日，其

---

[1]原文为“常”。

朝用革☲☱离下兑上；其夕用鼎☴☲巽下离上，二十有四日，其朝用震☳其夕用艮☶。

十有月，坤也☷，月之象全矣，再损而成艮焉，二十有三日下弦者也。其水半斤，凡月用火用药并归土之功焉，故其形如土灰也。二十有五日，其朝用渐☶☴艮下巽上，其夕用归妹☱☳兑下震上，一一十有六日，其朝用丰☲☳离下震上，其夕用旅☶☲艮下离上；二十有七日，其朝用巽☴，其夕用兑☱。

十有一月者，复也☳，三十日于是日月合矣。故曰阳□□坤元，阴阳之气索减藏焉。日月合用，金砂依分者欤！坤之三十日者欤！节虚相□□者欤！□□□□□□者欤！晦朔满蚀掩斯日月相倾者欤！二十有八日，其朝用涣☴☵巽上坎下，其夕用节☱☵兑下坎上；二十有九日，其朝用中孚☱☴兑下巽上，其夕用小过☶☳艮下震上；三十日，其朝用既济☲☵离下坎上，其夕用未济☵☲坎下离上。

吾于是推坤焉。坤，阴位也，一变为震。震者，继乾之体，其为长子者也。震一变为兑，兑一变为复，为乾之三者也，吾于是推乾焉。乾，阳位也，一变为巽，巽转受统，以归坤位者也。巽一变为艮，艮一变复为坤者也。坤者，明药之功毕者也。坎也，离其为二用者也。

元阳子曰：龙虎者，铅汞也；金虎者，铅也，还丹之根本也。铅之色黑属乎北方，壬癸之水，水之数一者也。夫能知其一，则万事毕矣。故铅者，其含五色，其禀五行之英，斯仙人之禄也。老子曰：抱一守中，子身自冲。夫一之道大矣哉！

吾观夫三黄一黑可以不死者欤！何谓也？此灵丹之名也。在人为三，以一修三，斯飞仙矣。三者，木也、铅也、丹砂也；一者，水也，丹砂者，南方太阳之精，其精为汞。汞者，青龙也，木中数也。木出火，火赤而属南方，是以东方父母之位也。木精得乎金，其并铅者欤！铅者，金也，青龙居于东方青龙木精，是为中男焉。铅之金，其位在酉，其居西方，其白虎者欤！是为中女焉。二十四圣歌曰：中男中女，子午居卯酉之门，唯日月分明，长最为初焉。中男御乎少女，皆成乎灰，共乎水土。此五行之大数也。丹砂出乎汞，汞者阳之精，好飞而难伏，是为姹女者耶！

故曰：河上姹女，灵而最神，得火即飞，不见垢尘，虎隐龙匿，莫知所存，将欲制之，黄芽为根。黄芽者，铅也、水也；汞者，火也，水能克火者乎！木之性直而克于金，水之性柔而克于土，土之性厚而克于木，金之性坚而克于火。此铅汞之深根大道之以渐而进至于通灵焉。

吾有纳胎元气延生之理，试申言之。夫天地太初元和之气，终归于一者也。能生万物，故乾坤者受乎元气者也水者，汞之母也，其生金，金复变化焉。阴炼夫玄阴之精，其初起火以相合，而用卦也。旬加一爻，至于既济，终而更始，于是日月相交，而还丹赤色然而出矣。北方以取河车。河车者，水基之中是为汞者也。必得南方朱雀之一，使水火之气合以成还丹者也。西方之金随阴阳而炼，出乎碧水，其花如玉焉。龙蛇者，金火也，其初入炉，制伏未定，须密固刀圭之器，不可泄焉。夫金，花也、汞也，其成还丹，则生于万物，制其死生，齐于天地，非八石五金之伦也。姹女者，汞也；玄阴之精者，水基也。二气合而归于一，还丹成矣。河上非有汞也，合于阴律火候也，二气合焉，则荡荡乎火盛而药成，其神如龙，不可知矣。然随其晦朔，察其火候，以视其容质焉，于是还丹之方尽矣。

葛稚川问于郑思远曰：人权舆于阴阳者欤？阳精魂立，阴精魄成，两精相薄而成神明。神之逝也，形斯毙矣。

敢问：神可全乎？形可延乎？思远曰：神以道全形，以术延者也。

稚川曰：道之旨何如？思远曰：取金之精，合石之液，结为夫妇，列为魂魄；一体混沌，两精感激，河车覆载，鼎候无忒；洪炉烈火，烘陷熻赫，烟未及黑，焰不假碧；如蓄扶摇，若藏霹雳，姹女气索，婴儿声寂；透出两仪，丽于四壁，时历几多？马驰一驿，宛其死矣。适然从革，恶黜善迁，情回性易；紫色内达，赤芒外射，熠若火生，乍凝血滴，号曰中还。退藏于密；雾散五内，川流百脉，骨变金植，颜回玉泽；阳德乃敷，阴功乃积，南宫度名，北帝落籍。

稚川曰：天地至大者也，人身至小者也。夫能制至精以成药，孰测其浅深哉？夫气双则和矣，体独则愀矣。和则寿，愀则夭矣。一阴一阳之谓道，一金一石之谓丹。石者，乘阳而热者也；金者，乘阴而寒者也。

其犹水流而趋湿，火动而就燥乎？思远曰：阳终于巳，阴极于亥，其为四时，周行不息者也。且夫石液隐于鬼，金精在于山，此孤阴之变化，可待乎九幽者也。未若乎君子好球，配乎淑女，于是阴阳得中，魂魄无外矣。然如之何其伏炼石液乎？采于蚕食之先，用乎火化之后，盛阳自上临下焉，淺釜虚中而受焉。周旋乎日月，伺候乎五伏，橐籥疾鼓，金汁斯不走矣。以水倾之，则自有而入乎无者也；以火温之，则自无而入乎有者也。素粉委，而雪为惭矣；黄酥凝，而金为丑矣。转制不已，神超鬼骤，提挈乎魂气，斯可与天地齐龄欤！

魏先生曰：三五与一，天地之精也。夫孰知其归于一哉？一者，水之数也，五行之始也。盖能生天地为牝牡，还日精于月窟，结纯粹于中气，紫灵潜运与真同合者也。易者，吾言乎至道，故乾坤运而品汇贞，坎离用而金水并，此道之枢也。牝牡相得，气交体合，此道之用也，日月运矣，寒暑节矣。滋液润泽，施化流通，此道之验也。阴伸阳屈，阳用阴潜，一往一来，推情含性，此道之三反也。其故何哉？剖一气以法乎天地，自有为以合乎无为者也。夫岂假于他哉！

神农氏曰：知白守黑，可以不死，何谓也？白者金之精也，非世之所谓金也；黑者，水之基也，非世之所谓汞也。铅者，其外黑，其内金花。金花者，青龙也，其卦为乾，居于木位，其数三者也。被褐怀玉，外为狂夫，斯为白虎者也。又为丹砂、为汞、为坤，居于土位，其数五者也。故曰三五和谐，八石之纲纪也。合三五而言之，其数八矣。故曰金者水之母也，其母隐子胎焉；水者金之子也，其子藏母胞焉。其故何也？金水合孕，韫匮于母中，须造化而生者也。故曰长子继父体，因母立兆基，斯砂产于金，故汞流而为子欤！以金养子，继体而荣，此自然之妙也。潜通诀曰：玄白生金公，巍巍建始初。此丹砂生于铅者也。金碧篇曰：赤髓流为汞。汞非外也，其乾坤交合，受气而生者乎！天气降，地气应，阴阳交而汞流矣。其父戊己，其母黄金。由是观之，丹砂者，合三才、应五行而生者也，岂口之所可云哉？

《经》曰：植禾当以粟，覆鸡用其子。此铅也、汞也，非其类不相为用者欤！情分于性，性继乎情，情性相依，还返自然，是为变化。然则，乾坤也、牝牡也、金水也、土木也、性情也，虽其出同，而其名异矣。不合其类，则不能入焉。故曰同类相从，此之谓也。

水以土克者也，金以木荣者也，唯其相克相生，故更为父母焉。汞非五方之正位也，丹砂非龙虎之配合也，不同其类，则不可合矣。故曰莫坏我铅，俾我命全；莫废我车，俾我返家。故曰铅断河车空，所作必无功矣；铅破河车绝，所作无所出矣。是以铅之中有金者也，金之中有还丹者也，能见其宝而识之，斯得道矣。然宁修铅中之金，不可修金中之宝也，吾于是知龙虎本乎一者也。世之人用意逾巧，去真弥远。或曰用铅耶！或曰用汞耶！诚用汞也，则乾坤其可直乎？刚柔其可分乎？诚推铅为之也，则金水何由而生乎？还返何由而行乎？如是恶得变化由其真哉！古先至人替铅而不及汞，何也？岂以二者共成，不得不兼而美之乎？必以汞为主，假铅气而成、何得造本而举末耶！道果隐于不言者哉！后之人惑之，是欲耕石求稻，难乎有获矣。铅之中有砂汞，犹人之有情性，非外物也，砂汞于铅非杂类也。三一之道，修情合性，性合然后归根复朴矣。金液之方，以金养汞，然后返魂还元矣，外物为情，则性不可合矣。三官其可固乎？水银为汞，则铅不可亲矣。八石其能妙乎？八石者，三五之异名也。性主处内，立置鄞鄂；情主营外，筑植城垣。是知砂汞者，铅之情也；元气者，人之根本也。金主营外，犹吾之情焉；汞主治内，犹吾之性焉。以金制汞，则推情合性之义也；含精养神，则修性合真之道也。

东方甲乙木，青龙也；西方庚辛金，白虎也。龙呼于虎，虎吸其精，两相饮食，俱相贪荣，何也？龙为情也，虎为性也，相依还返之旨欤；故曰：太阳流珠，常欲去人；卒得金花，转而相因；化为白液，凝为正坚；金花先唱，有顷之间；解坏为水，马齿阑干。是岂世之所谓汞与丹砂者乎！夫吾既已言知白守黑之理矣。于是太玄之精为道之根本焉。枢纽天地，锻炼阴阳，契于自然，作于造化，故定二弦之数，以二八合于上下，得乾坤之体焉。

吾稽乎太易之卦，极乎天地之用，故六爻者有三百八十四，神存乎其中矣。乾之策二百十有六，坤之策一百四十有四，引而伸之，类而长之，总二万五百有二十，所以应万物之数，备刚柔之体者乎！天之数二十有五，地之数三十，故天地之数五十有五，所以成变化而归还返者也。

若夫天者积阳也，地者聚阴也。天否地闭，神明见矣。元化一施，其用无极，亦在金木水火之合焉。其寒暑衰荣，若春夏秋冬昼夜之相易也。金生水、水生木、木生火、火生土者，阳之用也；土克水、水克火、火克金、金克木者，阴之用也。此其相生相杀，迭盛迭衰，合乎天地四时而成实万物者也。

日者，阳精也；月者，阴魄也。金生于月，则坎之男也；珠生于日，则离之女也。金为月之精，以处乎阳位；汞含离之气，以应乎阴爻。于是用天地之灵，孕日月之精，阴尽阳生，否极泰来，是以金入于烈火，其色不夺于光，由开关已来，日月不亏其明者，盖有金木营于内，水火应于外，乾健不息以致用，日彩不铄而益振也。日月者，所以能长且久，万物终始者焉，龙虎配合，斯道之魁柄也欤！其合于天地之准、阴阳之数，故能使天地潜应，如连珠合璧，转于无穷。前圣修之，斯能先天地，首万物，独立长世，神形不化者也。推其至当，蔽之以一言曰：砂汞者，无乾坤不可得矣；龙虎者，舍金公无自入矣。及乎大药既成，斯有服之之方焉。

甲子之旬，其日直于建，至于癸亥，是为节候。吾则三日斋，存神定思以服之，六十日者一节也。甲子之中而日不直建则满也、定也、开也，亦可矣。其服也，始于十有一月，于是六旬而后身轻能行矣，次六旬而四肢通利矣，次六旬而颜色有光矣，次六旬而五脏实而凶邪远矣，次六旬而体坚强矣，次六旬而耳目聪明矣，此一岁之验也。次六旬而手爪有光矣次六旬而影响显彰矣，次六旬而精气益长矣，次六旬而发白还黑矣，次六旬而牙齿坚刚矣，次六旬而□□□□□矣，此二岁之验也。次六旬□□□□□，次六旬□□□□□□□□，次六旬而道德通达矣，次六旬而六甲神从矣，次六旬而心开目明矣，次六旬而远知四方矣，此三岁之验也。次六旬而瞻视有光矣，次六旬而五神不忘矣，次六旬而无饥渴矣，次六旬而百神来矣，次六旬而五脏润矣，次六旬而能寒热矣，此四岁之验也。次六旬而能浮沉矣，次六旬而能深浅矣，次六旬而能方圆矣，次六旬而能强弱矣，次六旬而能纵横矣，次六旬而能短长矣，此五岁之验也。次六旬而能美丑矣，次六旬而能老少矣，次六旬而能小大矣，次六旬而能轻重矣，次六旬而能出入无间矣，次六旬而行厨无边矣，此六岁之验也。服之久而不已，则与天地相倾，变形千化，升于太清焉。

草衣子世传汉娄敬著《参同契》，自号草衣子云曰：吾尝观五行生克之理，测日月短长，弦望晦朔之因，改移南辰，转机北斗，于是知四时八节、七十有二候、二十有四气，炼药于黄庭之中，得阴阳之造化，二十有六变焉。

水中之铅者，吾命之元也。补其清髓，斯不死矣。夫欲炼其铅者，必藉汞焉。汞者，身中之宝也。铅汞结而成丹，斯为仙于世矣。一物归于三形，则其身自荣矣。变转合于一体，斯识乎夫妇者也。采阴中之阳，水火既济，尝乎刀圭，则身自昌矣。

修身莫大乎存息。存息者，三形作一砾者也。能及乎千息，其登三清矣。何哉？神也、息也、气也，其归于一焉。精也、液也，九乃合成焉。此丹之至要也。

夫吾之丹，岂若世之用金银为郭郭者哉？金银外物也，恶能变化乎？吾之药其唯汞而已。取银之精，炼金之津而互换焉，不离于造化者也。三、五与一者，道之真也。配以一阴一阳，周于七十有二候，即于十有二元而九转焉。自甲子为之始，服之可以永年矣。

左肾者，主于津，谓之曰朝帝君焉。其逆行则化为液，其在口则为华池之水。夫河出于昆仑之山，其水之气，上腾为雾，天之气，下降为露。阴阳相合，以为膏雨，而滋荣万物者也。其犹左肾之生津焉，以咽纳之，归于五脏六腑，而化为血，以荣其身，致光泽焉。故万物无阴阳之气则不生，五脏六腑无其津则病矣。右肾主于命者也。其生精，则上朝于帝君，下流入于囊籥焉。其溲之胞上有二带以击之。其青脉如缕，左出精，右出溲焉。

凡血入于胞囊则为精，精复化为髓矣。精竭髓尽，人是以死欤！故修命者，上纳于气，下勿泄于精，运用精气而与津合，所以成大药者也。何则精化为宝，久而炼之，斯为金丹焉？是人之性命者也。故神也、息也、气也，一物而三形者也。津与精竭，则性命终矣。

中宫之正气，其黄者土也，而脾主焉。是为丹田，而性命之根元也。肾之左右，其黑白之津精相合，而入于中宫。此所谓鼎者也。金木者，相克也。得中宫之气，则性命乃成焉。何谓也？土生金，金生水，水生木，木生火，火生土也。故津也、精也，列于中宫，归于上丹，而根元于是生矣。此大药之本也。日用四时，闭其息而炼之，精不泄，则大药成矣。息者，火也；者，水也。斯固济之道也。

铅生于左肾，其外黑，其内白，白主于银者也。何以变木之气乎？木之正气为阳，而主于北方，属于子之位者也。银见其时则死矣。阳气养之，其变为黄，于是用其四时，寻其戊己，使三体运转于中宫，则铅变其刀圭，其味美矣。坎户以之合成，则金精主于真水也。

汞者生于右肾，其精白，主于金者也。何以变金之精乎？自离宫而生金之气，主于南方，属于午之位。此阳中之金也。金，阴数也。上列于中宫，则铅花见矣。受气于鼎，以为之表里，求于戊己以成丹，一物三形，复返乎正体。于是真水生于离宫，铅汞相投，其味益美矣。

如是则龙从铅变，虎从汞变焉。何也？龙者，木也，生于铅者也。其色青，而主于气焉。吾尝推而观之，则龙者盖金之孙，水之子也。金三反以克，则其宝成矣。其聚为酪，其散为酥。何也？龙本生于水，是为卯之宫。西方之白虎，其所畏惧者也。于子之后，闭其气，以存千息，则龙潜于田而不升矣。故曰日魂生于震，欲修其身养其命者，宜识所谓龙欤！

虎者，金也、水也，生于汞者也。其色白，而主于精焉。吾尝推而观之，则虎者盖火之孙，土之子也。火三反以罚金，则其宝成矣。其聚为流珠，其散为甘露。何也？虎本生于金也，其性刚强，于午之前，三克与龙战焉。降在中宫，其身自昌矣。故曰月魄生于兑，欲修其身养其命者，宜识所谓虎欤！

于是铅汞合成丹矣。铅者日之精也，木之正气也；汞者月之华也，金之真气也。木者甲也，金也庚也。真正相合，甲庚相承，则大药成矣。故真阴真阳津精相吞，昼夜十有二时，运转其身，各为流珠，聚于丹田。

此其为大药者也。聚则阴阳结矣，散则流珠遍海涯矣。此时铅汞之合者也，未睹龙虎之相伏者矣。

相伏者，何也？日用四时，阴阳交战，聚于五胜之地者也。上者斯为龙木之津，下者斯为虎金之精。龙归于下，虎腾于上，至于中宫，则龙虎相伏，而归于一矣。

此何道也？戊己在其内，水火运焉，以成乎既济之道，则鼎中之金成矣。龙于是乎变而为婴儿，虎于是乎变而为姹女焉。婴儿者，阳也，真气也。其名则金公也、玉液也、华池之琼浆也。故木之运，在于中宫，是为大药之根元、虚无之真体、杳冥恍惚之正机者也。其能配乎姹女，必黄婆为之合焉。姹女者，阴也、真精也。其名则玉女也、金液也、白水也。故金之运，在于明堂。明堂之中有洞房焉，姹女之所居也。吾能得之，则大药成矣。是为空中之实、气中之物，得于杳冥恍惚者也。其始何如哉？自血为精，五行之变也。闭其神息，则药自止焉。黄婆者，中宫也、丹田。其名则鼎也、炉也、石室也。

四象、五行者，全藉乎戊己之真土。何也？万物生于土，故土者，四象之室，五行之主也。不得其土，则四象无君，五行失主矣。

吾尝谓黄婆者，大药之宗也。中宫之土，所以为坛者，何也坛者，炉也？坛者，下有三层，必得五方，以取真土。故下有一层，其高一尺有二寸，应乎一岁之十有二月。一日之十有二时也。下有八卦，其中一尺，应乎十干也。八卦之上一层，其高八寸，应乎二十有四气也。上方圆一丈有六尺，应乎十有六两之数也。四面植刀，应乎四时也。八方复悬镜焉。吾于是日用四时，择乎铅汞于九一之中，审火之候于体之中，取阳变而为炉。炉者，阳也、神室也、金丹之枢纽也。内神成形，用以炼丹，固济其门炉门也，审其火候，其铢两徐加焉。勿使有湿气，下火勿遽，一炼一剂，如复炼焉，则已炼之炉不可用也。其神伤矣。

鼎者，用土以变成之者也，非世之所为之鼎也。阴阳造化乎真土，冶金而为之欤！口勿巨，腹勿大，耳勿锐小，足勿宽狭，鼻勿薄而高，下得其数口，无漏其气，然后可用也。是鼎也，其唯在吾身而已，中宫之真气可成者也。然鼎之变有十病焉；一曰春夏秋冬之铁，二曰其模不均，三曰悬胎以铸，四曰其腹大，五曰其足短曲，六曰厚薄不齐，七曰口耳狭小，八曰砂窍漏气，九曰铁黑不白，十曰铸不以时。

夫以二八铸之，则丹可成矣。丹之一转是为白雪。白雪者，铅汞相投，金木相克，合而为一，气生于其鼎。其凝也，如仲秋之露，深冬之霜，名曰神符，其子午运行者也。丹之二转是为二气。二气者，铅汞相结，金木相伐，炼其大药，有黄气生焉。如春之冰，其色青白，其光红赤，犹未至于成也，始可去疾矣。水火不瘳于二九，则进而登于九转焉。丹之三转是为黄芽。黄芽者，铅汞相投，传于五脏，入于中宫，会于五行。夫戊己者，土也。金木之气而得乎土，如君有臣，子有父，宾有主，可以运用焉。闭其息存其意，杜天之关锁，地之户归于下丹田，于是大药之根蒂生矣。受土之气，故其色黄。此神息气归于一体，龙虎降于鼎者也。丹之四转是为四神。四神者，白虎金也，青龙木也，玄武水也，朱雀火也。用寅用申，以运其四象，入于中宫，朝于赤城，时至于卯酉，行功运转于是四者焉，婴儿姹女合矣。此四九之转也。默而存想，神光见矣。丹之五转是为白马芽。白马芽者，五行备矣。五脏之正气得精津以相结，于是气也、息也合于戊己，日用巳亥，为之运行，上朝于泥丸焉。至于卯酉，则搬运而归于下元焉，入于鼎，用文武之火以养之。当丑之时，存想则有白气出矣。于是丹田之药，其生如马之牙而发白光焉。此九五之数，始绝诸味，三尸其匿矣。丹之六转是为玉液。玉液者，三阴三阳交战，而龙虎伏矣。婴儿为夫，姹女为妇，而铅汞合矣。子之后，午之前，运用而闭息焉，六腑之真气自生矣。六神既全，而为之配合，度乎重楼，十有二环，下朝于赤城，入于兰堂紫府，而复入于鼎，玉液结而龟蛇见矣。丹之七转是为灵砂。灵砂者，七返也，外应乎北斗焉。夜之五时，于其七窍之内，以行五脏之真气，朝则行乎皮之下，暮则流乎骨之上。气行则血斯顺矣，血流则气斯行矣。其归于元，则化为金精焉。气逆则血止而斯疾矣。故存精补髓者，大药之谓也。其色赤，散而为流珠，聚而为块，在于其鼎，运动失其时，则随其光而飞逝矣。吾常行功于寅申之时，闭其息，存其神可也。丹之八转是为神砂。神砂者，日用四时，运行八卦，火候无差，调伏而固济焉。于是闭其息，存其神，饥餐元和之气，渴饮华池之琼浆。五谷除而诸味绝，金精不泄，于是天关不闭，而地户自锁矣。丹之九转是为金砂。金砂者，阴之爻一百九十有二，其为金八两焉；阳之爻一百九十有二，其为银八两焉。其散为三万六千元，其聚斯为金丹，方圆五寸，其重十有六两，是为三百八十有四铢。此日精月华二气，造化之所成者也。饵之一圆，其寿千岁，莲出于火中矣。

三物一形，何谓也？金也、木也、土也，聚而归于中宫，斯正气也。人之性命，根元系焉。故为青黄白，生于肾之左右，聚于丹田为一形，散而为三物者也。是以三魂，阳也，得之则身斯荣矣。气化为血，血化为精，如宝瓶焉。金也、木也、土也，变而为液，而火返为金，炼之斯为真金焉。

三物何以为一体乎？水也、土也、金也，聚之斯为神，散之斯为血、为精、为鼎。此吾之中宫也。心也、肾也、脾也，斯赤黄黑者耶！故曰：三一之数也，圣人所以存三守一焉。是以散则为三，聚则为一，而变秋石于丹田者也。

丹既九转矣，炼乎外，黑而变为九色，入于中宫，成乎紫金，自然体健身轻，而为地仙。此何道也？四象五行，皆以为土，斯丹之祖也。九转通于造化，百日而功立矣。夫如是，其必存想焉。方百日之功立，乃于子之后，午之前，与夫丑寅申巳亥之时，跌坐于静室，密固其户，瞑目握固，闭其精，存其神，想夫五脏之真气出于中宫，而见于前。如五色之祥云而生于鼎焉，是为丈夫而生男者也。于是日魂、月魄，水火之气，变成金木之体矣。日魂者，阳也，火之气也；月魄者，阴也，水之气也；水火者，相生而相克者也。及其内成，则日为婴儿，月为姹女，不离乎洞房，见金公于玉堂之内，姹女孕矣。十月而变真人焉，其名曰正阳。斯大药之宗也，修真养命之根元也。能识恍惚之铅汞者，真龙虎也。

何以知夫金木相成、水火变乎？正气甲庚相乘者乎？草衣子曰：月之三日，则月见乎西南之庚，是为得朋，何也？月者，水之正气也，金之所生也。所以见于庚，是为上弦，其为金八两焉。二十有八日见于甲，是为丧朋，何也？甲者，木也，其精为日，见于东北焉。故曰者火之正气，克于金者也。所以二十有八日，月见于东北而晓，阳见而月没，是为下弦，其为银八两焉。金银合而为十有六两，阴阳之爻各一百九十有二，是为三百八十有四铢。此十有六两之数也。吾观夫弦望增亏盈昃，而于子之后，定其神息，午之前，闭其气，至于千息，则金银之数无失矣。虽然，吾不可以不知日月、八卦、阴阳之变焉。

十有一月，斗建于子。地雷复☷☳者也。于是一阳始生，战于五阴。故凡子之时，皆阳之初也，吾以起功焉。金丹见而药有根矣。运入于炉，以养其正金焉。

正月者，斗建于寅。地天泰☷☰者也。上为三阴者地也，下为三阳者天也。阴阳于是交战焉。阴阳之爻各九十有六。阴者为金四两，阳者为银四两。凡寅之时，皆泰之卦也。是为交合而初定乎三返者也。其阳欲胜，则返归于元，故银表金里，状如胡芦，运养神砂，以镇丹田焉。

四月者，斗建于巳。纯阳乾☰☰者也。乾者，金也，白元之君见而真情悦。合于四方，其水运天。凡巳之时，大药反转而右旋，入于丹田，透于尾闾，搬运复入于上元之昆仑。斯返背逆流补于泥丸者也。

五月者，斗建于午。天风姤☰☴者也。一阴而战于五阳也。凡午之前，一阴始生，故前其三刻辨阴阳之元，以行功焉。何以行功欤？用铅以求铅者也。一阴生，则其乾破矣。金见于土，不归其母，金丹变而入于玉泉焉。

七月者，斗建于申。天地否☰☷者也。三阳处于上，三阴处于下，阳与阴战者也。见其上弦，其为金八两，其为银十有六两。凡申之时，皆否之卦也，是为七返者欤！婴儿姹女共于一坑，于申之时，运其火之候，丹成而朝三清矣。

十月者，斗建于亥。纯阴坤☷☷者也。凡亥之时，皆坤之卦也。大药顺西而右转，度于重楼，十有二环，复下绛宫，朝于赤城之帝君，运而入于丹田，是为九还者也。

二月者，斗建于卯。火水未济☲☵者也。火处于上，水处于下，其卦不用乎火，其名曰开炉。凡卯之时，使气吐清浊，运养其血，以增化金精焉。未济者，鼎也。四象得土则交并矣。中宫戊己者，药之主乎。唯鼎也，其中不可有水之声焉。

八月者，斗建于酉。水火既济☲☵者也。水处于上，火处于下，其卦虽用而不行，其名曰沐浴。夫既济者，真鼎也。九一之数，既济龙虎降矣。此修真之初也谓之第一程，其要在乎识夫妇之情焉。吾之药至于斯亦已极矣。于是变真气为内火，以焚其身。

内火者，何也？运行五脏之纯阳者也。其阴既绝，则血化为精，精化为髓，髓转为身，以成白乳，功满则其体通明矣。寒则运行于心气，热则运行于肾气，自然不寒不热矣。运行于火候之气，则火自生。而元君者，龙吞虎纳，与三官之主居于金殿，千日之后，紫云自兴于足矣。

云牙子魏翱，字伯阳，汉人，自号云牙子云游于长白之山而遇真人，告以铅汞之理，龙虎之机焉。遂著书十有八章，言大道也。

夫恍惚者，铅汞也；杳冥者，龙虎也。此阴阳造化之根源也。

元阳子曰伯阳既著《参同契》，元阳子注释其义：阴阳者，从黑而生白，是水之数一，水生金，金数三。水者，谓之离生于坤，为地、为阴、为母、为女，其生气是为金；金者，在于西北，属于乾，为天、为阳、为父、为男。故曰：离宫有象，藏乎真水；坎户含华，隐乎正金；以乾生三男，坤生三女；变化而为八卦，更相生养而成八之数焉。

云牙子曰：朱砂也、黑锡也、雄黄也，锻之中炼之，则成二气矣。

元阳子曰：在乎其身，非求于外也。

云牙子曰：变转白雪、黄芽，方其下火，宜加审焉。

元阳子曰：朱砂、黑锡为雄黄制之，复以文火锻之，其变白雪，其成黄芽。雄黄者，土也，五数返为一者也。

云牙子曰：虽改易河车之体，及其七返，则因乎翻既济焉。

元阳子曰：见其寅者，木也；见其申者，金也。金能伐木，为之七返，藏在是焉。肝也、肺也，其在外为东西焉。金者，精也；木者，津也。津精相合而成丹砂者也。何也？精从离宫，下而产铅，津从坎宫，上而产汞。离、坎者，水火既济之鼎也；河车者，北方之正气也。转入于东官，其地甲乙，斯作金花欤！

云牙子曰：九转而成紫金之砂，化之为宝，其金满家。

元阳子曰：铅也、汞也、雄黄也，锻之成大药，返见于乾坤。其阳一百九十有二铢，是为金八两；其阴一百九十二铢，是为银八两；合于卦爻之三百八十有四，而还丹成矣。

云牙子曰：先辨其药，及见其苗，然后方知根橐籥焉。

元阳子曰：丹田之下，左为橐，右为籥，中有台焉。藏乎日月之根，昼夜轮转，四时环周，炼于三田。此三魂之要，大药之源也。大药者，何也？茯苓安其魂，人参定其魄，然非世之所有者也。茯苓者，其内黑，其外白；人参者，其外赤黄，其内白青。此苗见矣，当辨其根。

云牙子曰：采取者当用二八之真焉。其药之中，有酪有酥。

元阳子曰：二八者，卯酉也，十有六之数也。是为金木相克，上用于卯，下用于酉。卯者，龙之血也；酉者，虎之血也；二体相合，则为酪、为酥、为日月之魂魄。南宫者，日也、离也；北宫者，月也、坎也。于是成水火之本基，合铅汞之类者也。

云牙子曰：文武火之中，其相制欤？

元阳子曰：文武之火，四时之功程也。闭则纳气，以行九一之数。采木火之津者；其相制也；合金水之精者，其下功也。入于中宫，用土而成大药焉。

云牙子曰：缓捣之，其功其数无差，而后可也。

元阳子曰：是功程之数也。闭则纳气，以心默数之，九息一咽，自九而日增之，至于百息而纳气焉。为之日月导引，采阴阳之造化，日月之精华，于是金之津，玉之精，九一而采之，是为缓捣者也。复行三一，是为文武之火也。火者，其息也、其真土也。

云牙子曰：和合玉液之浆，锻之成丹砂。

元阳子曰：玉液者，其名琼浆、其名天酒，是华池之水也。既采其药，于是必以津精相投焉。闭其息而存缩之、抽吸之，得土以相合，以息为火而锻炼焉。

云牙子曰：金液还丹本乎铅汞为之，其饵之也，乌为凤，蛇为龙。

元阳子曰：还丹结成朱雀，吾见其为凤矣，吾驾腊蛇，而见其为龙焉。

云牙子曰：用功四时者，春秋是也。

元阳子曰：立春也，立夏也，立秋也，立冬也，是之谓四时焉。四时各七旬有二日，以为木火金水四象，是之谓四孟之首焉。寅申者，金木相刑之大药也。大药者，二百八十有八年之数也。吾小用之则于四孟，各四旬有五日，则一百九十日之数也。日月四时则亦一百九十之数焉。且阴阳造化长生之小数，吾于是行功焉。

云牙子曰：巳亥为还者，八卦之首也。

元阳子曰：巳者火，巳四月，纯阳之体，其卦应乎乾，而为天焉。亥者，水也，十月纯阴之体，其卦应乎坤，而为地焉。天地相合，则六阳六阴备矣。自子至巳，始于地雷复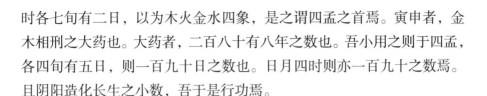之卦，其爻六阳，半年之数也。自午至亥，始于天风姤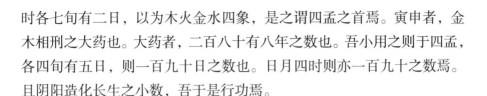之卦，其爻六阴，半年之数也。故金丹者，得真气之九还，是为水火既济。水火相克，制之得乎正体，斯合一斤之数者也。

云牙子曰：月会于甲庚，日会于壬丙，相克相包，而求于四象者乎？

元阳子曰：甲者，木也，东北之位也。月至于二旬有八日，于东北而丧朋焉。何也？阳生而阴灭者也。庚者，金也，西南之位也。月至于三日，于西南而得朋焉。何也？阴生而阳灭也。壬者，水也，阳生于日魂者也。丙者，火也，阴生于月魄者也。金之气，乃阳中之阴，为日之魂；木之气，乃阴中之阳，为月之魄，焉。故曰：阴阳造化，其生分坎离者乎！坤之相克，其包为著。包者，藏也。壬生甲，丙生庚。此金木水火四象之相求者也。得入于中宫之鼎，则大药可成矣。《经》曰：木为青龙，金为白虎，日为朱雀，月为玄武。四象交会，入于中宫，其长生不离于戊己之土，且以炼药者，必识虎焉。阳得其阴，则自然含互矣。

云牙子曰：水火翻，成真鼎之器；河车运，而戊己留矣。

元阳子曰：四象者生于戊己，是为中宫之尊者也。故四象者，制戊已而成，无戊己则四象无主矣。戊者，土也；己者，粪也。相合为一，老子所谓天得一以清，地得一以宁，神得一以灵者乎！四象所以合而为一者，万物无不因乎上者也。金也、木也、水也、火也，入于中宫，是为归于鼎。鼎者，丹田也。

云牙子曰：青龙、白虎生于南北，擒制相伏而游于鼎中。

元阳子曰：青龙者，木也，生于坎户；白虎者，金也，产于离宫。

是以青龙为铅，从北而生者也；白虎为汞，从南而生者也。汞生砂，其外赤而应乎阳，内生水银焉；铅生于石砺，其外黑而应乎阴，炼出白锡焉。铅者，津也，其名曰玉液、曰华池之水；汞者，精也，其名曰曾青、曰法水，二者一体也。至于中元朝于赤帝，分配于上下者，上者铅之阳也，下者汞之阴也，阴阳相和而得乎黄婆，则成大药。此龙虎游于鼎中者也。

云牙子曰：金公求于黄婆，以与玉女会焉。

元阳子曰：金公者，铅也，其名曰婴儿；玉女者，汞也，铅汞相合，入于中宫；黄婆者，居鼎之中。鼎之中者，丹田也、土也。一生五，五合于一，谓之十干。此六合之数也。是为日精月华，日魂月魄，银表金里之体也。

云牙子曰：铅汞之生，本一体者也。

元阳子曰：铅汞者，下元命门之根也。橐籥之中产乎二肾，左者壬也，右者癸也。肾之二气合而为一，是为铅汞焉，上下飞腾，分乎南北，离宫坎户，以为之配；上下翻覆，而铅汞变矣。铅者，阳也，其名曰金公、曰婴儿；汞者，阴也，其名曰离女、曰姹女。《经》曰：坎男、离女而为夫妇，水火成之，黄婆为之母，能保此者，真水火也。

云牙子曰：金银者，真宗的也。上下飞腾而二名者欤！

元阳子曰：金银者，阴阳之气也；上下者，二弦也。月之三日见于庚，二十有八日见于甲，八日、二十有二日各见于离之宫。此阴阳变转，造化而成形者也。前十有五日而圆，后十有五日而阙。此二八之基，阴阳之数，六爻俱备者也。是以日魂、月魄生于坎离二乃金木之气，因水火而成胎胞，抱养以变还丹之色，而为四神之丹焉。

云牙子曰：阴阳翻变而为九域，坎户离宫显其变通。

元阳子曰：采阴阳之正气，存精而成者也。其数则用七、八、九、六而已，其时则用寅、申、巳、亥而已。于是下火锻之，铅勿使飞，汞弗使走，惟安于中宫之鼎，可以变白马之牙，用其刀圭，自成玉液矣，其名曰黄芽。将欲成乎七返，则用寅以为始，其卦应于泰，是为三阴三阳交合之位，其内应于肝，其外象于卯。故寅者木也，四孟之长也；震者，仲也，可以用寅，不可用卯焉；申者，其卦应于否，否极泰来，泰来否至，交合随时，是以三阴三阳返覆而生。其内应于肺，其外属于酉。酉者，西方之金也；申者，长也；兑者，仲也。可以用申，不可用酉。自寅至申，龙虎自足而为七返焉。灵砂二变而还于九域。九域者，九转之门户也。一曰谷神，二曰乾关，三曰华池，四曰牝门，五曰魂窗，六曰天户，七曰知牖，八曰希夷，九曰九域。自黑而生九色青白黄赤绯绿碧红紫者，由此而入也。本乎心肾之翻成者也，是谓离宫坎户焉。离，阴也、心也；坎，阳也、肾也、阴阳之变也。

云牙子曰：日月之魂魄者，仙人之所惜也。盖能炼三田而作玉珠，仙人食其刀圭焉。

元阳子曰：日魂月魄者，精也、气也、阴阳之真气也、人之根蒂也。精气往来于三宫之中，炼其三宫而还于丹田，斯作紫金，方圆弥寸，其重一斤。此阴阳正气结而成者也。中宫之鼎，其名曰刀圭。刀圭者，土也，谓之黄芽焉。

云牙子曰：日魂月魄，出于坎离。

元阳子曰：木气从坎户而生，上应于铅，谓之玉液。在于华池左窍之所出，其名曰日魂焉。金洁坎离宫而产，下应于汞，谓之金液。四时上下，往来交感，不离于丹田示丹田也。由即间右窍而上行，其名曰月魄。渴其变为流朱，入于泥为骨，变为金髓，变为珠矣。

云牙子曰：因乎壬丙，入于希夷，甲会于庚，而神机变焉。

元阳子曰：丙者，火也；壬者，水也，水火既济而药成矣，故曰希夷。希夷者，五行之根，从土而生者也。夫九转者，亦从此而结，是为还丹焉。田者，木也；庚者，金也。金木相刑，乃成真正者乎！金木者，药之本也，知此以修铅汞，则金于神机欤！

云牙子曰：复之爻，姤之体，其为二基耶，元阳子曰：复爻者，建子之月，一阳初生是焉，子之后者也。姤体者，建午之月，一阴初生，是为午之前者也。

云牙子曰：用六时可以调其息气。

元阳子曰：六时者，六合之数也。

云牙子曰：卯酉翻腾，应其髓在乎三田，可以相制炼焉。龙虎既见，可以擒矣。

元阳子曰：卯者木也，其应二月；酉者金也，其应八月，金木之相制者也。木者其气化液谓之铅，乃阳，青龙之真气也；金者其气化血，其血化精谓之汞，乃阴，白虎之真气也。六时变转以炼之，可去三虫矣。

云牙子曰：龙生火中，其见神光；虎生水中，其性坚刚。

元阳子曰：龙者，木也、气也，从离宫而上，入于天关，其化成津。吾舌之下有二窍焉，其左主津，其右主气。腭之中有二窍焉，其左纳津液，其右生涕涎。木者，从坎户之所生，在于艮，宜用其寅。寅者，真木也，用息以烹之。息者，火也，其津如银。上结者成酥，下就者成液，是为太阳之酥，与精合而为丹，斯有神光矣。虎者，月华也，金之气也。金木相刑，气与精合，在鼎之中，其色云母。

云牙子曰：丙壬交会则变二气矣。元阳子曰：丙者，离也、火也、心也；壬者，坎也、水也、肾也。水火相克，而成既济矣。坎为铅，离为汞，铅炼出白银，汞返成朱砂，二者合而锻之，则为二气之砂。

云牙子曰：田中马芽，其生如笋。

元阳子曰：二气之砂，运入于丹田，锻之如竹之萌，如白马之芽。

云牙子曰：金木相交而归于鼎，水坎调伏入于雄坑。元阳子曰：金者水也，汞者阴也；木者火也，铅者阳也。金为精，木为津，四象调伏，运于中宫之鼎，闭息存气，入于雄坑。雄坑者，鼎也，土也。

云牙子曰：五行成合则能通变矣。玉液，云砂并乎九转。

元阳子曰：其药从肾宫而下，于是玉泉凝结矣。盖金之气出入于离宫，下转于肾而为血，血化为精，其名曰金精。上结则曾青焉，下成则法水焉。其性好飞，炼之坚刚则成宝矣。

云牙子曰：二兽相逢，自能制伏，见乎黄君，其身则昌。

元阳子曰：龙而下、虎而上者，相逢也，如是则自然合而归于一。此制伏者也。黄君者，鼎之土也。铅汞为土所制，则归于中宫，何也？吾闭千息，则铅汞上下流转于三田之中，复返于下元，入于兰台而成紫金，其身则昌矣。

云牙子曰：任从三宫往来之变，饥则食于玉液，而勿急忙焉。

　　元阳子曰：三宫者，上曰泥丸，中曰绛宫，下曰兰台石室。夫日精月华，四时上下往来，朝于元君，又有赤帝君居于中焉，黄元君居于下焉。因气以养精，因精以养神，神能通变，三三则九矣。学者但能养气住息，饥吞冲和之气，渴饮华池之浆，于是亦可使气化血，血化精，精益于脉，脉补于肉，肉增于髓，髓壮于筋，筋润于发，发返于黑，而后金骨既成，变老为童焉。夫惟闭息而心默数之，及于千息，则五谷自除，饥渴绝矣。烹之玉液，以润五脏，以利六腑，至于万息，则可以仙矣。

　　云牙子曰：闭天关，扃地户，其药未成；不可以狂。

　　元阳子曰：天关不入，地户不出，此修生之要也。若夫飡霞服气用药以辟谷，此乃狂者之作，去仙远矣。故《经》曰：惟用身中汞，勿于诸境取之。

　　云牙子曰：金津生于坎户，玉液产于离宫。

　　元阳子曰：金津者，精也；坎者，肾也；玉液者，从离宫而来，与精相合，而归中宫，以成大丹。大丹者，铅汞也。

　　云牙子曰：二者本一而已，分配而为二仪者也。

　　元阳子曰：铅为津，汞为精，因气而化者也。至于离宫而复分配乎上下，此阴阳之造化乎！盖一物而二体焉。及其相合，用息以炼之，大药既成，五谷除而三虫亡矣。

　　云牙子曰：于恍惚求之，则杳冥之中，自有形焉。

　　元阳子曰：恍惚有物，其虚中而实，是谓阳气也；杳冥有精，其无中而有，是谓阴精也。精与气合而为神。神者，息也；息者，为土、为火。火能养土，土能存火。故曰一体而为三者欤！

　　云牙子曰：空之中有实精焉，无之中能成道焉。

　　元阳子曰：空为实者，运精以补脑乎！无而成者，气化津，津化血，血补精乎！精者，神也，神存则体健，神去则体绝，能养精气，兼存其神，则其道自成。故曰纯阴不成胎，纯阳不结砂。

　　云牙子曰：因于造化之体，阴阳变通，其身荣矣。

　　元阳子曰：精气相感而生正气。正气者，人之根蒂也。正气散而神不聚矣。神息者，命也。是乃金木之宗乎！体能造化，其身悦泽而返童者也。

云牙子曰：九还七返者，乾坤之功程也。

元阳子曰：自寅至申，申复至寅，各半岁之象也，故曰返焉。是为夹背而上，至于脑户复下，至于玉泉，亦曰七返焉。自巳至亥，亥复至巳，由尾闾入于金锁骨，中道而上于泥丸，度于重楼十有二环中，朝于赤帝，流行至于丹田。朝于黄元，而后入于金堂，有七天，大夫收之，纳于宝藏，一曰神珠，二曰宝龟，三曰赫赤金丹。其光九色，故曰九还焉。

云牙子曰：神水、曾青者，土名也，上下通流而各行焉。

元阳子曰：神水者，津也，主于舌之下，从肾而逆上，穿于离宫而过，其名曰华池之浆；曾青者，精也，从右肾而逆上，过于离宫，复下出于玉泉，入于希夷。

云牙子曰：神水者，出于丙丁；曾青者，出于壬癸。

元阳子曰：丙者，南方也，生于巳；丁者，亦南方也，生于未，皆属于阳焉，夹其离者也。其西者阳也，其中者阴也。是生神水曰玉液、曰铅、曰龙、曰婴儿、曰金公、曰太阳酥。壬者，北方也，在于亥；癸者，亦北方也，生于丑，皆属于阴焉，夹其坎者也。其西者阴也，其中者阳也。是生曾青，曰金津、曰汞、曰虎、曰姹女、曰玉质、曰法水。《经》曰：五行者，留神保神，是为龙虎者也。不悟五行之精，犹以他人为父母欤！水主乎气，金作乎髓，肉为乎土，血为乎水，故不死之道在乎离宫焉。识乎五行，则身有主矣。还丹者，水银之精也，殊质不可以为侣也。

云牙子曰：于其中宫而寻鼎器，八门相对，斯应于功程乎！

元阳子曰：中宫之鼎者，黄元君也。八门者，何也？曰休、曰生、曰伤、曰杜、曰景、曰死、曰惊、曰开，于是日用乎八卦，起于八宫，使药运用如功程焉。

云牙子曰：用乎水火而成既济。元阳子曰：水火者，津精也、气息也。上水下火，炼之而成丹，勿有差焉。

云牙子曰：日精月华相合而炼之，则成砂焉。

元阳子曰：日精者，阳也，木之气也；月华者，阴也，金之气也。

云牙子曰：知其白，守其黑，其名曰河车。

元阳子曰：阴而黑者也，阳而白者也。阳为铅，用火以炼之，内有白锡见焉。是以知其白守其黑。黑者，水之数一也；内者，金之数四也。得一而后生一，是为阴阳，是为日月之精华，此河车也。《经》曰：北方正气为河车，东方甲乙成金花，此之谓也。

云牙子曰：运行中宫之内，丹田生乎黄芽。

元阳子曰：以日精月华日用四时而运转入于中宫者，精也、铅也、河车也。日华者，汞也、金花也；中宫者，土也。铅汞见土，斯生黄芽者欤！

云牙子曰：谷气消矣，其阴尽矣，金花见矣。

元阳子曰：知夫铅汞者，下丹田真气所生也。但闭息存神，以养其气，息闭至于千数，则五谷之死气除矣。不饥不渴，其神存而真气日生矣。饥餐元和之气，渴饮天池之玉浆，其香如菊，故曰金花。

云牙子曰：海之中无秽质矣，三虫之去渐远矣。

元阳子曰：水谷之海，其滓所藏，采铅炼汞，至于百日；闭息养气，至于千息，其滓除矣。三虫者，何也？上曰彭倨，其居上丹田，三十日而亡，吾颜色光悦矣；中曰彭质，其居中丹田，六十日而亡，吾饥渴绝而形润矣；下曰彭娇，其居下丹田，九十日而亡，吾嗜欲止而还童矣。三尸何以亡乎？吾闻三百六十息，食气二十有四通一咽，九十通而一休息，夜半而起，祝曰：东方青牙饮朝华，南方赤牙饮丹池，中央仰望泰山，服元气饮醴泉，西方明食饮灵液，北方玄滋食玉粘。五方各三咽而止，三虫于是亡，而白气出于眉如玉霞矣。

云牙子曰：其形起于金骨，伴于浮查。

元阳子曰：铅汞之炼也，日月四时运转三宫，百日而金丹成矣。闭息养气，至于万数，而金骨变矣。意有所之，乘飞云登浮查者，五假之仙也。

云牙子曰：从一至十，可以分配于岁月之程。

元阳子曰：一而至十，十而至百，百而至千，千而至万，万而至亿，亿而至兆，兆而至垓，此数也。一日一夜为百刻者，大小之数也。何也？一日十有二时，其六为阳，自子至于巳者也；其六为阴，自午至于亥者也。尽夜百刻二十分四十有四秒，七十有二变，其象一岁焉。十月者，十岁也，此其小者也。一岁十有二月，其六为阳，自十有一月至于四月者也；

其六为阴，自五月至于十月者也，此其大者也。

云牙子曰：日也、时也、运也，此其数也，在乎度阴阳之情而已。

元阳子曰：日者与时同者也。养性炼命者可用四时四孟焉四时谓立春、立夏、立秋、立冬之日，时可用寅申巳亥焉。此七返九还者也。寅，木也；申，金也；巳，火也；亥，水也，是为四象焉。纳于中宫，是为五行焉。寅，金也；巳，水也；申，木也；亥，火也。纳于中宫，翻配坎离，故曰七返者也。《经》曰：离有真水，坎有正金，故曰九还者也。此阴阳之情也。

云牙子曰：六合与冲破神机互包成。

元阳子曰：子丑、寅亥、巳申、午未、戌卯、酉辰，此六合也。子午、卯酉、巳亥、寅申、辰戌、丑未，此冲也，于六合以运转于其冲以行功，乃天机包成者也。依此而行，则无差矣。

云牙子曰：功之成也，大则九载，小则百日。

元阳子曰：九载者，其小功，犹二十有七焉。百日闭息，则金丹立成，愈于九载之难也。

云牙子曰：寅申并于巳亥，而子午转其金丹焉。

元阳子曰：寅申巳亥者，四时也，日月之功程也。子午者，导引搬载，从乎尾闾而逆上，入于泥丸，复顺转归于丹田，于是真性见矣，金晶变矣。其法子之后、午之前，生气之时，可以用功焉。此玉液金晶之名也。

云牙子曰：卯酉开炉而浴之，其参铢分两均矣。

元阳子曰：卯酉时与日同不可进火，可以沐浴焉，寅申巳亥可以进火，其用一铢二参七忽七丝七抄，火不可急行也，可以徐加其数焉。火者，何也？闭息养气，存神之数也。自九而增加至于万，则金丹成矣，婴儿见矣，十月解胎而子母成矣。

云牙子曰：银表金里，神室合于子形。

元阳子曰：银表者，铅也；金里者，汞也。此龙伏虎之津，虎伏龙之精欤！神室者，阴阳相制也，二者相结而如鸡卵，谓之合子形也。

云牙子曰：安于中宫之鼎，然后用卦体行之。

元阳子曰：中宫者，丹田也；青黄白者，丹之命也；卦体者，阴阳铢两、大易爻数、火之准也。

云牙子曰：乾生于坎者，金精也。

元阳子曰：乾者，金位也，其应西北，旬有五日，月照于庚方，与甲乙之木合气者也。

云牙子曰：坎生于艮，而出石也。

元阳子曰：坎者，水也，金所生焉。水产于艮，艮者山也，其应东北，二旬有八日，月之下弦者也。

云牙子曰：震木水石产于山中。

元阳子曰：震者，木也，卯之位也，金之孙，水之子也，从山所出焉。是为二阴一阳，日月相望而生气，以为日之精，其名曰龙土，初九之数也。

云牙子曰：巽为风，生乎土中。元阳子曰：其位西南，坎之女也，其生于木焉。春生万物，是为二阳一阴，阴在于下，三十日而成华者也。

云牙子曰：离者，朱雀也，其藏于土。

元阳子曰：离者从震所产焉，因风而成，其体为火，是为朱砂，中有水银，其应于午，属于地也。何以藏于上乎？坤在西南，与乾夫妇也，六十日而成紫精矣。

云牙子曰：兑出于坤宫，自合其睛。

元阳子曰：兑者，西方也，酉位也，坤所产焉。于是日月相望，月增日亏，是为一阴一阳，阳在于下，九十日而成紫金砂矣。

云牙子曰：子之后，复之初卦也。寅申交泰，七返也。

元阳子曰：复者，五阴一阳见龙在田也。自子至于申，为否三阴三阳，故曰七返。

云牙子曰：午之前遇来相应者也。巳亥者，乾坤之九还成矣。

元阳子曰：午者，一阴初生，行功之候也时与月同。其卦为姤，五阳一阴，履霜坚冰也。巳者，乾之卦也，六阳之数足矣。阳者为银八两，阴者为金八两，金银相合，其重三百八十有四铢，此一斤之数也。九还者，九转也，九色备矣。

云牙子曰：艮投于坤，其阳将尽，运乎阴阳，九月之程者也。

元阳子曰：艮者，东北也，一阳二阴也；坤者，西南也，三阴也。

艮投于坤，其卦为剥，九月之象也，一阳五阴至于十月，阳尽而坤见矣。

云牙子曰：兑入于乾，其阴欲绝，卦分于节令者，九三经也。

元阳子曰：兑者，西也；乾者，西北也，俱为金焉。入于乾，是为夬，三月之象也。五阳一阴至于四月，阴绝而乾成矣，此九还也。大药于是乎成紫金之丹。

云牙子曰：上弦者，月之初也，生于庚位。元阳子曰：月之三日，月出于庚，是为金晶之气初生者也。于是阴爻之重十有二铢，其名曰月魄。

云牙子曰：下弦月之丧也，其在甲地。

元阳子曰：月之二十有八日，月出于甲，太阳见矣，于是为木晶之气初生者也。阳爻之重十有二铢，其名曰日魂。日月相合，其重一两。《易》曰：西南得朋，上弦也；东北丧朋，下弦也。得朋者，日没而月生也；丧朋者，月没而日生也。此阴阳之爻数也。故铅生于木为阳、为银、为表、为夫焉；汞生于金、为阴、为金、为里、为妇焉，其合成四象者也。

云牙子曰：七八者，日月相望也；二八者，阴阳相备也。

元阳子曰：日月者，十有五日，一望焉。日月相见，初生者也。前乎十有五日者，二日也。日增月亏，后乎十有五日者，八日也。月盈日亏，是为六阴六阳，其爻备矣。其阴阳之重，各一百九十有二铢，一斤之数也。

云牙子曰：月者，八与二十三对者也。其生之辰，俱在乎离。

元阳子曰：八日、二十三日，月之出，日之没，俱在于南。南者，离也；离者，火中有水焉；月者，金之气，于水为子焉。

云牙子曰：阴阳配对者，金也、银也，大药相见相契矣。

元阳子曰：金者，阴也、月也；银者，阳也、日也。汞得铅而成大药，此日月之契合也。

云牙子曰：存其神息，则丹成矣。

元阳子曰：神者，气也、木也、息也、血也、水也。息者，有五谷焉，又为土、为金、为水、为木、为火者乎！血者，水也，于是又为髓、为精。精者，神也。夫能存其精气，于是津气相合，养其命而延年矣。

云牙子曰：九转则三清之天符其至矣乎？

元阳子曰：既识铅汞，炼之成丹，镇于三宫，日用其卦，六时以运转之，天关不入，地户不出，斯无漏者也，天符宜其至矣。

云牙子曰：七变者，从一气生者也；神符、白雪者，自乎甲庚者也。

元阳子曰：七变者，七返也；气者，自丹田真气之所生也；甲庚者，金木之相刑也；神符、白雪者，精津相合在乎鼎也。

云牙子曰：用意于寅申，勤行火候，存其白黑，以返金晶。

元阳子曰：寅者，木也、铅也；申者，金也、汞也，自寅至亥而炼之也。

云牙子曰：日用者，四时也、八卦也，大药可以变童婴矣。

元阳子曰：日用者，一日为一岁也；四时者，寅申巳亥也；八卦者，乾坤离坎否泰复姤也。三百二十日，大药成矣；一千三百日，三虫亡矣。

云牙子曰：三虫灭则坦然无虑，可以养金精矣。

元阳子曰：于是五谷绝矣，金精自住矣。

云牙子曰：天关闭矣，地户牢矣，中宫婴儿玩乎日月。

元阳子曰：天关闭则诸味不入，地户牢则下无漏矣。中宫者，丹田也。中有铅汞，其名曰婴儿，玩乎阴阳之正气者乎！

云牙子曰：明堂之前有玉池。

元阳子曰：明堂者，橐籥也、精海也、洞房也。

云牙子曰：黄婆于是婚姹女焉。

元阳子曰：铅汞见土，乃归于一者也。

云牙子曰：结就则真胎脱矣，推于二十四气，十月则其期也。于是顶门产乎婴儿。

元阳子曰：正气渐结于丹田，返乎童子之色，此胎脱者也。卯酉之月，不可下火，可以沐浴。故一岁所用者，十月而已。存想真气，自其顶门游行出入，此其婴儿者也。

众妙篇

导养之方，治性保形；行之不怠，进于长生。

阴真君名长生曰：北方正气者，河车也；东方甲乙者，金砂也。二者含养，归于一体。朱雀调运，则金花生矣。花者，天地之宝也。酉者，虎也；卯者，龙也。龙虎相生，斯合同矣。龙之正位者，六八也；虎之所生者，在于一宫也。采之有日，取之有时，差其气候，是亦徒劳焉尔。求鼎于中宫，温养其火候，审其阴阳，安其炉室，须择其地而隐密焉。保而勿失，此天地之机也。阳者，真砂也；阴者，真汞也。无质生质者，还丹也。炼之饵之，斯成仙矣。黄芽者，天地所生也；砂者，水之精所成也。二者同于一体，西方升其王气，其得道，则在乎中华焉。不达于此，未见不丧其家者也。

纯阳子吕洞宾曰：真一者，何谓也？天之阳、地之阴也，物之气、人之性也，身之祖、命之宗也，龙之体、虎之形也，精血之名也，铅汞之首也。见于魂，斯为三矣；遇于魄，斯为七矣。此真一之源也。修之之法，何哉？吾于身之中，炼丹田之气，至其壮也，则自然之神全矣。于十有二时，守天真之一气，入于丹田之宫，心无想也，外无意也，不出不入，不往不来，则神定而自安矣。

纯阳子曰：发宜长续，手宜常面，口宜常炼，体宜常挽，液宜常咽，气宜常炼，精宜常转，色宜常远，定宜常变。

孙真人思邈曰：形欲劳，酒欲勿大醉，则疾不生矣。饱食者，无益也。食已行之百步，以手摩其腹。寅丑之日，剪甲栉发者百返，饱则立溲，饥则坐溲。行勿迎风，居勿有隙，夜则濯足而寝。思虑者，伤其神矣；喜怒者，伤其气矣。鼻欲去毛，口勿唾地。平明下榻，其先左足，则去邪辟恶，一日无殃矣。行七星之步，则寿且乐矣。酸者伤筋，苦者伤骨，甘者伤肉，辛者伤气，咸者损寿。故耽嗜者，不可偏也。春夏宜少施泄者也，秋冬宜固阳者也。独寝守真，加之谨静，斯亦可贵矣。财货者，生而有定分，知足则为利矣。强之者，大患也；寡欲者，无累也；神静者，常安也；修道者，宜有终始而后可也。

栖真子施肩吾曰：吾见学道者千数矣，孰知道之要其在于神留形住，形住则神留焉。神苟外进，其形岂能保哉！然保气养神者，不可以湛然而得之，不可以兀然而守之。保气者，其在手运；养神者，其在乎用。吾尝闻于师曰体虚而气固，形静而神会，斯出世之玄机欤！

昆台真人世传富文忠公为昆台真人语乐全先生张文定公自称曰：吾求颐生之道而得简易者焉。吾于子之后三更三四点，至五更以来皆可，披衣蟠足而坐床上拥衾亦可，或东向或西向，扣其齿三十有六，握固以调其元气。握固者，何也？吾以左右拇掐其三指之文，或以四指总握其拇，用左右手以柱乎腰腹之间者也。于是元气既调，其息微微，其腹若虚，则闭息焉。闭息者，何也？吾先瞑目静虑，使心源湛然，则闭其口鼻勿使气出焉，内观五脏六腑、三元九宫，与夫肺之白、肝之青、脾之黄、心之赤、肾之黑。然则，何以知之哉？吾为五脏之图而日观焉，则知之也详矣。于是想吾之心为炎火，其光洞彻入脐之下，此吾之丹田也。俟乎其腹满，其气极，其徐出其气，勿使耳有闻焉。息之出既调，则以吾舌搅乎唇齿之内外，漱炼其津液焉。鼻之有涕，吾亦为之漱炼，此真气也，久斯甘矣。方其漱炼而未可咽也，复如前闭息内观，纳心之火于丹田，调息而漱津焉。如此者三，则津液满矣。俯首而咽，以气送之，至于丹田。吾之用意必精猛，使津也、气也谷谷有声，入于丹田，复如前为之。凡闭息者九，咽津者三而后止。乃以左右手熟摩其面及其四体；复以左右手摩其足心，足心屈折，使涌泉之穴上彻于顶门，于是脐之下与其腰、其脊亦徐摩焉。渍然汗出可也，喘不可也。次以左右手熨于目、于面、于耳、于顶，皆极热焉，则按捏其鼻梁左右，或五或七，栉其发至于百，散发而寝至于旦，久则有功，二十日而效见矣。惟习闭息持久为难焉。吾用脉候之五至者，一息也。吾能闭其息，至于百有二十，至而开，则盖二十余息矣。然不可强闭以乱其气，或奔突而出，斯乃为害也。暮不可多食，使其腹宽而虚，其气得以回转焉；昼之时亦数瞑目内观，漱炼其津液而咽之，熨摩耳面，以助真气清静，则功易成矣。然世之害道者有三焉：一曰忿躁，二曰阴险，三曰贪欲。学道者其戒之。

仇池先生苏子瞻自号云曰：已饥而食，未饱而止；散步逍遥，使其腹虚；当其虚时，即入于定，无昼夜之限焉。寝也、坐也，皆可以为之矣。惟在摄其身，如彼木偶焉。视鼻端之白，数其息之出入，绵绵若存，用之不勤，至于数百，则其心寂然，其身兀然，与太虚同，于是不待禁制而不动矣。其出入之数也，或至于不能计，吾则与其息俱出俱入，随之不已，则一息自住，不出不入矣。于是其息或从毛窍之中八万四千，云蒸雾散，而诸疾除矣。故养生者必以胎息为本，然亦乾乾乎其艰哉！夫不闭其气，任其出入，则眇绵滉漭，近无卓然之功，或望其兀然自止，盖未之有也。闭而留之，其息不过乎三十、五十，则奔突而出，虽有微阳生于下丹田，其犹为稼于汤世，亦终一溉而后枯，非度世之道也。

吾尝闻诸孙思邈曰：夫欲和神气者，必于密室扃户，榻安而茵厚，其枕之高二寸有五分，于是正身偃卧，冥心闭气于胸膈之间，而以鸿毛置于鼻之端而不动，经三百息焉，则目无见也，心无思。如是寒暑不能侵，蜂虿不能毒，其寿三百有六十岁，邻于真人者矣。吾默而深思其旨曰：夫闭气于胸膈，使息之出入，动而不动，氤氲缥缈，若薰炉之烟、烹鼎之气，出入自如，无呼吸之者，此鸿毛可以不动矣。故心不起于念，虽过乎三百息，斯亦可也。吾尝卧而为之，如其方焉，以意守其气于胸膈之中。吾欲吸也，则微吸焉；吾欲呼也，则不得呼焉，而任其氤氲缥缈微微自出，出尽而气平，则又微吸焉。如此其出其入不绝，而鸿毛可以不动，动亦微矣。吾俟其动，则益加意以勒之，使不动而后止也。吾虽勒也，然不闭。其息至于数百，则其出者加少，其不出者加多，内守充盛，血脉通流，上下相灌输，而吾之养生之理得矣。

仇池先生曰：昔郑子产有言：火烈人望而畏之；水溺人狎而玩之。翼奉以为北方之情好行贪狼，南方之情恶行廉正。廉正者，君子也；贪狼者，小人也。吾于是有得焉。夫火者，心也；水者，肾也。烈则生正矣，弱则生邪矣。故五脏之性，心正而肾邪，虽上智之肾，不能不邪。然而不淫者，肾听命于心也，下愚之心亦正矣。然而常淫者，心不能为政也，知此则达铅汞龙虎之理矣。铅者，气之谓也。或趋或蹶，或呼或吸，或执或系，故凡动者皆铅也。肺实主出纳焉，故肺为金、为白虎。汞者，水之谓也。唾、涕、脓血、精、汗、大小溲，凡湿者，皆汞也。肝实主宿藏焉，故肝为青龙，古之真人谓内丹者，皆曰五行颠倒术，龙从火内出，五行不顺行，虎向水中生，世未有知之者也。方五行之顺也，则龙出于水，虎出于火，死之道也。心不为政，声色外诱，邪淫内发，壬癸之英下流而为人，或为腐坏，是汞之龙出于水者也。喜怒哀乐皆出于心，喜则攫挈随之，怒则殴击随之，一及则擗踊随之，乐则扑舞随之。动于内而气应于外，是铅之虎出于火者也。皆出而不能返，故曰死之道也。

真人者，于是教之逆行焉。此何道也？孔子曰：思无邪。无思而非土木，盖必有无思之思焉。无思之思者，端正庄栗而不放逸，是为戒者也。戒则生定，定则出入之息自住；出入之息自住，则心之火不复炎上矣。火在易是为离。离者，丽也。必有所丽，未尝独立焉。盖水者，其妃也。火既不炎上，则从其妃矣。水火合，则壬癸之英上流而入于脑，溢于玄膺。若鼻之液不咸，则非肾出者也。是汞之龙自火出者也。长生之药，内丹之萌，其无过于此矣。

阴阳之始交，天一为水，故人之始造形者，皆水也。五行一曰水，得暖气而后生；是以二曰火，有气而后有骨；是以三曰木，骨生而后坚物之坚壮者，皆金气也；是以四曰金，骨坚而后肉生，土为肉；是以五曰土，方人之在母也，母呼亦呼，母吸亦吸，口鼻自闭而以脐达，故脐者生之根也。汞之龙出于火，流于脑，溢乎玄膺，必归于根焉。心火之不炎上而从其妃，是火常在于根也。故壬癸之英得火而自坚，达于四肢，溢于肌肤而日壮，其究极则刚之体也。是铅之虎自水生者也。龙虎生而内丹成，可以长生不死矣，于道犹未也。

鸿濛子高象先尝至广寒宫，于是玉宸君使见于西华夫人。夫人授以道要曰：真一者在于敲乎戊己之门，其中有金子焉，是黄芽之根，万物之母也。母得其父而为鼎釜，于是日月魂魄交感，一浮一沉，其珠自飞，至于昆仑之上者，必冯诸罔象而求之，既得之，则归于绛宫藏之，肌肤红矣，鬒发黑矣，盖九十日而丹成焉。

昔者魏伯阳作《参同契》，所谓万古丹中之王也。其首曰乾坤者，易之门户也。乾道为男，坤道为女，而世不知所谓真阴阳者，乃茫然而求龙虎焉。日者，离也；月者，坎也；日月阴阳相啖吞者也。金乌死，玉兔生，故万物生者，周天地之感也。天地相荡，男女合矣。四象、五行于是近辐辏焉。昼夜屯蒙者，发乎自然者也，非孜孜视乎火之候者也。或曰：脐之下者，太一之官也，先想神炉在乎其内，次存真火炎乎其中，于子之时起采日月投于其鼎，以吾之津液漱下于丹田，是为神水焉，十月脱胎而生婴儿。

正一先生司马子微《坐忘歌》曰：常嘿元气不伤，少思慧烛内光，不怒百神安畅，不喷心地清凉，不求无谄无曲，不执可圆可方，不贪即是富贵，不苟何惧公王，味绝灵泉自降，志定真息自长，气漏形归厚土，念漏神趋鬼乡，心死方得神活，魄灭然后魂昌，至精潜形恍惚，大道偶于混茫，转物难穷妙用，应化不离真常，造化若知规矩，鬼神不测行藏，节饮节食少寐，便是真人坐忘。

高子名象先曰：瞑目蟠足，以左手抱脐之下，右手附肾之左右，复想丹田，使其炎如火，是为玉女抱脐者也。至游子曰：抱元守一，乃养生之至要也，其名有九：一曰一字气，二曰黄河逆流，三曰肘后飞金晶，四曰河车搬运，五曰返本还元，六曰回光混合，七曰五气朝元，八曰一撞三关，九曰三田往复。

至游子曰：吾有修命之宗，世未之知也。上纳于气，下勿泄于精，于是运之与玉池之渊，相合久而斯为丹矣。斯吾之性命也，无他焉，神也，息也，气也，一物而三形者也。心存乎妙，意存乎玄。脐下之气冲冲其动，以育丹田。谷神不死者，胎息也。冲虚子曰：其心死矣，然后能抱其一，含其气，炼其精，辅其神，全其形。故死其阴者生其阳，则神生道成矣。高象先曰：昆仑之巅有玄珠焉，惟冈象能求而得之，归乎绛宫，则其肤渥丹，其发再黑，而北极刊其死籍矣。

杜革曰：有炼金丹之方、溯流补脑之诀，吾尝日兴正坐，俟其气定焉，口吐其浊者三五焉，密闭地之户，勿使之通，然后鼻吸其清焉，其入息以九，其出以六，时数数作焉，则妙矣。如津液之生，则赤龙耕于左右者由十有六焉，及其满口鼓其气而虚咽者九，以其气送于丹田，徐引其气出焉，久则有功矣。吾尝正坐俟其气定为鸣天之鼓三十有六焉，单绞辘轳者十有四焉，跪而首至于地，以其手擦夫肾堂三十、五十而至于百，以渐加焉，鼻随引其气出，于是左右互相摩，至其热以熨外肾，其数至于百，鼻之中气满则徐放之。其行之也，于子之后寅之初，此秘精逆流者也。

徽宗尝问于李傅宣和初为太府卿曰：尔有内丹之方，试为我言之。傅对曰：内丹之要，在乎存其心，养其气而已。闲邪，所以存其心也。内观，所以养其气也。存其心养其气，则真火日炎矣，神水华池日盛矣，可以上下与天地同流焉。天之道，运而不积者也。圣人则而行之，简易财天地之理得矣。

夫人所恃以生者气也。气住则神住矣，神住则形住矣。审能如是，则长生久视，其自兹始乎！观夫寒暑往来，日月运转，天地之所以长久者也。吹之嘘之，呼之吸之，吐故而纳新，真人之所以长存于世者也。

丹元子曰：形以神住，神以气集。气者，体之充也；形者，神之舍也。故气实则盛矣，虚则衰矣；住则生矣，耗则绝矣。气也者，广成子所以保之，烟萝子所以炼之也。然则一言而尽，保之炼之之妙者，其唯之纳乎！故曰一咽二咽云蒸雨至，三咽五咽内景充实，十咽九咽心之火下降，肾之水上升，水火既济，则内丹成矣。可以已疾，可以保生，可以延年，可以超升，于是有进火行水之候者，其枢要也。子之后、午之前者，进火之候也。五夜之始，阳之盛者也。尤宜于进火焉。居榻之上，或南向，或东向，握固蟠足，合目直腰而坐，澄心静虑，内观乎五脏，仰首合口，引鼻之清气，至其极也，则直腰而咽焉。一咽则缩其谷道，一缩再引，再咽再缩，至于再、至于三，若其气极而不能止也，则俯首开口以吹之，勿使耳闻其声，如是者三，是为一候。待其气调而后行水焉。取鼻之涕，口之液，集而为一，多益善矣。及其百漱既热而甘，则仰首出胸，于左顾、于右盼、于正坐各一咽焉，分三咽而下，内想至于丹田。凡咽也，亦缩其谷道焉。如是者一，是为一候。水火之功，于是乎毕矣。是道也，夺天地之造化，行之之初，则脐之下如火所焚，饮食增矣，四肢健矣。及其久也，白发返黑，坠齿复生，精神全矣。归于婴儿，则寒暑不能寇，鬼神不能侵也。微宗曰：善。

会稽千岁沙门曰：吾有七气之诀：一曰叩。叩齿七过，以集其神，心中作观，每一叩齿，而念一星。星者，魁、魁、魓、魖、魓、魖、魖。二曰托。托者，先举左手，如托百斤，右手亦然，各上下十八过。三曰张。张者，先引左手，如挽弓，挽弓已，则以足张弩，右手及足亦然，各十八过。四曰摩。摩者，摩左右手，热以摩其耳，谓之发水；次摩其目，各三十六过，谓之发火；次摩其面，以及其身中。五曰摇。摇者，以左右手叉腰，盘足而坐，左摇二肩背甲，右亦然，各十八过。六曰揩。揩者，以左右手相揩，热以揩二肾堂使热。七曰漱。漱者，漱之津液满口，方咽之三过，然后以左右手相揩，热以摩丹田而无数。

象山子曰：服元气者，可以通九窍百关而流布焉。积之久，斯有功矣。凡欲服气，先静其心，左右导引通畅，使夫百节调和，然后握固，闭口鼓腮，开牙努腹，直然咽之则流利矣。每九咽是为一节，四九三十六咽是为中节，其得三百六十咽是为大节。夫服之者不以时焉，惟鼻之气，任其出入，而口则咽之。若先体冷，则须暖气；若先体热，则须泠气。此元气者，日服三、五十咽，以至于百，斯能助阳气消食，而驻颜髻发而坚体矣。若夫其首昏热，则重掌掩口，用力呵之，五十过则愈，未愈更为之服此气者，宜服地黄酒引气，欲服时，候食消乃服之。

至游子曰：吾闻古先至人有度世炼形之法焉。其要曰：于子之时，一阳之始生者也，披衣握固，扣齿三十有六，收视反听，内存五脏之所在，下腭舌顺绞焉。随日转者三，顺绞者三，自然津生于华池，其漱满口而三咽之，经于华盖，与夫心也、肝也、脾胃也，如此者三，则想胃之间白气二道，复观于二肾，自肾之间，二道白气出于夹脊，绞以辘轳，上入于泥丸，于是由其面门而至于腭，则神水盈于口矣。如此者三为一咽焉。由于中丹田以心包焉，送于下丹田而止，如此者三次。发其火以焚乎下丹田所纳之神水，如此者九，是为一过。以津之数，九九则八十有一也。自子而至于午，可以行矣，久则功斯见焉。于是有黄河逆流之势，何也？项之下、咽喉之畔有二脉焉，此长生之路也。以手捏其二脉，其数二百，左右腕之下有二脉焉。此四象之周圜也。先左次右，其手按之各五十焉。二胜之中胖^{胜也}有二脉焉，此金关玉锁也、二溪也。以手按之，其数八百焉。二臁之边^{脚臁刃也}有二脉焉，此太一之路也。以手按之，其数各二百焉。日勤行之，功斯见矣。于冬至之后，则先其重、后其轻焉；夏至之后，先其轻、后其重焉。

至游子曰：吾尝闻日月交飞，五行之真造化焉。夫土生金，金生水，水生木，木生火，火生土。生者，其母也；受生者，其子也。土克水，水克火，火克金，金克木，木克土。克，其夫也；受克者，其妇也。肾者，水也，在于下者也；心者，火也，在于上者也；肝者，木也，在于左者也；肺者，金也，在于右者也；脾者，土也，在于中者也。故五行生克之理，惟在于人，以其气相传，自肾为始焉。肾之气传于肝，水生木者也；肾之气足，而肝之气生，以传于心，木生火者也；肝之气足，而心之气生，以传于脾，火生土者也；心之气足，而脾之气生，以传于肺，土生金者也；脾之气足，而肺之气生，以传于肾，金生水者也；肺之气足，而肾之气生，周而复始，以气液相传，心为始焉。心之液传于肺，火克金者也；心之液至，而肺之液行而传于肝，金克木者也；肺之液至，而肝之液行而传于脾，木克土者也；肝之液至，而脾之液行而传于肾，土克水者也；脾之液至，而肾之液行而传于心，水克火者也；肾之液至，而心之液行，亦周而复始。凡心之液，不得肾之气，则不行矣；肾之气，不符心之液，则不生矣。液行乎夫妇，气传乎子母，木寄金乡，金藏木位，返覆颠倒，相克相生者也。

吾始行气之中，求乎真水；水之中，求乎真气。真液内合于真气而锻炼焉。以阴固阳，以阳消阴，留形寓世，则炼质成形可也；脱质升仙，则炼气成神可也。是道也，月之上定盛衰焉，日之上识阴阳焉，时之上审消息焉。候之中用其数，境之中见其像，无差直事之神，区别五行之理，于是可以入希夷，而成大功矣。

至游子尝歌金丹之词曰：用物之精，养物之华；集我丹田，我丹所家。我丹伊何？铅汞丹砂；宾主相守，如巢养鸦。种以戊己，耕以赤蛇，育以丙丁，灌以河车，乃根乃珠，乃蕊乃花，昼炼于火，赫然彤霞，夜浴于水，泫然素葩；金丹自成，曰思无邪。

至游子曰：何以致华池之水乎？吾闻卷其舌以舐于悬雍，行之浃日，舌之下其筋急而痛。吾以渐驯致焉，使舌之尖及于悬雍，则致华池之水，莫捷于斯焉。

至游子曰：日月有飞腾之法，何也？大坐凝神定气，以左手抱脐之下，右手握固于股之上，想乎大烟焰火，以焚其心，次之焚其肝、其肺。于是鼻微放其气，使通焉。少选，复想其火下焚于丹田，俟其极热，则昼想日之光，夜想月之光，无则不想可也。焚心之时宜少焉，焚丹田之时宜多焉。次之立其膝，左右手抱之，使其热周于身，热极则止，其行无时。吾饱食则运火，可使之立消焉，何也？垂手敛足，动摇其腹，收气偃身，俟其气满则回身焉，于是火上炎矣。

至游子曰：吾欲三宫升降，何道也？吾收其足，以左手之中指拄乎下脘。下脘者，在脐之上者也。以右手为真武之印捏鼻之息，使其气满则微放焉，如是者三。至游子曰：舒左右足，垂左右手，取其气满，则仰身后偃，如此者五，是为五气之朝元者也。

至游子曰：摩吾之手至于热，则以左手抱脐之下，用右手以助之，于是蟠膝而坐，瞑目以想心之液下于肾，肾之气上于心，往来上下，行之久，则脐之下其炎如火，是为丹田之基也。

至游仔曰：蟠足叠其左右手，抱其小腹，于是以其鼻取西方之白气七咽焉；次而取南方之赤气三咽焉；次而取东方之青气九咽焉；次而取北方之黑气五咽焉；于是南向仰首，取中央之黄气一咽焉。是为五行之真造化也。

至游子曰：以左手之中指拄脐之中脐心也，以右手兜其外肾，以中指抑其尾闾，于是想日月交降于丹田，俟其气满则微放焉。如此者三，催火者也。是为日月交飞焉。

至游子曰：仰掌上举，以治三焦者也。左肝右肺，如射雕焉。东西独托，所以安其脾胃矣；返复而顾，所以理其伤劳矣；大小朝天，所以通其五脏矣；咽津补气，左右挑其手，摆鳝之尾，所以祛心之疾矣；左右手以攀其足，所以治其腰矣。

至游子曰：挺身仰卧，静虑闭气，置手腹胁之上，踊身而起，以扳足趾，复倒复起，微出其气，以多为胜。

至游子曰：兑者，七也，少女也，肺也。主于意，其意动则思。故数降气魄，则性熟矣。至少男合，则亡精矣。坤者，二也，地也，小肠也。曲江之神，不可以度焉。升土母于坎而与此合，则炼液而成丹矣。乾者，六也，天也，金也，父也，大肠也。肾之宫在于坎，其庙在于乾，肾能与艮合者也。扁鹊曰：大肠者，魄门也，能炼其气，则中土自应矣。中土者，脾胃也。此黄道炼气之说也。离者，九也，心之火也，少女也，主于神。其神定，则超于空洞矣；乱，则失数恍惚矣。故九之数，要在识乎三五一二八，然后与九三合焉。于是诸脉运乎五液，使之上升，合则化神矣。其中之法器能升神，洞气入于紫府而见道者也。坎者，一也，肾之水也，中男也。一者是为精之数焉。九者，其恍惚也；一者，其杳冥也。合则数失矣，极则精漏而为魄降，而成鬼矣。当其未极，可以制之，为发用焉。巽者，四也，风也，胆也，长女也。其主众，畏之可以制伏其众者也。艮者，八也，山也。其体木也，鬼门也，少男也，膀胱也。凡气至于此，十死八九。为子之后，数凑于彼矣。若夫修炼之士，未言其道，初以术至于精中，以精炼气，可以御意于精至魄，其欲之魂，从于心、于肝、于脾、于肺、于肾，五液下降，其极也，化而为鬼欤！震者，三也，雷也。其体木也，肝也，长男也。能使性定而气升者欤！其要曰：金风吹起于坎中之阳，则精神昌矣。十有二时行之不已，斯至于仙欤！然吾身吾体缕数焉，其上曰顶；次之曰紫府也，耳也，眉也，目也，鼻也，口也；次之曰元宫，则洞上道也。次之曰咽；次之曰重楼；次之曰会厌心；次之曰脉；次之曰心，则气母也，膈中法也。次之曰肝胆；次之曰脾；次之曰胃，胃之击曰小肠，小肠之系曰膀胱，膀胱归于肾，则心之络也。小肠之左曰大肠，次之曰下术，是之谓一气之图焉。至游子曰：善乎！

上清紫文之言曰：吞日月之气与其光焉，是为赤丹、金精、石景、水母者也。其法于日之出也，东向扣吾齿者九，瞑目握固，而想五色之流霞，俱入于口；于月之出也，西向扣齿者十，瞑目握固，而想其中五色精光，俱入于口。月光之中有黄气，其目之瞳，是为飞黄、月华、玉胞之精。吾能修此，则奔入于日月为仙矣。至游子曰：上清紫文之言其微矣，吾申论其粗焉。平旦立于空旷之所，望乎东方，观日之出，视其色光气象，至于累日而熟矣。于是寅漏之下，三刻之后，四刻之前，小坐于榻，东向叠膝，其手握固，开天之门天门者，两鼻窍也，闭地之户地户者，口也，临去声目以想太阳始出之气，以鼻引之，以入于口，俟其气满，则虚漱四十有九转焉。极力咽之，想其至于丹田，扣齿者数通，是为服日精一圆。修初地者，可进三圆。至游子曰：此日精也。复有九还之方，于子之后、午之前，东向十有二漱，交其龙虎，可以服日精一圆谓之红圆子。夫自子至巳者，所谓六阳之时也，东向吐鼻之左右窍，取其清气，使满口焉。于是内想非青、非黄、非碧、非绿，如太阳之色光。凡一漱则左右掌一摩焉。左手者，龙也；右手者，虎也。其漱至于十有二，摩之数亦如之。左侧其首而咽焉，既已，则以左右手摩其面、其耳者各三焉，是为一圆。一则为阳，二则为阴。其阳则左咽，其阴则右咽。其初则日服三圆，三旬有一日则进乎五圆，五旬有一日则进乎七圆焉。嗜欲未除则进乎七圆，可以止也。夫尾闾未禁，气泄不收，殆难以实其腹矣。必七旬有一日则进乎十圆，服至于二十旬，其溲赤水。此九虫积恶之去者也。于是可以服月精矣。月之二日、午之后、子之前者，所谓六阴之时也。西向，其法如前。损日精至于五圆，然不得弃月精矣谓之白圆子。其行至于旬有六日，其补至于二十旬，则不用月精，而专用日精矣。其五圆，先服其四，后以其一送于丹田，一月则日送一圆，二月、三月、四月、五月则月加一焉，至于五圆，则常以镜照其形，而思腹之婴儿而似其形，七月、八月则不食不饥，十月则处于静室，思出天门，瞑目不得视，视或悸焉。逾于三年，可以视矣。而不可远离其躯。至于二纪，出外了然。于是用搬运之法，存心之气入于下丹田，自尾闾上背、入脑，若风雨之声矣。其砂落于面，其味甘，不可弃也。斯可以滋荣五脏者也。

　　至游子曰：戌亥之时，瞑目静心而端坐，使鼻之气微定焉。于是存想咽津，困则就寝，时至于子则南向，或东向端坐，内绝思虑，其鼻行一口而存于心，少选，复行一口同前。一口之气而咽送至脐，以左右手轻抱其脐轮，亟缩谷道，复行一口，逐前二口之气，俟过于脐而复缩焉。微胁其腹，俟火行于脐之下而热矣。腰胯徐徐向上升举，俟气过尾闾，则腰胯俱热，于是出其胸臆而紧匝，靠其二夹使定焉。勿令虚阳先起，俟火之气悉至于夹脊，则开夹脊双关，亟仰首缩颈向天，勿令虚阳先起，俟火之至，亟点首摆颈，使火至于髓海。如此而后引而过于天门，逾十二重楼，以至于绛宫，入于丹田。此起火勒阳关者也。

至游子曰：自辰巳至午之前静坐瞑目，屏思虑，其息微行，则满口生津，勿吐勿咽，以压定真龙勿使上升焉。其鼻微引以擂起其真虎，胁其腹，勿使下降焉。腹不可放也，俟其气满则微放焉，而不可放走焉。于是复微行，使津满口，盛而不尽。其初咽干，其次心冲，俟其通畅，分为三以咽之。如此者，或一作焉，或三作焉，是谓元珠者也。

至游子曰：或问宴坐亦有法乎？曰：有之。吾先以左足加于右膝之上，而舒其右足焉。左右手握中指之下其第二纹，少时，以左手摩其右胁者六十一有四；复以右足加于左膝之上，而舒其左足，其握固如其前，以右手摩其右胁者亦六十有四。于是蟠足而坐，以手摩其脐之上者，左右各三十有二，先摩左右手，而后摩其肾堂、摩其左右肩者三。以赤龙撞其左右颊者，各十有四；撞上下唇者，各七；撞中齿者七。转舌而搅者三，液来则擎于口中，定其息者顷焉。以左右手捏鼻之窍，先咽火者三，不得使水下焉。然后分其水为二，捏鼻之窍，作声而咽之。此宴坐之法也。

至游子曰：蟠其足而坐，以左手兜其外肾，右手握固，微通其气。于是想其火以焚其心，以及其肺、其肝。俟其热，复想其火下至于丹田，次想至于尾闾。提其身，俟其过焉；次想过于上关，微俯其身，向前则入于泥丸，以至于顶、至于脑，由天庭而下，复至于心、于肺、于肝、于丹田，如此者九。此还丹九转者也。

至游子曰：多出不如少出，少出不如不出。一呼一吸不能留，即天地之气返为所盗。或者以咽气为胎息，或以数息，或以闭息，或以忍息，或以减息，未为究竟。必也内气不出，外气不入，神能驭气，鼻不失息，上至泥丸，下至丹田，二气上下升降无穷，佛家谓之胎息，道家谓之太一含真气，儒者谓之养浩然之气，殊途而同归也。

　　至游子曰：吾将擒制金精，盖有法矣。择子日，于寅之初，正坐东向，左按膝，右按股，鼻引口吐者二十有七，叉手扣腰而点首者七，俟其气温然而暖，则泥丸之元气入矣。左右手互相抱，用力束之者三；次舒其左右足，平附于席，以左右手齐攀其足指，如此往来者七；次左右按如其初，坐而休息焉。左抱其右乳，而舒其右手，背视如怒击者七；右抱其左乳，如其前焉。吾行之在乎精一，而无间断，于是乎相继为玉女舞云枝者十有二，左右按之，复如其初焉。干咽、咽津者各一，行之至于五五之日，则精气运行，周于四体，进而不已，可以长生。

　　至游子曰：或南立，或东立，捻纸塞于鼻之左右窍，欲嚏则彻之。曲垂其左右腕，开之向后，如凤张翼，复向前掩抱者三。左右手举其袖，掩其口、其鼻，点首者三；次左极其力摇肩者三，右亦如之。次左右手相叉，翻指向，其面俯地，覆手如兜抱重物，举至于口者三。次踢其左足至于臀者三，右亦如之。左右手抱其丹田，极力于鼻，以搐其气而咽焉。入于下丹田者三，俟其息调即止。行之无时，惟数数然为妙焉。

　　至游子曰：修生之道有五：一曰长生火降，心气至于丹田，而后提缩；二曰太一含真气，肺、心、肝气皆至丹田，而后提缩；三曰玉女分胎，以右胁侧卧，置外肾于股之外，勿近于热，以防气走；四曰肘后飞金晶，肺、心、肝气皆降于丹田，左右转各八十一；五曰开天门，闭地户，撞三关，拳其手足，用意以想乎夹脊之双关，于是黑气缠乎赤气，上于泥丸。吾则点其首者数焉。然三关者闭之，亦有道矣。搐其鼻，微胁其小腹，则心自提起，精自逆上，脉亦停偃，于是乎上关斯闭矣。

　　至游子曰：古先至人有嘘、呬、呵、吹、呼、嘻之道焉，常于子之时，趺坐定息，以其鼻引其腹俟满焉。呵者三，呼者十有二，咽津者三。卯之时东向，呼者十有二，呬者七，嘻者十有二，咽津者三。午之时南向，呬者七，吹者五，嘻者十有二，咽津者三。酉之时西向，嘘者九，呵者三，嘻者十有二，咽津者三。

　　嘘者，何也？左右手握固握拳也，张目上视，而后嘘焉。呬者，何也？左右手抱其膝，仰面而后呬焉。呵者，何也？交左右手以抱脑后，仰面而后呵焉。吹者，何也？仰卧握固，而后吹焉。呼者，何也？垂左右手，安前抱脾，而后呼焉。嘻者，何也？仰面平坐，而后嘻焉。肺应于气轮。气轮病，或如云飞翳日，俄复明，与大府风热而秘者，呬可矣。脾应于内轮。内轮病，则胁肿痛与唇焦者，呼可矣。喉之肿者，嘻可矣。肾应于水轮。水轮病，则视一物为二，睹太阳如隔水，与脐之下冷者，吹可矣。心应于血轮。血轮病，则努肉侵睛，与夫膈之热者，呵可矣。肝应于风轮。风轮病，则望风泪出，视则雾烟生者，嘘可矣。

至游子曰：吾尝闻三火之说。民火者，外肾也。日落之际，收民火二十七，次聚水三十六，作一口咽至丹田中，微著力撎外肾一，次兹乃水自上而下，外肾民火自外而入，水火相溉也。臣火者，内肾也。当行煮海于戌亥之交，先以左手兜外肾，右手搓脐下，引起臣火煮丹田，使阴消而阳长，左右两手各行八十一，为一通。君火者，心也。亥后静坐，以心意绕丹田，先左后右，各旋转八十一匝，或三百六十匝，乃心之君火下降，与内肾臣火，民火相合，三火聚而结丹，谓之周天火候。

至游子曰：日用寅午戌之时取火焉。居于静室，施厚茵于榻，叠足南向而坐，以左右手兜抱其肾，掩于脐轮之下，澄湛其思虑，内外自如，然后端想其脐轮之内有物焉。其大如弹丸，其色如朱橘，咬如白日，使鼻中所入之气甚微，其息息存入于一弹丸之内，一念或萌，则抖擞精神，应时灭之，复端想其弹丸，使所入之息常存入其中，渐觉脐轮温暖，稍稍如火，即叩齿九通，漱律液满口者九过，每咽以意法入泥丸之内，然后行起火之法，叩齿九通，咽津九过九口也，即闭气三口。乃摩左右掌使极热，先摩目尾数过；次摩其掌，热以摩鼻数过；次摩其掌，热以摩左右耳数过，次摩其掌，热以摩面及颈使热，然后左右开闭气各开弓者三过。若日独行此法，亦能使八邪不干，面目而形不衰、所谓小炼形者也。

夫取火必于三时者，何也？寅者，火之长生也；午者，其帝王也；戌者，其库墓也。行之可以除阴气长阳神矣。久之纯熟，则十有二时之中常为之，自然思虑澄澈而不昏，处于暗室而内外明白。此丹成神全气足之验也。真气充足，则神气清爽，绝食而不饥，吉凶未至而前知。此道成之验也。百日宿病愈矣；二百日脐下坚实，气力盛矣；三百日精气凝结而成丹矣。行之之初，渐加精进约半时辰，然后渐渐长远，乃加精进，至于纯熟，下功则觉温然而热，内视历历见其弹丸，然后气液和畅，神识端守而不失，使所入之息收于弹丸之内，兀然不知其所存，所谓息随胎结，胎随息住。此丹成之验也。行之既久，忽然不知我为我，物为物，物我俱忘，体如虚空，其身通热汗出。此胎仙已就之验也。如有疾病，即闭气数口，汗流而止，复行起火之法，其疾自除矣。

至游子曰：或谓初地修进，四法并行，何也？曰：一日有四时，应天地阴阳之数焉。天地四时者，春夏秋冬也，日月四时者，弦望晦朔也；人之四时者，子午卯酉也。子之时，心气入于肾，其火在下，于是肾中之真气升矣；卯之时，真阳随阴气胜而至于腰，少复入于本位，分阴阳二气前后焉。男以后为左者也，女以后为阴者也，当用升火散气焉。午之时，肾气入于心，于是阴自九天而降至于咽膈之上，分前后而行焉酉之时，阴气杀物而阳气弱矣。当用聚气养阳，而助其阳也。故四法者，一日之用也。

夫亥子丑者，阳气方生，欲升一阳之真气，仍然坐达旦，不得大声剧言可与人语，不可与人言。自言曰言，答人曰语，与夫应接之劳，是夕子之时，止，勿行功，至于鸡鸣则复行焉可也。如日南至之前一夕，不得一阳之真气，即于日南至之夕，及次日小至子之时再为之如南至前一夕已得一阳，后于南至小至为之亦佳。不必坐至达旦。凡气者，日南至则起于涌泉焉。十一月至于膝，十二月至于股，正月至于腰，其名曰三阳成者也。二月至于膊，三月至于颈，四月至于顶，五月之后，其阴亦如之。故学道者，宜于四月，十月绝嗜欲，以避纯阳纯阴之用事也。

至游子曰：端坐闭目，令心为姹女，肾为婴儿，先使肾温热，发起其火上腾，次以鼻引清气，想天之风气者九过，送姹女随龙火出，交于下，见婴儿，婴儿复上升见姹女，如夫妇交合焉。此龙虎之运用也。鼻引其气，闭口瞑目正坐，左右手抱外肾，郁透热，乃以心意抱肾上逆送之。又引气急，想其心如姹女交肾而合精，复想肾为男感而交合，上下十五过则著身，将其精逆上入于心，复令心血降下，如此上下者三七过。然后收入于脾宫锁之，所以黄婆是为三姓同居，在心之上、脐之下，其大如环。次用六阳之火锻之，六阴之水灌之，昼夜行九一运用之诀焉。

故心动则肺、肝、胆、小肠俱动，以助乎心焉。肾动则外肾、膀胱、大肠、脾俱动、以助乎肾焉。然则心肾者，俱修真之主乎！

至游子曰：三魄曰爽灵、曰幽精、曰胎光，七魄曰尸狗、曰伏矢、曰雀阴、曰吞[1]贼、曰非毒、曰除秽、曰嗅肺。三元神，其名来育，其长七寸；胃神，其长三寸有半；泥丸神，在二眉中，却入三寸，其名帝乡；绛宫神，在心之中，其分一寸；丹田宫，在脐之下二寸，其名谷立；心神，其形朱雀，其长九寸，其名焕阳；肝神，其名童子，为二玉女，其长九寸；胆神，居膜之下，为玉童执戟，其名龙德，其长三寸；肺神，其名皓华，其长三寸，为玉童执兵；脾神，其名宝元，为三童女，其长七寸三分；肾神，其名元真，其状如白鹿而二首，其长三寸七分。九虫曰伏虫，其长四分，群虫之主也，依肠胃之间，能变成诸患；曰蛔虫，其长如蛭，其长四寸，善令人腹鸣；曰白虫，其长一寸，生子孙乃至四五尺，能杀人；曰肉虫，其状如烂杏，善令人烦懑；曰肺虫，其状如蚕，善令人咳嗽；曰胃虫，其状如蟆，善令人呕逆吐、喜哕；曰膈虫，其状如瓜瓣，善令人唾；曰赤虫，其状如蛭，善令人腹鸣；曰蛲虫，为疽为疥为癣。

大还丹篇

生而不生，长生之门；死而不死，归道之根。

元君曰：太阳元精，生其不生者也；太阴元精，死其不死者也。生不生者，长生门也；死不死者，归道根也。

太上曰：太阳元精，何谓欤？元君曰：阴阳变化而生五行，五行相生而孕灵化，何者？土之精生灵液，灵液之精生白金。白金，水之精，生赤明灵砂；灵砂之精，生太阳之光；太阳之精，生元气；元气生神明。

---

[1]原文为"天"。

神明者，道之门也。故太肠者，元阳之谓也。始孕乎白金水之胎，而为赤明灵砂之门，以合元气，通神明，顺阴阳，返五行，于是元精自生。夫子玄曰：其要曰大还丹。夫所谓大还丹者，日魂月魄之所致也。自南方之火位，袭化北方壬癸之中，历涉五行，色含五彩，功齐于天地，难测究矣。其方十有二，以象乎一岁。

其一曰华池玄元。始生之气，造化天地之象，三五之数，雄雌清浊未分，潜龙之位也。君子守道，俟时而得之者，其鼎炉焉。《经》曰：知白守黑，神明自来。是知玄为万物之母，圣之所秘也。

其二曰白金黄芽。盖自华池炼金花者也。凝结而为混沌，属乎丹衣之初地，玄关未启，阴从虎，阳从龙。艮力三旬而伏离宫，九转而归，于是乎为白金黄芽，非五金八石之化也。其由乾坤结精，太玄流液，感气而成。譬夫父母传气而生者耶！故吾之至药，坎之男，离之女，情性相依，结气而为之矣。其象易之九二，见龙在田者也。

其三曰五行。夫水生木者，汞也，非世所谓汞也；木生火者，灵砂也，非世所谓灵砂也；火生土者，神气也，非世所谓土也；土生金者，白金也，非世所谓金也；金生水者，黑水也，非世所谓水也。金克木，水克火，土克水，火克金。土强乎四时之季，各旬有八日为之罗络。故五行生克而成至药焉。故曰持归天上，而授以水中之金。于是火尽三年之后，九转深矣。及日之夕，玄鹤唳乎清阴焉。

其四曰四象：青龙也，白虎也，朱雀也，玄武也。青龙司乎东方，木也，汞也。其干甲乙，澄之不清，挠之不浊，近不可取，远不可舍，如龙潜藏，变化而无极者也。白虎司乎西方金也。其干庚辛，得真一之位，至精之所致也。故圣人言兑女为青龙之妇，是乃五行相生，由是至精真气凝结、降伏而不动者也，得其一则万事毕矣。朱雀司乎南方，火也，朱砂也。其干丙丁，割液成龙，结气成虎。其气腾则为天焉，降则为地焉。故大丹者，见乎火则飞矣，朱雀之象也。玄武司乎北方，水也，黑也。其干壬癸。老子曰：上善若水。非铅、非锡、非石之类也。所谓元精之神、河车之神水者也。生乎天地之先，能柔能刚，能育万物，吾之鼎必使四象具焉，所谓四神丹者也。四位成尘，则复归其旧主，如水宫之获兽，金阙自为邻矣。结伴者，情合者也。因乎媒，则道益亲矣。

其五曰明乎铅汞之真。铅者坎，结白而为之也；汞者离，流液而为之也。于是乎河车之水离，龙之火合焉。因木以长养之，则澄清而无涯矣。故铅中有金，金中有还。是知黑水之中，其生白金，白金变黄金矣，黄金变紫金矣。其舍五色，其名曰大还丹，何也？白金者，从铅而出，因水而生，是以龙虎自东西而得，变化以为黄芽，黄芽者，依土而生，得土之性，故曰黄芽。水与黄相杂，月与黑相交，故运扇黑日白月，取其子母为一体，鸣鹤在阴之象也。斯虎啸龙吟，物类相感者也。故汞为性，铅为情，二者相合焉。夫谓自然之常道，岂外之物乎！

其六曰日月，乃天地之精，药之王也。坎，男也，其象为月；离，女也，其象为日。日有踆乌，阴之类也；月有顾兔，阳中之属也。白金产乎河车，阴中之阳也；汞产乎灵砂，阳中之阴也。其形质何如哉？玄而又玄者也。故曰月在乎手，造化生其身；故左肾为日，右肾为月。艮乃于离宫采药，送归于坎户，玉炉金鼎而用八卦，黑水河车搬载砂汞。此圣相传，贤相授者也。

其七曰明药，色药之根与玄水相生者也。于是乎主白金，白金变黄金矣，黄金变紫金矣。得白金者为地仙，得紫金者为天仙。此何道也？一物而有五彩者也，非世之药，以火养之，以匮盛之，无变化者也。吾之药者，日月运乎至宝，于子之时下功，不厌其多，惟六月不用火焉。阳神光以其兆立矣，阴律之中其潜辉矣。识婴儿者，必搴乎姹女之帏焉。故无粗不包，无细不入，垂象于天，自生光明；垂象于地，则冤魂离乎涂炭；垂象于身，则形神并飞天矣。

其八曰九还七返。九还者，大而一年，小而一月，犹北斗之度，昼夜周矣。天降地腾，生化万物，自寅至申，七返者也；返而复至乎坤，九还者也。夫欲进乎神仙，必得乎三千有六百年之正气而后可焉。今举以明大以一日之时十有二，其六阳、其六阴，阳肖春夏，阴肖秋冬。于是一时者，一日之象也；一日者，一月之象也。月有三旬，斯为三百有六十时，一岁之象也。推而上之，以十二时者，十二月也，三百有六十日，其犹三千有六百年欤！故人以十月而成身，丹以十月而脱胎，人道岂不相通也哉!

其九曰择友。君无友则丧其国,臣无友则失其忠,庶人无友则亡,其家道无友则隳其真,得其友,则择日之相生。相生者,何谓也?逐其王气者也。一举流珠,则五彩明矣。曰春、曰夏、曰秋、曰冬,随其气之汞者,则阴阳颠倒,其事先留矣。

其十曰金鼎。金鼎者,上应乎天,中应乎人,下应乎地,天地相应,人斯昌泰矣。天倾地侧,万物斯丧矣。故《易》曰:先天而天弗违,后天而奉天时,天且不违者,主此道也。夫所谓鼎者,非所谓鼎也,外方内圆,形如鸡子,其大一寸,从无入有,是为混沌造化之气,幽阙在其中央者也。黄帝铸鼎于荆山,有尺度焉。其高一尺有二寸,其重七十有二斤,其围一尺有五寸,其足去地二寸有半,底之厚二寸,其身之厚一寸有半,其深六寸,其盖一寸有半,其耳一寸,其受物三升有半。鼎之上,天水也;其下,地火也;四周,有二十八宿焉。鼎火不可修药者,其病有十焉,草衣子尝言之矣。

其十一曰太一之炉。斯乾坤为炉,阴阳为鼎者也。其象五岳,月十有二支,随斗所建而立坛焉。其坛三层,其炉八门,炉之高二尺,其厚六寸,其围三尺有五寸,其门之高二寸,其阔半寸十有二支,其周一寸。故炉者,鼎之城也,不可使邪气侵焉。

其十二曰华池之炉,上有黑月,下有白日及聚猴之坐。从建子之月下功,用火依八节以行焉。立八门以应八风冬至朔风,立春条风,春分明庶风,立夏炎风,夏至景风,立秋凉风,秋分阊阖风,立冬广漠风,于是八卦设位于外,右月左日,吾之药三百八十有四铢。一岁者,三百有六十日,二十有四气也。故曰当二十有五铢有半参焉。阴阳之气及于冬至,逢子之辰于后以起火焉,至坤而终。十一月者复也。开惊门,应生门,是为冬至一阳生,一两一铢半六参一黍,至于月终则阳生三十二两,其龙犹潜伏焉。大火一斤用三日,小数则用火四两,而三尸自灭矣。故曰白虎未能擒制伏,青龙从此游翱翔。此之谓也。十二月者,临也。开伤门,应塞门,至月之没,得阳气六十四时,是为九二见龙在田者也。用火八两,大数三日阳生九二,上有九五相应,药凝结者也。故曰:临卦之中运青龙,象春节气雨濛濛；海波渐高冲蓬岛，玉户关牢避尘风，配合四象归戊己，阴阳谁信有神功。此之谓也。正月者，泰也。开惊门，应生门，至月之终，得阳气九十六时，是为九三，君子进德修业者也。阳气下降，雨水相交，烹炼太阳，大数用火八两，行三日见境，小数四两，用九日焉。故曰：泰卦方知二气平，鼎中真药甚分明；龙吟虎啸真堪听，电转雷声蛰转惊；春境渐生真火降，手抟日月入金城。此之谓也。二月者，大壮也。位居九四，至月之终，阳气得一百二十八两，不可用外火者也。故曰：壶中日月添精气，鼎内红莲涌碧波；侧耳听声闻姹女，婴儿见药便节罗。此之谓也。三月者，夬也。开惊门，应伤门，位居九五，至月之终，得阳气一百六十两，是为飞龙在天者也。大数以火二斤，用三日；小数四两，用十五日。故曰：制伏白虎非容易，降伏青龙不偶然；已沸鼎中飞紫粉，看看火内化金铅。此之谓也。四月者，乾也。开伤门，应惊门，至月之终，得阳气一百九十二两，位居上九，用火二斤八两，其时火盛用三日，小数用火四两，行十八日。故曰：调和气候依时节，五行锻炼入元宫。此之谓也。五月者，姤也。开休门，应生门，其阴生一两一铢半六参一黍，阳盛亦然。至月之终，阴气得三十二两，用火二斤，行三日，小数用四两，行十八日。故曰：离宫采药付元神。此之谓也。六月者，遁也。开休门，应惊门，位居六二。至月之终，阴生四斤，用火一斤八两，行三日，小数用火四两，行二十一日。故曰：旋源海水听更漏，暗想红莲满十洲。此之谓也。七月者，否也。位应于寅。至月之终，阴生六斤，大数用火一斤，行火一斤，行三日；小数四两，行二十四日。故曰：黄芽渐吐金花发，白雪澄来海自深。此之谓也。八月者，观也。开伤门，应塞门，位应于卯。至月之终，阴生八斤，于是行内火，小数二十七日。九月者，剥也。开惊门，应生门，位应于辰。至月之终，阴生十斤，用火八两，行三日；小数四两，行三十日。十月者，坤也。开休门，应惊门，位应于巳时，为六龙战于野，其血玄黄，其道成矣。至月之终，阴生一百九十二两，大数用火四两，行三十日；小数亦用四两，行三十日。乾，天门也；坤，地户也，乃阴阳之主乎！起于建子之月，月有卦，积为三百八十四爻。此药毕矣。故自子至于巳，纯阳用事，是为阳求于阴，水入于金者也。自午至于亥，纯阴用事，是为阴求于阳，水为凝结，其金消散，而入于水者也。是以水得火而腾跃，金得水而潜匿。斯乃相擒制而凝为大丹者欤！审乎岁月日大小之数，阳生所得铢两之多寡，如爻动时，开其门户，随斗月建，生杀有时，不得逾越焉。元君曰：此道也，先除色境，以逐九虫。三日而无梦，七日而变童颜也。

入药镜篇

三章之妙，归于存神；俱录其辞，各赜其真。

崔公曰：混沌之始，一气生二仪，二仪生三才。三才者立，则五行备焉。共成八之数，祖宗在三田之内者，性是也。性者，元辰聚也。性乐乎动，故外随境迁，一生一死，周而复始，其可资而生者，曰精、曰气、曰神，谓之三业，聚而生者也。

夫根元者，丹田之气海也。申夫男女精血，合而为一气，是气者，元气也。元气不散，则守之之妙也。及其久也，清虚以生神光。神光盛者，长生之苗也。夫人冲冲然动者，皆是气也，非神也。从一念真定者，神之自性也。审于是，斯能识气，真念显化通神矣。吾身岂与天地异哉！亦各得一气而已尔。气散则神去焉，气止则神定焉。吾其全之于五轮，得之于五力欤！

何谓五轮？曰：吾之目也，其白睛属乎肺，其黑睛属乎肾，黑睛中之黄与其上下则属乎脾，黄睛中之碧则属乎肝胆，大角则属乎心者也。

何谓五力？曰：神之用在乎目，而五脏连之，取下田之气海，是根五力也，此其外也。内有五力，取金刚之性焉，在身五脏也，五行也；在色，五色也；在声，五声也；在天，五星也；在地，五岳也。内明一行，守之则神，用在乎目，气在乎鼻，定之之妙也。

火司南，其干丙丁，而为吾之心焉；水司北，其干壬癸，而为吾之肾焉。心者，上之性也，其要在乎覆下火，而上之性，火不可发，然火前不起，则水必泄也。肾者，水也，下丹田之用也。因全肾以守气海，则根源成矣。不守肾水，则不成矣。故水者，下流也，下流乃常人之用也。水者，精也，能上用之，则圣人谓之道矣。心者，神也；肾者，气也。神定气和则真人降焉。以吾心为镜，身为之台，以神为药，聚而为足焉。东者，肝之神也，用之在乎目；西者，肺之气也，用之在乎鼻。故东西者，神气之和，会成于还源还旧朴也。神不足，气不和，则真人不降矣。

吾神与气必也莹净内明。内明者，何也？二物相守乎神气也。如是则神光日用，而莫知己之光也，是以心如镜焉。其光摄物，物不能摄光镜者，如目也，如心也。镜之光非动也，是吾之目动乎物也。知此者，识药镜之理与物之互相摄矣。心火何以为镜欤？火者，明也；明者，定而内明也。内明则万物明矣。心者，镜之体也；明者，神之用也。日用守旧不离乎心地者，内明也，明则不昧矣。故在心守旧者也。夫三毒十恶八邪，皆起于心。曰目曰耳曰鼻，谓之六通，神常从之。夫能日用而守旧，昼夜不迁，其名曰定寂。日用者，神守气聚而不散。神能通应，则意之所至必成焉，神定则昼夜周矣。故神住则气住，气住则神住，神住则形在。夫五行者，本无生灭。其灭则自吾之神气失也。

五行者，何谓也？五脏之真义也。心之神、肝之魂、肺之魄、脾之意、肾之志，聚而为丹之用者也。人之神在性，性者火也，火者散数也。本元一斤，四年散一两，四十年而亡十两，则六十有四年而尽矣。孰能聚而不散乎？此吾之真道也。

夫一切之物皆为气动，而神未尝动也，气散而神未尝散也，气去而神未尝去也。生死者，气也，神未尝生死也。夫能外睹乎物，而内心不移，斯法门之内应，神之妙用者也。必知夫实相者，在不用之间，不去不来，湛乎定慧，同天地太虚之浑浑焉，心神定明矣，元气定固矣，形精长生矣。斯三田之药灵也。

何谓三田？上曰脑，中曰心，下曰气海脐下，其名三奇。三奇者，精、气、神也。三者全矣，归乎下丹田，则骨髓实满。此造化之功也。意解身达，则真仙之道也。然见物而喜舍者，心也。气者，元气也。因和而得之，因悦而散之。故散则出自门，聚则入自门。神在目，气在鼻。是以目者，金刚之门户也；金刚者，真性也；气者，因形者也，神定则气住矣。神见物而动，见物而心不移者，内定也。金者，万物不能损，可以集气而固形者也。夫吾有喜，舍则神散，而八邪入矣。故心妄起二，吾不可以虚起焉，虚起则不宁而失之矣。神也、气也、精也更相为体者也。

何以言之？精者，至生之物而无形焉。籍气而为形，在身而为气，过乎尾闾而为精。精能定于自然，则形何自而衰耶！故曰：精者人之命也。彼能无漏者，是补乎天年之寿而已尔。如其用造化之理，则真精存矣，真形固矣，真神定矣。此长生之道也。

今之人，以心定其精，而不能定其神，以谓水满而溢，气满而动矣。世亦知神气定而为鼎乎？神从气、气从神，神能守气，则气能生神矣。二者相守，聚而成形，是所谓鼎也。故修丹者，取自本元，合而成形，还入于元宫，久而胎成，化而成神，其名曰蜕仙。命也者，系乎玉衡，在乎玉洞之间，下田有玉泉焉，真气聚而为精也。真精之气，出则为人，不出则地根不漏，炼之斯名玉仙，于是下元不漏矣。宜知所以运用焉，逆流于双关之道。双关者，夹脊之二路也。运气朝于上宫。上宫者，脑也。入于华池，炼之成霜，达于碧海。碧海者，丹田也。以兴真火，锻之斯为玄珠之胎焉。然则，玄珠者，元宫之真气，聚而为精，精复为形，玄珠久炼则还童矣。此黄河逆流之道，非常道也。

丹田有宝，则外之事内先应焉，后之事前先知焉，于是上下通灵矣。心者，印也。心不和，则印不移。心与印者，根也。印者，尘也。绝其尘，则证真空之仙矣；心可除而不灭，则证数空之仙矣；心与印不用，则证空寂之仙矣。心不用印，印不用心，心印解灭于诸尘。凡圣无二，如前之心法，印不离乎心，二者相持，用若造化，则证阳真矣。此炼丹留形者也。印者，何也？精也。印定精生矣，印绝精尽矣。故印从心起，心复生于印。常人用心而不用乎印者也，圣人用印而不用乎心者也。不用心印，则心妄散矣。散者，气乱神去而精散者也。及其心印定而精生，则神清气爽，肌肤华润，目有神光，无梦寐、无謇妄、无惊悸、无恍惚，皆精定而生者也。此道也，从心返印，造精之象也。

夫能固精为命基，则精之中产气以生神，于是成胎而化真形矣。精者，何也？神也。神定则生精，精极则生神，互相吞而成乎一者也。聚则生，散则死。神者，何也。气也，亦互相吞者也。神动气应，气动神返，二者相乘，斯化形为纯阳者欤！然则人之相象，随精所化者也。精守气，气守神，神守精，此长生之道也。

身心不贪，万物不能系，瓦与之有争乎！其名曰退身。万物不能挂于心，持此日用，其名曰藏神。于是取三元之药灵而下火焉。

何以采药欤？神也、气也、精也，相守而和合焉。一念而得，三物何归乎？其归根静者耶！神光何归乎？圣人则以归丹，常人则以归空者也。归丹者，归心入意自静，其元神见物而不动，惟以内定。然吾神之舍有坏奈何？崔公曰：于是有大药之法焉。惟于丹田聚三气以成形，造化产神，心性逍遥自安矣。此何道也？驾河车朝玉阙，投金精者也。河车者，北方之正气也；金精者，肾堂也。饮食入于胃，其滓入于大肠，其水入于小肠，其气主于丹田，透于脑关，以时有象于真中，隐约以灌乎脑中，穿十有二径，以至丹田。此返本还元命之基也。于是开发关乎日月之道，何也？要会四事，而后摇天柱，定其息气，而用辘轳转其气以运之。此还童者也。方其自玉关而上朝，以入于脑，通乎上腭，达乎鼻门，而坠于舌之上，其甘酊酬。譬夫婴兄之食乳，犹能至于盛大，而况吾之乳，恶有不长生也哉！

亥子丑之时，可以行火者也。亥者，十月，坤之卦也；坤者，孕母之坤也。老阴能及乎阳，故曰：万物负阴而抱阳者也。至子而为之，则复之卦也。纯阴之极，而返生阳者也。此十有一月之候，从其下，一阳生者也。吾于子之时行火，谓之阳生。自阴向阳，是为半气交于肾宫者也。丑者，临之卦，从其下，二阳生者也。寅者，泰之卦，三阳既生，承之以行功，其可也。

火者，无形也，凭气而为之。其光有神，神假乎性，性能变化，故神者火也。不能自见，如火在木，钻之乃然矣。钻之法，何也？瞑目端坐，定息澄心，于是神定气和，其心至则火发矣。真火者，可以炼丹，非理勿行焉。

巳午未之时，可以行水者也。巳者四月，乾之卦，阳极而阴生者也；午者五月，姤之卦，一阴生者也；未者六月，遁之卦，二阴生者也；申者七月，否之卦，三阴生者也。三卦者，可以行水者矣。应期而行，则水自其心而出，何也？心者，根也。能清静不动，息止而神定，则水亦自肾堂生焉。上朝入于脑腭之二窍，下入于口，其味甘。以心之水上朝于舌，以舌左右搅之华池，其数各十有八；含口漱烹者，其数三百有六十，或不以多寡，直身正立分为三，用力以咽焉。故饮气咽之，以神送之，至于丹田左右内，沐浴溉灌，于是灵源生苗，然后可行大功焉。凡行水者，以十二之数，每分为咽者三十有六。六六者，是为三十有六水之数也。

寅申卯酉之时，可以存神者也。其道何也？常守其旧，一念不移，存气伏精，守神定息，应物而行，勿逐于外境者也。吾取象日月时焉，然取年行不如月行矣，取月行不如日行矣，取日行不如时行矣。时可以夺日之功，日可以夺月之功，月可以夺年之功。吾行之之时，斯有真人相助焉。内外功行，相济千日，无亏成真人矣。真人者，位法混成小果之仙者欤！

夫不明炼丹之法，而惟作寂守旧，而或阳狂虽习成定，然身死神去，斯为鬼而已尔。神通主，客不敢为主，唯为客；不敢进，唯求退。其日用也，与物无争，如在爱物之中，神常存为客，而守其根基。夫见物爱以神，用为主，而系于物，于是目也、耳也、鼻也、舌也于其中而起六情，则失其真矣。故修真者，常以神守丹田与命之根基。此无他焉，神和则守气，气于是守精，精于是守一，不敢为主矣。此乃内外神定，斯无起灭者也。夫人因精而得神，神因念而得命，故命者在于精而已。精者，至真也，生之物也，有名而无形者也。天地万物，皆是精之所生，而积之以为命，其来从乎恍惚焉。

崔公曰：天地生八卦，八卦生乎十干。故甲生乾，乙生坤，丙生艮，丁生兑，庚生震，辛生巽，壬生离，癸生坎，而戊己为之配合，中宫者也。

天有三奇焉，日也，月也，星也；地有三奇焉，乙也，丙也，丁也；人有三奇焉，精也，气也，神也。天之璇玑，地之黄河，人之荣卫，此三奇之志也。夫吾之三奇不出于身，禀天地而运转，则与天地齐矣。水也、火也、金也、木少，四时长存者也。夫能禀此理，则寿可以无穷矣。何也？

东方，甲乙也。甲为乾，乙为坤，其夫妇也。南方，丙丁也。丙为艮，丁为兑，其夫妇也。西方，庚辛也。庚为震，辛为巽，其夫妇也。北方，壬癸也。壬为离，癸为坎，其夫妇也。将震以配乎肝，兑以配乎肺，离以配乎心，坎以配乎肾，坤以配乎脾。夫禀四时以入药于丹田，此所以与天地等久者欤！

人之神，如薪之火乎？其中藏火，火不出则薪长存，神不出则身长存矣。故火发外明者，薪之尽也；神智出者，朴之散也。神光不散，神应物而不出，斯固蒂而全真矣。精者，至真也。精与神气相恋，则可以固其形焉。使神以养其内，用气以养其外，托精玄中以为冲和，斯长生者也。神光者，气中之藏也。精为光，神为慧，气为鼎，是所谓三宝者欤！神勿离于身，精勿离于神，气裹三宝，斯合于三才者矣。

广成子曰：精生于气海之间，如火之在木者也。吾之玉泉者，犹璇玑黄河者也。坤之卦、斗之时者，亥也。至子而变乎？复之卦，上土下木。木者，五行中之东方也。廉贞星者，应乎五行则为火者也。水中之火，即水为形，而火无形者也。玉泉之流上行，即所谓水中之火也。象坤之为复，一阳生也。此则十月顺行，至于十有一月者，自然也。凡子之时亦如之。子行九刻，发关上流，玉泉下来，用金液炼形者也。五行入于药，则所谓火也、金也、木也，合卦而行者也。精神合象，常不离于气海，精从其神，投气海之中，于是成鼎矣。神气者闭服之，则气长生矣。气驰精而上行，至妙者也。神应气逐，谓之火焉；精应气随，谓之水焉。吾之入药也，天门之气不出，绵绵若存，故气不出身，精神自转，如天之火、地之水，水之下是火，火之下是气。此五行之自然也。

上之七窍者，七政也；下之二窍者，辅星也。此可以象天地之运用者也。昆仑者，顶也；天柱者，夹脊二十有四节也。左右以首转之运之，则百脉通流矣。发两关者，举左右手也。举起折身，若复称之则窍通，流入于上宫。上宫者，脑也。行道者，任其性，闭即闭，寐即寐，行即行，而性不可有击焉。常守丹田之神，其能守，如不守，斯真造化者也。

乾六，大肠也；坎一，肾也；艮八，膀胱也；震三，肝也；巽四，胆也；离九，心也；坤二，小肠也；兑七，肺脾也；土者，中宫之火也，水之中金生者也。木生金中，水生火中，惟土合四时之季，而在中宫者也。

至游子曰：吾得崔公之书二焉，皆言元气者，铅汞也。炼之九转，斯成仙矣。

其一曰：采药者何也？龙虎交腾，日月以飞焉。九曲者，真元之祖，可以别二仪者也。九曲者，何也？小肠是也。二仪者，日月也，真汞铅也，大药之源在其中矣。

其二曰：木汞金铅者何也？二八之元，日月之精，自一水而生者也。吾于二八之门抽添勿差焉，则药海明真降日华矣。于是炼之千日，可以成金玉之形焉。

其三曰：至药抽添者何也？吾于日月二弦，而抽添焉。以赤龙火车于二时炼之，于是巽风生而星辰列矣。此二时者也。火车者，阳之象。

其四曰：龙虎铅汞者何也？龙抽其汞，虎添其铅，浮沉于鼎之中，二物全矣。于是配以坎戊，合以离己。吾尝识阴阳升降之二时以兴功，而不失乎铢两，始可以成大药矣。

其五曰：海底求阳乌者何也？方其振羽于海及其奔冲，则勿使火神飞焉。盖火杂入于丹阙则息火，至乎沐浴之日则可以用阳火，采取金砂八两，是谓真阳焉。此还丹之枢会也。于是碧浪金波，灌乎坎男矣。

其六曰：符星入元宫者何也？符星转而入于元胎之宫，以制铅霜之红，斯金丹返、天符还真之气者也。于鼎之中，自然成银液，其状芙蓉焉。

其七曰：火得纯阳者何也？纯阳者，乾也。金丹至于七返，则阳气过于六，而逢庚之气制之，于是秋石为琅玕矣，铅霜结返丹矣。合和有道，则有九转冲和之气见焉。

其八曰：阴阳拘制者何也？拘制有玄关焉。火至于南方则不炼矣。于坤之鼎，阳为阴所制，其铅斯为白雪，其状桃华，炼之至于九九，则铅汞镇于丹田，可以胜寒暑矣。此铁牛之钟金钱者也。

其九曰：奔腾瑞气者何也？其气镇于坤宫，霓车从风而逆转。于是得日月之根，黄芽就而成玉，所谓金丹阳质而换胎者也。大道玄基以火频炼焉，斯入于仙矣。

其十曰：虎踞龙跧者何也？其逐斗之蠡焉。乾坤定位而至于下弦，则鼎之中生气加矣。姹女婴儿，其服绛绡。此金丹之子母相成，阴阳结而不散者也。服之千日返童颜矣。

其十一曰：九气冲全者何也？冲全则百倍矣。霞光射于神炉，黄婆之心定，而男女浴于绛珠。此其九转而成玄珠，服之一圆，其寿千龄；再服再炼，斯可长生久视矣。

其十二曰：玉帝新封剧位者何也？炼之以成坎离，神光自然出入，隐显分明，阳神日壮，阴邪日消，于是长生矣。此玉帝封乎太一之君者也。

其十三曰：九年丹灶者何也？九年得乎天机，万里奔腾而不迷，炼之千日，斯羽化者也。

其十四曰：灭没者何也？吾之兴功遇乎日月二弦，有损无益者也。修炼者于是灭没软！故曰阴阳停泽二弦乎矣。二没相交，灭没并矣。至此则会聚而炼之，而后成真焉。

其十五曰：采药者何也？收金采玉藉乎天，元阳火交加以炼之，于是铢两之数足，则龙行雨过，而入于昆源矣。阴真君曰：采有日，取有时者也。

其十六曰：刀圭者何也？日月之精也、真气也。阴阳之二，土主生万物，是为刀圭隐于脾之鼎，遇二气分而成变化矣。其后纯阳子吕洞宾尝闻之于崔公而叹曰：吾知修行有据，性命无差，道成其中矣。于是纯阳子复为之演释焉。

纯阳子曰：昔黄帝周游四方，至青城之山，见岐伯、广成子、黄谷子，遂明大道。于是究百刻之法，金铅玉汞采三元而下火以烹之，于百刻之中而为造化，惟收胎兔自然成矣。盖以百刻者，定其息一刻。

会真篇

张皇幽经，扬厉玄言；明示来今，入道之门。

华阳子施肩吾也曰：水、火、金、木、土，五行也。相生而为子母，相克而为夫妇，举世皆知也。明颠倒之法，知抽添之理者鲜矣。上、中、下、精、气、神，三田也，举世皆知也。得返复之义，见超脱之功者鲜矣。明五行之颠倒，然后可以入道，知其抽添，方为有道者也。得三田之返复，然后可以得，道至于超脱，方为成道者也。

吾观夫得道而超脱者，西山十余人而已。其要盖二十有五焉：曰识道，曰识法，曰识人，曰识时，曰识物，曰养生，曰养形，曰养气，曰养心，曰养寿，曰补内，曰补精，曰补气，曰补益，曰补损，曰真水火，曰真龙虎，曰真丹药，曰真铅汞，曰真阴阳，曰炼法入道，曰炼形化气，曰炼气成神，曰炼神合道，曰炼道入圣。

葛仙公曰：释子滞于顽空，儒者执于见在，不知先圣之道存于一心也。纯阳子知其然，故好性宗，修乎天爵，而弃人爵；鄙乎顽空，而悟真空焉。此不可以不识道者也。

太上隐书曰：三千六百法，而养命者数十家。三千六百者，十年之期也。数十者，天一、地二、天三、地四，天五、地六，天七、地八，天九、地十，五行阴阳之数也。

昔者华佗谓久逸而气滞血凝，观五禽之戏而作导引，使荣卫通畅，后人因之名为搬运者，误也。昔陈义遗女于道，效龟之吐纳，终年饿而不死。后人因之名为服气而求丹药者，误也。张绍谓五味乱人之真液，一脏好则一脏恶，一气盛则一气弱而罢五味。后人因之名为休粮者，误也。刘洞知真阳真阴，有余则引其子，不足则杀其鬼，补且泻之。后人因之以采日精月华，而取天地之正气者，误也。容成子教黄帝房中之方，恐其走失真气，而亏修养之宜，故为制御于可欲之境而已。不知采战有功，而夺其气。后人因之遂谓以人补人者，误也。黄帝修养于崆峒而无功。广成子教以炼外丹，以补久虚积阳之损。后人因之欲饵无情金石者，误也。

扁鹊释《灵枢》之篇，谓鼻引清气，口吐浊气，留之二十有四息，为火一两，以之炼真铅如戏蕊，其名曰阳胎；以之炼真汞如含莲，其名曰阴胎。胎在则息住，息住则神存，积而入圣。后人因之以多入少出为闭息之法，聚气为胎者，误也。《九仙经》曰：大病用火，小病用水。用火者，纳气而升于身，使真气遍于四大，以却阴邪；用水者，纳气而升于身，使气透如涌泉，定中以意送于病之所在，则气血通而无滞。后人因之闭气以舌为辘轳，左旋右搅，收敛余津，漱而咽之，复随肠胃传送于外，谓之浇濯以长黄芽者，误也。《通玄经》曰：守无为之道，得自然之理，清而不浊，静而不动。后人因之持静绝迹者，误也。《灵宝内观经》曰：外境不入，内境不出，闭目内视，降君火于下田，布黄云于四大，笙簧车骑罗列往来。后人因之身如槁木，心若死灰，失于昏寂，阴灵出于天门，止于投胎就舍者，误也。于是又有开顶取缩龟，住山识性，烧炼读诵，布施供养，皆无益者也。殊不知己之水火焉，火中有水，水中有火，火上负阴，恍恍惚惚，其物为真一之水；水上抱阳，杳杳冥冥，其精为正阳之气。此不可以不识法者也。

学道者必有师。张梦乾三遇海蟾子，得三成之道。解志一见许旌阳，授九转之功。王猛见长寿大仙，而识大道。梅福遇大洞真仙，而尽天机。然师者，或自隐而不言，或盛德若不足焉。黄帝求赤松子半年，止得《中戒经》，以防外失。刘安从王道厚终年，而得一小法，不及修养。故阴长生不以马明生久病而怠其业，葛稚川不以郑思远家法而诲于人。然则，师者岂易识哉？固有大辩若讷者，善为辞说者，道貌古颜者，大醇小疵者，始愚终圣者，此不可以不识人者也。

古先至人欲修炼者，必先修养焉。凡沐浴，不可以当风然未若真沐浴者也。此何谓欤？幽室静房，闭目冥心，升身正坐，使元气上升，通满于四大，上入于泥丸。此所谓真沐浴。盖万万于外之水火矣，况于顺阴阳升降之宜，明月月往来之数者乎！

夫春生夏长也，而梅艳菊芳矣；秋收冬藏也，而柏实松茂矣；人而不能养真性以炼形，愧于草木者也。鹤知夜半因阴成阳。燕识戊己属水避土，蛇巳日不行路，莺春时而出谷；人而不能养元阳以藏真气，愧于禽兽者也。无知者耗失其八百一十丈之元气，而不知其气春在肝，夏在心，秋在肺，冬在肾。此其大运而随天者也。子在肾，卯在肝，午在心，酉在肺，此其小运而随日者也。

天地之春夏秋冬，日月之弦望晦朔，人之子午卯酉，其相合者也。天地之日月，月之日，日之时，人之度，名三百有六十焉。天地之气，日月之度，人之时，各二十有四焉，又其相同者也。

自子至于午而气生者，阳也；自午至于子，而气谢者，阴也。曰寅、曰辰、曰午、曰申、曰子、曰戌、曰甲、曰丙、曰戊、曰庚、曰壬，阳之时也；曰卯、曰巳、曰未、曰酉、曰亥、曰丑、曰乙、曰丁、曰己、曰辛、曰癸，阴之时也。辰为太阳，卯为阳明，寅为少阳，丑为太阴，子为少阴，亥为厥阴，戌为太阳，酉为阳明，申为少阳，未为太阴，午为少阴，巳为厥阴。故午者，肾之气与心之气交，自下而上，三阳聚之时也。子者，心之气与肾之气交，自上而下，三阴聚之时也。魂为阴中之阳，其气生于卯之初焉。魄为阳中之阴，其气生于酉之末焉。养阳者不当在乎春夏，所以养之者，以其气在于心与肝也；养阴者不当在乎秋冬，所以养之者，以其气在于肾与肺也。夏至之后，真汞积于绛宫；冬至之后，真铅积于丹田。

木运交乎天霶，二十有五度，是为巽也。以阳交于阳，当此之时，宜收之以成大药焉。金运交于灵符，二十有五度，是为乾也，以阴交于阴，当此之时宜炼之以为还丹焉。故起火炼形在乎气升之前，聚火运之在乎阴降之际。若夫炼形住世，则以气为先，用五行相克之时，炼气超凡，则以时为先，使三田返复之候，彼不见功者，王时不收也，损时不补也，散时不聚也，合时不取也，无时不求也，还时不炼也。此其不可以不识时者也。

正阳子曰：心者天也，肾者地也，肺者月也，肝者日也。

崔玄真曰：肾之气者，婴儿也；心之液者，姹女也；肝之气者，阴中之阳，是为日之魂也；肺之气者，阳中之阴，是为月之魄也。

何谓四象乎？曰心者，朱雀也；肾者，玄武也；肝者，青龙也；肺者，白虎也。

葛仙公曰：婴儿者，心液之上，正阳之气也；姹女者，肾气之中，真一之水也；金公者，肺之老阳也；黄婆者，其阳微弱，当使之复还下丹田；余液者，老阴也。肾液至于脾液，是为真阴近于少阴，其阴衰弱，当使之复还下田。此亦四象者也。

太白真人曰：五行颠倒术，龙从火内出，五行不顺行，虎向水中生，何也？

华阳子曰：龙者，东方甲乙也，何以出于火中欤？盖心液正阳之气也，故曰阳龙出于离宫焉。虎者，西方庚辛也，何以生于水中欤？盖肾气之中，真一之水也。故曰阴虎生于坎位焉。龙本阳物，而善升举，其在水中，乃阴中阳也，故比于心液之上正阳者焉；虎本阴物，而善奔驰，其在于陆，乃阳中之阴也，故比于肾气之中真一者焉。

阴真君曰：北方正气为河车，何也？

华阳子曰：人之身，万阴之中有一点元阳焉。元阳上升，薰蒸其胞络，于是上生乎元气，自肾气以传肝，肝气以传心，心气以传肺，肺气以传肾。是为小河车也。肘后飞乎金晶，自尾闾而起，故从下关过中关，从中关过上关；从上田至中田，从中田至下田。是为大河车也。纯阴下降，真水自来；纯阳上升，真火自起。一升一沉，相见于十二楼，还丹出其金光，集然万道。是为紫河车也。车之行于河也，犹气行于血络者焉；车之载物，犹气中藏乎真水者焉。

广成子教黄帝炼丹于崆峒，铅在五金而为黑金，就黑金而取银焉；砂在八石而为赤石，就赤石而取汞焉。以汞合于铅，斯谓之宝欤！此外也。

若夫肾之所藏真气者，铅也。阴阳所合之真精者，汞也。火候无差，则精为汞，汞为砂，砂为丹。故曰真铅是也。肘后金晶飞入于上宫，自其顶而入于下田，真火前起而升入于泥丸自心而过重楼，一阴一阳，上水下火，而得既济之道，奔于元海，而为紫金之丹。故曰真汞是也。阴阳者有四交、四合：曰阳交阴，曰阴交阳，曰阳交阳，曰阴交阴；曰阴合阳，曰阳合阴，曰阴合阴，曰阳合阳。应乎天地之八节、日月之八候者也。此其不可以不识物者也。

古今谈养生者多矣，少思寡欲者，可以养心而已；绝念忘机者，可以养神而已；饮食有节者，可以养形而已；务逸有度者，可以养乱而已；入清出浊者，可以养气而已；绝淫戒色者，可以养精而已。华阳子曰：斯非养生之至者也。

善养生者，于王之时，则养而取之；衰之时，则养而补之。春则养其脾，秋则养其肝，夏则养其肺，冬则养其心。炼形则起火矣，还丹则聚气矣。此年中用月者也。

春夏则养其阳，何也？以真气随天之大运在于肺与肾。肾肺者，液降之所也。此阴阳传送者也。肾之气生于子之时，是一阳生于二阴之中者也。于时澄心静虑，闭目升身，内想火轮起于丹田。此气生而养之有法者也。肝之气生于卯之时，是一阳生于二阴之中者也。于时孤坐闭目，多入少出，内存男女相见于黄屋之中，而产就婴儿。此阳生而养之有法者也。心之气生于午之时，是一阴生于二阳之中者也。于时忘言绝念，满口含津，以攻心之气而不散，内存龙虎交合于烟焰之中，盘于金鼎，奔流于下丹田。此阴生而养之有法者也。肺之气生于酉之时，是一阴生于二阳之中者也。于是闭目冥心，微胁其腹，内存大火炙于鼎中。鼎中有三昧之火齐发炎炎。此阴生而养之有时者也。于是三百日胎全而真气生，养其真气而炼之，则生神矣三花聚顶，五气朝元。五百日阳神生，养其阳神而炼之，则合道矣。夫自生形而养之，以生真气；自生气而养之，以生法身。法身者，身外有身者也。此养生之道也。

善养形者，先寒而衣，勿顿多焉；先暖而解，勿顿少焉。久劳则安闲，以保其极力焉；久逸则导引，以行其滞气焉。暑当风则荣闭卫结；夏卧湿则气散血注，冬而极热则肾受虚阳，及于春夏，肝与心必有壅蔽之疾；夏而极凉，则心抱浮寒，及于秋冬，肺与肾必有沉滞之患。善养形者所为戒也。勿极饥而食，食勿过乎饱，饱则伤神，饥则伤胃矣。勿极渴而饮，饮勿过乎多，多则损气，渴则伤血矣。沐则用旬。旬者，数满而复还，真气在脑者也。沐之则耳目聪明矣。浴则用五。五者，五气流传遍浴之，则荣卫通畅矣。然浴不可频，频则虽肌体光泽，而血凝气散，久而气损，故有瘫痪之疾，是气不胜血，而神不胜形也；沐不可频，频则气壅于上脑，滞于中，久而经络不能通畅，故有体重形疲之苦。是以古人以阳养阳，阳不耗散矣；以阴炼阳，阳不损弱矣。一年之内，春夏养阳，秋冬养阴，斯借阴养阳，以阳消阴者也。一日之内，午之前炼乾以气，故前起炼形，后起金晶焉；午之后炼坤以药，故有药则聚气锻丹，无丹则收火煮海焉。此皆真阳用于其身，吾所以养形者也。

夫禽之一冲，其制在气，故履空如实焉；松柏之气坚，故常茂焉；龟鹤之气住，故不悴焉。然财善养形者，可不务养气乎！若夫不语为养者，乃保气也。其失之昏，入清出浊为养者，乃换气也。其失之虚，多入少出，攻病可也；以为胎息，非也。上咽下搐，聚气可也；以作还丹，非也。绵绵若存，用之不勤，委气而和神也。息之要住，纳之不出，闭气而炼形也。一咽复一咽，双收二夹，以虚咽为法，惜气取水以溉灌者也。正坐升身，气满四大，血络通行，营卫和畅，布气以焚身者也。是皆非养气也。

善养气者，生之时养之，使不衰焉；弱之时养之，使不败焉。古之行屯之象者，取阳之初生，屈而未伸，故朝屯以养气之茂也；行蒙之象者，取一阳处于群阴之中，暗而不明，故暮蒙以求阳之义也。是以气者，不可有所伤也。才所不敏而强思，则伤矣；力所不及而强举，则伤矣。悲哀憔悴，则伤矣；喜怒过度，则伤矣。汲汲所欲，则伤矣；戚戚所怀，则伤矣。非特此也，久谈剧笑，寝息失时，挽弓张弩，耽酒呕吐，饱食则卧，跳步喘息，欢呼哭泣，阴阳不交，积伤至尽，则夭矣。善养气者，处乎寂寞，淡然无欲，冬至则阳生矣。至于春分之后，阳盛阴散，防其余阴入于腹，而为苦寒之患，夏至财阴生矣；至于秋分之后，阴盛阳散，防其余入于腹，而为酷暑之患。勿观死，死之气触生气者也；勿近秽，秽之气触真气者也。真气未壮，朝勿虚食，常充口焉；真气欲绝，暮勿实食，常减口焉。

夫气者，如缕焉，触之斯断矣；如烟焉，扰之斯散矣。不能养之，失保形之道也。然养气不及采药，采药不及炼气，采气还元，可以成金丹而羽化者也。故未炼则先采之，未采则先养之，此吾所谓养气者也。

人以形为舍，心为主。心者，火也。其为南方盛阳之精，其宿荧惑，其神朱雀，其状三叶，其色朱莲，是为神明之所依焉。是以从道受生，谓之命；自一禀形，谓之性。所以任物，谓之心。古先至人教人修道，即修心也。虚心以还其实也，无心以除其有也。定心令不动也，安心令不危也，静心令不乱也，正心令不邪也，清心令不浊也，净心令不秽也。又在乎少思少念，少欲少事，少语少笑，少愁少乐，少喜少怒，少好少恶，使灵光不乱，神气不狂，而后可入道也。多思则神殆矣，多念则志散矣，多欲则损寿矣，多事则役形矣，多语则弱气矣，多笑则伤藏矣，多愁则摄血矣，多乐则溢意矣，多喜则气乱矣，多怒则百脉不定矣，多好则昏迷矣，多恶则憔悴矣。其源不洁，和气自耗。此吾所以养心者也。

集灵资道，神气相合而为寿，大者一万二千岁，中者一千二百岁，下者一百二十岁。知修炼之方，而不知养其寿，则修炼亦无功矣。

何以养寿？行不多言，以其伤神而损气也；寝不张口，以其泄气而损神也。勿临危而登峻，以其魂飞也；勿玩杀、勿看斗，以其气结也；勿吊死、勿问疾，以其喜神散也；勿卧湿、勿当风，以其真气弱也；勿入古庙凶祠，以其神惊也；勿戏狂禽异兽，以其神恐也；勿对三光而溲，勿绮语妄言，以其损年也。饮宴勿亵于圣像，以其魂魄不安也；坐卧勿近于丘墓，以其精神散也；枯木大树不可息，以其久阴之气触阳神也；探水大泽不可过，以其至寒之性逼真气也；不时之果勿食，以其内邪气也。此吾所以养寿者也。

男之右肾先生焉，盖外精内血，以阴为里者也；女之左肾先生焉，盖外血内精，以阳为里者也。于是肾生脾，脾生肝，肝生肺，肺生心，心生小肠，小肠生大肠，大肠生胆，胆生膀胱，膀胱生三元，三元生三焦，三焦生八脉，八脉生十二经，十二经生十二络，十二络生百八十系络，百八十系络生百八十缠络，百八十缠络生三万六千外络，三万六千外络生三百六十五骨，三百六十五骨生八万四千毛窍。

精者母也，气者主也。五脏各有精，精之中生气焉；五脏各有气，气之中生神焉。炼精可以为丹，养气可以为神，斯长生之道也。

　　善养命者，养其五脏之根也，根固叶自茂矣。善养形者，养其五气。五气者，源也，源深流自长矣。然五脏各有一时焉，故一王则一弱。吾能补之，使之调和，则百骸理，而百疾除矣。

　　真气大运，随于天者也；元气小运，随于日者也。于是春之时，肝王脾弱，则食甘以养其脾粳米、枣、牛、葵菜，清心而无忧，恐其伤于肝也。肝恶风，则隐坐以避焉。以日言之，则卯之时，以待小运生乎元气，传送于肝，瞑目以养其肝，一旬可以视秋毫矣。夏之时，心王肺弱，则食辛以养其肺黄黍、桃、鸡、葱菜，清心而少喜，恐其伤于心也。心恶热，则静坐以避焉。以日言之，则午之时，以待小运生乎元气，传送于心，绝念安居，以养其心，一旬可以通百脉矣。秋之时，肺王肝弱，则食酸以养其肝豆、李、犬、藿菜，清心而勿悲恐，其有伤于肺也。肺恶寒，则静居以避焉。以日言之，则酉之时，以待小运生乎元气，传送于肺，升身静坐，以养其肺。一旬其肤光泽矣。冬之时，肾王心弱，则食苦以养其心小麦、橘、羊、薤菜，清心而无恐，恐其有伤于心也。以日言之，则子之时，以待小运生乎元气，传送于肾，敛身正坐，以养其肾。一旬其丹田暖而气力刚健矣。四时之季，脾王肾弱，则食咸以养其肾粟、山药、猪、韭菜，安心而无恐，恐其有伤于脾也。脾恶湿，则静坐以避焉。以日言之，则辰戌丑未之时，以待小运生乎元气，传送余气于脾，静室闭气，多入少出，以养其脾。一旬则体光华，而经络畅矣。若夫修炼下功者，则于五脏不必如是焉。此吾所以补内者也。

　　心、肾、肝、肺、脾，五脏也；大肠、小肠、膀胱、三焦、胆、胃，六腑也。毛发、皮肤、目、耳、鼻、舌、手足，荣卫，经络，穴，四体也。心之气在肝，肝自生精焉，其精不固，则目眩无光矣；心之气在肺，肺自生精焉，其精不实，则肌肉弱矣；心之气在肾，肾自生精焉，其精不满，则神气减少矣；心之气在脾，脾自生精焉，其精不坚，则发齿自衰矣。故肾者，精海也；心者，气馆也。真精在肾，余精自还于下田矣；真气在心，余气自朝于中元矣。思虑悲哀之耗气，如漏鼎中之气；淫邪祸乱之走精，如析薪釜下。补之之道，惟房中所当先绝者也。

　　精者，何自生乎？万物受天地纯粹之气，而人饮食乎万物充实之资，纳之于胃，与真气相合，流转于肾，其虚气盈矣。对境生心，心之火下逼于肾，气不能上升，左旋右盘，如急风震雷，透过于膀胱，变为精华，于是真气走失，而火上起，肺开而心冲，肝浮而胆横，万神以真火烧之，弃体外游，骨解筋伸，与死无异焉。故一泄则一气弱，百泄则一神去，千泄则一脏损，乃至于枯竭而死矣。然上圣有还精之道焉。

若夫志在于玄元，则肾气交于心气，积气而生液矣。其如悬珠垂露，还于丹田，火候无差，自然凝结。其形弹丸，其色朱橘，于是气中生气，精气成神，积之可以入圣矣。彼少学而无知者，采女之津气以为阴丹，炼金石以为外丹，方其气盛，则未见其损，及于元阳耗散，丹台空虚，饵之在复，斯有速亡之患焉，非若吾所以补精者也。地中阳生，自阴中来；天中阴降，自阳中来。并无走失，而有震动倾侧之愆。况夫肾者，水也，水之中生气，其微如缕，而六欲伤于外，七情伤于内，重楼走失于上，金龟抛泄于下。譬犹漏网包风，能无损乎？则恶可不知补气之道哉！天皇圣胎，上法也；达磨胎息，中法也；扁鹊辩《灵枢》之篇，葛洪释胎息之说，因胎生息，因息就胎，下法也。此吾所谓补气者也。

补益之道亦多矣。起卧有四时之早晚，行止有至和之常制，调和筋脉有偃仰之方，养正除邪有吐纳之卫，流行营卫有补泻之法，节宣劳逸有与夺之要。忍怒以全阴，抑喜以养阳；以清虚去其狂虑，以安闲养其真性。以气补气，气自有余矣；以神补神，神无不足矣。气盛而形延久矣，神住而命悠久矣。午之前可以炼乾焉。午之后可以炼坤焉。其气由肾中而生，自子时为始，午时为终，其气升而王矣。

炼乾者，何也？静坐幽室，闭目冥心，升身勿动，使气满于四大，薰蒸其体，荣卫通和，积日气秀而卫清矣。及夫肾气至心，积气生液，液由心中而生、自午时为始，子时为终，其液降而盛矣。炼坤者，何也？闭目冥心，敛身正坐，以左右手抱其腹，降心火于丹田，烹蒸气海，积日气王而神清矣。此补益于气者也。

冬避寒，夏避暑；寒避风，暑避热。动勿劳其支体，闲勿怠其肌肤。五日一浴，十日一沐。气王之时勿动，血王之时勿息。此补益于气者也。

故补益于形，不若补益于精；补益于精，不若补益于气；补益于气，不若补益于神；补益于神，则形神永安，近于仙矣。此吾所以补益者也。

男之气八百一十丈，九九八十一，纯阳之数也；女之血三石六斗，六六三十六，纯阴之数也。气以九九而损，血以六六而竭，自然之理也。又死败坏而不知修养乎！

一日之忌，暮无大醉；一岁之忌，暮无远行，终身之忌，暮无然烛行房。盖补损之大端也。

五味不可偏多也。故酸则损脾，甘则损肾，咸则损心，苦则损肺，辛则损肝，不可不戒也。

大药未就，尚有饥渴，一日三飡，不可饱也。朝不虚，暮不实，上也；素无味，淡无荤，次也。五脏积滞，则用呼、呵、呬、吹、嘻、嘘以治之。然春不可呼也，夏不可呬也，冬不可呵也，秋不可嘘也。四时常嘻，则三焦无不足矣。八节不吹，则肾府难以盛矣。

有余则引其子，不足则杀其鬼，何也？肝本嘘也，若引其子，则用呵焉，以泻心之气。心之气既行，则肝气自传矣。肝之气不足，则杀其鬼者，肺以金而克木也。木妇而金夫。夫者，鬼也。肝弱则肺有余，用呬焉，以泻之可矣。夫无过与不及，则阴阳其自正乎！此吾所以补损者也。

肾，水也，其中生气则为火矣；心，火也，其中生液则为水矣。冬至地中阳生，及夏至而至于天积阳而生阴，其阴感阴，而阴得不耗焉。故散为雾，凝为露。雾露者，天之所出阴而为真水也。夏至天中阴降，及冬至而至于地积阴而生阳，其阳感阳，其阳得不耗焉。故升为云，施为雨。云雨者，地之所出阳而为真火也。其犹人之受胎之初，二气相合，阳气一升，心为气馆焉，其中暗藏真水在于心矣；阴气下降，肾为水府焉，其中暗藏真气在于肾矣。不然，安得肾气至心，积气生液，一阴生乎？二阳心气至肾，积液生气，一阳生于二阴乎？

故人有三火、八水焉。水者，以一气传一气，积气生液，而五脏各有液焉，其名曰色水。肾气之中，藏真一之水，而为阴虎，其名曰真水。肘后飞金晶，入于上宫，自上而下，与真火相逢，成乎既济，其名曰神水。有疾者，闭口纳气，一咽复一咽，定中送至于病之所在，其名曰法水。丹成而浇濯，则为沐浴之法，炼形而生真气，则为还丹之法。海蟾子曰：

两曜殿成七宝铸，一渠流传八琼浆。此玉液还丹也。

纯阳子曰：水火都来相间作，卦候飞成地天泰；一升一沉阳炼阴，阴尽方知此理深。此水火既济也。逍遥子曰：法水能朝有秘关，逍遥日夜遣循环。此法水治病者也。

三火者，何也？膀胱者，民火也；肾者，臣火也；心者，君火也。

无知者为物所扰，至于怒且忧者，则为无明之火矣。若降而下焚丹田，至诚守之，一意不散，其名曰烧丹。其火升之上起，复过于三关，其名曰河车。其升之前起，上过一于重楼，其名曰炼形。其前后俱起，遍满四大，其名曰焚身。焚身者，入于静室，散发披衣，闭目冥心，正坐握固，叩齿集神，升身起火，微以留息，少入迟出，默想如脐之下有火轮焉，其大如斗，须臾火起，吾身为之轮，盖以罩其身，于是阴邪不敢近矣。行此者，须嗜欲久绝，丹元坚固，而后可也。此吾之真水火者也。

纯阳子曰：因看崔公入药镜，令人心地转分明；阳龙言向离中出，阴虎还于坎上生。二物会时为道本，五方行尽得丹名；修真上士如知此，定跨赤龙归玉京。

《药镜》曰：肾之中生气，气之中暗藏真一之水，是为阴虎生于坎者也；心之中生液，液之中暗藏正阳之气，是为阳龙生于离者也。故龙者，非肝也；虎者，非肺也。然孰能达交会之时，悟采取之法乎？肾之气传于肝气，肝气乃生矣。于是肾之余阴，以入于脾，其气过脾则为纯阳。其气之中有真一之水，以至于心，积气生液，如悬珠垂露，还于下田，不复随溲水以传于膀胱。夫能用火之候无差焉，可以炼而为一气，气中生气，以肾气合于心气，是为虎交于龙者也；及夫下火加减有时，抽添有数，以心气合于肾气，是为龙交于虎者也。

若夫下关透矣，起于尾闾，左升者为龙，右起者为虎。其气从夹脊双关，至于分道领，则阳龙之气入于内院，阴虎之气入于天池，左旋右盘，三十有六数，于是真水下降，如甘露之入心，是为龙交于上宫，不必于心肾有上交下合之别也。胎全而真气生，则防其太过，必济之以水，斯有玉液、金液之还丹矣。其久也，行于经络，而变阳酥焉；凝于中府，而积白雪焉。防其太过，必举之以火，斯有炼质焚身矣。还丹之时，阴虎单行，不必交于龙也；焚身之时，阳龙独举，不必交于虎也。三百日内丹成，可与天地齐矣。此吾所谓真龙虎者也。广成子曰：天地升降之宜，日月往来之数，而为内丹焉。黄帝行之，久而无功，盖其根元不固矣。乃于崆峒之山，配合金石而为外丹焉。内丹者，真药也；外丹者，治疾而已。内丹之始，本乎二气交者也。其凝结在于丹田，变精为汞，汞变为砂，砂变为丹，于是真气自生，以气炼气，气合神聚，神聚而道成矣。岂外丹之可比乎？故吾之丹者，龙交虎合，结为玄珠，火候无差，而成大药者也。广成子以朱砂炼乎，九转而为神丹；陈七子以七宝丹砂炼之，九转而为灵丹；刘安以童便炼之，七转而为还丹。此外丹也。然必内事兼修，内外俱成。若夫独用外药，则气弱神衰，不能留天地之秀气，返为害矣。此吾所谓真丹药者也。

人之初也，先生其肾，次生其心。肾者，北方壬癸之水，在五金而为铅者也；心者，南方丙丁之火，在八石而为砂者也。于银之中以取铅，如肾气之中，暗藏真一之水者乎！于砂之中以取汞，如心气之中，暗藏正阳之气者乎！二者合则为丹矣。故肾中生气，气中生水，以肾水合于心肾之上，使正阳之气凝结于黄庭，是乃真铅也。肾气合于心气，积气生液，结为玄珠，还于下丹田，此汞也。丹既就矣，真气升矣，肾之气入于顶，而真水降焉。一升一沉于十有二楼之前，斯既济之道也。既济一过，而还于下丹田，是乃真汞也。此吾所谓真铅汞者也。

肾，水也，水中生气，其名曰真火焉。气之中暗藏真一之水，盖阴中有阳，阳中有阴者也。心，火也，火中生液，其名曰真水焉。液之中暗藏正阳之气，盖阳中有阴，阴中有阳者也。三花者，三阳也；肾气者，阴中之阳也；丹中真气者，真阳中之阳也；心液之气者，阳中之阳也。

道之要，其在乎阴尽而纯阳乎？《圣胎诀》曰：当降心火于下田，外境不入，狂虑泯绝，一气聚于气海，肾气不能上升，则其息渐少矣。纵出之，亦悠然而减焉。故胎息者，自然也，善乎！

达磨之言曰：人之气，日有走失，莫若内观诸世界游于身之天宫，超于清虚之妙境，贵乎无漏而已。故一念不生，一意不动，无毫发走失者，是乃真胎息也。

扁鹊论《灵枢》曰：冬至之后，铅积之一分，状如戏蕊，以镇于丹田。其法以鼻引清气，闭口不出，以定息二十有四数，为火一两，四旬有五日，其火进乎十有六两，于是炼就阳胎焉。夏至之后，汞积之三分，状如抱卵，以镇于绛宫，亦以鼻引清气，闭口不出，以定息二十有四数，为火一两，四旬有五日，其火进乎十有六两，于是炼阴息焉。投阴息于阳胎，以生真气，真气以生元神，神形合而为一，则与天地齐年矣。离而为二，则身外有身，返乎三岛十洲之上矣。

葛洪论胎息曰：不达胎息之妙，纵能闭之，少时随即出矣。喘息不已，非止不能留所闭之息，而又元气虚损，反为所来阳气夺之。若夫气急，未急之前，而升身焉，可以停留少时矣。勿使太急，急则先以鼻引气一口也，续以新取之气，挽出旧闭急者之余气焉。故得夺住其气，其能积之，则形神爽清，百疾去矣。然曲留强住，非出自然，所以为胎息之下者也。彼有咽气以救饥渴，行气以壮饥肤，收气以补下丹，养气以返童颜，运气以益血脉，未若胎息之补气者也。

定乎百息，关通而疾除矣；定乎千息，则气血不交，而阴阳自合矣；定乎万息，则气住神藏，道斯成矣。此吾所谓真阴阳者也。

昔有以冬至之后阳生，及春分之后余寒入于肠胃，成伤寒之疾，则居静室，盘膝正坐，闭目冥心，定息住气，以左右手叠之，兜其外肾，倒身向前若跪礼，二十、三十过，则汗出而寒散矣。昔有下元冷虚而梦泄漏，则于日落之后，静坐幽室，以手兜其外肾，以手搓脐之下各八十有一，左右挽手，为之者九过，则丹元暖而真气盈矣。昔有幽居静坐，绝念忘言，下其心之火，闭目存想如火轮焉，炎炎积日，则气海坚固而美颜色矣，诸秽尽下而胜寒暑矣。

昔有过乎饮食，注满于胸臆，或寒热凝滞，或痛结壅塞，则静坐以鼻引其清气，口闭不开，多入少出，以攻其病，太紧则放焉，三五过则疾除矣。昔有以心之上为阳，而阴不能至；以肾之下为阴，而阳不能及也。故涌泉之上，气升而不降，血住而不升，于是阴凝而阳散，有足膝沉重之患，则高举左右足，使气倒行，流于涌泉，逆溯于丹阙，则足轻而疾少矣。昔有四肢五脏凝滞壅塞，则静坐澄心，闭目绝念，运心气以

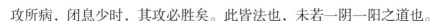

攻所病，闭息少时，其攻必胜矣。此皆法也，未若一阴一阳之道也。

知夫一日之间，丑之末，亥之初，则为阳合阴焉；辰之末，巳之初，则为阳交阳焉；未之末，申之初，则为阴合阳焉；戌之末，亥之初，则为阴交阴焉。知此者，道何远乎？此吾所谓炼法入道者也。

形者，气之舍也；气者，形之主也。故炼形非真气不可也。

彭真人曰：子之前炼乾，午之后炼坤，自寅至于午，乃升身静坐，瞑目忘言，鼻之息迟迟焉。密想心宫如夫妇之仪，久则长生矣。

元真人名肪曰：自辰而起不语，而以其舌搅于上腭下腭恶浊之津咽之。既已，乃呵出心中所积喜怒哀乐之气，于是真气上升，寄留于面目，以手搓之，至午未之间，气盛神昏，侧卧闭口而寐，可以延年，可以留形。此知交合时候矣，而未知采取之法者也。

夫自子至午者，气生之时也，可以用聚气还丹焉。子之时，肾气生；卯之时，肝气生。至于午之时，则肾气交乎心气，积气生液，还于丹田，是为玄珠长生之药也。

何以使不走失乎？当夫辰巳之间，静坐幽室，神识内守，满口含津，勿咽勿吐，鼻之息少入运出，绵绵若存，自然二气相交，凝结如露，百日药力全矣，二百日圣胎坚矣，三百日胎仙全，而真气生矣。气中有气，可以炼气而成神焉。斯采气之法也。

自午而至乎子者，气散之时也，可以用收气炼丹焉。二十四息为火一两，夏至之后，以巽之卦，天霝之运，二十有五度行之，炼真汞为阴胎矣。冬至之后，以乾之卦，灵符之运，二千有五度行之，炼真铅而为阳息矣。阳息投于阴胎；于是变金丹者也。

广成子教黄帝曰：自辰至于暮，静坐忘念，神识内守，一意不散，降心之火于丹田，存脐之下，如净瓶焉。其中有珠状如弹丸，用炎炎之火，昼夜锻之，至于胎成息住，自然不饥不渴，无寒无暑，可以留形长生。斯进火得时而已，非聚气之法也。

戌之末，亥之初，气随真液还丹之际，阴交于阴，其气欲散，当居静室，其息不必闭焉，少入运出可矣。心之火下降于丹田，吾则肾气升而不停，心火降而不住，则轻肋其腹，于是丹田自热，可以炼日之中所得之药。始之百日，用乾之卦；次之百日，自兑至于乾；次之百日，自坤而至于乾。乾坤相见，火候无差，加减抽添，皆合其宜，须肘之后飞金晶焉。故古先上圣于离采药，于乾进火，三百日而内丹成矣。此吾所谓炼形化气者也。

以气炼其形，则其形化气，而体骨轻健，入水不溺，入火不热矣。故以神炼气，炼气成神，不在乎阳交阴会，而在乎抽铅添汞，消二八之阴，换骨炼形，长九三之阳者也。故三百日胎仙全，而真气生，不可再采药矣。惟肘后飞金晶，自肾之后尾闾升之，至于夹脊，自夹脊双关升之，至于上宫，不止于肾气补脑。盖午后降真火以炼丹，致阴尽阳纯者也。如是，于子之时，肾气方生，正坐于静室，清心闭目而敛身，则肾之气自聚矣。微升其身，偃胸直腰，先至于夹脊，次至于上宫。自子而至于辰巳，定乎百息，一撞三关，复积心之真火，锻炼于下元之内丹，于是阴固而阳凝矣。气中有气，前升入于顶，后起入于脑，前后俱起，升身勿动，以焚其身，而逐阴鬼焉。故一烧而增一气，十烧而增一神，百烧而延万年，千烧而出尘世矣。

古先上圣恐火之太过，则有浇灌之法。始之采药者，玉液还丹者也；次之肘后金晶入脑，自上田入于下田者，双收二夹，虚咽纳气，金液还丹者也。丹既就而真气生，则以真气炼其五脏之气，惟一小运应日，闭息炼气，甲乙则炼肝，丙丁则炼心，戊己则炼脾，庚辛则炼肺，壬癸则炼肾其详具灵宝篇中。十日一炼，遍于五脏，二百有五十日各炼二十有五数，则真气自聚矣。于是开河车，以五彩之物，笙簧车旗各分其方，上朝于帝阙，入于天宫，或邪魔为梗焉，披衣静室，闭目冥心，升身正坐，则三昧之真火自起而魔散。其形常若腾飞，可以用调神出壳之法焉。此吾所谓炼气成神者也。气满功盈，五气朝于元，三花聚于顶，血凝气聚，万神朝真在于上宫，其所见富贵华盛，犹吾身尔，夫能超脱内院，因循不出，是为困于昏衢者也。

出壳之法，吾得三焉。海蟾子曰：阳神欲出，方在上宫，而静室孤坐，如鹤出天门，龙升旧穴，猛撞天门而去。正阳子曰：静坐内观，如登七级宝台，自下而上，其级尽，闭目下跳，如梦中方寐，身外有身，勿得远游，亟还其躯，入而不出，与天地齐矣，出而不入，与俗同矣。
纯阳子曰：如正阳子之法，内观紫河之车，般神入于天宫，留恋而不能
超出，故起真火于其中，而化火龙，跃出于昏衢，乃弃壳之妙者也。定
之中出其阴神而不能返，其名曰尸解，非道也。此吾所谓炼神合道者也。

功成神迁，已弃其壳，尚须积行于世，俟其行满功成，然后受紫诏
天书，而居洞天。此吾所谓炼道入圣者也。

传道篇

抉开玄关，道无余蕴；窈窈冥冥，大哉乎问。

吕子学道，更七十余师，而后遇子钟离子。常问于子钟离子曰：人
之生也，奚得安而不病，壮而不老，生而不死乎？子钟离子曰：二气阴
阳也合而为人，方其胞胎乎！太初之后而有太质，阴承阳以生，气从胎
以化，三十旬而其形具，灵光入焉，始出于胎矣。自太素之后，乃有升降，
黄芽长焉五百旬其气足矣，数盈于八十有一。又云八百一十丈也。方年十
有五也，阴之中，其阳半焉。譬夫初日之光，昧者不知自爱，丧其元阳，
以至陨落，其犹日之反软！夫欲如子之言，其亦人中取仙，仙中取天乎！
吕子曰：仙，一也，何云取天乎？子钟离子曰：纯乎阴者之谓鬼，纯乎
阳者之谓仙，阴阳杂焉之谓人，惟人也，可以鬼，可以仙。仙，非一也。
其等有五，其法有三。五等；一曰鬼之仙，二曰人之仙，三曰地之仙，
四曰神之仙，五曰天之仙。三法：一曰小乘，二曰中乘，三曰大乘。

吕子曰：鬼之仙，何谓也？致之有道乎？子钟离子曰：不达大道而
求速成，形如槁木，心如死灰，神识内守，一气不散，定中以出阴神，
斯鬼之清灵者也。超乎阴中而神像不明，无所归止，惟投于人之胎，而
就舍焉。

吕子曰：人之仙，何谓也？致之有道乎？子钟离子曰：于道有法，
或得其一。绝五味者，不知有二气，忘七情者，不知有十戒。噘咽者鄙

吐纳，采补者消清静，即物以夺天地之气者不知辟谷，存想以取日月之精者不知按矫，固息者不知自然，笃志为之，四时之序不能变也，五行之气失其交合也，虽曰固形质，远八邪，第得以赊死尔。

吕子曰：地之仙，何谓也？致之有道乎？子钟离子曰：法天地升降之理，取日月生成之数，身之中用年焉，年之中用月焉，月之中用日焉，日之中用时焉，时之中用刻焉。于是辨龙虎，达坎离，知水源之清浊，分气候之早晏，收真一而察二仪，列三才而别四象，审六运而定六气，聚七宝而序八卦，行九州而反五行反者颠倒也。气传乎子母，液行乎夫妇，反复以焚三田，而为丹田镇下田，可以炼形而长生尔。

吕子曰：神之仙，何谓也？致之有道乎？子钟离子曰：吾所谓地之仙者，诚能用其功不已、焉，使三关百节属属相连，抽增乎铅汞，则金晶炼于九天九天，顶也，玉液还丹至矣。于以炼形成气，则五气朝元，三阳萃于元宫，阴尽而纯乎阳矣。

吕子曰：天之仙，何谓也？致之有道乎？子钟离子曰：行于道有功矣，施于人有行矣。于是返乎洞天，进乎三官，上曰天官，中曰地官，下曰水宫，于天地又有大功矣，于古今又有大行矣。历洞天者，三十有六；跻阳天者，八十有一；然后升而登乎三清焉。

吕子于是竦然而请曰：鬼之仙不可求也，天之仙不敢冀也，外是二者，其道可得闻乎？子钟离子曰：人之仙，其等有三：太上引年益寿，其次安而引年，其下安而无疾，皆小乘也。地之仙，其等有三：太上极阳轻身，腾举自如；其次炼形久视，至于千岁；其下引年益寿，皆中乘也。神之仙，其等有三：太上超凡入圣，而归三岛；其次炼神合道，出入自然；其下炼形成气，亘古长存，皆大乘也。

吕子曰：稽诸古今养命之士，多求而不获，何也？子钟离子曰：法不契于道尔。多闻强识，自出于旁门小法。仙乎仙乎，岂多闻强识云乎哉？

吕子曰：敢问大道之真。子钟离子曰：是无形也，无名也，莫可知也，莫可行也。

吕子曰：士始学道，次有道，次闻道，终于道成，而曰不可知，不可行，得无隐乎尔！子钟离子曰：吾非有隐也。士闻大道而无信心，有信心而无苦志，是以难知难行也。夫旁门小法，其别三十：曰斋戒，曰辟谷，曰炼气，曰嗽咽，曰绝内，曰断味，曰禅定，曰玄默不语也，曰存想，曰采阴，曰服气，曰持摩，曰息心，曰去累，曰开顶，曰缩龟，曰绝边，曰洛诵看读也，曰烧炼，曰固息，曰按跷，曰吐纳，曰采补，曰博施，曰解祠，曰赈乏，曰栖山，曰适性，曰不动，曰受持。夫如是者，伐疾可也，养性可也。以津为药，何以造化？以气为丹，何以淳峙？肝为龙，肺为虎，何以交合？坎为铅，离为汞，何以抽增？而乃四时溉之以求黄芽之长？是不知五行之根蒂，三才之造化，去大道远矣。

吕子曰：大道如何？子钟离子曰：真源判矣，大朴散矣。道生于一，一生于二，二生三。一者，体也；二者，用也；三者，造化也。孰为体用？阴阳是也。孰为造化？交合是也。道生二气，二气生三才，三才生五行，五行生万物。人者，万物之灵，能尽性而齐天地者也。

吕子曰：此何道欤？子钟离子曰：大道判而有形，形而后有数。天，得乾道，以一为体，所用者阳也；地，得坤道，以二为体，所用者阴也。阳主乎升，阴主乎降，且互交焉，何也？天，积气也；地，积水也。天以乾索于坤，一索而为长男，曰震；再索而为中男，曰坎；三索而为少男，曰艮。此天交于地而生三阳者也。地以坤索于乾，一索而为长女，曰巽；再索而为中女，曰离；三索而为少女，曰兑。此地交于天而生三阴者也。于是三阳交于三阴而万物生，三阴交于三阳而万物成。故乾坤相索而生六气焉，六气交合而分五行焉，五行交合而生成万物焉。方其乾道下行，三索既终，其阳复升，阳中藏阴，上还于天；坤道上行，三索既终，其阴复降，阴中藏阳，下还于地，阳中之藏阴也。其阴不消，是谓真阴。其至于天，因阳而生焉，所以阴自天降。故曰阴中能无阳乎？阴中之藏阳也，其阳不灭，是谓真阳。其至于地，因阴而发焉，所以阳自地升。故曰阳中能无阴乎？阴阳也，周而复始，亘古长存者，其交合不失于道也。

吕子曰：以真气投于真水，心之火与肾之水相交，而在人者，何如哉？子钟离子曰：父与母会时，阳先进，阴后生，胞胎成焉，犹乾坤之三索也。故吾真气，阳也，藏于水而，主升；真水，阴也，藏于气而主降。阳随水下行，是乾索于坤，自上而下者也。上而震为肝，中而坎为肾，下而艮为膀胱。阴随气上行，是坤索于乾，自下而上者也。下而巽为胆，中而离为心，上而兑为肺，元阳在于肾，而生真气者也。真气朝于心肺，生真液者也。上下往复而不亏焉，可以修龄矣。若夫时候无戒，抽增有度，可以长生矣。行之不倦，则其气盛，其魂无阴，其阳壮，其魄有气，升降如天地，盛衰如日月，可以入圣矣。

吕子曰：日月躔度交合于人者，可得闻乎？子钟离子曰：玄黄之萌天地，其如卵焉；六合处中，其如鞠焉球也；日月运行于天之上、地之下，其如轮焉。日月者，阴阳之精也，默纪天地交合之度者欤夫日者，宾出于东，饯纳于西，而昼夜分焉。冬而南至，夏而北至，而寒暑定焉。月者，载魄于西，受魂于东，光照于夕，魂藏于旦。其始也，魄生魂，状如弓焉，夕之初，其光烛于西；其次也，魂加半焉，是谓上弦。夕之初，其光烛于南；其次也，魂盈矣。与日相望，夕之初，其光烛于东；其次也，魂生魄，状如阙镜焉。日一之初，其魂藏于西；其次也，魄加半焉，是谓下弦。日一之初，其魂藏于南；其次也，魄盈矣。与日相背，日一之初，其魂藏于东，于是魂生魄，魄生魂，进退有时，合于乾坤之期与数焉。夫日之南至也，日出于辰之端，纳于申之杪，各五十分焉。过于此，则其出也、其纳也，自南而北。及乎北至也，日出于寅之杪，纳于戌之端，各五十分焉。过于此，则其出也、其纳也，自北而南，又复乎南至矣。夏之日，冬之夕也；冬之夕夏之日也。南至之月，其出自北而南，比乎夏之日也；北至之月，其出自南而北，比乎冬之夕也。此其往来，为寒暑之序者欤！

吕子曰：寓于天者，岩知之矣；寓于人者，未之知也。子钟离子曰：天地之机，在乎阴阳之升降。窃比我于日月焉，则月受日之魂，以阳变阴，阴尽阳纯，如日之辉。吾气也，能炼而成神，是亦返乎纯阳者也。

吕子曰：天地阴阳升降之理，日月精华交合之度，二者何先？子钟离子曰：明乎阴阳之升降，使水火真水真火合于一焉，以镇丹田大药也，可以齐天地矣。其欲轻举欤？则法日月之交会，以阳炼阴，使阴不生焉；以气养神，使神不散焉。然后五气朝元，三花聚顶矣。是盖有时焉。阴阳之升降，岁以交合者也；日月之往来，月一交合者也；人之气液，昼夜一交合者也。于是时又有四等焉。百岁者，人之常也。自一而至三十者，少壮之时也；六十者，长大之时也；九十者，老耄之时也；百而至于百有二十者，衰落之时也：是谓身中之时焉。十有二辰者，一日也；五日者，一候也；三候者，一气也；三气者，一节也；二节者，一时也。时属于春，阴之中其阳半焉，其气变寒为温；时属于夏，阳之中有阳焉，其气变温为热；时属于秋，阳之中其阴半焉，其气变热为凉；时属于冬，阴之中有阴焉，其气变凉为寒：是谓年中之时焉。月有三旬，其辰三百有六十，其刻三千，其分十有八万。自朔旦至于上弦，阴之中其阳半焉；自上弦至于既望，阳之中有阳焉；自既望至于下弦，阳之中其阴半焉；自下弦至于晦，阴之中有阴焉：是谓月中之时焉。六十分者，一刻也；八刻有二十分者，一时也。时之半，是为一卦，言其卦以定八方焉，论其正以分四位焉。自子而至于卯，阴之中其阳半，以太阴起少阳焉；自卯而至于午，阳之中有阳，纯以少阳而起太阳焉；自午而至于酉，阳之中其阴半，以太阳而起少阴焉；自酉而至于子，阴之中有阴，纯以少阴而起太阴焉，是谓日中之时焉。嗟夫！难得而易失者，身中之时也。其去疾，其来徐者，年中之月也；迅如电光石火者，日中之辰也。夫吾年之壮也，根元固而易为功，千日可以大成矣；年之中也，先圆补之，而后至焉；及其耄也，救护之、辅益之，积小成以至中成，积中成以至还童而止尔。

夫天地相去八万四千里，日南至之后，地中之阳升焉。凡一气，旬有五日，上进于七千里，其旬十有八，其升者至于天，太极而阴生矣。日北至之后，天中之阴降焉。凡一气，旬有五日，下进于七千里，其旬十有八，其降者至于地，太极而阳生矣。盖如循环焉。日月之围，各八百有四十里，既旦之后，六之中起九焉。一之日，其时十有二，魄中之魂进于七千里。旬有五日，则其时一百有八十，魄中之魂进乎八百有四十里，既望之后，九之中起六焉。一之中，其时十有二，魂中之魄进于七十里，旬有五日，则其时一百有八十，魂中之魄进于八百有四十里，亦如循环焉。人之心也、肾也，其相去八寸有四分，阴阳升降与天地同，气液相生气中生液，液中生气与日月同。然天地也、日月也，年之后有年焉，月之后有月焉。人也不究交合之时，损不知补，益不知收，阴交而不知养阳，阳交而不知炼阴，月无损益，日无行持，而吾之年之月则有限焉。

吕子竦然曰：岩愿闻修炼之法，行持之时。子钟离子曰：五脏之气，月有盛衰焉，日有进退焉，时有交合焉。运行五度，气传六候，精炼而后真气生，气炼而后阳神合，神炼而后大道契矣。

吕子曰：五脏之气金木水火土也，五行之位东西南北中也，其生成有道乎？交合有时乎？采取有法乎？子钟离子曰：天地分而五帝列焉：东曰青帝，其行春令，起阳于阴中，而万物生焉；南曰赤帝，其行夏令，升阳于阳中而万物长焉；西曰白帝，其行秋令，起阴于阳中而万物成焉；北曰黑帝，其行冬令，进阴于阴中而万物陨焉；四时各旬有八日，中央黄帝，主之春以助乎发生，夏以接乎长育，秋以资乎结立，冬以制乎严凛。五帝分治，各七旬有二日，于是三百有六十日，而岁功毕矣。青帝之子甲乙，其位在东，其德在木；赤帝之子丙丁，其位在南，其德在火；黄帝之子戊己，其位在中央，其德在土；白帝之子庚辛，其位在西，其德在金；黑帝之子壬癸，其位在北，其德在水。及其交也，见于时而为象者：木，青龙也；火，朱雀也；土，勾陈也；金，白虎也；水，玄武也。见于时而生物者：乙合于庚，春有榆焉，其色青而白，不失乎金木者也；辛合于丙，秋有枣焉，其色白而赤，不失乎金火者也；己合于甲，夏之杪、秋之端有瓜焉，其色青而黄，不失乎土木者也；丁合于壬，夏有椹焉，其色赤而黑，不失乎水火者也；癸合于戊，冬有橘焉，其色黑而黄，不失乎水土者也，以类推之，可胜既欤！

吕子曰：在于时者知之矣，在于人者未之知也。子钟离子曰：人也圆颅方趾，天地之象具焉。阴升阳降，天地之机藏焉。肾，水也；心，火也；肝，木也；肺，金也；脾，土也。有生成之道焉，生者谓之母，受生者谓之子。于是复有刚克之道焉生谓五行相生，克谓五行相克，克者谓之夫，受克者谓之妇。其气之生也，孰自哉？肾生肝，肝生心，心生脾，脾生肺，肺生肾也。其气之克也，孰自哉？肾克心，心克肺，肺克肝，肝克脾，脾克肾也。故曰：肾者，心之夫，肝之母，脾之妇，肺之子也；肝者，脾之夫，心之母，肺之妇，肾之子也；心者，肺之夫，脾之母，肾之妇，肝之子也；肺者，肝之夫，肾之母，心之妇，脾之子也；脾者，肾之夫，肺之母，肝之妇，心之子也。心见乎内为脉，见乎外为色。口舌者，其门户欤！受肾之制伏，而役用于肺，夫妇然也。得肝则盛，见脾则衰，子母然也。肾见乎内为骨，见乎外为发。耳者，其门户欤！受脾之制伏，而役用于心，夫妇然也。得肺则盛，见肝则衰，子母然也。肝见乎内为筋，见乎外为爪。目者，其门户欤！受肺之制伏，而役用于脾，夫妇然也。得肾则盛，见心则衰，子母然也。肺见乎内为肤，见乎外为毛。鼻者，其门户欤！受心之制伏，而役用于肝，夫妇然也。得脾则盛，见肾则衰，子母然也。脾见乎内为脏，见乎外为肉。唇齿者，其门户欤！呼吸以定往来，受肝之制伏，而役用于肾，夫妇然也。得心则盛，见肺则衰，子母然也。

吕子曰：心，火也，何以得下行欤？肾，水也，何以得上升欤？脾，土也，土在中而承火则盛，安得不克于水欤？肺，金也，金在上而下接火则损，安得有生于水欤？生者远，克者近，为之奈何？子钟离子曰：五行之归于源也，以气引元阳而升举焉，于是乎生真水矣。真水造化而后生真气，真气造化而后生阳神，始于五行定位，有一夫一妇焉。肾，水也，其中有金吾之起功当识焉金本生水故曰水中金，水恶土者也，吾之采药须土归水焉。龙者肝之象也，虎者肺之神也。阳龙出于离，阴虎生于坎，五行之位颠倒，则阴阳之气传子母矣。时自子而至于午者，阳中生阳，五行颠倒，则液行乎夫妇矣。自午而至于子者，阴中炼阳，阳不得阴，不成其极也。无阴斯不死矣；阴不得阳，不生其极也，阴绝斯寿矣。

吕子曰：五行者，何以本乎阴阳之气欤？子钟离子曰：人之始，造形也，于是肾生脾，脾生肝，肝生肺，肺生心，心生小肠，小肠生大肠，大肠生胆，胆生胃，胃生膀胱。此阴之精血也。元阳之始萌，则在二肾，肾，水也，其中有火升而斯为气，以朝于心。心，阳也，以阳合阳，故太极生阴焉。由是积气生液，液自心降而还于肾。肝者，心之母，肾之子也，传导肾之气而至于心。肺者，心之妇，肾之母，传导心之液而至于肾。气也、液也，其升降如天地阴阳焉。肝也、肺也，其传导如日月往复焉。五行者，名之数也。论其交合生成，惟元阳一气为之本欤！气生液，液生气，于是知肾为气之根，心为液之源也。灵根既固，则恍惚之中，其气生真水矣；心源既清，则杳冥之中，其液生真火矣。火中识龙，水中识虎，二者交而黄芽茂矣。

吕子曰：黄芽，何谓也？子钟离子曰：龙虎是也。龙，非肝也，离宫真水者也；虎，非肺也，坎位真火者也。

吕子曰：水火，何谓也？子钟离子曰：吾身之水十有八四海也，五湖也，九江也，三岛也，华池也，瑶池也，凤池也，天池也，玉池也，昆池也，元潭也，阆苑也，神水也，金波也，琼液也，玉泉也，阳酥也，白雪也，吾身之火有三君火也，臣火也，民火也。三者，以元阳为本者也。于是乎生真气。真气者，聚则安，弱则疾，散则死。

吕子曰：蕞尔元阳而举三火，三火起于群水众阴之域，其散易，其炽难，奈何？子钟离子曰：心者，血之海；肾者，气之海；泥丸者，髓之海；胃者，水谷之海。此吾之四海也。五脏各有其液，其位五方东西南北中也。此吾之五湖也。小肠其长二丈有四尺，上下九曲。此吾之九江也。大肠其下，则吾之元潭也。顶曰上岛，心曰中岛，肾曰下岛。三岛者，吾之阆苑也。黄庭之下有华池焉，丹阙之前有瑶池焉，接玉京者有昆池焉，冲内院者有天池焉，心肺之间有凤池焉，唇齿之内有玉池焉。神泉生于气中，金波降于天上，赤龙所止，于是有琼液、玉泉焉。凡胎既变，于是有白雪、阳酥焉。吾尝溉灌以沃其炎，盖亦有时矣。太上曰玉液，其次曰金液，皆可以还丹者也。抽之增之以应沐浴，盖亦有度矣。太上曰中田，其次曰下田，皆可以炼形者也。玉蕊、金葩，其变白黄醍醐甘露，其炼芬烈。此水之效也。民火升，而助乎肾之气，以生真水；臣火升，而交于心之液，以生真气。小用焉，魔可降，疾可已矣；大用焉，质可炼，丹可成矣。用周天以焚其身，勒阳关以还其元，别九州之势以养阳神，燎三彭之累以除阴鬼，上行以通三关，下运以消七魄，炼形成气则宾天矣，炼气成神则而蜕矣。此火之效也。

吕子曰：夫少胜多、弱致强有方乎？子钟离子曰：二八之阴消，九三之阳是，而后金丹成矣；七返九还，而后胎仙化矣。真气在于心，心者，液之源也；元阳在乎肾，肾者，气之渊也。膀胱者，民火也，津液之府也。

肾不止于民火，不能为用矣，何也？心肾相去八寸有四分，天地之位也。气液太极相生者，阴阳之交也。一日十有二时者，一岁之数也。心之液非自生也，因肺之液降于心，其液行焉。自上而下，归于下田，命之曰妇还夫官；肾之气非自生也，因膀胱之气升，而肾之气行，自下而上，以朝中元，命之曰夫还妇室。肝之气导行肾之气，自下而上，以至心者，火也。二气相交，薰蒸于肺，肺之液下降，自心而来，故曰心生液，夫生于心而不散，是谓之真水。肺之液传送心之液，自上而下，以至于肾者，水也。二水相交，浸润于膀胱，其气上升，自肾而起，故曰肾生气，气生于肾而不消，是谓之真火。真火出乎水，恍恍惚惚，其中有物，视之不可见，取之不可得也；真水出于火，杳杳冥冥，其中有精，见之不能留，留之不能止也。火中之物龙也，水中之精虎也，是之谓大药者耶！

吕子曰：心之火生液，故龙隐于水，而不在于肝，其出于离；肾之水生气，故虎藏于火，而不在于肺，其生于坎，何也？子钟离子曰：龙，阳物也，在物为木，在人为肝；虎，阴物也，在物为金，在人为肺。肝，阳也，而在阴位，所以肾之气传肝之气，以水生木者也。肾之气足，而肝之气生，其气既生，以绝肾之余阴，而纯阳之气上升矣。肺，阴也，而在阳位，所以心之液传肺之液，以火克金者也。心之液，而脾之液生，其液既生，以绝心之余阳，而纯阴之液下降矣。夫以肝为阳，能绝肾之余阴，是知气过于肝，斯为纯阳，其中藏乎真一之水而无形，名曰阳龙焉。夫以肺为阴，能绝心之余阳，是知液至于肺，斯为纯阴。其中负正阳之气而不见，名曰阴虎焉。气升液降，何以交乎？真一之水，见液斯合矣；正阳之气，见气斯聚矣。方以类，物以群者乎！夫传行之时，以法制之，使肾之气不逸，而于其气中收真一之水；心之液不散，而于其液中取正阳之气。二者相逢，曰得如黍米焉，百日而药力全矣，二百日而圣胎坚矣，三百日而胎仙圆矣。

吕子曰：气之生也，其液亦降矣。吾真一之水，得不随而下传五脏乎？液之生也，其气亦升矣。吾正阳之气，得不随而出重楼乎？真水随液下行，则虎不能交龙矣；真阳随气上升，则龙不能交虎矣。如是又安得黄芽欤？子钟离子曰：肾之气，其生也，如太阳之出海，雾露不能蔽其光，气壮则真一之水自成矣；心之液，其生也，如严天之杀物，嘘呼不能散其寒，液成则正阳之气自盛矣，而强弱未可必也。

吕子曰：气液之生，各有时矣。夫所谓气盛则水盛，液盛则气盛。夫何盛衰未之保耶？子钟离子曰：肾之气易散，而真虎难得者也；心之液难聚，而真龙易失者也。

吕子曰：愿先生究言之，使学者知大药之方焉。子钟离子曰：疾有三：夫浪卫失其宜，起居违其时，则趋于患，其名曰时疾；不持其精，不颐其神，而冒于情欲，则速于老，其名曰年疾；荣泣卫除，不能自还，则委于死，其名曰身疾。夫时之疾，世皆知疗之矣，顾莫知止老而却死者也。夫洗肠补肉，换顶续支，古之善医者然也。孰识返童驻形，亦有方乎？一曰内丹，二曰外丹。吾闻昔者高上元君传外丹之经，盖言天地升降之理，日月往复之宜。广成子得之，以教黄帝，黄帝久而不能成焉。广成子曰：夫心肾之间有真气真水焉。气也、水也，其中有真阴真阳焉，合而为之，可比金石矣。于是炼于崆峒之山，选于八石而用砂，砂之中取汞焉；选于五金而用铅，铅之中取白金焉。汞，阳龙也；白金，阴虎也。以其心之火，其赫如砂；肾之水，其玄如铅。年之火，随时以合乾坤之策；月之火，损益以顺文武之宜。其炉三成，其成高九寸，外方内圆，取八方之气，应四时之候，斯金鼎也。其藏铅汞如肺焉，其和硫黄如脾焉。三年小成，可以去疾；六年中成，可以延年；九年大成，可以浩劫长存矣。虽然，历古以来，其成者盖罕焉。此无他，或不辨金石之材，或不通火候，或外行不备，则又安得而饵诸！

吕子曰：外丹不足以入圣，敢问内丹何如？子钟离子曰：外丹岂可浅哉？夫肾者，气之根，根不深，则叶不茂矣；心者，液之源，源不清，则流不长矣。老而学道，其必资乎五金八石，以助气炼形而后可也。夫欲恃之以宾天，则亦陋矣。子欲知内丹乎？其本出乎心肾者也。其材则龙虎而已尔。故龙虎交，而变黄芽矣；黄芽就，而分铅汞矣。

吕子曰：铅汞，外丹也，而此亦云者，何也？子钟离子曰：抱天一之宝而为五金之首者，铅也，白金之母也；感太阳之气而为众石之首者，砂也。汞，其子也，铅中之白金难取者也，砂中之汞易失者也，合斯为至宝矣。此特言其外者也。试言其内，则吾始胎也，寓质于纯阴之宫，阴阳未判，其神藏于中焉，三百日而胎具矣，五千日而气充矣。吾尝察于五行，则其始胎也，精与血而已。其先已有水矣，察于五脏，其精其血以之为形，其先已有肾矣。肾水之中，伏藏乎受胎之初，交合之真气隐于肾。此吾之内铅也。肾之中生气，气中有真一之水，其名曰虎。吾内铅之白金也，肾之气传于肝之气，肝之气传于心之气，心之气太极而生液，液中有正阳之气。此吾之内汞也。心之液，吾之内砂也。气中真液之水，与液中正阳之气合焉，积而为胎，传于黄庭，进火不瘥，则胎仙化矣。

吕子曰：然则内铅何以取白金乎？内砂何以取汞乎？汞作砂，白金作宝，可得闻乎？子钟离子曰：内铅也者，阴阳之真气，纯粹不杂者也。形既成矣，其气藏乎！其肾之左右相对，同升于气，是为元阳之气；气中有水，是为真一之水。水随气升，气止则水止矣，气散则水散矣。二者合焉，是为龙虎交而变黄芽，以成大药矣。故真一之水，内畜正阳之气，其犹胎哉！其始，即阴留阳；其次，用阳炼阴。于是气为精，精为汞，汞为珠，珠为砂，砂为金丹，而真气自生，炼之斯成神。其化火龙出大昏之衢，骖玄鹤以入蓬莱之都矣。

吕子曰：以形交形，形合生形；以气合气，气合生气。其数不逾乎三十旬，此人所以受用也，而男女别焉。吾丹其何似耶？子钟离子曰：父精先进，母血后行。血包于精，而为女。女者，内阳外阴，血在外也。母血先进，父精后行，精包于血，而为男。男者，内阴外阳，精在外也。所谓血者，生于心，而无正阳之气；所谓精者，生于肾，而有正阳之气焉，汞之本也。合真一之水，入于黄庭，汞以铅之汤烹焉，铅以汞之火炼焉。铅而不汞，不能发真一之水；汞而不铅，不能变纯阳之气。

吕子曰：汞，正阳也，即真一之水为之胎，至于黄庭，则龙虎已交合，而阴阳两止矣。以铅烹之，得无阴极而损其肠乎？何以云气中生气，成大药耶！子钟离子曰：肾之气，投于心之气，气极而生液，其中有正阳之气配合真一之水焉，是名龙虎交合者也。日之所得，其巨如黍置于黄庭，是名金丹大药者也。黄庭者，何也？胃之下，膀胱之上，心之北，肾之南，肝之西，肺之东，上清下浊，其外应四色，其量容二升，其路通八水。既置药于中，而火不进焉，则散而不能止矣；火进焉，而药不之采，则阴中之阳不能止，而特发举肾之气，以炎乎下元而已尔。故药之采也，有时火之进也，有数先于铅中假气以进火一使大药坚固，以镇乎下田，斯名采补者也。夫能抽其铅，增其汞，则肘后飞金晶矣，铅抽矣，而汞不增，徒还精以补泥丸而已尔。真气不能生，而阳神不能成也。汞增矣，而铅不抽，徒以炼汞，而补丹田益寿可也。然砂不能变，而金丹不能成矣。

吕子曰：赖气中之水以采药，假铅中之气以进火是已，其所以抽之增之何理欤？子钟离子曰：金石者，外药也，无其情者也；气液者，内药也，有其情者也。无其情者，犹能施于物而成宝，寓于人而益寿，况有其情者乎，积日引月，知交合之时，财气中有气，炼气成神矣。大之天地，明之日月，外之金石，内之气液，既抽矣，当知所以增焉，既增矣，当知所以抽焉。兹造化之本也。夫冬至也，阳升于地，地抽其阴，太阴抽而为厥阴，少阳增而为阳明，厥阴抽而为少阴，阳明增而为太阳；不然，则无寒以变温，温所以变热者矣。夏至也，阴降于天，天抽其阳，太阳抽而为阳明，少阴增而为厥阴，阳明抽而为少阳，厥阴增而为太阴；不然，则无热以变凉，凉所以变寒者矣。此天地六气者，升降之、抽增之之验也。若夫月变日魂，日变月魄，前旬有五日，月抽其魄，日增其魂，于是精华满而照下土矣。不然，则无载生以变上弦，上弦以变既望者也。若夫月还阴魄，日收阳精，后旬有五日，日抽其魂，月增其魄，光炎谢而阴魄盈矣。不然，则无既望以变下弦，下弦以变晦朔者也。此日月往复，九六之变，抽之增之之验也。夫人之铅者，乃自天地之先焉，因太始而后有太质万物之母也。太质而生太素，斯其体者欤！于是乎为水中之金，斯其用者欤！故曰：火中之水，五行之祖，大道之本也。汞之增，则铅斯抽矣，非内外也，由下田而入上田者也。斯肘后飞金晶者欤！起河车而走龙虎者欤！还精以补泥丸者欤！铅也，既复抽焉；汞也，则自中降焉。由中田而归下田者也。始交龙虎，而合以变黄芽，五行之颠倒者也；次抽其铅，而增其汞，以养胎仙，三田之反覆者也。不如是，龙虎不合，而胎仙不化矣。

　　吕子曰：真铅真汞所以抽焉，所以增焉，愿闻其详。子钟离子曰：汞必用铅，而不可用铅，故当抽之而入于上宫焉。元气不传还，精归于泥丸，日所得之汞，阴既尽而阳纯矣，则其变也，精为砂，砂为金，是曰真铅。真铅者，吾之真气合而得之者也。金晶下入丹田，升以炼其形，其骨金色矣。及乎真铅，升于内府，其体白矣。故曰自下而上，自上而下，还丹炼形，皆金精往复之功也；自前而后，自后而前，焚身合气，皆真气造化之功也。不抽焉、不增焉，能至是乎！

　　吕子曰：上而上、下而下，后而后、前而前，其度何如？子钟离子曰：时可升也，不可降也；时可抽也，不可增也；上下往来而不忒，河车之力也。

　　吕子曰：河车，何谓也？子钟离子曰：人之身，其阳少，其阴多，是以水之居其中者为众矣。故吾之车行于水者也。车何载欤？负吾之元阳之气而转焉者也。其行也，或上或下，或后或前，驾驭乎八琼，驱驰乎四海。升天也，则上而入昆仑矣；既济也，则下而奔凤阙矣。运乎元阳，直入于离宫，载乎真气，曲归于寿府，往来九州，巡行三田而不息焉。龙虎既交，则黄婆御焉。入于黄庭，汞铅既分，则金男徒焉；入于金阙，玉泉金液皆载而往集焉。故五行赖之以生成，二气赖之以交会，顺时而下功，皆此车之用也。夫养阳炼阴，立事无忒者，谁能之乎？乾坤未纯，往来其阴阳者，谁能之乎？宇宙未周，交通其气血者，谁能之乎？自外而内，以旋转天地纯粹之气，接引吾之元阳者，孰能之乎？自凡而圣，以旋转阴阳真正之气，炼补吾之元神者，孰能之乎？皆是车之运也。

　　吕子曰：是车也，奚为之欤？其运用也，亦有方欤？子钟离子曰：河车者，起于北方正水之中，肾之真气之神所生正气者也。方其乾再索于坤而生坎。坎者，水也，阴之精也。阳既索于阴矣，则阳返负阴而还位，所过者艮也、震也、巽也，以阳索阴，因阴而取阴焉。运而入于离，承阳而生，斯其载阴而入乎阳者也。坤再索于乾而生离。离者，火也，阳之精也。阴既索于阳矣，则阴返抱阳而还位，所过者坤也、兑也、乾也，以阴索阳，因阳而取阳焉。运而入于坎，承阴而生，斯其运阳而入乎阴者也。及采药于九宫之上，既得之矣，于是下入黄庭，抽铅于曲江之下，载搬也之而上焉，升于内院。夫金玉之液，本乎还丹者也。载之运之，可以炼形，使水上行焉，君民之火本乎炼形者也；载之运之，可以成丹，使火下进焉，斯则五气朝于元，三花萃于顶软！载之运之，其亦有时焉，有数焉，神聚则魔至矣。载真火以焚其躯，则三彭亡焉，药就则海枯矣。运霞浆而沐浴，则八水波焉。

吕子曰：岩今也游其涯而未涉其源，愿申论之。子钟离子曰：五行颠倒，龙虎交而变黄芽者，此小河车也。三田返复，肘后飞金晶，还精入泥丸，抽铅增汞而成大药者，此大河车也。龙虎交而变黄芽矣，铅汞交而成大药矣。真气生，而五气朝中元矣，元阳神全，而三神超内院矣。紫金丹成，如玄鹤飞矣；白玉汞就，如火龙起矣。或出或入而自如，或往或来而无关者，此紫河车也。是车也，有三成之等上中下，三成之后，又有三焉：火之聚也，心行之意使之，用以已疾，其名曰使者车其既济也，自上而下，阴阳正合，水火共处，静而闻雷霆之声，其名曰雷车；至夫心役于境，性牵于情，真阳之气感物而散，自内而外，且不息焉，久而趋于衰，八邪五疫于是运而入于气府，元阳不能御矣，故老而疾，疾而死，其名曰破车。

吕子曰：紫河车者，何自而行焉？子钟离子曰：始之以配合阴阳，次之以聚散水火，然后采药进火，增汞抽铅，则小河车固当行矣。金晶入于顶，黄庭之药既成矣，于是一撞三关，直超内院，后起前收，上补下炼，则大河车固当行矣。金玉之液，所谓还丹炼形者也。炼形而后炼气，炼气而后炼神，炼神合道，乃臻于成，此紫河车也。

吕子曰：炼形成气，炼气成神，炼神合道，岩未敢问也。敢问何谓还丹者软？子钟离子曰：丹者，非色也，非味也，其丹田者耶！其别有三：上曰神舍，中曰气府，下曰精穴。精中生气，于是气在乎中丹矣；气中生神，于是神在乎上丹矣；真水真气合而成精，于是精在乎下丹矣。二者孰无之哉？惟其气生于肾，而未朝于中元；神藏于心，而未超于上院。故精华不能返，合则三丹，何所用之。

吕子曰：玄中有玄，孰不有命软？命中无精，非我之气也，其本于始胎之元气乎？无精则无气，非我之神也，其本于始胎之元神乎？故精也、气也、神也、三田之宝也。夫欲常止于三官，亦必有道欤上中下也?

子钟离子曰: 气生肾之中，其中有真一之水，使水还于下丹，则精养灵根，气自生矣; 液生心之中，其中有正阳之气，使气还于中丹，则气养灵源，神自生矣。集灵为神，合神入道，以还上丹而后仙矣。

吕子曰: 还者，既往而有所归者也，其理渊微，岩未究焉。子钟离子曰: 子知还丹者乎? 有小者，有大者，有七返者，有九转者，有金液者，有玉液者，有以下丹还上丹者，有以上丹还中丹者，有以中丹还下丹者，有以阳还阴者，有以阴还阳者，非徒列其名而已，其亦时不同，而功各异也。所云小者，自乎上元者也; 下元者，五脏之主，三田之本欤! 水生木，木生火，火生土，土生金，金生水，顺其时焉，当生而引未生，如子母相爱也。火克金，金克木，木克土，土克水，水克火，顺其度焉，当克而补未克，如夫妇相合也。气液转行，周而复始，自子而至于午，阴阳生者也; 自卯而至于酉，阴阳停者也。一昼一夜，复还下丹，修真者于其中采药进火，而下丹成矣。所云大者，龙虎交而变黄芽，抽铅增汞，而成大药。金晶起于玄武之宫，真气升于玉京之下，河车奔于岭，玉液灌于衢，自下田入上田，自上田复下田，后起前来，循环满焉。修真者于其中起龙虎，飞金晶，养胎仙，而下丹成矣。所云七返者，心之阳还于心者也，肺之阳自心而生，而复还于心，皆不离乎中丹者也。夫九转者，何也? 五行生成之数，五十有五，天一地二，天三地四，天五地六，天七地八，天九地十。故一、三、五、七、九阳也，其数二十有五; 二、四、六、八、十阴也，其数三十，而人之身盖具足焉。自肾为之始，水一火二，木三金四，土五，此五行生之数，三阳而二阴也。又自肾为之始，水六火七，木八金九，土十，此五行成之数，三阴而二阳也。故水为肾，得一与六者也; 火为心，得二与七者也; 木为肝，得三与八者也; 金为肺，得四与九者也; 土为脾，得五与十者也，斯五者各有阴阳焉。阴者，极于八，盛于二，是以气至于肝，而肾之余阴绝矣。气至于心，太极生阴，盖以二在心，八在肝也。阳者，尽于九，盛于一，是以液至于肺，而心之余阳绝矣。液至于肾，太极生阳，盖以一在肾，九在肺也。吾交龙虎而合焉，采心之正阳之气，此心之七也。七返中元而入于下田，以养胎仙，复还于心，此其七返者也。二八之阴，何以消乎？真气生而心无阴，以绝乎二也；大药成而肝无阴，以绝乎八也。肝以纯阳助于心，则肝三之气盛矣；七既还于心，以绝肺之液，肺之九转而助于心，则九三之阳长矣。此其九转者也。

吕子曰：金液玉液交于三官，阴阳往复者，何也？子钟离子曰：古先至人以谓肺之液入于下田，谓之金液；心之液入于中田，谓之玉液。非不善矣，而于玄机未之尽也。夫肺生肾，以金生水者也；肾克心，以水克火者也。金入于水，水入于火，皆何得谓之还丹哉！金液者，肺之液也。其为胞胎，其合龙虎，传送至于黄庭，大药将成，抽之肘后飞起，其液以入上宫，下还中丹，复自中丹而还下田者也。玉液者，肾之液也。其随元气上升而朝于心，积之为金水，举之盈玉池，散而为琼华，炼而为白雪。纳之自中田入下田，有药则能沐浴胎仙焉；升之自中田入四肢，炼形则能更迁尘骨焉。不升也、不纳也，周而复始者也。阴极生阳，阳中有真一之水，其水随阳上升，是阴还阳者也；阳极生阴，阴中有正阳之气，其气随阴下降，是阳还阴者也。于是补泥丸，炼九天，以下还上者也；既济溉灌，以上还中者也；炼丹进火，以中还下者也；炼质焚形，以下还中者也。五行颠倒，三田返复，至于炼形化气，炼气成神，自下田迁焉。至于中田，自中田迁焉。至于上田，自上田迁焉。出于天门，三迁功成，入于圣流，不复有还矣。

吕子曰：炼形，何谓也？子钟离子曰：神者，形之主也；形者，神之舍也。形中之精以生气，气以生神者也；液中生气，气中生液，形中之子母也。生木者，水也；生火者，木也；生土者，火也；生金者，土也；生水者，金也。故气传乎子母，液行乎夫妇，形中之阴阳也。水之化为液，液之化为血，血之化为津，阴得阳而生者也。阴阳爽其宜，则涕也、泪也、涎也、汗也，横出而阴失其生矣。气之化为精，精之化为珠，珠之化为汞，汞之化为砂，阳得阴而成者也。阴阳爽其宜，则疾也、老也、死也、苦也，阳不得成也。故曰阴不得，阳不生；阳不得，阴不成。彼修阳不修阴，炼形不炼物，何以能长存乎？夫吾之始胎，自阴中而生阴，因形造形，及孕而出，既壮也，六尺之躯，皆属阴也。所有元阳者，一黍而已。其大也，可以炼形化气，身外有身者矣。

吕子曰：然则，形阴也，阴则有体，以有而为无，使形化气而入于圣者，炼之法也。因形留气，以气养形。太上长生久视，其次延年。三百有六十日者，一岁也；三万有六千岁者，一劫也；三万有六千劫者，浩劫也。炼形者，可以至浩劫矣。岩愿闻之。子钟离子曰：人之形。其长五尺有五寸。其有不齐者，以寸定尺，五行生成之数也。心之上为九天，肾之下为九地，肾至心八寸有四分，合乎天地者也；心至重楼第一环亦八寸有四分，第一环至顶亦八寸有四分；肾至顶则二尺有五寸二分。吾元气一日一夜盈满者，三百有二十度，度凡二尺有五寸二分，为八十有一丈，应纯阳九九之数者也；肾之至顶也，五五纯阳之数也。故元气从呼而出焉。其出也，荣卫皆通矣。天地之正气应乎时，顺乎节，或交或离，丈尺无穷焉。其从吸而入也，经络皆辟矣。故一呼一吸而三才之真气天地人也，往来于十二楼，一往一来谓之一息，昼夜益万有三千五百焉。故吾之呼万有三千五百，而吾之元气自中而出矣；吾之吸亦万有三千五百，而天地之正气自外而入矣。根源固而元气实，则其呼其吸可以夺天地之正气，于是以气炼气，散充于身。清者荣也，浊者卫也，皆流通焉；纵者经也，横者络也，皆舒畅焉，寒暑不能害而永年矣。根源败而精气削，则所吸天地之气浩浩而出。吾之元气，九九而损，反为天地夺焉。

吕子曰：元气何以得不亡，用以炼其形质乎？天地之正气何以能夺乎？子钟离子曰：欲战胜者，在兵强而已；欲民安者，在国富而已。元气者，兵也。在内也，可以消形质之阴；在外也，可以夺天地之气。身者国也，有象者，斯丰足欤！无形者，斯坚固欤！万阓俱辟，而无一失矣；一骥谬行，而有多获矣。或前或后，以炼其质，焚其形；或上或下，以养其阳，消其阴。乾坤之炼有时，气液之锻有日。吾之形也，炼以玉液，则使甲龙以升，而白雪充肌矣；炼以金液，则逐雷车以降，而金光盈室矣。方其玉液上行，以河车运之于四大，其始于肝受之，则见于目，其光了然；次于心受之，则见于口，其液嗋然；次于脾受之，则见于肤，若凝脂然；次于肺受之，则见于鼻，天香达而颜壮矣；次于肾受之，再返本元，则见于耳，天音达而发鬒矣，金液不足进也。若夫还丹未还，见于君火，谓之既济，丹既还而复起，敌于真阴，谓之炼质，土克水者也；若金液在土，使黄帝回光，斯合太阴矣，火克金者也；若金液在火，使赤子同炉，斯生紫气矣。火兴于水，是乃阳中消阴欤？变金丹于黄庭之内，炼阳神于五气之中，于是肝之青气冲矣，肺之白色出矣，心之赤光见矣，肾之黑祥升矣，脾之黄彩应矣夫！然后朝于中元，从于君火，以超内院焉。下元者，阴中之阳也，其阳无阴；中元者，阳中之阳也，其阳无生；黄庭大药者，阴尽阳纯也。三者皆升而聚于神官，故下元者，五液所朝者也；中元者，五气所朝者也；上元者，三阳所朝者也。

吕子曰：何谓朝元者欤？子钟离子曰：混沌判而为天地，天地位而列五方，其方各一帝焉，帝各二子，其一为阳，其一为阴，是曰二帝。相生相成而分五行，五行而后定六气三阳三阴。其如人之始胎，精气为一，精气分而生二肾，左为玄，右为牝。玄以升气，而上传于肝；牝以纳液，而下传于膀胱。玄牝者，其出于无，以无为有者欤！故曰谷神不死，是谓玄牝，玄牝之门，天地之根也。自肾而生五脏六腑焉。肝为木，其于甲乙，其位东之青帝者也；心为火，其于丙丁，其位南之赤帝者也；肺为金，其于庚辛，其位西之白帝者也脾为土，其于戊己，其位中央之黄帝者也，肾为水，其于壬癸，其位北之黑帝者也。故一气运五行，五行运六气，其先之者，阴阳也。阳有阴中之阳，阴有阳中之阴者也；次之者，五行也，有水中之火，火中之水，水中之金，金中之木，木中之火，火中之土者也。在人者，于是交合焉？故二气分而为六气，大道散而为五行。日南至也，一阳生而朝气于天焉，五方之地阳皆生矣。一帝当其行令，而四帝助之。春令行，而黑帝不收其令，则寒不能变温矣，赤帝不备其令，则温不能变热矣。日北至也，一阴生而朝气于地焉，五方之天阴皆降矣。一帝当其行令，而四帝助之。秋令行，而赤帝不收其令，则热不能变凉矣，黑帝不备其令，则凉不能变寒矣。故推而言之，日月之间，一阳始生，而五脏之气朝于中元焉；一阴始生，而五脏之液朝于下元焉；于是，三阳朝内院阴中之阳、阳中之阳、阴阳中之阳谓之三阳，心神返天宫，皆所谓朝元者也。虽然龙虎合而成大药，大药成而生真气，真气既生，则于年之中用月，月之上以定兴衰焉；月之中用日，日之上以数直事焉；

日之中用时，时之上以定息数焉。春之月肝强而脾弱，夏之月心强而肺弱，秋之月肺强而肝弱，冬之月肾强而心弱。肾者，人之根本也。凡四时之季，脾强而肾弱，甲乙在乎肝，直事防焉，则脾之气不行矣；戊己在乎脾，直事防焉，则肾之气不行矣；庚辛在乎肺，直事防焉，则肝之气不行矣；壬癸在乎肾，直事防焉，则心之气不行矣。气也、藏也，不能俱强者也。故一气盛则一气衰矣，一脏盛则一脏衰矣，此所以多疾者耶！夫萌于亥，生于寅，强于巳，弱于申。吾心之气也，萌于申，生于亥，强于寅，弱于巳；吾肝之气也，萌于寅，生于巳，强于申，弱于亥；吾肺之气也，萌于巳，生于申，强于亥，弱于寅。吾肾之气也，春随于肝，夏随于心，秋随于肺，冬随于肾。吾脾之气也，不知此者，其所以多疾者耶！日也、月也、时也，三阳既聚，以阳炼阳，使阴不生焉；三阴既聚，以阴炼阴，使阳不散焉。况夫真气既生，以纯阳炼于五脏而不息焉。各出其方之色，一举而至于天池矣。始以肾之无阴，九江无浪矣；次以肝之无阴，八关永杜矣；次以肺之无阴，金火同炉矣；次以脾之无阴，玉户弗辟矣；次以真气上升，四气合而为一，而金液降焉。一杯之水，岂能胜舆薪之火哉？盖水火为一，以入神宫，定息内观，一意不散，而神识妙矣。寂静之中而闻至乐之音，如寐非寐，而游于虚无之境，是之谓超内院者也。于是阳神方聚而还上丹，炼神以合大道，上通天门，返于其身，则形与天地齐矣。如其蜕焉，则登紫府觐太微矣。

吕子曰：岩于是而后知炼形可以久视而已，其能仙者必炼气乎？彼曲士者无药而胎息焉。强而留之，积其至寒，或发虚阳而为苛疾，盖不知胎仙成而真气生，真气生而胎息矣。胎息以炼气，炼气以成神。岩闻炼气者必审年中之月，月中之日，日中之时，端居静处，忘机绝迹，当此之际，或心境未除妄想也，智识有漏，专志于仙，而心也、神也不宁焉，则如之何？子钟离子曰：子未达内观矣。内观则神识自止焉。

吕子曰：内观，何谓也？子钟离子曰：是所谓坐忘者也。虽然，彼曲士者交合不知其时，行持不知其法，而望内观以成功焉。故意内成丹，想中取药，鼻搐口咽，欲使日月天地入于气府，譬犹寐而得赇者也。然而，天地否隔，久而不通者，其失亦在乎意乱而已尔。今夫善视者，志在丹青，则不见泰华；善听者，志在管弦，则不闻雷霆；耳目之用浅矣。况吾之心者，周该六合而能内观坐忘者耶！内观之始，如阳升也，其想为男、为龙、为火、为天、为云、为鹤、为日、为马、为烟、为霞、为车、为驾、为葩、为气，如阴降也，其想为女、为虎、为水、为地、为雨、为龟、为月、为牛、为金、为泥、为舟、为叶；吾之内观又岂止于斯而已哉！青龙也、白虎也、朱雀也、玄武也、五岳也、九州也、四海也、三岛也，金男也、玉女也，河车也、重楼也，皆立象于无中以定神识焉。故鱼之未得，则荃不可失矣；兔之未获，则蹄不可舍矣，亦不可执于永久，终于斯须焉。夫能至乎念绝想亡，是为真空，始可以朝真矣，盖内观者，开基之始尔，必也日损焉，入于希夷，是亦由吾内观者也。

吕子曰：龙虎合而阴阳配焉，其内观也，何如哉？子钟离子曰：其想也，九皇真人引绛服之子上升焉，九皇真母引玄衣之女下降焉。见于黄屋之庭，黄裳之姬媒而合偶焉。既已，女下降，子上升，如仳离焉。于是姬持一物，状如朱橘，而投于黄屋，贮以精金之器。子者何也？乾索于坤，阳还复其本，以阳负阴而会其所者也。女者，何也？坤索于乾，阴还复其本，以阴抱阳而会其所者也。此坎离交而阴阳配者乎！若火之炎炎，其中有玄虎上升焉；水之滔滔，其中有赤龙下降焉。二者战于楼阁之前，木户洞启，其炎浡浡，有王者指顾焉。燎蒸燆天，其上有万丈之涛，火兴而复坠，其炎充于天地，龙虎一蟠一缭而入精金之器，下入黄屋，如寘诸柙。此龙虎交合之想也。吕子曰：进火之想，何如哉？子钟离子曰：其想也，有器焉。如釜如鼎，其别玄黄，其形车轮，左青龙，右白虎，前朱雀，后玄武，旁立二臣，紫衣而执圭，下有佐史，奉薪而致燎于器。于是有王者衣朱衣，乘赤马，御赤云，自空而来，以下命令焉。其光上炎，穿天而欲出，天关不开而复下，其燎四周，执圭者、乘马者争使进火焉。于是器中之水无气而凝矣，水中之珠无辉而光矣。此进火之想也。

吕子曰：止于是乎？子钟离子曰：云雷降焉，燆炎升焉，或雨宝华，祥风庆氛起于清都，仙娥、玉女、骊凤、骖鸾来于层霄，奉金盘以进玉露、霞浆，下献于王。此金液还丹既济之想也。龙虎引车于其火之中，上冲三关，三关各有卫焉。先之以龙虎突之；次之以大火攻之；及其辟也，以至昆仑底于天池而止焉。或三鹤冲于三天，或二蝶入于三宫，或五云之表，承绛服之子过于天门，或金舆、玉辂载王者而超三界。此肘后飞金晶大河车之想也。朱衣使者，乘传循行于九州之野，始自冀入兖，自兖入青，自青入徐，自徐入扬，自扬入荆，自刑入梁，自梁入雍，自雍复还于冀，东西南北毕矣，而止于豫，然后循行焉。所召者，金玉也；所通者，壅滞也。一使传命，九州和通，周而复始，运行不已。或游于五岳，始于常山焉；或航于五湖，始于北沼焉；或天符敕五帝，或五命召五侯。此还丹之想也。及夫珠玉委于地，或雨露于物，或潮汐于川川之潮也，或阳生发万汇，或火发燋天地，或烟霞冲宇宙。此炼形之想也。鹤去所栖，龙去所蟠，五帝朝矣朝天也，五云起矣，驯凤而腾寥空矣，寐而游天衢矣，天花堕矣，天乐奏矣，金光烁于官矣。此朝元之想也。朝元之后方日内观。

吕子曰：内观，何如哉？子钟离子曰：内观者，阴阳变易之法也，无时日也，无法则也，居于静室，夙夜端坐，辨阳之神，逐阴之鬼。此达磨之九年、竺乾之六载为此道也，不其难哉！始也自上而下，紫河之车运而入于天宫。天宫者，纷华之地也。修真之士习枯槁，而安淡泊及至，是则乐焉，而不知自吾身者也。于是，其形留而不能蜕矣，况夫三尸、七魄、九虫、六贼者，八死则安肆矣，人安则无所止矣。故因意生像，因像生境，使修真之士，荡而入于邪，尤可大惧者也。

吕子曰：内观以聚阳神，炼神以超内院，上踊而出天门，直超而入圣品，其出其入不缪于往来，其来其往不升于送迎，久视则神与形合，升仙则远游，方壶信乎内观之力也。然何以得不荡而入于邪乎！子钟离子曰：此无他焉，闻道而无苦志，故为物所丧矣。然其魔有十，其难有九，大药未成，则有寒暑，真气未生，则有饥渴，故衣食逼迫，一难也；一家之内，必有父兄之长焉，吾欲去而学道为所拘挐焉，二难也；人因爱而生爱，而后有恩焉，父母取其恩，妇取其爱，相为桎梏焉，三难也；富与贵，人之所欲也，欲使弃而趋于寂寞之道，四难也；方少年可以闻道矣，佟而自肆怠于颐生，而夭折加焉，五难也；急于求师，而真者难值焉，或以辞取之，或以貌取之，六难也；妄师示以异端，持爝火之光，不知日月之明，眩井蛙之声，不知雷霆之震，七难也；朝行而夕改焉，坐作而立忘焉，悦于须臾，厌于持久，终于懈怠，八难也；少而求于声利，老而安其私欲，身中丧其年，年中丧其月，月中丧其时，九难也。目悦众华，耳耽六乐，臭味更进，情荡而气淫，六贼魔也；雕墙峻宇，金璧粲列，富魔也；车徒之丽，羽旄之美，怀银黄，曳组绶，贵魔也；如春之和，如日之长，疾风甚雨，大雷以雹，或喜而乐，或悲而泣，一情魔也；家罹其丧，室苦于疾，殡者在于阼，恩爱魔也；堕于烹鼎，坠于危坂，猛鸷所搏，百虫所噬，大盗所攘，患难魔也；十地当阳，三清玉皇，五岳八王，四神七曜，圣贤魔也；干将阘戟，森其成伍，兵魔也；仙嫱玉女，各奏其伎，女乐魔也；美人袨服而丰饰，神授而目招，女色魔也。魔之挠吾者有三焉：一曰见于境见者卦也，二曰见于寐，三曰见于内观。于其境也而知之，则其志笃矣；于其寐也而知之，则神不惑，意不散矣；于其内观也而知之，籍三昧之火以焚吾形，魔斯歼矣。于是用紫河之车运其阳神，超内院返天宫。

吕子曰：法有数乎？时有数乎？子钟离子曰：法有十二科：一曰匹配阴阳，二曰聚散水火，三曰交合龙虎，四曰烧炼至药，五曰肘后飞金晶，六曰玉液还丹，七曰玉液炼形，八曰金液还丹，九曰金液炼形，十曰朝元炼气，十一曰内观交换，十二曰超脱分形。时有三焉：年中者，法天地阴阳升降之宜；月中者，法日月精气往来之数；日中者，八卦八正卦也，十干，十有二支，一百刻六千分。夫行其法也，一日之复始，则淫邪去而外行修矣；次而金晶充而心境除矣；次而心经一涌，口有甘液矣；次而阴阳击搏于腹，其殷如雷矣；次而魂魄不宁，寐而多悸；次而六腑四肢或有微疾，不药石而愈；次而丹田夜暖，其形秀清，目有神光，寐而物不能侵，若抱婴儿以归；次而金关玉锁，其镝固矣，寐而不漏；次而雷鸣关节通，漯然汗出；次而玉液烹漱，以成凝酥；次而灵液成膏，腥腐斯远矣；次而其骨轻而变神室矣，其行驶矣；次而境不能移，嗜欲绝矣；次而真气入物，可以已疾矣；次而内观明朗矣；次而瞳子炯炯，童首更发，返壮色矣；次而气充而不馁，寿无量矣；次而肤革光泽，其神秀丽，圣丹生而灵液芬然；次而鉴洞秋毫矣；次而其涕、泪、涎、汗除，而黑子瘢痕灭矣；次而胎全气盈而辟谷矣；次而内志合于太虚，七情尽而九虫三尸亡矣；次而魂魄不游而无梦矣；次而阳精成而神府固，寒暑不能暴矣；次而出乎生死，坐忘内观，以游华胥矣；次而功行具而授录，三清能知未来矣；次而胎仙见矣；次而纯阳可以涸外汞矣；次而胎仙飞而祥光生矣；次而静则乐奏矣；次而腥躁富贵矣；次而仪观变而神祇役矣；次而外观紫霞盈目，金光四周矣；次而火龙飞、玄鹤举而骨化矣；次而彩云卿蔼，玉女下授紫诏矣。此道之成也。

吕子于是心悦诚服而进曰：知妙理矣。而未得行之，持之之法终于无功，与不知者同，其何以教之？子钟离子于是择吉日授以灵宝毕法焉。

灵宝篇

正阳剖微，纯阳互通；集厥大成，众妙之宗。

子钟离子既已道授吕子，复曰：吾尝游于终南之山而得金诰、玉录与真源之义，此至道之要也。今将语汝。吕子曰：唯。

子钟离子于是言曰：天得乾道，而积气以覆于下；地得坤道，托质以载于上，相去八万四千里，气质不能相交。故天以乾索于坤，三索既终，而还于地中，其阳负阴而上升；地以坤索于乾，三索既终，而还于天中，其阴抱阳而下降。一升一降运行于道，天地所以长久者也。夫天地之间，亲乎上者为阳，自上而下，四万有二千里，名曰阳位；亲乎下者为阴，自下而上，四万有二千里，名曰阴位。故一岁之始，冬至地中阳升，凡旬有五日，上升七千里。三气者，一节也。其数四旬有五日而阳升也，共二万有一千里。二节者，一时也。其数九旬而阳升也，共四万二千里，至于天地之中，阳合于阴位矣；于时阴之中，其阳半焉，其气变寒为温，春之分也。过此则阳升而入于阳位，于是始得乎地之气而升焉，亦四旬有五日，是为立夏，立夏之后四旬有五日，是为夏至，阳之升者通乎前，盖八万有四千里，至于天矣，于是阳中有阳焉。其气变温为热，积阳生阴，于是一阴生于二阳之中，其始于夏至者也，于是天中之阴降焉。一气者，旬有五日，降乎七千里；二气者，四旬有五日，阴之降，盖二万有一千里，九旬则阴之降，共四万有二千里，至于天地之中，阴合于阳位矣；于时阳之中其阴半焉，其气变热为凉，秋之分也。过此则阴降而入乎阴位，于是始得乎天气而降焉，亦四旬有五日，是为立冬。立冬之后四旬有五日，是为冬至。冬至而阴降通乎前，盖八万有四千里，以至于地矣，斯阴之中有阴焉。其气变凉为寒，积阴生阳，一阳生于二阴之中。自冬至之后，一阳复升，周而复始，故冬至者，阳生上升而还于天，其阴降至于地，此一阳来者也。夏至者，阴生下降而还于地，其阳升至于天，此一阴来者也。自夏至阳升于上，过春之分而入乎阴，以离乎阳位，此二分者也。自冬至阳升，由上而下，非无阴降也，所降之阴，乃阳中之余阴，止于阳位消散而已。虽降而得位，值阳之升则其气绝矣。然则，夏至阴降，由下而上，亦非无阳升也，所升之阳，乃阴中之余阳；止于阴位消散而已。虽升而得位，值阴之降，则其气绝矣。以是观之阴也、阳也，其升降、上下不出乎八万四千里，而日则三百有六十也。夫能即温凉寒热之四气，斯识阴阳矣。即阳升阴降之八节，斯知天地矣。

天地者物中之大者也，人者物中之灵者也，故人可以配天地焉。心天也，肾地也。肝阳位也，肺阴位也。心肾相去八寸有四分，犹天地覆载之间也。气亦阳也，液亦阴也。子午者，二至也；卯酉者，二分也。一日者，一年也。吾以一日而用八卦，斯得八节之数矣。子之时，肾之气生；卯之时，其气至于肝。肝，阳也，故其气盛，于是阳升而入于阳位，春分之比也。午之时，气至于心，积气生液，斯盖夏至阳升于天，而阴生者也。心之液既生，至酉之时，其液至于肺。肺，阴也，故其液盛，于是阴降而入于阴位，秋分之比也。子之时，液至于肾，积液生气，斯盖冬至阴降于地，而阳生者也。日用如循环焉，其能无亏，可以延年矣。天地于道一也，得其一者，其惟人乎？然其胎全，气足之后，六欲七情，以损元阳，而失真气，顾有自然相生之气液，不能同天地之升降焉。吾尝以法致而强夺之而后可也。夫一呼元气出，一吸元气入，入而不能留，随呼而复出，则吾之元气反为天地所夺矣，是以气散不能生液矣，液少不能生气矣。当其气盛之时，日用震卦而于气也，多入少出，强留在其腹，于斯之时，自下而升者不出也，自外而入者暂上也。二气相合，积而生五脏之液，积液还元，则气之生滋多矣。此达磨胎息小成者也。道之要者，其欲求阳公长子而取真一，是亦多入少出者焉。阳公长子，何谓也？乾索于坤，元气升而上者也。震，长子也。是为卯之时，气自肾生，液自心降，相争乎上下，故闭气则液分，两停过时，于是乎得真一矣。真一者，真水也。此何道也？积气生液，积液生气，气中之液，随液而降，液中之气，随气而升，气液相生者也。行之一年夺功，以一并三百日为期，十日功斯见矣。善食而无疾，首清而目明，心胖而腹虚，其中殷乎风雷之声，是非其效欤！若夫静息绝念，终日默坐，止于定中而出阴神，非为仙之道也。

吕子曰：此其阳胎而阴息配合阴阳者乎！水火何以聚散焉？

子钟离子曰：大道之中生天地者也，天地之中生阴阳者也。故天地有上下，阴阳有终始。吾因其俯仰，察其度数，大道亦可知焉。是以即天地之上下，而知道之高卑矣；即阴阳之终始，而知道之先后矣。天地不离于数，其终乎一岁者也；阴阳不失其宜，其分乎八节者也。冬至阴，太极而一阳生，至春之分，阴之中其阳半焉，过此纯乎阳矣；夏至阳，太极而一阴生，至秋之分，阳之中其阴半焉，过此纯乎阴矣。欲识大道之体，其必法天地，审阴阳乎！冬至阳生而升，至于立春则升于阴位，二万一千里，阳难胜于阴也；夏至阴生而降，至于立冬，阴降于下，其去天六万三千里，去地二万一千里，是阴得位，而阳欲绝也。故一岁之中，立春者，其在日用则丑之末、寅之初，艮之卦也。其时肾之气生，而未至于肝，处乎阴位之中。是气也在于液中，弱而难升也。一岁之中，立冬者，其在日用则戌之末、亥之初，乾之卦也。其时心之液下入，将欲还元复归于肾，阴盛阳绝之时者也。其气少，其液多，人之所以多疾疢而夭阏者，阴阳缪而不升降，气液枯而不相生。嗟夫！气尽神散，斯死矣。立春阳升，自下而可以上，则不日而阴之中其阳半矣；立冬阴降，自上而可以下，则不日而阳之中其阴半矣。惟人当艮之时，其气微而不知养气之端；乾之时，其气散而不知聚气之理。顾以六欲七情损其元阳，使真气不强，失其真气，使真液不生，不亦可哀哉！方艮之时也，吾以养其元气，手足互伸缩焉，使四体之气俱生，则内以保其元气，上以朝其心府，于是咽其津者一二焉，上摩其面者三、二十焉，久则肤泽光腴矣。此之谓散火炼形之小者也。方乾之时也，吾以聚其元气，静坐咽气而搐外肾焉。咽气者，何谓也？纳心火于下者也。搐外肾者，何谓也？收膀胱之气于内者也。肾气合矣，于是三火聚而为一，以补下田。无液者气聚，斯生液矣；有液者液炼，斯生气矣，此之谓聚火太一含真气者也。此何道也？心之气宜乎纳者也，膀胱之气宜乎收者也。使之不散以接乎坎，斯乃气海之中，始生之气也。以秋冬为首，见其效则止焉。行之一年夺功，以一并三百日为期，十日功斯见矣。肌革充泽，下田冲和，精神爽清，是非其效欤！

吕子曰：交合龙虎者有道乎？

子钟离子曰：道原初判而有太始，太始而有太无，太无而有太虚，太虚而有太空，太空而有太质。太质者，天地也。其气清浊，其质如卵，其色玄黄，乃太空之一物尔。冬至则地中阳升，夏至则至于天，其阳太极而阴生。阴生者，以阳自阴中来，而起于地，恍恍惚惚，气中有水而无形，故夏至则积气生水矣。夏至则天中阴降，冬至则至于地，其阴太极而阳生。阳生者，以阴自阳中来，而出于天，杳杳冥冥，水中有气而无形，故冬至积水生气矣。

子之时，坎之卦也，肾之气于是生焉；午之时，离之卦也，心之液于是焉。方其肾之气生于坎，其离也，则至于心，接乎心气，与心之火相合，于是太极而生液。所以然者，以气自肾来，气中有真水而无形，其犹积阳生阴者类也！心之液生乎离，其及坎也，则至于肾，接乎肾水，与之相合，于是太极极而生气。所以然者，以液自心来，液中有真气而无形，其犹积阴生阳者类耶！吾以是知所生之阳，阳中藏水，所生之阴，阴中藏气，吾与天地之阴阳同也。故曰肾生气，其中有真水者，虎也；心生液，其中有真气者，龙也。夫天如覆盆，阳犹能升焉；地如盘石，阴犹能入焉。而人不能者，有以损其元阳，失其真气者矣。

夫离也者，在人则心也，在外则午之时也；真阳也者，在人则元阳也，在外则太阳也。故当离之时，肾气既至于心，心与肾交，宜入静宇，叠掌蟠膝，升身正坐，神室内定，鼻之息少入迟出，绵绵若存，满口含津，勿吐勿咽，自然肾气与心气相合，太极而生液矣。是以真液与真水相合，则真气恋液，真水恋气。夫气液者，本非相合者也，惟其液之中有真气，气之中有真水，互交合焉。于是相恋而下，其名曰交合龙虎。

若夫火之候不瘥，而知地添之宜，则三百日真胎就而大药成，斯乃超脱之本也。此何道也？夫元气，真水也，不可以泄而失于外者也。气散则不能生液，液少则无真气，气水不交则不能成大药焉。故知肾中真一之水，心中正阳之液，二者交焉，在人生人，在身生神，其名曰内丹。数盈乎三十旬，可以长生矣。凡年之中用月者，其以冬至为始乎！日之中用时者，其以离卦为期乎！夫以冬至为始，三百日胎仙全矣。其形弹丸，其色朱橘，永镇下田而不死矣。若夫老而学道，根源不固，然以十年之损，一年补之，可以益寿矣，是谓采补还丹。盖此道也，补之数足则口生甘津，心境自除，情欲不动，百骸休安，目烂如电，神光现于暗室，是非其效欤！

吕子曰：周天火候何如哉？

子钟离子曰：寒热温凉，形中有气者也；云雾雨露，气中有象者也。地之气上腾，斯升而为云，散而为雨矣；天之气下降，斯散而为雾，凝而为露矣。积阴过，则其露为霜，其雨为雪；积阳过，则其雾为烟，其云为霞。阴之中伏阳，阳不能升，斯击搏而生雷霆矣；阳之中伏阴，阴不能散，斯坚固而生雹霰矣。故阳光散而为雷，阴气荡而变风，阴阳不合，相对而生电，阴阳不正，乱交而成虹霓。惟真阳也，积而成神，丽于天者，其大日月也；真阴也，积而成形，壮于地者，其贵金玉也。日月也者，真阳而得乎真阴，以相成矣；金玉也者，真阴而得乎真阳，以相生矣。故吾心液中之真气，犹真阳也；肾气中之真水者，犹真阴也。真水不得，真气不生；真气不得，真水不成。二者既于离之时，和合于心之上、肺之下，如子母之相恋，夫妇之相爱也。自离至于兑，兑者阴盛阳弱之时，犹日月之下弦，金玉之在璞也。

夫日月自晦至朔，数足而明生焉；金玉自阳生阴，气足而宝成焉。

故宝者，以气足而进之以阳；明者，以数足而受之于魂，其犹吾之离之时，积气而生液，液还下元。若不进之以气，则为月之下弦不受魂，金玉之在璞不发阳也。是以于乾之时，进火有数，炼阳无衰，能加火之数，则阳长生矣。离之时，龙虎既合，斯采药之时也。至于乾则气液将欲还元，而生于膀胱之上、脾胃之下，肾之前、脐之后，小肠之右、大肠之左，于斯之时，脾气强而肺气盛，肾气绝而肝气弱。

夫真气本以气相合而来者也，既以阳气弱而真气无所恋，徒于离之时采合而已。然真气无所恋且将散矣。必于真气欲绝之时，当坤之卦元，入静宇正坐，神室内定，鼻之息绵绵，微胁其腹，于是脐也，肾也热或甚焉，则微放轻勒；如其未也，则紧勒渐放焉，至其热也则任意放勒焉，以满乾之卦，其名曰勒阳关。如是则炼乎内丹，使真气不上行以同真水，而脾之液为之和合焉。随其呼吸，而运输于命府黄庭之中，故能气液变为精，精变为珠，珠变为汞，汞变为砂，砂变为金。此内丹之成也。吾所谓老而学道，十损而一补之，其可忽于兹乎！

采药于离之时，至乾之时以炼之，春冬多采少炼，乾一而离二倍用功也；秋夏少采多炼，离一而乾二倍用功也。百日而药力全矣，二百日而圣胎坚矣，三百日真气具而胎仙全矣。药力既全而后进火加数，是为火之候，故圣胎坚矣，则加火候，以至于小周天；胎全气生矣，则加火候，以至于周天。然当绝迹幽居，心在内观，使内境不出，外境不入，犹龙之养珠焉。虽寤寐终食之间，语默如婴儿，举止如处女，犹恐有损焉，有失焉，不可斯须而离于道也。

子钟离子曰：此非所谓其至也，盖特小成者尔。

吾有金晶、玉液、金液之方焉。一岁者以月言之，六律六吕以六起数，数尽乎六位，六六是为三十有六日，阴之成数也。以日言之，五日一候，七十有二候，八九之数也，以九起数，数尽乎六位，六九是为五十有四日，阳之成数也。一六、一九合而为十五。十五气之数二十有四，是为八节，于是见阴阳升降之理。一六、一九以四为用，故阳数二百有十六，阴数一百四十有四，凡三百有六十，是为周天者也。阴阳升降在乎天地之内，犹吾之心肾气液交合者也；日月运转在乎天地之外，此吾之肘后飞金晶者也。故肺肝阴阳，如日月往来焉；进火加损，如日月交合焉；阴阳升降，如日月运转焉。岁之夏至，月之旬有六日，在于人也，其犹午之时欤！岁之冬至，月之旦，在于人也，其犹子之时欤！

吾推天地阴阳、日月魂魄，尚有交合运转之序，则吾之心肾气液，肝肺魂魄，日用虽有节矣，年之用其无加损乎！坎之时，阳生于艮，而肾气交于肝前；其未交也，披衣正坐，存乎下腹，斯须升身焉，前出其胸，微偃首于后，后闭其夹脊双关，以肘前后微扇一二，然后伸腰，自其尾闾，其炎如火，由腰下拥在乎夹脊之下，双关勿开，热盛气壮渐开夹脊，使气过关，则乃仰面紧偃脑后，以闭上关，热极气壮，渐放入顶，以补泥丸。此其长生之基欤！于是用还丹之法，复出胸伸腰以闭夹脊，存而升之，火或不起于腰，则静坐内观，用其法再作焉，以起其火。自丑而行，终寅而止，其名曰肘后飞金晶。盖使肾之气以生肝之气也。

夹脊之骨，其节二十有四，自下而上三节，内肾相对，是为天柱。天柱之上，是为玉京。玉京之下，内肾相对，尾闾之上十有八节，其中是为双关，上九下九，百日可以通而入于泥丸矣。行之要，则始于艮，以飞金晶至巽而成者，此离之卦，其采药者也；乾之卦，其进火勒阳关者也。始乎冬至，行之百日，而金晶入于脑，三关一撞，直入上宫泥丸。自艮而始，至震而止，其采药于离也。更无肾气相合焉，惟肝气自生心气，皆纯阳者也。则二八之阴消矣，其气薰蒸于肺，而得黍米之大，而入于黄庭，此其内丹之材欤！百日无差，药力全矣。故采药于离，用法依时，内观益详于乾，进火以勒阳关。自兑而始，至乾而止，百日而飞金晶矣。自艮而坐，至巽而止，离之采药法仍其旧，三百日无差，圣胎坚矣。勒阳关者，自坤而坐，至乾而止，百日则泥丸实而还童矣。是法也，五行颠倒，三田反覆之义焉。先之以配合阴阳，使气液相生；次之以聚散水火，使根源坚固，气行而液止；次之以交合龙虎，使采补还丹，吾所谓小成者也。年之中择月焉，冬至之月于中择日焉，甲子之日于中择时焉，艮也、离也、乾也为之始焉。自艮至巽，自乾起坤，三百日之数足，是为中成者也。夫行斯道，必于清静之区，目不见可欲，耳不闻嚣声，鼻不入臭秽，口不爽五味，六欲七情不动于心，惴惴焉瘝瘝如恐失之，斯可也。行功不勤，则不得于仙，赊死而已尔。

斯何道也？三元之用事者也。飞金晶者，则自下田而返上田欤！采药者，则自下田而返中田欤！勒阳关进火者，则自中田而返下田欤！始其效也，瘝而多悸，四肢六腑示有微疾，不药而愈。瞑目入晦有光，如盖金关玉钥，其封全坚，以绝乎泄精，雷鸣一鼓，关节气通，神彩清而丹田和，心境自除。其瘝也，若抱婴儿以归，若腾飞以游，八邪不能干矣。三百日胎仙全，而玉液炼形可以行矣。

阳之升也，何以太极而生阴乎？阴不足而肠有余，故积阳而生神焉。阴之降也，何以太极而生阳乎？阳不足而阴有余，故积阴而生形焉。神者，吾所谓日月也；形者，吾所谓金玉也。金玉之质，产乎积阴，而中蓄真阳之气，复感乎日月，使真阴真阳下射而生成其宝焉，是宜可珍也哉！

彼积阴成形而抱阳，犹吾积药为真胞真气，以成胎仙者也。彼气冲于天，则随阳升而起，入于地，则随阴降而还，既随阴阳升降，自有东西四时可以别焉。犹吾金液以还丹田，玉液以炼形质，四时加损，一日改移者也。夫吾三百日之后，真气既全，则可以还丹炼形矣。故用艮之卦，飞金晶终巽而止尔。离之采药，坤之阳关，皆于是止而不为。惟用兑之卦，勒阳关焉，至乾而止。

夫既不为离之采药，而为还丹者，是咽法也。其法以舌搅上下腭二颊之间，先咽恶浊之津，次退舌杪以离玉池，其津生也，不漱而咽。春之月，肝之气盛，脾之气弱，则日用乎离；夏之月，心之气盛，肺之气弱，则日用乎巽；秋之月，肺之气盛，肝之气弱，则日用乎艮，以飞金晶，咽亦可也；冬之月，肾之气盛，心之气弱，则日用乎震；四时之季，脾之气盛，肾之气弱。肾者，人之根本也。凡季月之后，旬有八日则用乎兑，其春之离，夏之巽，冬之震，则于其时兼用之，惟秋也专用乎兑而已。斯何道也？知五行之根蒂，所以生克者欤！

其为咽之法，而牙齿玉池之间，津不生焉则何如？曰吾惟以舌搅满上下，而用玉池双收二颊，以虚咽气，气之中斯有水矣。咽之数始乎三十有六，其次四十有九，其次八十有一，其次一百八十有一，俟有功以为度焉。此所谓玉液者也。行之一年，灌溉丹田，沐浴胎仙，而真气滋盛矣。夫若不行乎此，则三百日内丹既成，真气自生，于是用艮以飞金晶，一撞三关，直入泥丸。其气方起也，以手塞耳，何也？耳者，肾之门也，惧泄肾之气于外也。

当行此法，自顶中前下金水，势如建瓴，注于黄庭，其变为金丹。故行金液之方，必入静宇，叠掌蟠膝，端坐绝念，忘情内观，审乎艮之金晶飞入于顶，则微昂首项，使脑之后其炎如火，频府仰其首向乎前，抑首曲于咽喉，退舌杪近乎后，以拄上腭。于是上清灵芝之水，其味甘，其气芳，或漱或咽，下还黄庭。此所谓金液者也。岁之中行之，盖无时焉。惟金晶之飞也，一飞一咽，至震而止，及已入脑矣，则顺节序而行，艮以始之，巽以终之。日之将入而勒阳关，则兑以始之，乾以终之。其行之也，必绝边清心，而后斯有功焉。是道也，必金晶飞矣，药既采矣，阳关勒矣，内丹成矣三百日乃成。而后行焉。不然，惟以还丹涤荡华池，则大药散而无益也。其效也，其体泽，其神秀，其瞳黑，其发钳，其颜童，气内足而不馁，尘骨更矣，神室变矣，步轶奔驰，津为凝酥，寒暑不能暴矣。如防乎阳之太极，则以玉液溉灌沐浴焉，则内丹润矣。三百日之后行乎金液者，既济之法也。起火以迎真水，上水下火，一升一沉，以阳炼阴，将变乎纯阳，其功至也，可以飞腾游方之外者也。其功则百日斯效矣，一年斯成矣。

何谓金玉之液欤？积阳成神，神中有形，一生于日，二生于月者也；积阴成形，形中有神，一生于金，二生于玉者也。日行九，月行六，随阴阳而生没焉，金玉亦随阴阳者也。春夏而升，秋冬而降焉。肾之气，月也，冥液则金也；心之气，日矣，其液则玉也。玉液也者，本乎肾之气，上升而至于心，以合心之气。二气相交，而过乎重楼，缄口不出，则津盈于玉池，咽之斯为玉液矣。吾以舌搅满上下之腭，闭玉池而双收二朕，虚咽其气。此还丹之方也。

夫气之中有真水焉，气聚则水聚，母行则子从者也。玉液既云还丹矣，何以炼形乎？液者，自肾而来，以生于心，犹土生石，石生玉者也。

金液者，肾之气与心之气合而上升，薰蒸于肺。肺者，华盖也，下罩二气，即日而取其液。其液在于下田，自尾闾而升，是为飞金晶以补泥丸者焉。泥丸补之之数既足，则自上而下复降于下丹田，是为金液还丹者焉。其还于下田也而复升焉，周于四肢，是为金液炼形焉，亦犹金生于土者也。

吾金晶之飞能通三关入九天，何谓也？尾闾，其下关者也；夹脊，其中关者也；脑后，其上关者也。顶者，九天也。方玉液还丹之后居于静宇密舍，风不薄也，日不及也。潜祝三清曰：欲以行道演化，当先炼形于阴阳之外。已乃燎香咽之，于是以震之时为始，瞑目闭心，升身正坐，鼻之息绵绵少入迟出，内观益详，内境不出，外境不入，满口含津，勿吐勿咽，气盈四肢，为之制御，勿令散失意倦，渐止复升，至离之时，其气既交，于是气美而不可名矣。是为玉液炼形者焉，盖可以留形居世而已。夫能弃绝外事，志在于仙，则当以肘后飞金晶才起补足之后，仍前之法，使金液还丹自顶至肾焉，自震而行，至离而止。金液玉液，其法同而所以异者，其在内观乎，非特此也！还丹炼形，相并而行，岂玉液比哉？其要在乎阳纯而阴尽。凡春冬再起一咽，何以谓之起欤？前之所云升身者也。秋冬则五起一咽焉。其咽也，秋夏其数五十，春冬其数百余者，用兑以勒阳关，至乾为期，其法如前焉。

若夫金液之炼形，苏后升前偃后升，飞金晶也；前偃，金液还丹也。金晶过顶，下还丹田，与炼形之气相接，不可亟咽焉，俟夫气极于四肢，意舒而神畅，咽燥而心冲，于是微咽焉，与气相敌，是为既济者也。行此者，自艮至离，升而咽之，其亦可也。然则，形果何以炼乎？飞金晶以起火而入于顶，前升后举，其名曰焚身。于火之中，复行还丹，而四时加损焉，然后复拘于岁月哉！吾日之中盖有乾坤焉，午之前焚乎乾，午之后焚乎坤。以人言之，其腹为坤，其背为乾，斯肘后飞金晶者也。方其焚乎坤，则始乎兑，以勒阳关，至乾而止，斯不可须臾废也。冬春三日或五日而行既济之法，以防太极于起火之中咽焉，如是则金丹不燋矣。吾之焚身，不止炼形而成气也，其足以逐阴鬼而养神矣，下三彭而死九虫也。夫自是可与论朝元炼气成神之方也欤！

炼形之效，何如哉？曰：其志清高，合于太虚，魂魄不游，梦寐绝矣。阳精既成，神府固矣。火不能烁，水不能濡，真气熏出于神门。故眉有白毫，其气纯阳可以涸汞，呼吸可以已疾，灾祥可以前知，此非其效欤！虽然，讵若朝元之妙哉！

一、三、五、七、九者，道之分而为数也；金、木、水、火、土者，道之变而有象也。不分则无数，无数者，道之原也；不变则无象，无象者，道之本也。天地之象，吾知其气与水也；天地之数，吾知其远与迩也。然则，道亦岂远乎哉？天地有五帝者，犹吾之五脏也。青帝其德木，其干甲乙，甲为阳，乙为阴，犹吾肝之气液也。赤帝其德火，其干丙丁，丙为阳，丁为阴，犹吾心之气液也。白帝其德金，其干庚辛，庚为阳，辛为阴，犹吾肺之气液也。黑帝其德水，其干壬癸，壬为阳，癸为阴，犹吾肾之气液也。黄帝其德土，其干戊己，戊为阳，己为阴，犹吾脾之气液也。春之月，肝之气盛，盖父母之真气随天之运度，而在于肝。若木之日，其干甲乙，则救土于辰戌丑未之时，起火以炼脾之气，余日直乎兑，则损金以耗肺之气，是时不可下功也。坎之时起火以炼肾之气，震之时入于室，多入少出，止息为上，久闭次之，以千息为度。内观一意在于肝，冥心瞑目，青色自见，徐升其身，以入泥丸，自寅至于辰，以终乎震，鼻之息其出甚微习焉，则息止矣，不可以求亟成焉。夏之月，心之气盛，盖父母之真气随天之运度，而在于心。若火之日，其干丙丁，则救金于兑之时，起火以炼肺之气，余日直乎坎，损水以耗肾之气，是时不可下功也。震之时起火以炼肝之气，离之时入于室，止息定息而如前焉。赤气自见，徐升其身，以入泥丸，自巳至于未，以终乎离。秋之月，肺之气盛，盖以父母真气，随天之运度，而在于肝。若金之日，其干庚辛，则救木于震之时，起火以炼肝之气，余日直乎离，损火以耗心之气，是时不可下功也。巽之时起火以炼脾之气，兑之时入室，止息定息而如前焉。白气自见，徐升其身，以入泥丸，自申至于戌，以终乎兑。冬之月，肾之气盛，盖以父母真气，随天之运度，而在于肾。若水之日，其干壬癸，则救火于离之时，起火以炼心之气，余日直乎辰戌丑未之时，损土以耗脾之气，是时不可下功也。兑之时，起火以炼肺之气，坎之时入于室，止息止定而如前焉。黑气自见，徐升其身，以入泥丸，自亥至于丑，以终乎坎。春炼肝千息，青气出矣，于其季旬有八日专为定息，终日默坐，以养未聚之神，而炼其真气。坎之时，起火以炼其肾，恐耗其真也。夏炼心千息，赤气出矣。秋炼肺千息，白气出矣。冬炼肾千息，黑气出矣。各于其季旬有八日专为定息，以至起火，悉如初焉。于是黄气成光，烂然周身矣。

夫定息者，岂在强留而固闭也哉？要之绵绵若存，用之不勤，从有入无，使之自止，斯可也。采药者，何也？含津握固，以压心之真气，使不散者也。入室者，何也？宅乎幽静，嚣声不闻，内开小隙，微可辨物，方其阳神初聚，真气如凝，其如婴儿而未半焉。耳不可有闻也，有闻则神气悸而逸矣。

若夫腥躁臭腐之气，淫冶之色，非止触真气也，神所厌也。于是稽首三祝焉：一曰地仙功行半者，二曰天仙传道行化者，三曰神仙除大害、立大功而潜迹者。既已，静坐忘机以勤行焉。是法也，须次第睹其效而进焉。径习乎朝元，终不成功，其亦出阴魂而为鬼仙者乎！朝元之道，岂易言哉？千日而治一气，一以夺十，百日而功至矣，五百日而气足矣。自是可以行内观焉。

聚阳神以入天宫，炼之以合大道，其效何如哉？其躯若腾，丹光通骨，紫霞盈目矣。一气归诸心，不可为物之所夺；一心运一气，不可为法之所役焉。心源清彻，一照万破，亦不知有物也。气战刚强，万感一息，亦不知有法也。物物无物，还本来之象乎！法法无法，会自得之真乎！吾之修炼之成，则冲和之气凝而不散，至虚真性，恬淡无为，神合乎道，归于自然，则以无心为心，不知己之有身也，其入希夷之域者乎！此法也，其如存想耶！其如禅定耶！吾择福地为静宇，正坐蟠膝，散发披衣，握固存神，冥心瞑目，微升身于前，以起火炼气。午之后，则微敛身，聚火以炼丹，通乎昼夜，神气清和而坐，不懈于斯时也。有声勿听，有境勿视，则自珍矣。或魔加迫焉，亟前以身微敛，敛而伸腰，后以出胸微偃，偃不伸腰。少焉，前后火起高升，其身勿动，是谓焚身之火者也。其火既起，其魔自奔，阴邪不入。如是至于再，至于三，以至夫遽求超脱，或阴灵不散，出为鬼神，其形不见，终无所归止，于投胎夺人之舍，而后为人，或出入不熟，往来无法，一去不返，失其故躯，神魂不知所之，乃桑门之坐化，道流之尸解也。故曰：既出而复入，入而不出，斯形神俱妙，与天地齐者矣；既入而复出，出而不入，斯神迁入圣，放乎三岛十洲之上者矣。

　　（以上"参同会真"篇目，底本出处《正统道藏》太玄部。）

第七编

道医

成仙秘方五十种

　　吾葛氏多隐逸神仙之书，代多其传。自先世孝先公葛玄得左慈九丹液仙经后，其事益著，时人号为葛仙翁。后其术传之郑隐迨晋关内侯，稚川公闻隐得其祖孝先公炼丹术，乃就郑学，悉得其法，著《抱朴子》一书，言神仙非虚妄，人能服气养神，制炼丹药，可得仙道，于是神仙之说其事愈真，而学之者亦益众。无知辗转相传，往往不得其秘而中辍。迄宋时玉蟾公长庚得稚川公之秘术，隐武夷山，号海琼子，神异甚多，诏封紫清明道真人。厥后元明清三朝虽隐逸有人，然吾族人口日繁，农工商学参杂其间，迁徙无定，炼丹真传类多失散，无从稽考。发军之乱，先曾祖奔走避难，于废禅破篓中得先世遗传炼丹秘术五十种，携归后谨敬宝藏，未尝轻易示人。今予得之，因恐岁月淹久，行将再成广陵之散，爰录以付刊，以其同登仁寿之域云。

辛酉九秋之月南隐山人葛云梦谨识

食云母之秘方

　　古有服炼云母一法，服之五十日，诸病离躯，悦泽不老，耐寒暑而成神仙，服之五年，能役使鬼神，其术不可思议矣。

　　法：以上白云母十斤，以露水四斗作汤，分半淘洗一次。又以露水一斗作汤，纳硝硝五斤，木器中仝渍二十日，取出绢袋盛好，勿见风日，悬屋上令燥。以鹿皮为囊揉之，从旦至午，筛滓复揉，得好粉二斗，余者弃之。以粉二斗，纳崖蜜四升，搅糊入竹筒内，薄削封口，漆固之，埋北垣南崖下，入地六尺，覆土，春夏四十日，秋冬三十日，出之当成水，

• 1383 •

此即谓消石化炼法也。服之十日，小便当变黄色，二十日腹中寒游消散，三十日龋齿更生，四十日不畏寒风，五十日自入仙境矣。

按：云母有五种，而人不能别。当举以向日，看之阴地，其无杂色晶晶纯白者，方为上品，炼服之。四时皆宜也。

食玉之秘方

服金寿如金，服玉寿如玉，寿言金玉皆可炼服。惟炼金莫如炼玉，玉可以为米酒及地榆酒化之为水。亦可以葱姜消之为饴，亦可饵以为丸，亦可煅以为粉。服之一年以上，入水不沾，入火不灼，刃之不伤，百毒不死。昔赤松子以玄虫血渍玉为水，服之能乘烟霞上下。然不可用已成器物之玉，反致伤人无益，逼得璞玉乃可用也。又玉屑与水服之，亦能令人成仙不死。又青霞子有玉浆法：以玉屑一升、地榆草一升、稻米二升，取白露二升，铜器中煮米熟绞汁，玉屑化为水，服之成仙，即所谓神仙玉浆是也。

食丹砂之秘方

三皇真人炼丹方：丹砂一斤，研末重筛以醇酒沃之如泥状，盛以铜盘，置高阁上，无令妇人见。燥则复以酒沃，令如泥。阴雨疾风则藏之。尽酒三斗乃曝之三百日，当紫色。斋戒沐浴七日，饭丸麻子大，常以平旦向日吞三丸。一月三虫出，半年诸病瘥，一年发变黑，三年神人至。昔日沅县廖氏家世世寿考，后徙去，子孙多夭折。他人居其故宅，复多寿考，疑其井水赤，乃掘之，得古人埋丹砂数十斛。夫饮水尚能寿。况炼服者乎？

食胡麻之秘方

用上党胡麻三斗，淘净甑蒸，令气通自干，以水淘去沫，再蒸，如此九度。以汤脱去皮，簸净，炒香为末。白蜜或枣膏丸，弹子大。每温酒化下一丸，日三服，忌毒鱼、狗肉、生菜。服至百日，能除一切痼疾，一年身面光泽不饥，二年白发还黑，三年齿落更生，四年水火不能害，渐入仙境，五年行及奔马，轻身不老矣。

按：胡麻即脂麻，服食以黑者为良，昔刘阮入天台，遇仙女食胡麻饭，以胡麻同米作饭，为仙家食品，惜此丹易知而学者往往忽之，不肯常服耳。服后欲下之，可饮葵菜汁以解之。

食松实之秘方

《列仙传》云：偓佺好食松实，体毛数寸，走及奔马。犊子少在黑山，食松子茯苓，寿数百岁。赤松子好食松实、天门冬、石脂，齿落更生，发落更出，莫知所终。盖言服食松子，可登仙也。法：于七月间取海松子，去皮捣之如膏，收之即可服食。每服鸡子大，酒调下，日三服，百日身轻，三百日日行五百里，绝谷不饥，连服五年，神仙可得也。

按：服食家所谓松实，皆指海松子，出辽东及云南等处。与内地松树大略相同，惟五叶一丛，毬内结子，大如巴豆，而有三棱，一头尖也。

食菌桂、竹沥及龟脑之秘方

法：用笛桂合竹沥饵之，或以龟脑和服之。能治百病，养精神，面生光华媚好如童子。服之七年，能步行水上，长生不死，昔赵佗子服桂二十年，足下生毛，日行五百里，力举千斤，人称之为毛脚仙。或以葱涕合云母蒸化为水服之，亦可登仙。

按：菌桂嫩而易卷为筒，即古所谓筒桂是也。

食白茯苓之秘方

方：用白茯苓五斤，去黑皮捣筛，以熟绢囊盛于二斗米下蒸之，米热即止，曝干又蒸，如此三遍。乃取牛乳二斗，和合着铜器中，微火煮如膏收之。每食以竹刀割，随性饱食，辟谷不饥也。如欲食谷，可先煮葵汁饮之。或以茯苓松脂各二斤，醇酒浸之。和以白蜜，日三服，久久通灵。又法：白茯苓去皮酒浸十五日，漉出为散，每服三钱，水调下，日三服。久服一百日，百病除，二百日，昼夜不眠，二年役使鬼神，其后玉女来侍。昔王子孝服茯苓十八年，玉女从之，能隐能彰，而成仙也。

食桃胶之秘方

法：于桃茂盛时，以刀割树皮，则有胶溢出，是为桃胶，炼服之可成仙。炼法，取胶二十斤，绢袋盛于栎木灰汁一石中，煮三五沸，取挂高处，候干再煮。如此三度，曝干研筛。蜜和丸梧子大，每空腹酒服二十丸，或以桑灰汁渍过。服之，除百病，数月断谷，久则晦有夜光如月，二十年通灵成仙。

杏金丹之秘方

左慈秘诀云：杏金丹亦名草金丹，方山浑皇子服之，长年不死，夏姬服之，寿年七百，乃仙去也。世人不信，皆由不肯精心修治故也。其法：须人迹罕到处，寅月钁劚杏树地下通阳气，二月除树下草，三月离树五步作畦垄，以通水，亢旱则引泉灌溉，有霜雪则烧火树下以救花苞。至五月杏熟自落，收仁六斗，以汤浸去皮及双仁者。用南流水三石和研，取汁两石八斗，去滓，以新铁釜，用酥三斤，以糠火及炭燃釜，少少磨酥至尽，乃纳汁入釜，釜上安盆，盆上钻孔，用弦悬车辖至釜底，以纸塞孔，勿令泄气。初着糠火，一日三动车辖，以滚其汁，五日有露液生，十日白霜起，又二日白霜尽，即金花出，丹乃成也。开盆炙干，以翎扫下，枣肉和丸，梧子大，每服三丸，空心暖酒下，至七日，宿疾皆除，五十日，万病不染，久之通灵不死，而成神仙也。

食雄黄、柏子仁、松子仁之秘方

太上玄变经云，雄黄柏子仁各二斤，松脂炼过十斤，合捣为丸，每旦向北服五丸，百日后，拘魂制魄，与神人交见，而入仙境。又法：雄黄或以蒸煮，或以消石化为水，或以猪脂裹蒸之于赤土下，或以松脂和之，或以三物炼之如布白如水，服之皆能令人成仙也。

按：雄黄当得武都山中出者，纯而无杂，其赤如鸡冠，光明晔晔者乃可用，其但纯黄似雄黄色无光者，不堪作仙药，只可合理病药耳。

驱凶就吉之秘方

《神仙感应篇》云，务成子萤火丸，主辟疾病、恶气、百鬼、虎狼、蛇虺、蜂虿诸毒，五兵白刃、盗贼凶害等事，凡欲求仙炼丹者，可佩之而得神明护卫，成仙自易也。丸用萤火、鬼箭羽、蒺藜各一两。雄黄、雌黄各二两，段羊角煅存性一两半，矾石火烧二两，铁锤柄入铁处烧焦一两半，俱为末，以鸡子黄丹雄鸡冠一俱，和捣千下，丸如杏仁大，作三角绛囊盛五丸，带于左臂上，炼丹服药，自得神明护卫也。

通神见鬼之秘方

楮实正赤时，采之，采得后水浸三日，搅旋投水浮者去之晒干，以酒浸一伏时，蒸之从巳至亥，焙干用，或收子阴干筛末用，每水服二钱，久乃通神见鬼。此丹老者服之成少，少者服之成仙，服后令人彻视见鬼神，道士梁须年七十服之，更少壮到百四十岁，能行及奔马也。

服苍术之秘方

《吐纳经》云：《紫微夫人术序》云：吾察草木之胜，速益于己者，并不及术之多验也，可以长生，久视远而更灵，山林隐逸，得服术者，五岳比肩，神仙传亦多述之，据此则服术成仙，可无疑议矣。

兹述其法于下：取苍术不计多少，米泔水浸三日，逐日换水，取出刮去黑皮，切片曝干，慢火炒黄，细捣为末，每一斤，用蒸过白茯苓半斤，炼蜜和丸，梧子大，空心卧时，热水下十五丸，别用术末六两，甘草末一两，拌和作汤点，吞丸尤妙，其丸可由十五，渐增至一百丸，久之可与五岳比肩也，忌桃、李、雀、蛤等物。

水火不避之秘方

河东陕西州郡及杭越间产五味子，服之十余年，能轻身不老，成不避水火之神仙。五味子春初生苗，引赤蔓于高木，其长六七尺，叶尖圆似杏叶，三四月开黄白花，状类莲花，七月成实，丛生茎端，如碗斗大，色紫可用。将五味炒研为末，筛过，白蜜炼丸，每早晚服五十丸。昔淮南公羡门子服之，十六年面色如玉女，入水不沾，入火不灼，而成仙也。

食远志之秘方

昔陵阳子仲服远志二十年，有子三十七人，能坐在立亡，是则远志可炼仙丹也。远志今河陕洛西州郡均产之，根形如蒿根黄色，苗如麻黄而青，叶有似火而小者，三月开白花，根长及一尺，采之去心去皮，每斤止得三两，焙干捣末筛，蜜和丸，梧子大，每旦向东吞四十九丸，久久乃坐在立亡也。

延寿百年之秘方

仙家五月五日，采五方侧柏叶三斤，远志去心二斤，白茯苓一斤，为末，炼蜜和丸，梧子大，每以仙灵脾酒下三十丸，服尽，即可入仙道也。或以三四月采新松生叶长三四寸许，并花蕊阴干，又于深山岩谷中，采当年新生柏叶长二三寸者，阴干为末，白蜜丸，如小豆大，常以日未出时，烧香东向，手持八十一丸，以酒下，服一年，延十年命，服二年，延二十年命，久之成仙也。或能于七月七日，露水丸之更佳。服时宜祝曰：神仙真药，体合自然，服药入腹，天地同年。

安期生芍药炼服之秘方

《安期生服炼芍药法》云，芍药有二种，炼服用金芍药，色白多脂肉，其木芍药色紫瘦多脉，若取审看，勿令差错。凡采得后，净洗去皮，以东流水煮百沸，阴干停三日，又于木甑内蒸之，上覆以净黄土，一日夜熟，出阴干，捣末以麦饮或酒服三钱，七日三服，满三百服可以登岭绝谷而仙也。

羊公食黄精之秘方

羊公服黄精法：二月三日采根，入地八九寸为上品，细切一石，以水二石五斗，煮去苦味，漉出囊中，压榨取汁，澄清再煎，如膏乃止，以炒黑黄豆末相和，捏为饼，如钱大，初服二枚，日益之。又法：取瓷子去底，釜内安置得所入黄精，令满蜜盖，蒸至气溜，即曝之，如此九蒸九曝，即可服食。初服只可方寸，渐渐增之，十日之后，即可不食，三百日后，尽见鬼神，久必升天也。又法：取黄精根茎不拘多少，细挫阴干捣末，每日水调末服，任便多少，一年内变老为少，久久成地仙也。

食枸杞叶之秘方

《地仙丹》载云，昔有异人赤脚大仙，传地仙于方猗氏县，一老人服之，寿百岁，行走如飞，面貌如童子，轻身不老。方：用枸杞叶阴干，用无灰酒浸一夜，晒干，四十九昼夜，取日精月华气，待干为末，炼蜜丸，如弹子大，每早晚各用一丸，细嚼，以隔夜百沸汤下。又法：枸杞子逐日摘红熟者，不拘多少，以无灰酒浸之，蜡纸封固，勿令泄气，二月足，取入沙盆中，槌烂，滤取汁，同浸酒入银锅内，慢火熬之，不住手搅，恐粘住不匀，候成膏如饧，净瓶蜜收，每早温酒服二大匙，夜卧再服，百日身轻气壮，积年不辍，可以羽化也。

食天门冬之秘方

《列仙传》云：赤松子服天门冬，齿落更生，细发复出，太原甘使服之，在人间三百余年。《圣化经》云：以天门冬茯苓各为末，日服方寸七，则不畏寒暑，乃成地仙也。单服法，入山便可以天门冬蒸煮，啖之足以断谷不饥，若有力，可饵之，或作散酒服，或捣汁作液膏服，百日丁壮兼倍，二百日强筋髓，驻颜色，于炼成松脂同蜜丸服尤善。或以天门冬十斤，杏仁一斤，捣末蜜渍服，久之地仙可冀也。昔杜紫微服之，御八十妾，一百四十岁，日行三百里。

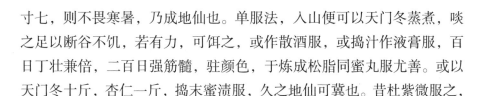

食何首乌之秘方

茅山老人述服何首乌可成地仙，其草春生苗，蔓延竹木墙壁间，茎紫色，叶叶相对，如薯蓣而不光泽，夏秋间开黄白花，如葛，勒花结子，有棱似乔麦而杂小，才如粟大，取根用。其根五十年者，如拳大，号山奴，服之一年，发髭青黑。一百年者如碗大，号山哥，服之一年，颜色红悦。一百五十年者如盆大，号山伯，服之一年，齿落更生。二百年者，如斗栲栳大，号山翁，服之一年，颜如童子，行及奔马。三百年者如三斗栲栳大，号山精，纯阳之体，服之一年成地仙也。春末夏中秋初时候，晴明日，采其根，雌雄并用，乘湿以布帛拭去泥，生勿损皮，烈日曝干，蜜器贮之，每月再曝，用时去皮为末，酒服。或用何首乌雌雄各一斤，竹刀刮去皮，米泔浸一夜，切片，用黑豆三斗，每次用三升三合三勺，以水泡过，砂锅内铺豆一层，首乌一层，重重铺尽，蒸之豆熟，取出豆，将何首乌晒干，再以豆蒸，如此九蒸九晒，为末酒服，久久服之，可成地仙也。

按：首乌以产诸名山及深山者为佳，炼时忌铁器。

食松脂之秘方

用松脂十斤，以桑薪灰汁一石，煮五七沸，漉出冷水中，旋复煮之，凡百遍乃白，细研为散，每服三钱，粥饮调下，日三服，服至十两以上，不饥，饥再服之，一年以后，夜视目明，久乃成仙也。昔上党赵瞿，病癞历年，垂死，其家弃之，送之山穴中。瞿怨泣，经月，有仙人见而哀之，以一囊药与之，瞿服百余日，其疮都愈，颜色丰悦，肌肤玉泽。仙人再过之，瞿谢活命之恩，乞求其方，仙人曰：此是松脂，山中便多此物，汝炼服之，可以成仙。瞿乃归家长服，身转轻，气力百倍，登危涉险，终日不闲，年百余岁，齿不坠，发不白。夜卧忽见屋间有光，大如镜，久而一室尽明如昼，又见面上有彩女一人，戏于口鼻之间，后入抱犊山，成地仙。惜世人心不肯坚，不能常服久服耳。

食松叶之秘方

松脂可服食而成仙，固如上述。松叶亦可服食而成仙，人或忽之。今述其服食法于下：取松叶细切更研，每日食前以酒调下二钱，亦可煮汁作粥食，初服稍难，久则自便矣。服之一年，令人不老，身生绿毛，轻身益气，三年可登岭绝谷，不饥亦不渴也。昔毛女食之而体轻，绝谷不食。毛女者，秦王宫人，关东贼至。惊走入山，饥无所食，有一老人教食松叶，初时苦涩，久乃相宜，遂不复饥，冬不寒，夏不热。汉成帝时猎者于终南山，见一人身生黑毛，跳坑越涧如飞，乃密围获之，去秦时二百余载矣，故人能炼服松叶，地仙可得也。

食菟丝子之秘方

《仙经》云：服食菟丝子，亦可成地仙。单服法，以菟丝子一斗，酒一斗，浸，曝干再浸，又曝，令酒尽乃止，捣筛，每酒服二钱，日二服。此药治腰膝去飞，明目轻身，久服令人光泽，老变为少，十日后，饮啖如汤沃雪，久久服之，乃成地仙。又法：菟丝子采得后，去壳用苦酒浸二日，漉出，以黄精自然汁相兑，浸一宿，至明用微火煎至干，入臼中，烧热铁杵捣三千下，使成粉，酒糊丸，丹乃成也。

饮枸杞、地黄之秘方

炼服枸杞地黄酒，久之髭发常黑，轻身不老，而成地仙。其法：于十月壬癸日，面东采之，以好酒二升，瓷瓶内浸，三七日，乃添生地黄汁三升，搅匀密封，至立春前三十日，开瓶，每空心暖饮一盏，至立春后，即可见效，盖所谓玉液仙丹是也。或以正月上寅采根，二月上卯治服之，三月上辰采茎，四月上巳治服之，五月上午采叶，六月上未治服之，七月上申采花，八月上酉治服之，九月上戊采子，十月上亥治服之，十一月上子采根，十二月上丑治服之，或浸酒仍与地黄配，或熬膏均无不可。

食菊花之秘方

《神仙传》言，康风子、朱孺子皆以服菊花成仙。费长房言：九月九日饮菊酒，可以辟不祥。《荆州记》言：湖广久病风羸，饮菊潭水多寿。菊之贵重如此，故钟会《赞菊五美》云：圆花高悬，准天极也；纯色不杂，后土色也；早植晚发，君子德也；胃露吐颖，象贞质也；杯中体轻，神仙食也。服食法：宜照太清灵宝方引，九月九日采白菊花二斤，茯苓一斤，并捣罗为末，每服二钱，温酒调下。日三服。或以炼过松脂和丸，鸡子大，每服一丸，久服令人好颜色，长生不老也。

服地黄之秘方

地黄根净洗捣绞汁，煎令稠，入白蜜更煎，令可丸，丸如梧子大，每晨温酒送下三十九，日三服。亦可以青州枣和丸，或别以干地黄末，入膏丸服，亦可。百日面如桃花，三年身轻不老，久久服之长生不老而成仙也。昔楚文子服地黄八年，夜视有光。或以生地黄十斤洗净，捣压取汁，鹿角胶一斤半，生姜半斤绞取汁，蜜二升，酒四升，文武火煮，地黄汁数沸，即以酒研紫苏子四两取汁，入煎一二十沸，下胶，胶化，下姜汁蜜，再煎，候稠，瓦器盛之，每空心酒化一匙，与前丹同服，可长生不老也。

耐饥不饿之秘方

麻子仁一升，白羊脂七两，蜜蜡五两，白蜜一合，和捣一千下蒸食之，能补中益气，久服肥健，不老神仙，或以麻子仁二升，大豆一升，熬香为末，蜜丸，日二服，均能成仙，不老耐饥。

按：麻仁极难去壳，取帛包置沸汤中。浸至冷，出之垂井中，一夜，勿令着水，次日日中曝干，就新瓦上挼去壳，簸扬取仁，粒粒皆完。

先藏地中者，食之杀人，炼服者宜慎也。

吸鹿血之秘方

仙家服食丹方，炼服之，均可长生不老，鹿血居其一。用驯养牝鹿一二只，每日以人参一两，煎水与饮，将淬拌土产草料米豆以时喂之，勿杂他水草，百日之外，露筋可用矣。服法：夜前减其食，次早将布缚鹿于床，首低尾昂。令有力者抱定前足，有角者执定角，无角者以木囊头拘之，使头不动，用三棱针刺其眼之大眦前毛孔，名天池穴，以银管长三寸许，插向鼻梁，坐定咂其血，饮药酒数杯，再咂再饮，以醉为度。鼻中流山者，亦可接，和酒饮，饮毕避风行升降工夫为一服也。用生肌药敷鹿穴养之，月可一度，一鹿可用六七年，服之终身无疾，不老神仙，此乃仙家服食丹方二十四品之一也。

食蒺藜之秘方

《长生神仙秘旨》云，蒺藜子一石，七八月熟时收取，自干，舂去刺杵为末，每服二钱，新吸水，调下，日三服，勿令中绝，断谷长生。服之一年以后，冬不寒，夏不热；二年。老者复少，发白复黑，齿落更生；服之三年，轻身不老，长生神仙。

按：蒺藜有二种。一种杜蒺藜，即今之道旁布地而生者，开花黄色，结芒刺；一种白蒺藜，出同州沙苑牧马处，子如羊内肾，大如黍粒，补肾药中多用之，服食家当中刺蒺藜也。

食紫河车之秘方

道家服食法，紫河车占其一，谨录其服食法如下：用紫河车根，以竹刀刮去皮，切作骰子大，块面裹食瓷瓶中，水煮候浮漉出凝冷，入新布袋中，悬风处，待干，每服三丸，五更初面东念咒，井水下，连进三服，即能休粮，久之服之则成仙。若要饮食，先以黑豆煎汤饮之，次以丸药煮稀粥，渐渐食之。咒曰：天朗气清，金鸡鸣，吾今服药欲长生，吾今不饥复不渴，赖得神仙草有灵。

按：紫河车即蚤休，根如尺二蜈蚣大，如肥紫菖蒲。

立起痨病之秘方

用硫黄袋盛悬鬷内或甀内，以紫背浮萍同水煮之数十沸，取出候干，研末十两，用珍珠、琥珀、乳香、雄黄、朱砂、阳起石、赤石脂、片脑、紫粉、白芷、甘松、三奈、木香、血竭、没药、韶脑、安息香各一钱。

麝香七分，金薄二十斤，为末，入铜勺中，慢火溶化。以好样酒杯一个，周围以粉纸包裹，中开一孔。倾流入内，旋转令匀，投冷水中取出，每日盛酒饮二三杯。昔刘景辉因遘劳瘵，于太白山中遇一老仙，亲授是方，服之果愈，人能清心寡欲而服此，仙缘可到也。

太乙丹之秘方

《列仙传》言：巴戎赤斧上华山，饵太一余粮而成仙。夫太一者，道之宗源，太者大也，大道之师，即理化神君，禹之师也，师尝服之，故有太一之名。炼服法：用黑豆五合，黄精五合，水二斗，煮取五升，置瓷锅中，下太一余粮四两煮之，旋添，汁尽为度。其药气自然香如新米，捣了又研，一万杵丹方成也。久服耐寒暑、不饥、轻身、飞行千里。神仙。

天灵灵丸之秘方

天灵灵丸，用苍术米泔浸半日，刮皮晒干为末一斤，地骨皮温水洗尽，去心晒研一斤，熟桑葚二十斤，入瓮盆揉烂，绢袋压汁，和末如糊，倾入盘内，日晒夜露，采日精月华，咒：天灵灵，地灵灵，日月精华灵又灵。早晨向东咒，夜晚向月咒，各七遍，七七四十九日，待干，研末，炼蜜和丸，赤小豆大，每服二十丸，无灰酒下，日三服，一年变发返黑，三年面如童子，久乃仙也。

仙家酒之秘方

"仙家酒，仙家酒，两个壶卢盛一斗。五行酿出真醍醐，不离人间处处有。丹田若是干涸时，咽下重楼润枯朽。清晨能饮一杯余，返老还童天地久。"此乃《服乳歌》也。盖言饮食人乳，亦可返老还童，而成不老神仙。昔有穰城老人，年二百四十岁，行走如飞，面如童子，惟饮曾孙妇乳，日数杯耳。

返老还童之秘方

天门冬二斤，熟地黄一斤，为末炼蜜丸，弹子大。每温酒化服三丸，日三服，居山远行，辟谷不饥。服至十日身体轻健，耳聪目明。二十日百病愈，颜色如花，三十日发白更黑，齿落重生，五十日行及奔马，百日返老还童成仙。又或以天门冬捣汁，微火煎取五斗，入白蜜一升，胡麻炒末二升，合煎至可丸，即止火，下大豆黄末和作饼，径三寸，厚半寸，一服一饼，一日三服，百日乃返老还童成仙也。

甘菊丸之秘方

方：用甘菊，三月上寅日采苗，名曰玉英，六月上寅日采叶，名曰容成，九月上寅日采花，名曰金精，十二月上寅日采根茎，名曰长生。四种并阴干等分为末，须用戊日合捣方可用也。每酒服三钱，或以蜜丸，梧子大，酒服七丸，一日三服，百日轻身润泽，一年发白变黑，服之二年，齿落再生，五年八十老翁变为儿童也，久服乃成仙也。又法：正月采叶，五月五日采茎，九月九日采花，如上法炼之亦可。

服葳蕤之秘方

昔华佗入山，见仙人服葳蕤，归以告之樊阿，樊服之，寿乃百岁，轻身不老，故服食家多用之。兹录其服食法如下：于二月九月，采葳蕤根切碎一石，以水二石煮之，从旦至夕，以手揉烂，布囊榨取汁，熬稠其渣，晒为末，同熬之可丸，丸如鸡头子大，每服一丸，白汤下，日三服，此丸导气脉，强筋骨，治中风湿毒，去面皱，润颜色，久服延年，长寿神仙也。

服石莲之秘方

仙家服食方：以石莲肉蒸熟去心为末，炼蜜丸，梧子大，日服三十丸，能延年益寿，轻身不饥。谨按：石莲为诸鸟猿猴取得，不食藏之石室内，人得三百年者食之，永不老也。又雁食之，粪于山岩之中，不逢阴雨，经久不坏。人得之，每旦空腹服十枚，能令人轻身，登高涉远，成飞行神仙。又法：以芡实或芰实，如上法蒸曝和蜜饵之，亦可断谷长生，久服轻身不饥，耐老神仙。

食柏实之秘方

《列仙传》：赤松子食柏实，齿落更生，行及奔马。谨按：柏实性平而不寒不燥，味甘而补，辛而能润，其气清香，能透心肾，益脾胃，无或乎为仙家上品也。服食法：八月莲房取实，曝收去壳，研末，每服二钱，温酒下，一日三服，渴即饮水，令人悦泽不老，延年益寿。一方加松子仁等分，以松脂和丸。一方加菊花等分，蜜丸服。又方：用柏子仁二斤，为末就酒浸为膏，枣肉三斤，白蜜白术末地黄末各一斤，捣匀丸，弹子大，每嚼一丸，一日三服，百日病愈，久服延年成仙。

四圣不老丹之秘方

四圣不老丹，神仙服食方也，服之可延年益寿，成不老神仙。丹用明松脂一斤，以无灰酒砂锅内桑柴火煮数沸，竹枝搅稠，乃住火，倾入水内，结块后以酒煮九遍，其脂如玉，不苦不涩，乃上为细末，用十二两，入白茯苓末半斤，黄菊花末半斤，柏子仁去油取霜半斤，炼蜜丸如梧子大，每空心好酒送下七十二丸。丹须择黄道吉日修合，勿令妇人鸡犬见之。合时念咒四十九遍。始可搓丸，咒曰：延年延年，天地同年，长生长生，寿域同登。

返老神仙丹之秘方

仙家以椒红炼丸，为返老神仙丹，服之百日，身轻有力，服之三年，心智爽悟，目明倍常，面色红悦，髭发光黑，齿落更生，返老还童，服之十年，乃成仙也。用蜀椒去目及合口者，炒出汁曝干，捣取红一斤。以生地黄捣自然汁入铜器中，煎至一升，候稀稠，得（所）和椒末丸。梧子大，每空心暖酒下三十丸。合药时，勿令妇人鸡犬见。诗云：其椒应五行，其仁通六义，欲知先有功，夜间无梦寐，四时去烦劳，五脏调元气，明目腰不痛，身轻心健记，别更有异能，三年精自秘，回老返婴童，康强不思睡，九虫顿消亡，三尸自逃避，若能久饵之，神仙应可冀。

食甘露之秘方

《山海经》云："诸沃之野，摇山之民。甘露是饮，不寿者八百岁。"观此则服食甘露，固可成仙。谨按：《瑞应图》云：甘露，美露也，神灵之精，仁瑞之泽，其凝如脂，其甘如饴，故有甘膏酒浆之名。《中兴书》云：王者敬养耆老，则降于松柏，尊贤容众，则降于竹苇，列星图云，天乳一星，明润则甘露降。已上诸说，皆言甘露为瑞气所感，仙家有吞服瑞气一法，是则饮食甘露，可以登仙，当无疑义矣。

制神仙茶之秘方

仙茶之制法：以四月桑茂盛时，采其叶，又于十月霜降后，三分二分已落时，其树上留存之一分，名曰神仙叶，即采取之。与前叶同阴干，切细，用以代茶，或泡之，或煎之，均可。昔有一老人以桑叶代茶，年百二十岁，尚能日行五百里，行及奔马，后又炼服丹药，年二百不知所终，其家属后以桑叶代茶，亦多寿云。

制神仙酒之秘方

炼药为酒，服之成仙，古有其人，如五皮地榆皆可炼也。昔《东华真人煮石经》云：曩有西域真人，王屋山人王常云："何以得长久？何不食石蓄金盐母。何以得长寿？何不食石用玉豉。"玉豉，地榆也；金盐，五加也。皆是煮石而饵，得长生之乐也。昔孟绰子、董士固相与言云：宁得一把五加，不用金玉满车；宁得一斤地榆，不用明月宝珠。又昔鲁定公母，服五加酒以致不死，尸解而去。张子声、杨建始、王叔牙、于世彦等，皆服此而房室不绝，得寿三百年。故以五加酒为神仙酒。然亦可为散代茶汤。王君云：五加者，五车星之精也。水应五湖，人应五德，位应五方，物应五车。故青精入茎，则应东方之液；白气入节，则有西方之津；赤气入花，则有南方之光；玄精入根，则有北方之饴；黄烟入皮，则有戊巳之灵。五神镇生，相传育成，饵之者其仙，服之者反婴。兹述神仙煮酒法于下：用五加皮、地榆刮去粗皮各一斤，袋盛入无灰酒

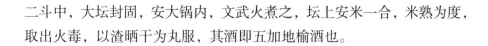

二斗中，大坛封固，安大锅内，文武火煮之，坛上安米一合，米熟为度，取出火毒，以渣晒干为丸服，其酒即五加地榆酒也。

制仙人菜之秘方

仙人杖草，仙家以为菜，作茹食，令人坚筋骨，悦颜色，久服长生，身轻不老。谨按：仙人杖有三物同名，一种是菜类，一种是枯死竹笋之黑色者，一种是枸杞，因枸杞一名仙人杖故也。仙人菜所用之仙人杖草，乃是菜类者。采得后或蒸食之，或腌食之，味甚甘美，服之多长生不老也。

制仙人饭之秘方

太极真人青精干石饭，世称之为神仙饭。其做饭法：以生白粳一斛五斗。春治淅取一斛二斗，用南烛木叶五斤，燥者三斤亦可，杂茎皮煮取汁，令极清冷，以溲米，米释炊之，从四月至八月末，用新生叶，色皆深，九月至三月用宿叶，色皆浅，可随时进退其斤两。又采软枝茎皮于石器中捣碎，假令四五月中作，可用十许斤熟春，以斛二斗汤，浸染得一斛也。比来只以水渍一二宿，不必用汤漉而炊之。初米正作红色，蒸过便如绀色，若色不好，亦可淘去，更以新汁渍之，酒漉皆用此汁，惟令饭作正青色乃止。高格曝干，当三蒸曝，每蒸辄以叶汁溲令浥浥，每日可服二升，勿复血食，能益肠胃，补髓灭三虫，久服变白却老，成神仙。

长生之总秘术

"神仙都是凡人做，只怕凡人心不坚"，此二语盖言登仙固易，惟常人往往忽之，不肯专心耳。故炼服丹药，古有其方，其依法修炼，因而登仙者，固不乏人。其亦有因修炼合法，而半途中辍，或有将信将疑，以致功败垂成者，比比皆是，是即所谓心不坚也。此非丹之不灵，亦非长生之难，罪在心之不专，性之缩恶，皎然明矣。例如服食胡麻，轻而易举，然炼服者，往往不肯久服，亦云惜矣，总之成仙非难事，炼丹亦非难事，人能谨记成仙四偈，当然能入神仙之班也。偈云：

性静而定，心专而凝；坚持到底，服丹有灵。

（底本出处《成仙秘方五十种》，清·葛云梦著。）

黄帝外经

第一卷

阴阳颠倒篇

黄帝闻广成子窈窈冥冥之旨，叹广成子之谓天矣。退而夜思，尚有未获。遣鬼臾区问于岐伯天师曰：帝问至道于广成子，广成子曰：至道之精，窈窈冥冥；至道之极，昏昏默默。无视无听，抱神以静，形将自正。必静必清，无劳汝形，无摇汝精，无思虑营营，乃可以长生。目无所见，耳无所闻，心无所知，汝神将守汝形，形乃长生。慎汝内，闭汝外，多知为败。我为汝遂于大明之上矣，至彼至阳之原也。为汝入于窈冥之门矣，至彼至阴之原也。天地有宫，阴阳有藏，慎守汝身，物将自壮。我守其一，以处其和，故身可以不老也。天师必知厥义，幸明晰之。岐伯稽首奏曰：大哉言乎，非吾圣帝安克闻至道哉。帝明知故问，岂欲传旨于万祀乎，何心之仁也！臣愚，何足知之。然仁圣明问，敢备述以闻。

窈冥者，阴阳之谓也。昏默者，内外之词也。视听者，耳目之语也。至道无形而有形，有形而实无形。无形藏于有形之中，有形化于无形之内，始能形与神全，精与神合乎。鬼臾区曰：诺，虽然，师言微矣，未及其妙也。岐伯曰：乾坤之道，不外男女。男女之道，不外阴阳。阴阳之道，不外顺逆。顺则生，逆则死也。阴阳之原，即颠倒之术也。世人皆顺生，不知顺之有死；皆逆死，不知逆之有生，故未老先衰矣。广成子之教示帝行颠倒之术也。鬼臾区赞曰：何言之神乎。虽然，请示其原。岐伯曰：颠倒之术，即探阴阳之原乎。窈冥之中有神也，昏默之中有神也，视听之中有神也。探其原而守神，精不摇矣。探其原而保精，神不驰矣。精固神全，形安能敝乎。鬼臾区覆奏帝前。帝曰：俞哉，载之《外经》，传示臣工，使共闻至道，同游于无极之野也。

顺逆探原篇

伯高太师问于岐伯曰：天师言颠倒之术，即探阴阳之原也，其旨奈何？岐伯不答，再问曰，唯唯三问。岐伯叹曰：吾不敢隐矣。夫阴阳之原者，即生克之道也。颠倒之术者，即顺逆之理也。知颠倒之术，即可知阴阳之原矣。伯高曰：阴阳不同也。天之阴阳，地之阴阳，人身之阴阳，男女之阴阳，何以探之哉？岐伯曰：知其原亦何异哉！伯高曰：请显言其原。岐伯曰：五行顺生不生，逆死不死。生而不生者，金生水而克水，水生木而克木，木生火而克火，火生土而克土，土生金而克金，此害生于恩也。死而不死者，金克木而生木，木克土而生土，土克水而生水，水克火而生火，火克金而生金，此仁生于义也。夫五行之顺相生而相克，五行之逆不克而不生。逆之至者，顺之至也。伯高曰：美哉言乎。然何以逆而顺之也？岐伯曰：五行之顺，得土而化。五行之逆，得土而神。土以合之，土以成之也。伯高曰：余知之矣。阴中有阳，杀之内以求生乎。阳中有阴，生之内以出死乎。余与帝同游于无极之野也。岐伯曰：逆而顺之，必先顺而逆之。绝欲而毋为邪所侵也，守神而毋为境所移也，练气而毋为物所诱也，保精而毋为妖所耗也。服药饵以生其津，慎吐纳以添其液，慎劳逸以安其髓，节饮食以益其气，其庶几乎。伯高曰：天师教我以原者全矣。岐伯曰：未也，心死则身生，死心之道，即逆之之功也。心过死则身亦不生，生心之道又顺之之功也。顺而不顺，始成逆而不逆乎。伯高曰：志之矣，敢志秘诲哉。

回天生育篇

雷公问曰：人生子嗣，天命也。岂尽非人事乎？岐伯曰：天命居半，人事居半也。雷公曰：天可回乎？岐伯曰：天不可回，人事则可尽也。雷公曰：请言人事。岐伯曰：男子不能生子者，病有九；女子不能生子者，病有十也。雷公曰：请晰言之。岐伯曰：男子九病者：精寒也，精薄也，气馁也，痰盛也，精涩也，相火过旺也，精不能射也，气郁也，天厌也。女子十病者：胞胎寒也，脾胃冷也，带脉急也，肝气郁也，痰气盛也，相火旺也，肾水衰也，任督病也，膀胱气化不行也，气血虚而不能摄也。雷公曰：然则治之奈何？岐伯曰：精寒者，温其火乎。精薄者，益其髓乎。气馁者，壮其气乎。痰盛者，消其涎乎。精涩者，顺其水乎。火旺者，补其精乎。精不能射者，助其气乎。气郁者，舒其气乎。天厌者，增其势乎，则男子无子而可以有子矣。不可徒益其相火也。胞胎冷者，温其胞胎乎。脾胃冷者，暖其脾胃乎。带脉急者，缓其带脉乎。肝气郁者，开其肝气乎。痰气盛者，消其痰气乎，相火旺者，平其相火乎。肾水衰者，滋其肾水乎。任督病者，理其任督乎。膀胱气化不行者，助其肾气以益膀胱乎。气血不能摄胎者，益其气血以摄胎乎，则女子无子而可以有子矣。不可徒治其胞胎也。雷公曰：天师之言，真回天之法也。然用天师法男女仍不生子奈何？岐伯曰：必夫妇德行交亏也。修德以宜男，岂虚语哉。

天人寿夭篇

伯高太师问岐伯曰：余闻形有缓急，气有盛衰，骨有大小，肉有坚脆，皮有厚薄，可分寿夭然乎？岐伯曰：人有形则有气，有气则有骨，有骨则有肉，有肉则有皮。形必与气相合也，皮必与肉相称也，气血经络必与形相配也，形充而皮肤缓者寿。形充而皮肤急者夭。形充而脉坚大者，气血之顺也，顺则寿。形充而脉小弱者，气血之衰也，衰则危。形充而颧不起者，肉胜于骨也，骨大则寿，骨小则夭。形充而大，肉䐃坚有分理者，皮胜于肉也，肉疏则夭，肉坚则寿。形充而大肉无分理者，皮仅包乎肉也，肉厚寿，肉脆夭。此天生，人不可强也，故见则定人寿夭，即可测人生死矣。少师问曰：诚若师言，人之寿夭天定之矣，无豫于人乎？岐伯曰：寿夭定于天，挽回天命者人也。寿夭听于天；戕贼其形骸，泻泄其精髓，耗散其气血，不必至夭数而先夭者，天不任咎也。少师曰：天可回乎？岐伯曰：天不可回，而天可节也。节天之有余，补人之不足，不亦善全其天命乎。伯高太师闻之曰：岐天师真善言天也。世人贼天之不足，乌能留人之有余哉。少师曰：伯高非知在人之夭者乎。在天之夭，难回也。在人之夭，易延也。吾亦修吾之天，以全天命乎。

命根养生篇

伯高太师复问岐伯曰：养生之道，可得闻乎？岐伯曰：愚何足以知之。伯高再问，岐伯曰：人生天地之中，不能与天地并久者，不体天地之道也。天赐人以长生之命，地赐人以长生之根。天地赐人以命根者，父母子之也。合父母之精，以生人之身，则精即人之命根也。魂魄藏于精之中，魂属阳，魄属阴，魂趋生，魄趋死。夫魂魄皆神也。凡人皆有神，内存则生，外游则死。魂最善游，由于心之不寂也。

广成子谓：抱神以静者，正抱心而同寂也。伯高曰：夫精者，非肾中之水乎？水性主动，心之不寂者，不由于肾之不静乎？岐伯曰：肾水之中，有真火在焉。水欲下而火欲升，此精之所以不静也。精一动而心摇摇矣。然而制精之不动，仍在心之寂也。伯高曰：吾心寂矣，肾之精欲动奈何？岐伯曰：水火原相须也，无火则水不安，无水则火亦不安。制心而精动者，由于肾水之涸也。补先天之水以济心，则精不动而心易寂矣。

救母篇

容成问于岐伯曰：天癸之水，男女皆有之，何以妇人经水谓之天癸乎？岐伯曰：天癸水，壬癸之水也。壬水属阳，癸水属阴，二水者先天之水也。男为阳，女为阴，故妇人经水以天癸名之。其实壬癸未尝不合也。容成曰：男子之精，不以天癸名者，又何故欤？岐伯曰：精者，合水火名之。水中有火，始成其精。呼精而壬癸之义已包于内，故不以天癸名之。容成曰：精与经同一水也，何必两名之？岐伯曰：同中有异也。男之精，守而不溢；女之经，满而必泄也。癸水者，海水也，上应月，下应潮，月有盈亏，潮有往来，女子之经水应之，故潮汐月有信，经水亦月有期也。以天癸名之，别其水为癸水，随天运为转移耳。容成曰：其色赤者何也？岐伯曰：男之精，阳中之阴也，其色白。女之经，阴中之阳也，其色赤。况流于任脉，通于血海，血与经合而成浊流矣。容成曰：男之精亏而不溢者，又何也？岐伯曰：女子阴有余阳不足，故满而必泄。男子阳有余阴不足，故守而不溢也。容成曰：味咸者何也？岐伯曰：壬癸之水，海水也。海水味咸，故天癸之味应之。容成曰：女子二七经行，稚女不行经何也？岐伯曰：女未二七则任冲未盛，阴气未动，女犹纯阳也，故不行经耳。容成曰：女过二七，不行经而怀孕者，又何也？岐伯曰：女之变者也，名为暗经，非无经也。无不足，无有余，乃女中最贵者。终身不字，行调息之功，必长生也。容成问曰：妇女经水，上应月，下应潮，宜月无愆期矣。何以有至有不至乎？岐伯曰：人事之乖违也。天癸之水，生于先天，亦长于后天也。妇女纵欲伤任督之脉，则经水不应月矣。怀抱忧郁以伤肝胆，则经水闭而不流矣。容成曰：其故何也？岐伯曰：人非水火不生，火乃肾中之真火，水乃肾中之真水也。水火盛则经盛，水火衰则经衰。任督脉通于肾，伤任督未有不伤肾者。交接时，纵欲泄精，精伤任督之脉亦伤矣。任督脉伤，不能行其气于腰脐，则带脉亦伤，经水有至有不至矣。夫经水者，火中之水也。水衰不能制火，则火炎水降，经水必先期至矣。火衰不能生水，则水寒火冷，经水必后期至矣。经水之愆期，因水火之盛衰也。容成曰：肝胆伤而经闭者，谓何？岐伯曰：肝藏血者也，然又最喜疏泄。胆与肝为表里也，胆木气郁，肝木之气亦郁矣。木郁不达，任冲血海皆抑塞不通，久则血枯矣。容成曰：木郁何以使水之闭也？岐伯曰：心肾无暂不交者也。心肾之交接，责在胞胎，亦责在肝胆也。肝胆气郁，胞胎上交肝胆，不上交于心，则肾之气亦不交于心矣。心肾之气不交，各脏腑之气抑塞不通，肝克脾，胆克胃，脾胃受克，失其生化之司，何能资于心肾乎？水火未济，肝胆之气愈郁矣。肝胆久郁，反现假王之象，外若盛内实虚。肾因子虚转去相济涸水，而郁火焚之，木安有余波以下泄乎？此木郁所以水闭也。鬼臾区问曰：气郁则血闭，血即经乎？岐伯曰：经水，非血也。鬼臾区曰：经水非血，何以血闭而经即断乎？岐伯曰：经水者，天一之水也，出于肾经，故以经水名之。鬼臾区曰：水出于肾，色宜白矣，何赤乎？岐伯曰：经水者，至阴之精，有至阳之气存焉，故色赤耳，非色赤即血也。鬼臾区曰：人之肾有补无泻，安有余血乎？岐伯曰：经水者，肾气所化，非肾精所泄也。女子肾气有余，故变化无穷耳。鬼臾区曰：气能化血，各经之血不从之而泄乎？岐伯曰：肾化为经，经化为血，各经气血无不随之而各化矣。是以肾气通则血通，肾气闭则血闭也。鬼臾区曰：然则气闭宜责在肾矣，何以心肝脾之气郁而经亦闭也？岐伯曰：肾水之生，不由于三经。肾水之化，实关于三经也。鬼臾区曰：何也？岐伯曰：肾不通肝之气，则肾气不能开。肾不交心之气，则肾气不能上。肾不取脾之气，则肾气不能成。盖交相合而交相化也。苟一经气郁，气即不入于肾，而肾气即闭矣。况三经同郁，肾无所资，何能化气而成经乎？是以经闭者，乃肾气之郁，非止肝血之枯也。倘徒补其血，则郁不宣反生火矣。徒散其瘀，则气益微反耗精矣。非惟无益，而转害之也。鬼臾区曰：大哉言乎！请勒之金石，以救万世之母乎。

红铅损益篇

容成问曰：方士采红铅接命，可为训乎？岐天师曰：慎欲者采之，服食延寿；纵欲者采之，服食丧躯。容成曰：人能慎欲，命自可延，何藉红铅乎？岐伯曰：红铅延景丹也。容成曰：红铅者，天癸水也。虽包阴阳之水火，溢满于外则水火之气尽消矣，何以接命乎？岐伯曰：公之言，论天癸则可，非论首经之红铅也。经水甫出户辄色变，独首经之色不遽变者，全其阴阳之气也。男子阳在外，阴在内；女子阴在外，阳在内。首经者，坎中之阳也。以坎中之阳补离中之阴，益乎不益乎。独补男有益，补女有损。补男者，阳以济阴也；补女者，阳以亢阳也。容成曰：善。

初生微论篇

容成问曰：人之初生，目不能睹，口不能餐，足不能履，舌不能语，三月而后见，八月而后食，期岁而后行，三年而后言，其故何也？岐伯曰：人之初生，两肾水火未王也。三月而火乃盛，故两目有光也。八月而水乃充，故两龈有力也。期岁则髓王而膑生矣。三年则精长而颏合矣。男十六天癸通，女十四天癸化。容成曰：男以八为数，女以七为数，子知之矣。天师于二八、二七之前，《内经》何未言也？岐伯曰：《内经》首论天癸者，叹天癸难生易丧也。男必至十六而天癸满，年未十六皆未满之日也。女必至十四而天癸盈，年未十四皆未满之日也。既满既盈，又随年俱耗，示人宜守此天癸也。容成曰：男八八之后犹存，女七七之后仍在，似乎天癸之未尽也。天师何以七七、八八之后不再言之欤？岐伯曰：予论常数耳，常之数可定，变之数不可定也。予所以论常不论变耳。

骨阴篇

鸟师问于岐伯曰：婴儿初生，无膝盖骨，何也？岐伯曰：婴儿初生，不止无膝盖骨也，囟骨、耳后完骨皆无之。鸟师曰：何故也？岐伯曰：阴气不足也。阴气者，真阴之气也。婴儿纯阳无阴，食母乳而阴乃生，阴生而颏骨，耳后完骨、膝盖骨生矣。生则儿寿，不生则夭。鸟师曰：其不生何也？岐伯曰：三骨属阴，得阴则生，然亦必阳王而长也。婴儿阳气不足，食母乳而三骨不生，其先天之阳气亏也。阳气先漓，先天已居于缺陷，食母之乳补后天而无余，此三骨之所以不生也。三骨不生又焉能延龄乎！

鸟师曰：三骨缺一，亦能生乎？岐伯曰：缺一则不全乎其人矣。鸟师曰：请悉言之。岐伯曰：囟门不合则脑髓空也；完骨不长则肾宫虚也；膝盖不生则双足软也。脑髓空则风易入矣；肾宫虚则听失聪矣；双足软则颠仆多矣。鸟师曰：吾见三骨不全亦有延龄者，又何故欤？岐伯曰：三者之中，惟耳无完骨者亦有延龄，然而疾病不能无也。若囟门不合、膝盖不生，吾未见有生者。盖孤阳无阴也。

第二卷

媾精受妊篇

雷公问曰：男女媾精而受妊者，何也？岐伯曰：肾为作强之官，故受妊而生人也。雷公曰：作强而何以生人也？岐伯曰：生人者，即肾之技巧也。雷公曰：技巧属肾之水乎，火乎？岐伯曰：水火无技巧也。雷公曰：离水火又何以出技巧乎？岐伯曰：技巧成于水火之气也。雷公曰：同是水火之气，何生人有男女之别乎？岐伯曰：水火气弱则生女，水火气强则生男。雷公曰：古云：女先泄精则成男，男先泄精则成女。今曰：水火气弱则生女，水火气强则生男。何也？岐伯曰：男女俱有水火之气也，气同至则技巧出焉，一有先后不成胎矣。男泄精，女泄气，女子泄精则气脱矣，男子泄气则精脱矣，乌能成胎？！雷公曰：女不泄精，男不泄气，何以受妊乎？岐伯曰：女气中有精，男精中有气，女泄气而交男子之精，男泄精而合女子之气，此技巧之所以出也。雷公曰：所生男女，有强有弱，自分于父母之气矣。但有清浊寿夭之异，何也？岐伯曰：气清则清，气浊则浊，气长则寿，气促则夭。皆本于父母之气也。雷公曰：生育本于肾中之气，余已知之矣。但此气也，豫于五脏七腑之气乎？岐伯曰：

五脏七腑之气，一经不至皆不成胎。雷公曰：媾精者，动肾中之气也。与五脏七腑何豫乎？岐伯曰：肾藏精，亦藏气。藏精者，藏五脏七腑之精也。藏气者，藏五脏七腑之气也。藏则俱藏，泄则俱泄。雷公曰：泄气者，亦泄血乎？岐伯曰：精即血也。气无形？血有形，无形化有形，有形不能化无形也。雷公曰：精非有形乎？岐伯曰：精虽有形，而精中之气正无形也。无形隐于有形，故能静能动。动则化耳，化则技巧出矣。雷公曰：微哉言乎，请传之奕祀，以彰化育焉。

社生篇

少师问曰：人生而白头，何也？岐伯曰：社日生人，皮毛皆、白，非止髦发之白也。少师曰：何故乎？岐伯曰：社日者，金日也。皮毛须髦皆白者，得金之气也。少师曰：社日非金也，天师谓之金日，此余之未明也。岐伯曰：社本土也，气属金，社日生人犯金之气。金气者，杀气也。少师曰：人犯杀气，宜夭矣，何又长年乎？岐伯曰：金中有土，土乃生气也。人肺属金，皮毛亦属金，金之杀气得土则生，逢金则斗。社之金气伐人皮毛，不入人脏腑，故得长年耳。少师曰：社日生人皮毛髦发不尽白者，又何故欤？岐伯曰：生时不同也。少师曰：何时乎？岐伯曰：非己午时，必辰戌丑未时也。少师曰：己午火也，火能制金之气，宜矣。辰戌丑未土也，不助金之气乎？岐伯曰：社本土也，喜生恶泄，得土则生，生则不克矣。少师曰：同是日也，何社日之凶如是乎？岐伯曰：岁月日时俱有神司之，社日之神与人最亲，其性最喜洁也，生产则秽矣。两气相感，儿身受之，非其煞之暴也。少师曰：人生有记，赤如朱，青如靛，黑如锅，白如雪，终身不散，何也？岂亦社日之故乎？岐伯曰：父母交媾，偶犯游神，为神所指志，父母之过也。少师曰：色不同者，何欤？岐伯曰：随神之气异也。少师曰：记无黄色者，何也？岐伯曰：黄乃正色，人犯正神，不相校也，故亦不相指，不相指，故罔所记耳。

天厌火衰篇

容成问曰：世有天生男子音声如女子，外势如婴儿，此何故欤？岐伯曰：天厌之也。容成曰：天何以厌之乎？岐伯曰：天地有缺陷，安得人尽皆全乎？容成曰：天未尝厌人，奈何以天厌名之。岐伯曰：天不厌而人必厌也，天人一道，人厌即天厌矣。容成曰：人何不幸成天厌也。岐伯曰：父母之咎也。人道交感，先火动而后水济之，火盛者生子必强，火衰者生子必弱，水盛者生子必肥，水衰者生子必瘦。天厌之人，乃先天之火微也。容成曰：水火衰盛分强弱肥瘦，宜也，不宜外阳之细小。岐伯曰：肾中之火，先天之火，无形之火也。肾中之水，先天之水，无形之水也。火得水而生，水得火而长，言肾内之阴阳也。水长火，则水为火之母；火生水，则火为水之母也。人得水火之气以生身，则水火即人之父母也。天下有形不能生无形也，无形实生有形。外阳之生，实内阳之长也。内阳王而外阳必伸，内阳王者得火气之全也。内阳衰矣，外阳亦何得壮大哉？容成曰：火既不全，何以生身乎？岐伯曰：孤阴不生，孤阳不长。天厌之人，但火不全耳，未尝无阴阳也；偏于火者，阳有余而阴不足，偏于水者，阴有余而阳不足也。阳既不足，即不能生厥阴之宗筋，此外阳之所以屈而不伸也，毋论刚大矣。容成曰：善。

经脉相行篇

雷公问曰：帝问脉行之逆顺若何，余无以奏也。愿天师明教以闻。岐伯曰：十二经脉有自上行下者，有自下行上者，各不同也。雷公曰：请悉言之。岐伯曰：手之三阴从脏走手，手之三阳从手走头，足之三阳从头走足，足之三阴从足走腹，此上下相行之数也。雷公曰：尚未明也。岐伯曰：手之三阴：太阴肺，少阴心，厥阴包络也。手太阴从中府走大指之少商，手少阴从极泉走小指之少冲，手厥阴从天池走中指之中冲。皆从脏走手也。手之三阳：阳明大肠，太阳小肠，少阳三焦也。手阳明从次指商阳走头之迎香，手太阳从小指少泽走头之听宫，手少阳从四指关冲走头之丝竹空，皆从手走头也。足之三阳：太阳膀胱，阳明胃，少阳胆也。足太阳从头睛明走足小指之至阴，足阳明从头，头维走足，次指之厉兑，足少阳从头前关走四指之窍阴，皆从头走足也。足之三阴：太阴脾，少阴肾，厥阴肝也。足太阴从足大指内侧隐白走腹之大包，足少阴从足心涌泉走腹之俞府，足厥阴从足大指外侧大敦走腹之期门，皆从足走腹也。雷公曰：逆顺若何？岐伯曰：手之阴经，走手为顺，走脏为逆也；手之阳经，走头为顺，走手为逆也；足之阴经，走腹为顺，走足为逆也；足之阳经，走足为顺，走头为逆也。雷公曰：足之三阴，皆走于腹，独少阴之脉下行，何也？岂少阴经易逆难顺乎？岐伯曰：不然，天冲脉者，五脏六腑之海也。五脏六腑皆禀焉。其上者，出于颃颡，渗诸阳，灌诸精，下注少阴之大络，出于气冲，循阴阳内廉入腘中，伏行骭骨内，下至内踝之后，属而别其下者，并由少阴经渗三阴，其在前者，伏行出跗属，下循跗入大指间，渗诸络而温肌肉，故别络邪结则跗上脉不动，不动则厥，厥则足寒矣。此足少阴之脉少异于三阴而走腹则一也。雷公曰：其少异于三阴者为何？岐伯曰：少阴肾经中藏水火，不可不曲折以行，其脉不若肝脾之可直行于腹也。雷公曰：其走腹则一者何？岐伯曰：肾之性喜逆行，故由下而上，盖以逆为顺也。雷公曰；逆行宜病矣。岐伯曰：逆而顺故不病，若顺走是违其性矣，反生病也。雷公曰：当尽奏之，岐伯曰：帝问何以明之？公奏曰：以言导之，切而验之，其踝必动。乃可以验逆顺之行也。雷公曰：谨奉教以闻。

经脉终始篇

雷公问于岐伯曰：十二经之脉既有终始，《灵》、《素》详言之。而走头、走腹、走足、走手之义，尚未明也，愿毕其辞。岐伯曰：手三阳从手走头，足三阳从头走足，乃高之接下也。足三阴从足走腹，手三阴从腹走手，乃卑之趋上也。阴阳无间，故上下相迎，高卑相逐，与昼夜循环同流而不定耳。夫阴阳者，人身之夫妇也；气血者，人身之阴阳也。夫倡则妇随，气行则血赴，气主熙熙，血主濡濡。乾作天门，大肠司其事也。巽作地户，胆持其权也。泰居艮，小肠之昌也。否居坤，胃之殃也。雷公曰；善，请言顺逆之别。岐伯曰：足三阴自足走腹，顺也；自腹走足，逆也。足三阳自头走足，顺也；自足走头，逆也。手三阴自藏走手，顺也；自手走藏，逆也。手三阳自手走头，顺也；自头走手，逆也。夫足之三阴从足走腹，惟足少阴肾脉绕而下行，与肝脾直行者，以冲脉与之并行也，是以逆为顺也。

经气本标篇

　　雷公问于岐伯曰：十二经气有标本乎？岐伯曰：有之。雷公曰：请言标本之所在。岐伯曰：足太阳之本在跟以上五寸中，标在两络命门。足少阳之本在窍阴之间，标在窗笼之前。足少阴之本在内踝下三寸中，标在背腧。足厥阴之奉在行间上五寸所，标在背腧。足阳明之本在厉兑，标在人迎，颊挟颃颡。足太阴之本在中封前上四寸中，标在舌本乎。太阳之本在外踝之后，标在命门之上一寸。手少阳之本在小指次指之间上二寸，标在耳后上角下外眦。手阳明之本在肘骨中上至别阳，标在颜下合钳上。手太阴之本在寸口中，标在腋内动脉。手少阴之本在锐骨之端，标在背腧。手心主之本在掌后两筋之间二寸中，标在腋下三寸。此标本之所在也。雷公曰：标本皆可刺乎？岐伯曰：气之标本皆不可刺也。雷公曰；其不可刺，何也？岐伯曰；气各有冲，冲不可刺也，雷公曰：请言气冲。岐伯曰：胃气有冲，腹气有冲，头气有冲，胫气有冲，皆不可刺也。雷公曰：头之冲何所乎？岐伯曰：头之冲，脑也。雷公曰：胸之冲何所乎？岐伯曰：胸之冲，膺与背腧也。腧亦不可刺也。雷公曰：腹之冲何所乎？岐伯曰：腹之冲，背腧与冲脉及左右之动脉也。雷公曰：胫之冲何所乎？岐伯曰：胫之冲，即脐之气街及承山踝上以下。此皆不可刺也。雷公曰：不可刺止此乎？岐伯曰：大气之抟而不行者，积于胸中，藏于气海，出于肺，循咽喉，呼吸而出入也。是气海犹气街也，应天地之大数，出三入一，皆不可刺也。

脏腑阐微篇

雷公问于岐伯曰：脏止五乎？腑止六乎？岐伯曰：脏六腑七也。雷公曰：脏六何以名五也？岐伯曰：心肝脾肺肾五行之正也，故名五脏。胞胎非五行之正也，虽脏不以脏名之。雷公曰：胞胎何以非五脏之正也？岐伯曰：心火也，肝木也，脾土也，肺金也，肾水也，一脏各属一行。胞胎处水火之歧；非正也，故不可称六脏也。雷公曰：肾中有火亦水火之歧也，何肾称脏乎？岐伯曰：肾中之火先天火也，居两肾中而肾专司水也。胞胎上系心，下连肾，往来心肾，接续于水火之际，可名为火，亦可名为水，非水火之正也。雷公曰：然则胞胎何以为脏乎？岐伯曰：胞胎处水火之两歧，心肾之交，非胞胎之系不能通达上下，宁独妇人有之，男子未尝无也。吾因其两歧，置于五脏之外，非胞胎之不为脏也。雷公曰：男女各有之，亦有异乎？岐伯曰：系同而口异也。男女无此系，则水火不交，受病同也。女系无口，则不能受妊，是胞胎者，生生之机，属阴而藏于阳，非脏而何。雷公曰：胞胎之口又何以异？岐伯；曰：胞胎之系，上出于心之膜膈，下连两肾，此男女之同也。惟女下大而上细，上无口而下有口，故能纳精以受妊。雷公曰：腑七而名六何也？岐伯曰：大小肠、膀胱、胆、胃、三焦、包络，此七腑也。遗包络不称腑者，尊帝耳。雷公曰；包络可遗乎？岐伯曰：不可遗也。包络为脾胃之母，土非火不生。五脏六腑之气咸仰于心君，心火无为，必藉包络有为，往来宣布胃气，能入脾气，能出各脏腑之气，始能变化也。雷公曰：包络既为一腑，奈何尊帝遗之。尊心为君火，称包络为相火，可乎？请登之《外经》咸以为则。

考订经脉篇

雷公问于岐伯曰：十二经脉天师详之，而所以往来相通之故，尚未尽也。幸宣明奥义，传诸奕祀可乎？岐伯曰：可，肺属手太阴，太阴者，月之象也，月属金，肺亦属金。肺之脉走于手，故曰手太阴也。起于中焦胃脘之上，胃属土，土能生金，是胃乃肺之母也。下络大肠者，以大肠亦属金，为胃之庶子，而肺为大肠之兄，兄能包弟，足以网罗之也。络即网罗包举之义。循于胃口者，以胃为肺之母，自必游熙于母家，省受胃土之气也。肺脉又上于膈，胃之气多，必分气以给其子，肺得胃母之气，上归肺宫，必由膈而升肺。受胃之气肺自成家，于是由中焦而脉乃行，横出腋下，畏心而不敢犯也。然而肺之系实通于心，以心为肺之君，而肺乃臣也，臣必朝于君，此述职之路也。下循臑内，行少阴心主之前者，又谒相之门也。心主即心包络，为心君之相，包络代君以行事。心克肺金，必借心主之气以相刑。呼吸相通，全在此系之相联也。肺禀天王之尊，必奉宰辅之令，所以行于少阴心主之前而不敢缓也。自此而下，于肘中乃走于臂，由臂而走于寸口鱼际，皆肺脉相通之道。循鱼际出大指之端，为肺脉之尽。经脉尽，复行，从腕后直出次指内廉，乃旁出之脉也。

雷公曰：脾经若何？岐伯曰：脾乃土脏，其性湿，以足太阴名之。太阴之月，夜照于土，月乃阴象，脾属土，得月之阴气，故以太阴名之。其脉起于足之大指端，故又曰足太阴也。脾脉既起于足下，下必升上，由足大指内侧肉际，过横骨后，上内踝前廉，上腨内，循胫骨后，交出厥阴之前，乃入肝经之路也。夫肝木克脾，宜为脾之所畏，何故脉反通于肝，不知肝虽克土，而木亦能成土，土无木气之通，则土少发生之气，所以畏肝而又未尝不喜肝也。交出足厥阴之前，图合于肝木耳。上膝肢内前廉入腹者，归于脾经之本脏也。盖腹，脾之正宫，脾厉土居于中州，中州为天下之腹，脾乃人一身之腹也。脾与胃为表里，脾内而胃外，脾为胃所包，故络于胃。脾得胃气则脾之气始能上升，故脉亦随之上鬲，趋喉咙而至舌本，以舌本为心之苗，而脾为心之子，子母之气自相通而不隔也。然而舌为心之外窍，非心之内廷也，脾之脉虽至于舌，而终未至于心，故其支又行，借胃之气从胃中中脘之外上鬲，而脉通于膻中之分，上交于手少阴心经，子亲母之象也。

雷公曰：心经若何？岐伯曰：心为火脏，以手少阴名之者，盖心火乃后天也。后天者，有形之火也。星应荧惑，虽属火而实属阴，且脉走于手，故以手少阴名之。他脏腑之脉皆起于手足，心脉独起于心，不与众脉同者，以心为君主，总揽权纲，不寄其任于四末也。心之系，五脏七腑无不相通，尤通者小肠也。小肠为心之表，而心实络于小肠，下通任脉，故任脉即借小肠之气以上通于心，为朝君之象也。心之系又上与肺相通，挟咽喉而入于目，以发其文明之彩也。复从心系上肺，下出腋下，循臑内后廉，行手厥阴经心主之后，下肘，循臂至小指之内出其端，此心脉系之直行也。又由肺曲折而后，并脊直下，与肾相贯串，当命门之中，此心肾既济之路也。夫心为火脏，惧畏水克，何故系通于肾，使肾有路以相犯乎？不知心火与命门之火原不可一日不相通也，心得命门之火则心火有根，心非肾水之滋则心火不王。盖心火必得肾中水火以相养，是以克为生也。既有肾火肾水之相生，而后心之系各通脏腑，无扞格之忧矣。由是而左通于肝，肝本属木，为生心之母也。心火虽生于命门先天之火，而非后天肝木培之则先天之火气亦不王，故心之系通于肝者，亦欲得肝木相生之气也。肝气既通，而胆在肝之旁，通肝即通于胆，又势之甚便者，况胆又为心之父，同本之亲尤无阻隔也。由是而通于脾，脾乃心之子也，虽脾土不藉心火之生，然胃为心之爱子，胃土非心火不生，心既生胃，生胃必生脾，此脾胃之系所以相接而无间也。由是而通于肺，火性炎上，而肺叶当之，得母有伤，然而顽金非火不柔，克中亦有生之象，倘肺金无火则金寒水冷，胃与膀胱之化源绝矣，何以温肾而传化于大肠乎。由是而通于心主，心主即膻中包络也，为心君之相臣，奉心君以司化，其出入之经，较五脏六腑更近，真有心喜亦喜，心忧亦忧之象，呼吸相通，代君司化以使令夫三焦，俾上中下之气无不毕达，实心之系通之也。

雷公曰：肾经若何？岐伯曰：肾属水，少阴正水之象。海水者，少阴水也，随月为盈虚，而肾应之。名之为足少阴者，脉起于足少阴之下也，由足心而上，循内踝之后，别入跟中，上腨出腘上股贯脊，乃河车之路，即任督之路也。然俱属于肾，有肾水而河车之路通，无肾水而河车之路塞，有肾水而督脉之路行，无肾水而督脉之路断，是二经之相通相行，全责于肾，故河车之路、督脉之路，即肾经之路也。由是而行于肝，母入于子舍之义也。由是而行于脾，水行于地中之义也。过肝脾二经而络于膀胱者，以肾为膀胱之里，而膀胱为肾之表，膀胱得肾气而始化，正同此路之相通，气得以往来之耳。其络于膀胱也，贯脊会督而还出于脐之前，通任脉始得达于膀胱，虽气化可至，实有经可通而通之也。其直行者，又由肝以入肺，子归母之家也。由肺而上循喉咙，挟舌本而终，是欲朝君先通于喉舌。夫肾与心虽若相克而实相生，故其系别出而绕于心，又未敢遽朝于心君，注胸之膻中包络而后，肾经之精上奉，化为心之液矣，此君王下取于民之义，亦草野上贡于国之谊也。各脏止有一而肾有二者，两仪之象也。两仪者，日月也。月主阴，日主阳，似肾乃水脏宜应月不宜应日，然而月之中未尝无阳之气，日之中未尝无阴之气，肾配日月正以其中之有阴阳也。阴藏于阳之中，阳隐于阴之内，叠相为用，不啻日月之照临也，盖五脏七腑各有水火，独肾脏之水火处于无形，乃先天之水火，非若各脏腑之水火俱属后天也。夫同是水火，肾独属之先天，实有主以存乎两肾之间也。主者，命门也。命门为小心，若太极之象能生先天之水火，因以生后天之水火也。于是裁成夫五脏七腑，各安于诸宫，享其奠定之福，化生于无穷耳。

雷公曰：肝经若何？岐伯曰：肝属足厥阴。厥阴者，逆阴也，上应雷火。脉起足大指丛毛之际，故以足厥阴名之。雷火皆从地起，腾于天之上，其性急，不可制抑，肝之性亦急，乃阴经中之最逆者，少拂其意，则厥逆而不可止。循跗上上踝，交出太阴脾土之后，上腘内廉，循腹入阴毛中，过阴器，以抵于小腹，虽趋肝之路，亦趋脾之路也。既趋于脾，必趋于胃矣。肝之系既通于脾胃，凡有所逆，必先犯于脾胃矣，亦其途路之熟也。虽然，肝之系通于脾胃，而肝之气必归于本宫，故其系又走于肝叶之中，肝叶之旁有胆附焉，胆为肝之兄，肝为胆之弟，胆不络肝而肝反络胆者，弟强于兄之义也。上贯膈者，趋心之路也。肝性急，宜直走于心之宫矣，乃不直走于心，反走膜鬲，布于胁肋之间者，母慈之义也。慈母怜子必为子多方曲折，以厚其藏，胁肋正心宫之仓库也，然而其性正急，不能久安于胁肋之间，循喉咙之后，上入颃颡，连于目系，上出额间而会督脉于巅项，乃木火升上之路也。其支者，从目系下颊环唇，欲随口舌之窍以泄肝木之郁火也。其支者，又从肝别贯膈，上注肺中，畏肺金之克木，通此经为侦探之途也。

雷公曰：五脏已知其旨矣。请详言七腑。岐伯曰：胃经亦称阳明者，以其脉接大肠手阳明之脉，由鼻额而下走于足也。然而胃经属阳明者，又非同大肠之谓。胃乃多气多血之腑，实有日月并明之象，乃纯阳之腑，主受而又主化也。阳主上升，由额而游行于齿口唇吻，循颐颊耳前而会于额颅，以显其阳之无不到也。其支别者，从颐后下人迎，循喉咙入缺盆，行足少阴之外，下膈通肾与心包之气。盖胃为肾之关，又为心包之用，得气于二经，胃始能蒸腐水谷以化精微也。胃既得二经之气，必归于胃中，故仍属胃也。胃之旁络于脾，胃为脾之夫，脾为胃之妇，脾听胃使，以行其运化者也。其直行者，从缺盆下乳内廉，挟脐而入气街。气街者，气冲之穴也，乃生气之源，探源而后，气充于乳房，始能散布各经络也。其支者，起于胃口，循腹过足少阴肾经之外，本经之里下至气街而合，仍是取气于肾，以助其生气之源也。由是而胃既得气之本，乃可下行，以达于足。从气街而下髀关，抵伏兔，下膝膑，循胫下跗，入中指之内庭而终者，皆胃下达之路也。其支者，从膝之下廉三寸，别入中指之外间，复是旁行之路，正见其多气多血，无往不周也。其支者，别跗上，入大指间，出足厥阴，交于足太阴，避肝木之克，近脾土之气也。

雷公曰：请言三焦之经。岐伯曰；三焦属之手少阳者，以三焦无形，得胆木少阳之气，以生其火而脉起于手之小指次指之端，故以手少阳名之。循手腕出臂贯肘，循臑之外，行手太阳之里，手阳明之外，火气欲通于大小肠也。上肩循臂臑，交出足少阳之后，正倚附于胆木以取其木中之火也。下缺盆，由足阳明之外而交会于膻中；之上焦，散布其气而络绕于心包络；之中焦，又下膈入络膀胱以约下焦。若胃若心包络若膀胱，皆三焦之气往来于上中下之际，故不分属于三经而仍专属于三焦也。然而三焦之气虽往来于上中下之际，使无根以为主，则气亦时聚时散，不可久矣。讵知三焦虽得胆木之气以生，而非命门之火则不长。三焦有命门以为根，而后布气于胃，则胃始有运用之机；布气于心包络，则心包络始有运行之权；布气于膀胱，则膀胱始有运化之柄也。其支者，从膻中而上，出缺盆之外，上项系耳后，直上出耳上角至�7，无非随肾之火气而上行也。其支者，又从耳后入耳中，出耳前，过客主人之穴，交颊至目锐眦，亦火性上炎，随心包之气上行。然目锐眦实系胆经之穴，仍欲依附木气以生火气耳。

雷公曰：请言心主之经。岐伯曰：心主之经即包络之府也，又名膻中。属手厥阴者，以其代君出治，为心君之相臣，臣乃阴象，故属阴。然奉君令以出治，有不敢少安于顷刻，故其性又急，与肝木之性正相同，亦以厥阴名之，因其难顺而易逆也。夫心之脉出于心之本宫，心包络之脉出于胸中，包络在心之外，正在胸之中，是脉出于胸中者，正其脉属于包络之本宫也。各脏腑脉出于外，心与包络脉出于中，是二经较各脏腑最尊也。夫肾系交于心包络，实与肾相接，盖心主之气与肾宫命门之气同气相合，故相亲而不相离也。由是下于膈，历络三焦，以三焦之腑气与命门心主之气彼此实未尝异，所以笼络而相合为一，有表里之名，实无表里也。其支者，循胸中出胁抵腋，循臑内行于太阴肺脾少阴心肾之中，取肺肾之气以生心液也。入脉下臂，入掌内，又循中指以出其端。其支者，又由掌中循无名指以出其端，与少阳三焦之脉相交会，正显其同气相亲，表里如一也。夫心主与三焦两经也，必统言其相合者，盖三焦无形。借心主之气相通于上中下之间，故离心主无以见三焦之用，所以必合而言之也。

雷公曰：请言胆经。岐伯曰：胆经属足少阳者，以胆之脉得春木初阳之气，而又下趋于足，故以足少阳名之。然胆之脉虽趋于足，而实起目之锐眦，接手少阳三焦之经也。由目锐眦上抵头角，下耳循颈，行手少阳之脉前，至肩上，交出手少阳之后，以入缺盆之外，无非助三焦之火气也。其支者，从耳后入耳中，出走耳前，至目锐眦之后，虽旁出其支，实亦仍顾三焦之脉也。其支者，别自目外而下大迎，合手少阳三焦，抵于颐下，下颈，复合缺盆，以下胸中，贯膜、膈、心包络，以络于肝，盖心包络乃胆之子，而肝乃胆之弟，故相亲而相近也。第胆虽肝之兄，而附于肝，实为肝之表，而属于胆。肝胆兄弟之分，即表里之别也。胆分肝之气，则胆之汁始王，胆之气始张，而后可以分气于两胁，出气街，统毛际而横入髀厌之中也。其直者，从缺盆下腋，循胸过季胁，与前之入髀厌者相合，乃下循髀外，行太阳阳明之间，欲窃水土之气以自养也。

出膝外廉，下附骨以直抵绝骨之端，下出外踝，循跗上入小指次指之间，乃其直行之路也。其支者又别跗上，入大指歧骨内，出其端，还贯入爪甲，出三毛，以交于足厥阴之脉，亲肝木之气以自王，盖阳得阴而生也。

雷公曰：请言膀胱之经。岐伯曰：膀胱之经属足太阳者，盖太阳为巨阳，上应于日，膀胱得日之火气，下走于足，犹太阳火光普照于地也。其脉起目内眦，交手太阳小肠之经，受其火气也。上额交巅，至耳上角，皆火性之炎上也。其直行者，从巅入络脑，还出别下项，循肩膊内挟脊两旁下行，抵于腰，入循膂络肾，盖膀胱为肾之表，故系连于肾，通肾中命门之气，取其气以归膀胱之中，始能气化而出小便也。虽气出于肾经，而其系要不可不属之膀胱也。其支者，从腰中下挟脊以贯臀，入腘中而止，亦借肾气下达之也。其支者，从膊内别行下贯脾膂，下历尻臀，化小便通阴之器而下出也。过髀枢，循髀外下合腘中，下贯于两踹内，出外踝之后，循京骨，至小指外侧，交于足少阴之肾经，亦取肾之气可由下而升，以上化其水也。

雷公曰：请言小肠之经。岐伯曰：小肠之经属手太阳者，以脉起于手之小指，又得心火之气而名之也。夫心火属少阴，得心火之气，宜称阴矣。然而心火居于内者为阴，发于外者为阳，小肠为心之表也，故称阳而不称阴，且其性原眉阳，得太阳之日气，故亦以太阳名之。其脉上腕出踝，循臂出肘，循臑行手阳明少阳之外，与太阳胆气相通，欲得金气自寒，欲得木气自生也。交肩上，入缺盆，循肩向腋下行，当膻中而络于心，合君相二火之气也。循咽下膈以抵于胃，虽火能生胃，而小肠主出不主生，何以抵胃，盖受胃之气，运化精微而生糟粕，犹之生胃也。故接胃之气，下行任脉之外，以自归于小肠之正宫，非小肠之属而谁属乎。其支者，从缺盆循颈颊上至目锐眦，入于耳中，此亦火性炎上，欲趋窍而出也。其支者，别循颊上䪼，抵鼻至目内眦，斜络于颧，以交足太阳膀胱之经，盖阳以趋阳之应也。

雷公曰：请言大肠之经。岐伯曰：大肠之经名为手阳明者，以大肠职司传化，有显明昭著之意，阳之象也。夫大肠属金，宜为阴象，不属阴而属阳者，因其主出而不主藏也。起于手大指次指之端，故亦以手名之。

循指而入于臂，入肘上臑，上肩下入缺盆而络于肺，以肺之气能包举大肠，而大肠之系亦上络于肺也。大肠得肺气而易于传化，故其气不能久留于膈中，而系亦下膈，直趋大肠以安其传化之职。夫大肠之能开能阖，肾主之，是大肠之气化宜通于肾，何以大肠之系绝，不与肾会乎。不知肺金之气即肾中水火之气也，肾之气必来于肺中，而肺中之气既降于大肠之内，则肾之气安有不入于大肠之中者乎。不必更有系通肾，而后得其水火之气，始能传化而开合之也。其支者，从缺盆上颈贯颊，入下齿缝中，还出夹两口吻，交于唇中之左右，上挟鼻孔，正显其得肺肾之气，随肺肾之脉而上升之征也。

包络配腑篇

天老问于岐伯曰：天有六气，化生地之五行，地有五行，化生人之五脏。有五脏之阴，即宜有五腑之阳矣，何以脏止五，腑有七也？岐伯曰：心包络，腑也，性属阴，故与脏气相同，所以分配六腑也。天老曰：心包络既分配腑矣，是心包络即脏也，何不名脏而必别之为腑耶？岐伯曰：心包络，非脏也。天老曰：非脏列于脏中，毋乃不可乎？岐伯曰：脏称五不称六，是不以脏予包络也。腑称六，不称七，是不以腑名包络也，天老曰：心包络，非脏非腑何以与三焦相合乎？岐伯曰：包络与三焦为表里，二经皆有名无形，五脏有形与形相合，包络无形，故与无形相合也。天老曰：三焦为孤脏，既名为脏，岂合于包络乎？岐伯曰：三焦虽亦称脏，然孤而寡合，仍是腑非脏也，含包络之气，实无可依，天然配合，非勉强附会也。天老曰：善。雷公曰：肺合大肠，心合小肠，肝合胆，脾合胃，肾合膀胱，此天合也。三焦与心包络相合，恐非天合矣。岐伯曰：包络非脏而与三焦合者，包络里三焦表也。雷公曰：三焦腑也，何分表里乎？岐伯曰：三焦之气，本与肾亲，亲肾不合肾者，以肾有水气也。故不合肾而合于包络耳。雷公曰：包络之火气出于肾，三焦取火于肾，不胜取火于包络乎。岐伯曰：膀胱与肾为表里，则肾之火气必亲膀胱而疏三焦矣。包络得肾之火气，自成其腑，代心宣化，虽腑犹脏也。包络无他腑之附，得三焦之依而更亲，是以三焦乐为表，包络亦自安于里，孤者不孤，自合者永合也。雷公曰：善。应龙问曰：包络腑也，三焦亦自成腑，何以为包络之使乎？岐伯曰：包络即膻中也，为心膜鬲，近于心宫，遮护君主，其位最亲，其权最重，故三焦奉令不敢后也。应龙曰：包络代心宣化，宜各脏腑皆奉令矣，何独使三焦乎了岐伯曰：各腑皆有表里，故不听包络之使，惟三焦无脏为表里，故包络可以使之。应龙曰：三焦何乐为包络使乎？岐伯曰：包络代心出治，腑与脏同，三焦听使于包络，犹听使于心，故包络为里，三焦为表，岂勉强附会哉。应龙曰：善。

第三卷

胆腑命名篇

胡孔甲问于岐伯曰：大肠者，白肠也，小肠者，赤肠也，胆非肠，何谓青肠乎？岐伯曰：胆贮青汁，有入无出，然非肠何能通而贮之乎，故亦以肠名之。青者，木之色，胆属木，其色青，故又名青肠也。胡孔甲曰：十一脏取决于胆，是腑亦有脏名矣，何脏分五而腑分七也？岐伯曰：十一脏取决于胆，乃省文耳，非腑可名脏也。孔甲曰：胆既名为脏，而十一脏取决之，固何所取之乎？岐天师曰：胆司渗，凡十一脏之气得胆气渗之，则分清化浊，有奇功焉。孔甲曰：胆有入无出，是渗主入而不主出也，何能化浊乎？岐伯曰：清渗入则浊自化，浊自化而清亦化矣。孔甲曰：清渗入而能化，是渗入而仍渗出矣。岐伯曰：胆为清净之府。渗入者，清气也，遇清气之脏腑亦以清气应之，应即渗之机矣，然终非渗也。孔甲曰：脏腑皆取决于胆，何脏腑受胆之渗乎？岐伯曰：大小肠膀胱皆受之，而膀胱独多焉，虽然膀胱分胆之渗，而胆之气虚矣。胆虚则胆得渗之祸矣，故胆王则渗益，胆虚则渗损。孔甲曰：胆渗何气则受损乎？岐伯曰：酒热之气，胆之所畏也，过多则渗失所司，胆受损矣，非毒结于脑则涕流于鼻也。孔甲曰：何以治之？岐伯曰：刺胆络之穴，则病可已也。孔甲曰：善。

任督死生篇

雷公问曰：十二经脉之外，有任督二脉，何略而不言也？岐伯曰：二经之脉不可略也。以二经散见于各经，故言十二经脉而二经已统会于中矣。雷公曰：试分言之。岐伯曰：任脉行胸之前，督脉行背之后也。任脉起于中极之下，以上毛际，循腹里，上关元，至咽咙上颐，循面入目眦，此任脉之经络也。督脉起于少腹，以下骨中央，女子入系廷孔，在溺孔之际，其络循阴器合纂间，统纂后，即前后二阴之间也，别绕臀至少阴，与巨阳中络者合少阴，上股内后廉，贯脊属肾与太阳。起于目内眦，上额交巅上，入络脑，至鼻柱，还出别下项，循肩膊挟脊抵腰中，入循膂络肾。其男子循茎下至纂，与女子等，其少腹直上者，贯脐中央，上贯心，入喉上颐环唇，上系两目之下中央，此督脉之经络也。虽督脉止于龈交，任脉止于承浆，其实二阴同起于会阴。止于龈交者未尝不过承浆，止于承浆者未尝不过龈交，行于前者亦行于后，行于后者亦行于前，循环周流彼此无间，故任督分之为二，合之仍一也。夫会阴者，至阴之所也。任脉由阳行于阴，故脉名阴海。督脉由阴行于阳，故脉名阳海。非龈交穴为阳海，承浆穴为阴海也。阴交阳而阴气生，阳交阴而阳气生，任督交而阴阳自长，不如海之难量乎，故以海名之。雷公曰：二经之脉络予已知之矣。请问其受病何如？岐伯曰：二经气行则十二经之气通，二经气闭则十二经之气塞，男则成疝，女则成瘕，非遗溺即脊强也。雷公曰：病止此乎？岐伯曰：肾之气必假道、于任督二经，气闭则肾气塞矣。女不受妊，男不射精，人道绝矣。然则任督二经之脉络，即人死生之道路也。雷公曰：神哉论也。请载《外经》，以补《内经》未备。

阴阳二跷篇

司马问曰：奇经八脉中有阴跷阳跷之脉，可得闻乎？岐伯曰：《内经》言之矣。司马曰：《内经》言之，治病未验或有未全欤。岐伯曰：《内经》约言之，实未全也。阴跷脉足少阴肾经之别脉也，起于然骨之照海穴，出内踝上，又直上之，循阴股以入于阴，上循胸里，入于缺盆，上出人迎之前，入于目下鸠，属于目眦之睛明穴，合足太阳膀胱之阳跷而上行，此阴跷之脉也。阳跷脉足太阳膀胱之别脉也，亦起于然骨之下申脉穴，出外踝下，循仆参，郄于附阳，与足少阳会于居髎，又与手阳明会于肩髃及巨骨，又与手太阳阳维会于臑俞，与手足阳明会于地仓及巨髎，与任脉足阳明会于承泣，合足少阴肾经之阴跷下行，此阳跷之脉也。然而跷脉之起止，阳始于膀胱而止于肾，阴始于肾而止于膀胱，此男子同然也，若女子微有异。男之阴跷起于然骨，女之阴跷起于阴股；男之阳跷起于申脉，女之阳跷起于仆参。知同而治同，知异而疗异，则阳跷之病不至阴缓阳急，阴跷之病不至阳缓阴急，何不验乎。司马公曰：今而后，阴阳二跷之脉昭然矣。

奇恒篇

奢龙问于岐伯曰：奇恒之腑，与五脏并主藏精，皆可名脏乎？岐伯曰：然。奢龙曰：脑髓骨脉胆女子胞，既谓奇恒之腑，不宜又名脏矣。岐伯曰：腑谓脏者，以其能藏阴也。阴者，即肾中之真水也。真水者，肾精也。精中有气，而脑髓骨脉胆女子胞皆能藏之，故可名腑，亦可名脏也。奢龙曰；修真之士，何必留心于此乎？岐伯曰：人欲长生，必知斯六义，而后可以养精气，结圣胎者也。奢龙曰：女子有胞以结胎，男子无胞何以结之？岐伯曰：女孕男不妊，故胞属之女子，而男子未尝无胞也，男子有胞而后可以养胎息，故修真之士必知。斯六者至要者则胞与脑也，脑为泥丸，即上丹田也；胞为神室，即下丹田也。骨藏髓，脉藏血，髓藏气，脑藏精，气血精髓尽升泥丸，下降于舌，由舌下华池，由华池下廉泉玉英，通于胆，下贯神室。世人多欲，故血耗气散，髓竭精亡也。苟知藏而不泻，即返还之道也。奢龙曰：六者宜藏，何道而使之藏乎？岐伯曰：广成子有言，毋摇精，毋劳形，毋思虑营营，非不泻之谓乎。

奢龙曰；命之矣。

小络篇

应龙问于岐伯曰：膜原与肌腠有分乎？岐伯曰：二者不同也。应龙曰：请问不同？岐伯曰：肌腠在膜原之外也。应龙曰；肌腠有脉乎？岐伯曰：肌腠膜原皆有脉也，其所以分者，正分其脉耳。肌腠之脉，外连于膜原，膜原之脉，内连于肌腠。应龙曰：二脉乃表里也，有病何以分之？岐伯曰：外引小络痛者，邪在肌腠也。内引小络痛者，邪在膜原也。应龙曰：小络又在何所？岐伯曰：小络在膜原之间也。

肺金篇

少师问曰：肺金也，脾胃土也，土宜生金，有时不能生金者谓何了岐伯曰：脾胃土王而肺金强，脾胃土衰而肺金弱，又何疑乎。然而脾胃之气太王，反非肺金所喜者，由于土中火气之过盛也。土为肺金之母，火为肺金之贼，生变为克，乌乎宜乎。少师曰：金畏火克，宜避火矣，何又亲火乎？岐伯曰：肺近火，则金气之柔者必销矣。然肺离火，则金气之顽者必折矣。所贵微火以通薰肺也。故土中无火，不能生肺金之气。而土中多火，亦不能生肺金之气也。所以烈火为肺之所畏，微火为肺之所喜。少师公曰：善。请问金木之生克？岐伯曰：肺金制肝木之王，理也。而肝中火盛，则金受火炎肺，失清肃之令矣。避火不暇，敢制肝木乎？即木气空虚，已不畏肺金之刑，况金受火制，则肺金之气必衰，肝木之火愈王，势必横行无忌，侵伐脾胃之土，所谓欺子弱而凌母强也。肺之母家受敌，御木贼之强横，奚能顾金子之困穷，肺失化源，益加弱矣。肺弱欲其下生肾水难矣，水无金生则水不能制火，毋论上焦之火焚烧，而中焦之火亦随之更炽甚，且下焦之火亦挟水沸腾矣。少师曰：何肺金之召火也？岐伯曰：肺金，娇脏也，位居各脏腑之上，火性上炎，不发则已，发则诸火应之。此肺金之所以独受厥害也。少师曰：肺为娇脏，

曷禁诸火之威逼乎，金破不鸣断难免矣。何以自免于祸乎？岐伯曰：仍
赖肾子之水以救之。是以肺肾相亲更倍于土金之相爱。以土生金，而金
难生土。肺生肾，而肾能生肺，昼夜之间，肺肾之气实彼此往来两相通，
而两相益也。少师曰：金得水以解火，敬闻命矣。然金有时而不畏火者，
何谓乎？岐伯曰：此论其变也。少师曰：请尽言之。岐伯曰：火烁金者，
烈火也。火气自微何以烁。金非惟不畏火，且侮火矣。火难制金，则金
气日王。肺成顽金过刚而不可犯，于是肃杀之气必来伐木。肝受金刑力
难生火，火势转衰，变为寒火奚。足畏乎。然而火过寒无温气以生土，
土又何以生金。久之火寒而金亦寒矣。少师曰：善。请问金化为水，而
水不生木者，又何谓乎？岐伯曰：水不生木，岂金反生木乎。水不生木
者，金受火融之水也。真水生木而融化之，水克木矣。少师曰：善。

肝木篇

　　少师曰：肝属木，木非水不养，故肾为肝之母也。肾衰则木不王矣，
是肝木之虚，皆肾水之涸也。然而肝木之虚，不全责肾水之衰者何故？
岐伯曰：此肝木自郁也。木喜疏泄，遇风寒之邪，拂抑之事，肝辄气郁
不舒。肝郁必下克脾胃，制土有力，则木气自伤，势必求济肾水，水生
木而郁气未解，反助克土之横。土怒水助转来克水。肝不受肾之益，肾
且得土之损，未有不受病者也。肾既病矣，自难滋肝木之枯，肝无水养，
其郁更甚。郁甚而克土愈力。脾胃受伤气难转输，必求救于心火，心火
因肝木之郁全不顾心，心失化源，何能生脾胃之土乎。于是怜土子之受伤，
不敢咎肝母之过，逆反嗔肺金不制肝木，乃出其火而克肺，肺无土气之
生，复有心火之克则肺金难以自存。听肝木之逆，无能相制矣。少师曰：
木无金制宜木气之舒矣，何以仍郁也？岐伯曰：木性曲直，必得金制有
成。今金弱木强，则肝寡于畏，任郁之性以自肆，土无可克水，无可养火，
无可助，于是木空受焚矣。此木无金制而愈郁也。所以治肝必解郁为先，
郁解而肝气自平。何至克土，土无木克则脾胃之气自易升腾，自必忘克，
肾水转生肺金矣。肺金得脾胃二土之气，则金气自王，令行清肃。肾水

无匮乏之忧，且金强制木，木无过王肝气平矣。少师曰：肝气不平可以直折之乎？岐伯曰：肝气最恶者郁也。其次则恶不平，不平之极即郁之极也。故平肝尤尚解郁。少师曰：其故何也？岐伯曰：肝气不平，肝中之火过王也。肝火过王，由肝木之塞也。外闭内焚，非烁土之气即耗心之血矣。夫火王宜为心之所喜，然温火生心，烈火逼心，所以火盛之极，可暂用寒凉以泻。肝火郁之极，宜兼用舒泄以平肝也。少师曰：善。

肾水篇

少师曰；请问肾水之义。岐伯曰：肾属水，先天真水也。水生于金，故肺金为肾母。然而肺不能竟生肾水也，必得脾土之气薰蒸，肺始有生化之源，少师曰：土克水者也，何以生水？岐伯曰：土贪生金，全忘克水矣。少师曰；金生水而水养于金，何也？岐伯曰：肾水非肺金不生，肺金非肾水不润。盖肺居上焦，诸脏腑之火，咸来相逼，苟非肾水灌注，则肺金立化矣。所以二经子母最为关切。无时不交相生，亦无时不交相养也。是以补肾者必须益肺，补肺者必须润肾，始既济而成功也。少师曰：肾得肺之生即得肺之损，又何以养各脏腑乎？岐伯曰：肾交肺而肺益生肾，则肾有生化之源。山下出泉涓涓正不竭也。肾既优渥，乃分其水以生肝。肝木之中本自藏火，有水则木且生心，无水则火且焚木，木得水之济，则木能自养矣。木养于水，木有和平之气，自不克土。而脾胃得遂其升发之性，则心火何至躁动乎。自然水不畏火之炎，乃上润而济心矣。少师曰：水润心固是水火之既济，但恐火炎而水不来济也。岐伯曰：水不润心，故木无水养也。木无水养肝必干燥，火发木焚，烁尽脾胃之液，肺金救土之不能，何暇生肾中之水。水涸而肝益加燥，肾无沥以养肝，安得余波以灌心乎！肝木愈横，心火愈炎，肾水畏焚，因不上济于心，此肾衰之故，非所谓肾王之时也。少师曰：肾衰不能济心，独心受其损乎？岐伯曰：心无水养，则心君不安，乃迁其怒于肺金，遂移其，火以逼肺矣。肺金最畏火炎，随移其热于肾，而肾因水竭，水中之火正无所依，得心火之相会，翕然升木变出龙雷，由下焦而腾中焦，由中焦而腾上焦，有不可止遏之机矣。是五脏七腑均受其害，宁独心受损乎！少师曰：何火祸之酷乎？岐伯曰：非火多为害，乃水少为炎也。五脏有脏火，七腑有腑火，火到之所，同气相亲，故其势易王，所异者，水以济之也。而水止肾脏之独有，且水中又有火也。水之不足，安敌火之有余。此肾脏所以有补无泻也。少师曰；各脏腑皆取资于水，宜爱水而畏火矣。何以多助火以增焰乎？岐伯曰：水少火多，一见火发，惟恐火之耗水，竟来顾水，谁知反害水乎。此祸生于爱，非恶水而爱火也。少师曰：火多水少，泻南方之火，非即补北方之水乎？岐伯曰：水火又相根也。无水则火烈，无火则水寒，火烈则阴亏也，水寒则阳消也。阴阳两平，必水火既济矣。少师曰：火水既济独不畏土之侵犯乎？岐伯曰：土能克水，而土亦能生水也。水得土以相生，则土中出水，始足以养肝木而润各脏腑也。第不宜过于生之，则水势汪洋亦能冲决堤岸，水无土制，变成洪水之逆流，故水不畏土之克也。少师曰：善。

心火篇

少师曰：心火，君火也。何故宜静不宜动？岐伯曰：君主无为，心为君火，安可有为乎！君主有力，非生民之福也。所以心静则火息，心动则火炎。息则脾胃之土受其益，炎则脾胃之土受其灾。少师曰：何谓也？岐伯曰：脾胃之土喜温火之养，恶烈火之逼也。温火养则土有生气而成活土，烈火逼则土有死气而成焦土矣。焦火何以生金，肺金干燥，必求济于肾水，而水不足以济之也。少师曰：肾水本济心火者也，何以救之无裨乎？岐伯曰：人身之肾水原非有余。况见心火之太王，虽济火甚切，独不畏火气之烁乎。故避火之炎，不敢上升于心中也。心无水济则心火更烈，其克肺益甚。肺畏火刑，必求援于肾子，而肾子欲救援而无水，又不忍肺母之凌烁，不得不出其肾中所有，倾国以相助。于是水火两腾，升于上焦，而与心相战。心因无水以克肺，今见水不济心火来助肺，欲取其水而转与火，相合则火势更王。于是肺不受肾水之益，反得肾火之虐矣。斯时肝经之木，见肺金太弱，亦出火以焚心明助肾母，以称于实报肺仇而加刃也。少师曰：何以解氛乎？岐伯曰：心火动极矣，安其心而火可息也。少师曰：可用寒凉直折其火乎？岐伯曰：寒凉可暂用，不可久用也。暂用则火化为水，久用则水变为火也。少师曰：斯又何故欤？岐伯曰：心火必得肾水以济之也。滋肾安心则心火永静，舍肾安心则心火仍动矣。少师曰：凡水火未有不相克也，而心肾水火何相交而相济乎？岐伯曰：水不同耳。肾中邪水最克心火，肾中真水最养心火，心中之液即肾内真水也。肾之真水王，而心火安。肾之真水衰，而心火沸。是以心肾交而水火既济，心肾开而水火未济也。少师曰：心在上，肾在下，地位悬殊，何彼此乐交无间乎？岐伯曰：心肾之交，虽胞胎导之，实肝木介之也。肝木气通，肾无阻隔，肝木气郁，心肾即闭塞也。少师曰：然则肝木又何以养之？岐伯曰：肾水为肝木之母，补肾即所以通肝木。非水不王火，非木不生欲，心液之不枯，必肝血之常足。欲肝血之不乏，必肾水之常盈，补肝木要不外补肾水也。少师曰：善。

第四卷

脾土篇

少师问曰：脾为湿土，土生于火，是火为脾土之父母乎？岐伯曰：脾土之父母，不止一火也。心经之君火，包络、三焦、命门之相火，皆生之。然而君火之生，脾土甚疏；相火之生，脾土甚切，而相火之中命门之火，尤为最亲。少师曰：其故何欤？岐伯曰：命门盛衰，即脾土盛衰。命门生绝即脾土生绝也。盖命门为脾土之父母，实关死生。非若他火之可王、可微、可有、可无也。少师曰：命门火过王，多非脾土之宜，又何故乎？岐伯曰：火少则土湿，无发生之机；火多则土干，有燥裂之害。盖脾为湿土，土中有水。命门者，水中之火也。火藏水中则火为既济之火。自无亢焚之祸，与脾土相宜，故火盛亦盛，火衰亦衰，火生则生，火绝则绝也。若火过于王，是火胜于水矣。水不足以济火，乃未济之火也。火似王，而实衰，假王而非真王也。与脾土不相宜耳。非惟不能生脾，转能耗土之生气，脾土无生气则赤地干枯，欲化精微以润各脏腑难矣。且火气上炎与三焦包络之火直冲而上与心火相合。火愈王而土愈耗，不成为焦火得乎？少师曰：焦土能生肺金乎？岐伯曰：肺金非土不生。今土成焦土，中鲜润泽之气，何以生金哉。且不特不生金也，更且嫁祸于肺矣，盖肺乏土气之生，又多火气之逼，金弱木强，必至之势也。木强凌土而土败更难生金，肺金绝而肾水亦绝也，水绝则木无以养，木枯自焚益添火焰，土愈加燥矣。少师曰：治何经以救之？岐伯曰：火之有余水之不足也，补水则火自息。然而徒补水则水不易生，补肺金火气则水有化源，不患乎无本也。肾得水以制火，则水火相济，火无偏王之害。此治法之必先补水也。少师曰：善。

胃土篇

少师问曰：脾胃皆土也，有所分乎？岐伯曰：脾，阴土也；胃，阳土也。阴土逢火则生，阳土必生于君火。君火者，心火也。少师曰：土生于火，火来生土，两相亲也，岂胃土遇三焦命门之相火，辞之不受乎？岐伯曰：相火与胃不相合也，故相火得之而燔，不若君火得之而乐也。少师曰：心包亦是相火，何与胃亲乎？岐伯曰：心包络代君火以司令者也，故心包相火即与君火无异，此胃上之所以相亲也。少师曰：心包代心之职，胃土取资心包，无异取资心火矣。但二火生胃，土则受益；二火助胃，火则受祸者，何也？岐伯曰：胃土衰则喜火之生，胃火盛则恶火之助也。少师曰：此又何故欤？岐伯曰：胃阳土宜弱不宜强。少师曰：何以不宜强也？岐伯曰：胃多气多血之府，其火易动，动则燎原而不可制，不特烁肺以杀子，且焚心以害母矣，且火之盛者，水之涸也。火沸上腾必至有焚林竭泽之虞，烁肾水烧肝木，其能免乎？少师曰：治之奈何？岐伯曰：火盛必济之水，然水非外水也，外水可暂救以止炎，非常治之法也。必大滋其内水之匮。内水者，肾水也。然而火盛之时，滋肾之水不能泻胃之火，以火王不易灭，水衰难骤生也。少师曰：又将奈何？

岐伯曰：救焚之法，先泻胃火，后以水济之。少师曰：五脏六腑皆藉胃气为生，泻胃火不损各脏腑乎？吾恐水未生，肾先绝矣。岐伯曰：火不息则土不安，先息火后济水，则甘霖优渥，土气升腾，自易发生万物。此泻胃正所以救胃，是泻火非泻土也。胃土有生机，各脏腑岂有死法乎。此救胃又所以救肾，并救各脏腑也。少师曰：胃气安宁，肝木来克奈何？岐伯曰：肝来克胃，亦因肝木之燥也，木燥则肝气不平矣，不平则木郁不伸，上克胃土，土气自无生发之机，故调胃之法以平肝为重。肝气平矣又以补水为急，水王而木不再郁也，惟是水不易王仍须补肺金，王则生水，水可养木，金王则制木，木不克土，胃有不得其生发之性者乎。少师曰：善。

包络火篇

　　少师曰：心包之火无异心火，其生克同乎？岐伯曰：言同则同，言异则异。心火生胃，心包之火不止生胃也。心火克肺，心包之火不止克肺也。少师曰：何谓也？岐伯曰：心包之火生胃，亦能死胃。胃土衰得心包之火而土生，胃火盛得心包之火而土败。土母既败，肺金之子何能生乎！少师曰；同一火也，何生克之异？岐伯曰：心火，阳火也。其势急而可避，心包之火，阴火也。其势缓而可亲。故心火之克肺一时之刑，心包之克肺，实久远之害。害生于刑者，势急而患未大害。生于恩者，势缓而患渐深也。少师曰：可救乎？岐伯曰：亦在制火之有余而已。少师曰：制之奈；何？岐伯曰：心包阴火窃心之阳气以自养之，必得肾之阴气以自存。心欲温肾，肾欲润心，皆先交心包以通之，使肾水少衰，心又分其水气，肾且供心火之不足，安能分余惠以慰心包。心包干涸，毋怪其害胃土也。补肾水之枯，则水足灌心而化液，即足注心包而化津，此不救胃，正所以救胃也。少师曰：包络之火可泻乎？岐伯曰：胃土过王，必泻心包之火。然心包之火可暂泻而不可久泻也。心包逼近于心，泻包络则心火不宁矣。少师曰：然则奈何？岐天师曰：肝经之木，包络之母也。泻肝则心包络之火必衰矣。少师曰：肝亦心之母也，泻肝而心火不寒乎？

岐天师曰：暂泻肝则包络损其焰，而不至于害心。即久泻肝则心君减其炎，亦不至于害包络，犹胜于直泻包络也。少师曰：诚若师言，泻肝经之木，可救急而不可图缓，请问善后之法？岐伯曰：水王则火衰，既济之道也。安能舍补肾水别求泻火哉。少师曰：善。

三焦火篇

少师曰：三焦无形，其火安生乎？岐伯曰：三焦称腑，虚腑也。无腑而称腑，有随寓为家之义。故逢木则生、逢火则王。即逢金，逢土亦不相仇而相得。总欲窃各脏腑之气以自王也。少师曰：三焦耗脏腑之气，宜为各脏腑之所绝矣，何以反亲之也？岐伯曰：各脏腑之气非三焦不能通达上下，故乐其来亲而益之以气，即有偷窃亦安焉而不问也。少师曰：各脏腑乐与三焦相亲，然三焦乐与何脏腑为更亲乎？岐伯曰：最亲者，胆木也。胆与肝为表里，是肝胆为三焦之母，即三焦之家也。无家而寄生于母家，不无府而有府乎。然而三焦之性喜动恶静，上下同流，不乐安居于母宅，又不可谓肝胆之宫竟是三焦之腑也。少师曰：三焦火也，火必畏水，何故与水亲乎？岐伯曰：三焦之火最善制水，非亲水而喜入于水也，盖水无火气之温则水成寒水矣。寒水何以化物。故肾中之水，得三焦之火而生；膀胱之水，得三焦之火而化。火与水合实有既济之欢也。但恐火过于热，制水太甚，水不得益而得损，必有干燥之苦也。少师曰：然则何以治之？岐伯曰：泻火而水自流也。少师曰：三焦无腑，泻三焦之火，何从而泻之？岐伯曰：视助火之脏腑以泻之，即所以泻三焦也。少师曰；善。

胆木篇

少师曰：胆寄于肝，而木必生于水。肾水之生肝即是生胆矣，岂另来生胆乎？岐伯曰：肾水生木必先生肝，肝即分其水以生胆。然肝与胆皆肾子也，肾岂有疏于胆者乎。惟胆与肝为表里，实手足相亲，无彼此之分也。故肾水王而肝胆同王，肾水衰而肝胆同衰。非仅肝血王而胆汁盈,肝血衰而胆汁衰也。少师曰:然亦有肾水不衰,胆气自病者何也?岐伯曰:胆之汁主藏,胆之气主泄,故喜通不喜塞也。而胆气又最易塞,一遇外寒,胆气不通矣;一遇内郁,胆气不通矣。单补肾水不舒胆木,则木中之火不能外泄,势必下克脾胃之土,木土交战多致胆气不平,非助火以刑肺,必耗水以亏肝,于是胆郁肝亦郁矣。肝胆交郁,其塞益甚。故必以解郁为先,不可徒补肾水也。少师曰:肝胆同郁,将独解胆木之塞乎?岐伯曰:郁同而解郁,乌可异哉。胆郁而肝亦郁,肝舒而胆亦舒。舒胆之后济之补水,则水荫木以敷荣,木得水而调达,既不绝肝之血,有不生心之液者乎。自此三焦得木气以为根,即包络亦得胆气以为助,十二经无不取决于胆也。何忧匮乏哉!少师曰:善。

膀胱水篇

少师曰:水属阴,膀胱之水谓之阳水,何也?岐伯曰:膀胱之水,水中藏火也。膀胱无火,水不化,故以阳水名之。膀胱腑中本无火也。恃心肾二脏之火相通化水,水始可藏而亦可泄。夫火属阳,膀胱既通火气,则阴变为阳矣。少师曰:膀胱通心肾之火,然亲于肾而疏于心也。心火属阳,膀胱亦属阳,阳不与阳亲,何也?岐伯曰:膀胱与肾为表里最为关切,故肾亲于膀胱。而膀胱亦不能疏于肾也。心不与膀胱相合,毋怪膀胱之疏心矣。然心虽不合于膀胱,而心实与小肠为表里,小肠与膀胱正相通也。心合小肠,不得不合膀胱矣。是心与膀胱其迹若远而实近也。少师曰:然则膀胱亲于心而疏于肾乎?岐伯曰:膀胱阳水也,喜通阴火而不喜通阳火,似心火来亲未必得之化水。然而肾火不通心火,则阴阳不交,膀胱之阳火正难化也。少师曰:此又何故欤?岐伯曰:心火下交于肾,则心包三焦之火齐来相济,助胃以化膀胱之水。倘心不交肾,心包三焦之火各奉心火以上炎,何敢下降以私通于肾。既不下降,敢代君以化水乎。少师曰:君火无为,相火有为,君火不下降,包络相火正可代君出治。何以心火不交,相火亦不降乎?岐伯曰:君臣一德而天下治。君火交而相火降,则膀胱得火而水化。君火离而相火降,则膀胱得火而水干。虽君火恃相火而行，亦相火必藉君火而治。肾得心火之交，又得包络之降，阴阳合为一性，竟不能分肾为阴、心为阳矣。少师曰：心肾之离合，膀胱之得失如此乎？岐伯曰：膀胱，可寒而不可过寒，可热而不可过热。过寒则遗，过热则闭，皆心肾不交之故也。此水火所以重既济耳。少师曰：善。

大肠金篇

少师曰：金能生水，大肠属金，亦能生水乎？岐伯曰：大肠之金，阳金也。不能生水，且藉水以相生。少师曰：水何能生金哉？岐伯曰：水不生金而能养金，养即生也。少师曰：人身火多于水，安得水以养大肠乎？岐伯曰：大肠离水实无以养，而水苦无多。所异者，脾土生金，转输精液庶无干燥之虞。而后以肾水润之，便庆濡泽耳。是水土俱为大肠之父母也。少师曰：土生金，而大肠益燥何也？岐伯曰：土柔而大肠润，土刚而大肠燥矣。少师曰：土刚何以燥也？岐伯曰：土刚者，因火王而刚也。土刚而生金更甚，然未免同火俱生，金喜土而畏火，虽生而实克矣。安得不燥哉。少师曰：水润金也，又善荡金者，何故欤？岐伯曰：大肠得真水而养，得邪水而荡也。邪正不两立，势必相遇而相争。邪王而正不能敌，则冲激澎湃倾肠而泻矣。故大肠尤宜防水。防水者，防外来之水非防内存之水也。少师曰：人非水火不生，人日饮水何，以防之？岐伯曰：防水何若培土乎。土王足以制水，土王自能生金。制水，不害邪水之侵。生金，无愁真水之涸，自必火静而金安可传导而变化也。少师曰：大肠无火，往往有传导变化而不能者，又何故欤？岐伯曰：大肠恶火又最喜火也。恶火者，恶阳火也。喜火者，喜阴火也。阴火不同，而肾中之阴火尤其所喜。喜火者，喜其火中之有水也。少师曰：肾火虽水中之火，然而克金，何以喜之？岐伯曰：肺肾子母也。气无时不通，肺与大肠为表里，肾气生肺，即生大肠矣。大肠得肾中水火之气，始得司其开阖也。倘水火不入于大肠，开阖无权，何以传导变化乎！少师曰：善。

小肠火篇

少师曰：小肠属火乎？属水乎？岐伯曰：小肠与心为表里，与心同气，属火无疑。其体则为水之路，故小肠又属水也。少师曰：然则小肠居水火之间，乃不阴不阳之腑乎？岐伯曰：小肠属阳，不属阴也。兼属之水者，以其能导水也。水无火不化，小肠有火，故能化水。水不化火，而火且化水，是小肠属火明矣。惟小肠之火代心君以变化，心即分其火气以与小肠，始得导水以渗入于膀胱。然有心之火气、无肾之水气则心肾不交水火不合，水不能遽渗于膀胱矣。少师曰：斯又何故乎？岐伯曰：膀胱，水腑也，得火而化，亦必得水而亲。小肠之火欲通膀胱，必得肾中真水之气以相引，而后心肾会而水火济，可渗入亦可传出也。少师曰：肠为受盛之官，既容水谷，安在肠内无水，必藉肾水之通膀胱乎？岐伯曰：真水则存而不泄，邪水则走而不守也。小肠得肾之真水，故能化水谷而分清浊，不随水谷俱出也。此小肠所以必资于肾气耳。少师曰：善。

命门真火篇

少师曰：命门居水火中，属水乎？属火乎？岐伯曰：命门，火也。无形有气，居两肾之间，能生水而亦藏于水也。少师曰：藏于水以生水，何也？岐伯曰：火非水不藏，无水则火沸矣。水非火不生，无火则水绝矣。水与火盖两相生而两相藏也。少师曰：命门之火，既与两肾相亲宜与各脏腑疏矣。岐伯曰：命门为十二经之主。不止肾恃之为根，各脏腑无不相合也。少师曰：十二经皆有火也，何藉命门之生乎？岐伯曰：十二经之火，皆后天之火也。后天之火非先天之火不化。十二经之火得命门先天之火则生生不息，而后可转输运动变化于无穷，此十二经所以皆仰望于命门，各倚之为根也。少师曰：命门之火气甚微，十二经皆来取资，尽为分给，不虞匮乏乎？岐伯曰：命门居水火中，水火相济，取之正无穷也。少师曰：水火非出于肾乎？岐伯曰：命门水火虽不全属于肾，亦不全离乎肾也。盖各经之水火均属后天，独肾中水火则属先天也。后天火易王，先天火易衰。故命门火微，必须补火，而补火必须补肾，又必兼水火。补之正，以命门之火可王，而不可过王也。火之过王，水之过衰也。水衰不能济火，则火无所制，必焚沸于十二经，不受益而受损矣。故补火必须于水中补之。水中补火则命门与两肾有既济之欢，分布于十二经亦无未济之害也。少师曰：命门之系人生死甚重，《内经》何以遗之？岐伯曰：未尝遗也。主不明则十二官危。所谓主者，正指命门也。七节之旁有小心。小心者，亦指命门也。人特未悟耳。少师曰：命门为主，前人未言何也，岐伯曰：广成子云：窈窈冥冥，其中有神。恍恍惚惚，其中有气。亦指命门也。谁谓前人勿道哉。且命门居于肾，通于任督，更与丹田神室相接。存神于丹田，所以温命门也。守气于神室，所以养命门也。修仙之道无非温养命门耳。命门王而十二经皆王，命门衰而十二经皆衰也。命门生而气生，命门绝而气绝矣。少师曰：善。

第五卷

命门经主篇

雷公问于岐伯曰：十二经各有一主，主在何经？岐伯曰：肾中之命门为十二经之主也。雷公曰：十二经最神者，心也。宜心为主，不宜以肾中之命门为主也。岐伯曰：以心为主，此主之所以不明也。主在肾之中，不在心之内。然而离心非主，离肾亦非主也。命门殆通心肾以为主乎。岂惟通心肾哉。五脏七腑无不共相贯通也。雷公曰：其共相贯通者，何也？岐伯曰：人非火不生，命门属火，先天之火也。十二经得命门之火始能生化，虽十二经来通于命门，亦命门之火原能通之也。雷公曰：命门属火，宜与火相亲，何偏居于肾以亲水气耶？岐伯曰：肾火，无形之火也；肾水，无形之水也。有形之火，水能克之，无形之火，水能生之。火克于水者，有形之水也，火生于水者，无形之水也。然而无形之火偏能生无形之水，故火不藏于火，转藏于水。所谓一阳陷于二阴之间也。人身先生命门而后生心。心生肺，肺生脾，脾生肝，肝生肾，相合而相生，亦相克而相生也。十二经非命门不生，正不可以生克而拘视之也。故心得命门，而神明应物也；肝得命门，而谋虑也；胆得命门，而决断也；胃得命门，而受纳也；脾得命门，而转输也；肺得命门，而治节也；大肠得命门，而传导也；小肠得命门，而布化也；肾得命门，而作强也；三焦得命门，而决渎也；膀胱得命门，而畜泄也。是十二经为主之官，而命门为十二官之主。有此主则十二官治。无此主则十二官亡矣。命门为主，供十二官之取资。其火易衰，其火亦易王，然衰乃真衰，王乃假王。先天之火非先天之水不生，水中补火，则真衰者不衰矣。火中补水，则假王者不王矣。见其衰，补火而不济之以水则火益微；见其王，泻火而不济之以水则火益炽。雷公曰：何道之渺乎，非天师又孰能知之。

五行生克篇

雷公问于岐伯曰：余读《内经》载五行甚详，其旨尽之乎？岐伯曰：五行之理，又何易穷哉。雷公曰：盍不尽言之？岐伯曰；谈天乎，谈地乎，谈人乎。雷公曰：请言人之五行。岐伯曰：心、肝。脾，肺、肾配火、木，土、金、水，非人身之五行乎。雷公曰；请言其变。吱伯曰：变则又何能尽哉。试言其生克。生克之变者，生中克也，克中生也。生不全生也，克不全克也，生畏克而不敢生也，克畏生而不敢克也。雷公曰：何以见生中之克乎？岐伯曰：肾生肝，肾中无水，水涸而火腾矣，肝木受焚，肾何生乎？肝生心，肝中无水，水燥而木焦矣，心火无烟，肝何生乎？心君火也，包络相火也，二火无水将自炎也，土不得火之生，反得火之害矣，脾生肺金也，土中无水，于土何以生物，铄石流金，不生金反克金矣。肺生肾水也，金中无水，死金何以出泉。崩炉飞汞，不生水反克水矣。盖五行多水则不生，五行无水亦不生也。雷公曰：何以见克中之生乎？岐伯曰：肝克土，土得木以疏通则土有生气矣。脾克水，水得土而畜积则土有生基矣。肾克火，火得水以相济，则火有神光矣。

心克金，然肺金必得心火以煅炼也。肺克木，然肝木必得肺金以斫削也。非皆克以生之乎。雷公曰：请言生不全生。岐伯曰；生不全生者，专言肾水也。各脏腑无不取资于肾。心得肾水而神明焕发也；脾得肾水而精微化导也；肺得肾水而清肃下行也；肝得肾水而谋虑决断也。七腑亦无不得肾水而布化也。然而取资多者分给必少矣。亲于此者疏于彼，厚于上者薄于下。此生之所以难全也。雷公曰：请言克不全克。岐伯曰：克不全克者，专言肾火也。肾火易动难静，易逆难顺，易上难下，故一动则无不动矣，一逆则无不逆矣，一上则无不上矣，腾于心躁烦矣，入于脾干涸矣，于肺喘嗽矣，流于肝焚烧矣，冲击于七腑燥渴矣。虽然肾火乃雷火也，亦龙火也。龙雷之火其性虽猛，然聚则力专，分则势散，无乎不克反无乎全克矣。雷公曰：生畏克而不敢生者若何？岐伯曰；肝木生心火也，而肺金太王，肝畏肺克不敢生心则心气转弱，金克肝木矣。心火生胃土也，而肾火太王不敢生胃则胃气更虚，水侵胃土矣。心包之火生脾土也，而肾水过泛不敢生脾，则脾气加困，水欺脾土矣。脾胃之土生肺金也，而肝木过刚，脾胃畏肝不敢生肺，则肺气愈损，木侮脾胃矣。肺金生肾水也，而心火过炎，肺畏心克，不敢生肾，则肾气益枯，火刑肺金矣。肾水生肝木也，而脾胃过燥，肾畏脾胃之土，不敢生肝，则肝气更涸，土制肾水矣。雷公曰：何法以制之乎？岐伯曰：制克以遂其生，则生不畏克。助生而忘其克，则克即为生，雷公曰：善。克畏生而不敢克者，又若何？岐伯曰：肝木之盛由于肾水之王也，木王而肺气自衰，柔金安能克刚木乎。脾胃土盛由于心火之王也，土王而肝气自弱，僵木能克焦土乎。肾水之盛由肺金之王也，水王而脾土自微浅，土能克湍水乎。心火之盛由于肝木之王也，火王而肾气必虚，匀水能克烈火乎。肺金之盛由于脾土之王也，金盛而心气自怯，寒火能克顽金乎。雷公曰：何法以制之？岐伯曰：救其生不必制其克，则弱多为强。因其克反更培其生则衰转为盛。雷公曰：善。

小心真主篇

为当问于岐伯曰：物之生也，生于阳。物之成也，成于阴。阳，火也；阴，水也。二者在身藏于何物乎？岐伯曰：大哉问也。阴阳有先后，天之殊也，后天之阴阳藏于各脏腑。先天之阴阳藏于命门。为当曰：命门何物也？岐伯曰：命门者，水火之源。水者，阴中之水也；火者，阴中之火也。为当曰：水火均属阴，是命门藏阴不藏阳也。其藏阳又何所乎？岐伯曰：命门，藏阴即藏阳也。为当曰：其藏阴即藏阳之义何居？岐伯曰：阴中之水者，真水也；阴中之火者，真火也。真火者，真水之所生；真水者，真火之所生也。水生于火者，火中有阳也。火生于水者，水中有阳也。故命门之火，谓之原气。命门之水，谓之原精。精王则体强，气王则形壮。命门水火实藏阴阳，所以为十二经之主也。主者，即十二官之化源也。命门之精气尽，则水火两亡，阴阳间隔，真息不调，人病辄死矣。为当曰：阴阳有偏胜，何也？岐伯曰：阴胜者，非阴盛也，命门火微也。阳胜者，非阳盛也，命门水竭也。为当曰：阴胜在下阳胜在上者，何也？岐伯曰：阴胜于下者，水竭其源则阴不归阳矣。阳胜于上者，火衰其本则阳不归阴矣。阳不归阴，则火炎于上而不降。阴不归阳，则水沉于下而不升。可见命门为水火之府也，阴阳之宅也，精气之根也，死生之窦也。为当曰：命门为十二官之主寄于何脏？岐伯曰：七节之旁中有小心，小心即命门也。为当曰：鬲肓之上，中有父母，非小心之谓欤。岐伯曰：鬲肓之上，中有父母者，言三焦包络也，非言小心也。小心在心之下，肾之中。

水不克火篇

大封司马问于岐伯曰；水克火者也，人有饮水而火不解者，岂火不能制水乎？岐伯曰：人生于火，养于水。水养火者，先天之真水也。水克火者，后天之邪水也。饮水而火热不解者，外水不能救内火也。大封司马曰：余终不解其义，幸明示之。岐伯曰：天开于子，地辟于丑，人生于寅，寅实有火也。天地以阳气为生，以阴气为杀。阳即火，阴即水也。然而火不同，有形之火，离火也。无形之火，乾火也。有形之火，水之所克。无形之火，水之所生。饮水而火不解者，无形之火得有形之水而不相入也。岂惟不能解，且有激之而火炽者。大封司马曰：然则水不可饮乎？岐伯曰：水可少饮以解燥。不可畅饮以解氛。大封司马曰：此何故乎？岐伯曰：无形之火王，则有形之火微。无形之火衰则有形之火盛。火得水反炽，必多饮水也，水多则无形之火因之益微矣。无形之火微，而有形之火愈增酷烈之势，此外水之所以不能救内火，非水之不克火也。大封司马曰：何以治之？岐伯曰：补先天无形之水，则无形之火自息矣，不可见其火热饮水不解，劝多饮以速亡也。

三关升降篇

巫咸问曰：人身三关在何经乎？岐伯曰：三关者，河车之关也。上玉枕，中肾脊、下尾闾。巫咸曰：三关何故关人生死乎？岐伯曰：关人生死，故名曰关。巫咸曰：请问生死之义。岐伯曰：命门者，水中火也。水火之中实藏先天之气，脾胃之气后天之气也。先天之气不交于后天，则先天之气不长。后天之气不交于先天，则后天之气不化。二气必昼夜交，而后生生不息也。然而后天之气必得先天之气先交而后生。而先天之气必由下而上，升降诸脾胃，以分散于各脏腑。三关者，先天之气所行之径道也。气王则升降无碍，气衰则阻，阻则人病矣。巫咸曰：气衰安王乎？岐伯曰；助命门之火，益肾阴之水，则气自王矣。巫咸曰：善。

表微篇

奚仲问于岐伯曰：天师《阴阳别论》中有阴结、阳结之言。结在脏乎？抑结在腑乎？岐伯曰：合脏腑言之也。奚仲曰：脏阴腑阳，阴结在脏，阳结在腑乎？岐伯曰：阴结阳结者，言阴阳之气结也。合脏腑言之，非阳结而阴不结，阴结而阳不结也。阴阳之道，彼此相根，独阳不结，独阴亦不结也。奚仲曰：《阴阳别论》中，又有刚与刚之言。言脏乎？言腑乎？岐伯曰：专言脏腑也，阳阴气不和，脏腑有过刚之失，两刚相遇，阳过王阴不相接也。奚仲曰：脏之刚乎？抑腑之刚乎？岐伯曰：脏刚传腑，则刚在脏也。腑刚传脏，则刚在腑也。奚仲曰：《阴阳别论》中又有阴抟阳抟之言，亦言脏腑乎？岐伯曰：阴抟阳抟者言十二经之脉，非言脏腑也。虽然十二脏腑之阴阳不和，而后十二经脉始现阴阳之抟，否则抟之象不现于脉也。然则阴抟阳抟言脉面即言脏腑也。奚仲曰：善。

呼吸篇

雷公问于岐伯曰：人气之呼吸应天地之呼吸乎？岐伯曰；天地人同之。雷公曰：心肺主呼，肾肝主吸，是呼出乃心肺也，吸入乃肾肝也。何有时呼出不属心肺而属肾肝，吸入不属肾肝而属心肺乎？岐伯曰：一呼不再呼，一吸不再吸，故呼中有吸，吸中有呼也。雷公曰：请悉言之。岐伯曰：呼出者，阳气之出也。吸入者，阴气之入也。故呼应天，而吸应地。呼不再呼，呼中有吸也。吸不再吸，吸中有呼也。故呼应天而亦应地，吸应地而亦应天。所以呼出心也、肺也，从天言之也；吸入肾也、肝也，从地言之也。呼出肾也、肝也，从地言之也；吸入心也、肺也，从天言之也。盖独阳不生，呼中有吸者，阳中有阴也；独阴不长，吸中有呼者，阴中有阳也。天之气不降则地之气不升。地之气不升则天之气不降。天之气下降者，即天之气呼出也。地之气上升者，即地之气吸入也。故呼出心肺，阳气也，而肾肝阴气辄随阳而俱出矣。吸入肾肝，阴气也，而心肺阳气辄随阴而俱入矣。所以阴阳之气，虽有呼吸而阴阳之根无间隔也。呼吸之间虽有出入而阴阳之本无两歧也。雷公曰：善。

脉动篇

雷公问于岐伯曰：手太阴肺、足阳明胃、足少阴肾，三经之脉常动不休者何也？岐伯曰：脉之常动不休者，不止肺、胃、肾也。雷公曰：何以见之？岐伯曰：四末阴阳之会者，气之大络也。四街者，气之曲径也。周流一身，昼夜环转，气无一息之止，脉无一晷之停也。肺、胃、肾脉独动者，胜于各脏腑耳。非三经之气独动不休也。夫气之在脉也，邪气中之也，有清气中之，有浊气中之。邪气中之也，清气中在上，浊气中在下，此皆客气也。见于脉中，决于气口。气口虚，补而实之，气口盛，泻而泄之。雷公曰：十二经动脉之穴可悉举之乎？岐伯曰：手厥阴心包经，动脉在手之劳宫也。手太阴肺经，动脉在手之太渊也。手少阴心经，动脉在手之阴郄也。足太阴脾经，动脉在腹冲门也。足厥阴肝经，动脉在足之太冲也。足少阴肾经，动脉在足之太溪也。手少阳三焦经，动脉在面之和髎也。手太阳小肠经，动脉在项之天窗也。手阳明大肠经，动脉在手之阳溪也。足太阳膀胱经，动脉在足之委中也。足少阳胆经，动脉在足之悬钟也。足阳明胃经，动脉在足之冲阳也。各经时动时止，不若胃为六腑之原，肺为五脏之主，肾为十二经之海，各常动不休也。

瞳子散大篇

云师问于岐伯曰：目病，瞳子散大者何也？岐伯曰：必得之内热多饮也。云师曰：世人好饮亦常耳，未见瞳子皆散大也。岐伯白：内热者，气血之虚也。气血虚，则精耗矣。五脏六腑之精皆上注于目，瞳子尤精之所注也。精注瞳子，而目明，精不注瞳子，而目暗。今瞳子散大则视物必无准矣，云师曰：然往往视小为大也。岐伯曰：瞳子之系通于脑。脑热则瞳子亦热，热极而瞳子散大矣。夫瞳子之精，神水也。得脑气之热，则水中无非火气，火欲爆而光不收，安得不散大乎。云师曰：何火之虐乎？岐伯曰：必饮火酒兼食辛热之味也。火酒大热，得辛热之味以助之则益热矣。且辛之气散，而火酒者，气酒也，亦主散。况火酒至阳之味，阳之昧必升于头面，火热之毒直归于脑中矣。脑中之精，最恶散而最易散也。得火酒辛热之气，有随入随散者脑气既散于中，而瞳子散大应于外矣。彼气血未虚者，脑气尚不至尽散也，故瞳子亦无散大之象。然目则未有不昏者也。云师曰：善。

第六卷

诊原篇

雷公曰问于岐伯曰：五脏六腑各有原穴，诊之可以知病，何也？岐伯曰：诊脉不若诊原也。雷公曰：何谓也？岐伯曰：原者，脉气之所注也。切脉之法繁而难知，切腧之法约而易识。雷公曰：请言切腧之法。岐伯曰：切腧之法，不外阴阳。气来清者，阳也。气来浊者，阴也。气来浮者，阳也。气来沉者，阴也，浮而无者，阳将绝也。沉而无者，阴将绝也。浮而清者，阳气之生也。沉而清者，阴气之生也。浮而浊者，阴血之长也。浮而清者，阳血之长也。以此诊腧，则生死浅深如见矣。

精气引血篇

力牧问于岐伯曰：九窍出血何也？岐伯曰：血不归经耳。力牧曰：病可疗乎？岐伯曰：疗非难也，引其血之归经，则瘥矣。力牧曰：九窍出血，脏腑之血皆出矣。难疗而曰易疗者，何也？岐伯曰：血失一经者重，血失众经者轻。失一经者，伤脏腑也。失众经者，伤经络也。力牧曰：血已出矣，何引而归之？岐伯曰：补气以引之，补精以引之也。力牧曰：气虚则血难摄，补气摄血则余已知之矣。补精引血余实未知也。岐伯曰：血之妄行，由肾；火之乱动也。肾火乱动，由肾水之大衰也。血得肾火而有所归，亦必得肾水以济之也。夫肾水、肾火如夫妇之不可离也。肾水王而肾火自归。肾火安，而各经之血自息。犹妇在家而招其夫，夫既归宅，外侮辄散。此补精之能引血也。力牧曰：兼治之乎抑单治之乎？岐伯曰：先补气后补精。气虚不能摄血，血摄而精可生也。精虚不能藏血，血藏而气益王也。故补气必须补精耳。力牧曰：善。虽然血之妄出，疑火之祟耳。不清火而补气，毋乃助火乎。岐伯曰：血至九窍之出，是火尽外泄矣，热变为寒，乌可再泄火乎。清火则血愈多矣。力牧曰：善。

天人一气篇

大挠问于岐伯曰：天有转移，人气随天而转移，其故何也？岐伯曰：天之转移，阴阳之气也。人之气亦阴阳之气也。安得不随天气为转移乎。大挠曰：天之气分春夏秋冬，人之气恶能分四序哉？天之气配日月支干，人之气恶能配两曜一旬十二时哉？岐伯曰：公泥于甲子以论天也。天不可测，而可测。人亦不可测，而可测也。天之气有春、夏、秋、冬，人之气有喜、怒、哀、乐，未尝无四序也。天之气有日、月，人之气有水、火，未尝无两曜也。天之气，有甲、乙、丙、丁、戊、己、庚、辛、壬、癸。人之气，有阳跷、阴跷、带、冲、任、督、阳维、阴维、命门、胞络、未尝无一旬也。天之气有子、丑、寅、卯、辰、巳、午、未、申、酉、戌、亥。人之气，有心、肝、脾、肺、肾、心包、胆、胃、膀胱、三焦、大小肠，未尝无十二时也。天有气，人即有气以应之。天人何殊乎。大挠曰：天之气万古如斯，人之气何故多变动乎？岐伯曰：人气之变动，因乎人，亦因乎天也。春宜温而寒，则春行冬令矣。春宜温而热，则春行夏令矣。春宜温而凉，则春行秋令矣。夏宜热而温，则夏行春令也。夏宜热而凉，则夏行秋令也。夏宜热而寒，则夏行冬令也。秋宜凉而热，非秋行夏令乎？秋宜凉而温，非秋行春令乎？秋宜凉而寒，非秋行冬令乎？冬宜寒而温，是冬行春令矣。冬宜寒而热，是冬行夏令矣。冬宜寒而凉，是冬行秋令矣。倒行逆施，在天既变动若此，欲人脏腑中不随天变动必不得之数矣。大挠曰：天气变动人气随天而转移，宜尽人皆如是矣。何以有变，有不变也？

岐伯曰：人气随天而变者，常也。人气不随天而变者，非常也。大挠曰：人气不随天气而变，此正人守其常也。天师谓非常者，予不得其旨，请言其变。岐伯曰：宜变而不变，常也。而余谓非常者，以其异于常人也。斯人也必平日固守元阳，未丧其真阴者也。阴阳不调，随天气之变动，彼自行其阴阳之正令，故能不变耳。大挠曰：彼变动者何以治之？岐伯曰：有余者泻之，不足者补之，郁则达之，热则寒之，寒则温之，如此而已。

地气合人篇

大挠问曰：天人同气，不识地气亦同于人乎？岐伯曰：地气之合于人气，《素问》、《灵枢》已详哉言之。何公又问也？大挠曰：《内经》言地气统天气而并论也，未尝分言地气。岐伯曰：三才并立，天气即合于地气，地气即合于人气，原不必分言之也，大挠曰：地气有独合于人气之时，请言其所以合也？岐伯曰：言其合则合，言其分则分。大挠曰：请言人之独合于地气。岐伯曰：地有九州，人有九窍，此人之独合于地也。大挠曰：《内经》言之矣。岐伯曰：虽言之未尝分晰之也。大挠曰：请言其分。岐伯曰：左目合冀，右目合邕，鼻合豫，左耳合扬，右耳合兖，口合徐，脐合荆，前阴合营，后阴合幽也。大挠曰：其病何以应之？岐伯曰：冀之地气逆，而人之左目病焉。邕之地气逆，而人之右目病焉。豫之地气逆，而人之鼻病焉。扬之地气逆，而人之左耳病焉。兖之地气逆，而人之右耳病焉。徐之地气逆，而人之口病焉。荆之地气逆，而人之脐病焉。营之地气逆，而人之前阴病焉。幽之地气逆，而人之后阴病焉。此地气之合病气也。大挠曰：有验，有不验何也？岐伯曰：验者，人气之漓也。不验者，人气之固也。固者多，漓者少，故验者亦少。似地气之不尽合人气也，然而合者理也。大挠曰：既有不验，恐非定理。岐伯曰：医统天地人以言道，乌可缺而不全乎。宁言地气听其验不验也。大挠曰：善。

三才并论篇

鬼臾区问曰：五运之会，以司六气。六气之变，以害五脏。是五运之阴阳，即万物之纲纪，变化之父母，生杀之本始也。夫子何以教区乎？岐伯曰：子言是也。臾区退而作《天元纪》各论，以广五运六气之义。岐伯曰：臾区之言大而肆乎，虽然执臾区之论，概治五脏之病，是得一而矣，一也。臾区曰：何谓乎？岐伯曰：五运者，五行也。谈五运即阐五行也。然五行止有五，五运变成六，明者视六犹五也。昧者眩六为千矣。臾区曰：弟子之言非欤？岐伯曰：子言是也，臾区曰：弟子言是夫子有后言，请亟焚之。岐伯曰：医道之大也，得子言大乃显然。而医道又微也，执子言微乃隐。余所以有后言也。虽然余之后言，正显子言之大也。臾区曰：请悉言之。岐伯曰：五运乘阴阳而变迁，五脏因阴阳而变动。执五运以治病未必有合也，舍五运以治病未必相离也。遗五运以立言，则医理缺其半。统五运以立言，则医道该其全。予故称子言之大而肆也。鬼臾区曰：请言缺半之理。岐伯曰：阴阳之气，有盈有虚。男女之形，有强有弱，盈者，虚之兆。虚者，盈之机。盖两相伏也。强者弱之媒，弱者强之福。盖两相倚也。合天地人以治邪，不可止执五运以治邪也。合天地人以扶正，不可止执五运以扶正也。鬼臾区曰：医道合天地人者，始无弊乎？岐伯曰：人之阴阳与天地相合也。阳极生阴，阴极生阳，未尝异也。世疑阴多于阳，阴有群阴，阳无二阳。谁知阳有二阳乎。有阳之阳，有阴之阳，君火为阳之阳，相火为阴之阳，人有君火、相火而天地亦有之，始成其为天，成其为地也，使天地无君火万物何以昭苏，天地无相火万物何以震动。天地之君火，日之气也。天地之相火，雷之气也。雷出于地而轰于天，日临于，天而照于地。盖上下相合，人亦何独不然。合天地人以治病则得其全，执五运以治病则缺其半矣。鬼臾区稽首而叹曰：大哉！圣人之言乎，区无以测师矣。

五运六气离合篇

鬼臾区问曰：五运与六气并讲，人以为异，奈何？岐伯曰：五运非六气，则阴阳难化。六气非五运，则疾病不成。二者合而不离也，夫寒、暑、湿、燥、风、火，此六气也。金、木、水、火、土，此五运也。六气分为六、五运分为五，何不可者，讵知六气可分，而五运不可分也。盖病成于六气，可指为寒、暑、湿、燥、风、火，病成于五运，不可指为金、木、水、火、土。以金病必兼水，水病必兼木，木病必兼火，火病必兼土，土病必兼金也。且有金病而木亦病，木病而土亦病，土病而水亦病，水病而火亦病，火病而金亦病也。故六气可分门以论症，五运终难拘岁以分门。诚以六气随五运以为转移，五脏因六气为变乱，此分之不可分也。鬼臾区曰：然则何以治六气乎？岐伯曰：五运之盛衰随五脏之盛衰为强弱，五脏盛丽六气不能衰，五脏强而六气不能弱。逢司天、在泉之年寒、暑，湿、燥、燥、风、火有病、有不病者，正五脏强而不弱也。所以五脏盛者，何畏运气之侵哉。鬼臾区曰：善。

六气分门第

雷公问于岐伯曰：五运六气合而不离，统言之可也。何鬼臾区分言之多乎？岐伯曰：五运不可分，六气不可合。雷公曰：其不可合者，何也？岐伯曰：六气之中有暑火之异也。雷公曰：暑火皆火也，何分乎？岐伯曰；火，不一也。暑外火，火内火也。雷公曰：等火耳。火与火相合，而相应也。奈何异视之？岐伯曰：内火之动，必得外火之引。外火之侵，必得内火之召也。似可合以立论，而终不可合。以分门者，内火与外火异也。盖外火，君火也。内火，相火也。君火即暑，相火即火，暑乃阳火，火乃阴火。火性不同乌可不区而别乎。六气分阴阳，分三阴三阳也，三阴三阳中分阳火阴火者，分君相之二火也。五行概言火，而不分君相。六气分言火，而各配支干。二火分配，而暑与火各司其权，各成其病矣。

故必宜分言之也。臾区之说，非私言也。实闻予论，而推广之。雷公曰：予昧矣，请示世之不知二火者。

六气独胜篇

雍父问曰：天地之气，阴阳尽之乎？岐伯曰：阴阳足以包天地之气也。虽然，阴阳之中，变化错杂，未可以一言尽也。雍父曰：请言其变。岐伯曰：六气尽之矣。雍父曰：六气是公之已言也，请言所未言。岐伯曰：六气之中有余不足，胜复去留，臾区言之矣。尚有一端未言也。遇司天在泉之年，不随天地之气转移，实有其故，不可不论也。雍父曰；请悉论之。岐伯曰：辰戌之岁，太阳司天而天柱不能窒抑之，此肝气之胜也。己亥之岁，厥阴司天而天蓬不能窒抑之，此心气之胜也。丑未之岁，太阴司天而天蓬不能窒抑之，此包络之气胜也。子午之岁，少阴司天而天冲不能窒抑之，此脾气之胜也。寅申之岁，少阳司天而天英不能窒抑之，此肺气之胜也。卯酉之岁，阳明司天而天内不能窒抑之，此肾气之胜也。雍父曰：司天之胜，予知之矣。请言在泉之胜。岐伯曰：丑未之岁，太阳在泉而地晶不能窒抑之，此肝胆之气胜也。寅申之岁，厥阴在泉而地玄不能窒抑之，此心与小肠之气胜也。辰戌之岁，太阴在泉而地玄不能窒抑之，此包络三焦之气胜也。卯酉之岁，少阴在泉而地苍不能窒抑之，此脾胃之气胜也。己亥之岁，少阳在泉而地彤不能窒抑之，此肺与大肠之气胜也。子午之岁，阳明在泉而地阜不能窒抑之，此肾与膀胱之气胜也。雍父曰：予闻顺天地之气者昌，逆天地之气者亡。今不为天地所窒抑，是逆天地矣，不天而独存何也？岐伯曰：顺之昌者，顺天地之正气也。逆之亡者，逆天地之邪气也。顺可逆而逆可顺乎。雍父曰：同是人也，何以能独胜乎？岐伯曰：人之强弱不同，纵欲与节欲异也。雍父曰：善。

三合篇

雷公问曰：寒暑燥湿风火，此六气也。天地之运化何合于人而生病？

岐伯曰：五行之生化也。雷公曰：人之五脏，分金木水火土，彼此有胜负而人病，此脏腑之自病也，何关于六气乎？岐伯曰：脏腑之五行，即天之五行，地之五行矣。天地人三合而生化出矣。雷公曰：请问三合之生化。岐伯曰：东方生风，风生木，木生酸，酸生肝，肝生筋，筋生心，在天为风，在地为木，在体为筋，在气为柔，在脏为肝，其性为暄，其德为和，其用为动，其色为苍，其化为荣，其虫毛，其政为散，其令宣发，其变摧拉，其眚陨落，其味为酸，其志为怒，怒伤肝，悲胜怒，风伤肝，燥胜风，酸伤筋，辛胜酸，此天地之合人肝也。南方生热，热生火，火生苦，苦生心，心生血，血生脾，在天为热，在地为火，在体为脉，在气为炎，在脏为心，其性为暑，其德为显，其用为燥，其色为赤，其化为茂，其虫羽，其政为明，其令郁蒸，其变炎烁，其眚燔爇，其味为苦，其志为喜，喜伤心，恐胜喜，热伤气，寒胜热，苦伤气，咸胜苦，此天地之合人心也。中央生湿，湿生土，土生甘，甘生脾，脾生肉，肉生肺，在天为湿，在地为土，在体为肉，在气为克，在脏为脾，其性静坚，其德为濡，其用为化，其色为黄，其化为盈，其虫倮，其政为谧，其令云雨，其变动注，其眚淫溃，其味为甘，其志为思，思伤脾，怒胜思，湿伤肉，风胜湿，甘伤脾，酸胜甘，此天地之合人脾也。西方生燥，燥主金，金生卒，辛生肺，肺生皮毛，在天为燥，在地为金，在体为皮毛，在气为成，在脏为肺，其性为凉，其德为清，其用为固，其色为白，其化为敛，其虫介，其政为劲，其令雾露，其变肃杀，其眚苍落，其味为辛，其志为忧，忧伤肺，喜胜忧，热伤皮毛，寒胜热，辛伤皮毛，苦胜辛，此天地之合人肺也。北方生寒，寒生水，水生咸，咸生肾，肾生骨髓，髓生肝，在天为寒，在地为水，在体为骨，在气为坚，在脏为肾，其性为凛，其德为寒，其用为藏，其色为黑，其化为肃，其虫鳞，其政为静，其令为寒，其变凝冽，其眚冰雹，其、味为咸，其志为恐；恐伤肾，思胜恐，寒伤血，燥胜寒，咸伤血，甘胜咸，此天地之合人肾也，五脏合金木水火土，斯化生之所以出也。天地不外五行，安得不合哉。雷公曰：五行止五，不应与六气合也。岐伯曰：六气即五行也。雷公曰：五行五而六气六，何以相合乎？岐伯曰：使五行止五，则五行不奇矣。五行得六气，则五行之变化无穷。余所以授六气之论，而臾区乃肆言之也。雷公曰：六气之中，各配五行，独火有二，此又何故？岐伯曰：火有君相之分耳：人身火多于水，五脏之中，无脏非火也，是以天地之火亦多于金木水土也，正显天地之合于人耳，雷公曰；大哉盲乎，释蒙解惑，非天师之谓欤。请载登六气之篇。

第七卷

四时六气异同篇

问曰：五脏合五时，六经应六气，然《诊要经终篇》以六气应五脏而终于六经，《四时刺逆从论》以六经应四时而终于五脏，《诊要篇》以经脉之生于五脏而外合于六经，《四时刺逆从论》以经脉本于六气而外连于五脏何也？岐伯曰：人身之脉气，上通天，下合地，未可一言尽也，故彼此错言之耳。天老曰：章句同而意旨异，不善读之，吾恐执而不通也。岐伯曰：医统天地人以立论，不知天何知地，不知地何知人。脉气循于皮肉筋骨之间，内合五行，外合六气，安得一言而尽乎。不得不分之以归于一也。天老曰：请问归一之旨。岐伯曰：五时之合五脏也，即六气之合五脏也。六气之应六经也即五时之应六经也。知其同何难知异哉。天老曰：善。

司天在泉分合篇

问曰：司天在泉，二气相合，主岁何分？岐伯曰：岁半以上，天气主之。岁半以下，地气主之。天老曰：司天之气主上半岁乎？在泉之气主下半岁乎？岐伯曰：然。天老曰：司天之气何以主上半岁也？岐伯曰：春夏者，天之阴阳也，阳生阴长，天之气也，故上半岁主之。天老曰：在泉之气何以主下岁也？岐伯曰：秋冬者，地之阴阳也。阴杀阳藏，地之气也，故下半岁主之。天老曰：一岁之中，天地之气截然分乎？岐伯曰：天地之气，无日不交。司天之气始于地之左，在泉之气本乎天之右。一岁之中，互相感召，虽分而实不分也。天老曰：然则司天在泉，何必分之乎？岐伯曰：不分言之则阴阳不明，奚以得阴中有阳，阳中有阴之义乎。司天之气始于地而终于天，在泉之气始于天而终于地。天地升降，环转不息，实有如此，所以可合而亦可分之也。天老曰：司天之气何以始于地？在泉之气何以始于天乎？岐伯曰：司天之气始于地之左，地中有天也；在泉之气始于天之右，天中有地也。天老曰：善。

陈士铎曰：司天在泉，合天地以论之，才是善言天地者。

从化篇

天老问曰：燥从热发，风从燥起，埃从风生，雨从湿注，热从寒来，其故何欤？岐伯曰：五行各有胜，亦各有制也。制之太过则受制者应之，反从其化也。所以热之极者，燥必随之，此金之从火也。燥之极者，风必随之，此木之从金也。风之极者，尘霾随之，此土之从木也。湿蒸之极者，霖雨随之，此水之从土也。阴寒之极者，雷电随之，此火之从水也。乃承制相从之理，何足异乎。天老曰：何道而使之不从乎？岐伯曰：从火者润其金乎；从金者抒其木乎；从木者培其土乎；从土者导其水乎；从水者助其火乎。毋不足、毋有余，得其平而不从矣。天老曰：润其金而金仍从火，抒其木而木仍从金，培其土而土仍从木，导其水而水仍从土，助其火而火仍从水，奈何？岐伯曰：此阴阳之己变，水火之已漓，非药石针灸之可疗也。

冬夏火热篇

胡孔甲问于岐伯曰：冬令严冷凛冽之气，逼人肌肤，人宜畏寒，反生热症，何也？岐伯曰：外寒则内益热也。胡孔甲曰：外寒内热，人宜同病，何故独热？岐伯曰：肾中水虚，不能制火，因外寒相激而火发也，人生五脏非火，无腑非火也，无不藉肾水相养。肾水盛则火藏，肾水涸则火动，内无水养则内热已极，又得外寒束之，则火之郁气一发，多不可救。胡孔甲曰：火必有所助而后盛，火发于外，外无火助，宜火之少衰，乃热病发于夏转轻，发于冬反重，何也？岐伯曰：此正显火郁之气也。暑日气散而火难居，冬日气藏而火难泄，难泄而泄之，则郁怒之气所以难犯而转重也。胡孔甲曰：可以治夏者治冬乎？岐伯曰：辨其火热之真假耳，毋论冬夏也。胡孔甲曰：善。

暑火二气篇

祝融问于岐伯曰：暑与火皆热症也，何六气分为二乎？岐伯曰：暑病成于夏，火病四时皆有，故分为二也。祝融问曰：火病虽四时有之，然多成于夏，热蕴于夏而发于四时，宜暑包之矣。岐伯曰：火不止成于夏，四时可成也，火宜藏不宜发，火发于夏日者，火以引火也，其在四时，虽无火之可发，而火蕴结于脏腑之中，每能自发，其酷烈之势较外火引之者更横，安可谈暑而不谈火乎。祝融曰：火不可发也，发则多不可救。与暑热之相犯有异乎？岐伯曰：暑与火热同而实异也。惟其不同，故夏日之火不可与春秋冬之火共论。惟其各异，即夏日之暑不可与夏日之火并举也。盖火病乃脏腑自生之热，非夏令暑热所成之火。故火症生于夏，仍是火症，不可谓火是暑、暑即是火也。祝融曰：暑火非一也，分二气宜矣。

阴阳上下篇

常伯问于岐伯曰：阳在上、阴在下，阳气亦下行乎？岐伯曰：阴阳之气，上下相同。阳之气未尝不行于下也，常伯曰：寒厥到膝不到巅，头痛到巅不到膝，非阴气在下，阳气在上之明验乎？岐伯曰：阴气生于阳，阳气生于阴。盖上下相通，无彼此之离也。阳气从阴，出于经脉之外；阴气从阳，入于经脉之中，始得气血贯通而五脏七腑无不周遍。寒厥到膝，阳不能达也，非阳气专在上而不在下也。头痛到巅，阴不能降也，

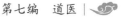

非阴气专在下而不在上也。天地不外阴阳，天地之阴阳不交，则寒暑往来，收藏生长，咸无准实，人何独异哉。

营卫交重篇

雷公曰：阳气出于卫气，阴气出于营气。阴主死，阳主生，阳气重于阴气，宜卫气重于营气矣。岐伯曰：营卫交重也。雷公曰：请问交重之旨。岐伯曰：宗气积于上焦，营气出于中焦，卫气出于下焦。盖有天，有阳气，有阴气。人禀天地之二气，亦有阴阳，卫气即阳也。由下焦至中焦以升于上焦，从阴出阳也。营气即阴也，由中焦至上焦以降于下焦，从阳入阴也。二气并重，交相上下，交相出入，交相升降，而后能生气于无穷也。雷公曰：阴阳不可离，予既已知之矣。但阴气难升者谓何？岐伯曰：阴气精专，必随宗气以同行于经隧之中，始于手太阴肺经太渊穴，而行于手阳明大肠经、足阳明胃经、足太阴脾经、手少阴心经、手太阳小肠经、足太阳膀胱经、足少阴肾经、手厥阴心包经、手少阳三焦经、足少阳胆经、足厥阴肝经，而又始于手太阴肺经。盖阴在内不在外，阴主守内不主卫外，纤折而若虽升实无晷之不升也，故营卫二气人身并重，未可重卫轻营也。雷公曰：善。

五脏互根篇

雷公问于岐伯曰：阳中有阴，阴中有阳，余既知之矣；然论阴阳之变迁也，未知阴中有阳，阳中有阴，亦有定位乎？岐伯曰：阴阳互相根也，原无定位。然求其位，亦有定也，肺开窍于鼻、心开窍于舌、脾开窍于口、肝开窍于目、肾开窍于耳，厥阴与督脉会于巅，此阳中有阴，阴居阳位也。肝与胆为表里，心与小肠为表里，肾与膀胱为表里，脾与胃为表里，肺与大肠为表里，包络与三焦为表里，此阴中有阳，阳居阴位也。雷公曰：请言互根之位。岐伯曰：耳属肾而听声，声属金，是耳中有肺之阴也。鼻属肺而闻臭，臭属火，是鼻中有心之阴也。舌属心而知肺味，味属土，是舌中有脾之阴也。目有五轮，通贯五脏，脑属肾，各会诸体，是耳与脑有五脏之阴也。大肠俞在脊十六椎旁，胃俞在脊十二椎旁，小肠俞在背第十八椎，胆俞在脊十椎旁，膀胱俞在中膂第二十椎，三焦俞在肾俞之上脊第十三椎之旁，包络无俞，寄于膈俞，在上七椎之旁，是七腑阳中有阴之位也。惟各有位，故其根生生不息也。否则虚器耳，何根之有哉。雷公曰：善。

八风固本篇

雷公问于岐伯曰：八风出于天乎，出于地乎，抑出于人乎？岐伯曰：八风出于天地，人身之五风合而成病，人无五风，天地之风不能犯也。雷公曰：请问八风之分天地也。岐伯曰：八风者，春夏秋冬，东西南北之风也。春夏秋冬之风，特令之风也，属于天。东西南北之风，方隅之风也，属于地。然而地得天之气，风乃长。天得地之气，风乃大。是八风属于天地，可分而不可分也。雷公曰：人之五风，何以合天地乎？岐伯曰：五风者，心肝脾肺肾之风也。五脏虚而风生矣。以内风召外风，天地之风始翕然相合。五脏不虚，内既无风，外风何能入乎。雷公曰：风既入矣，祛外风乎，抑消内风乎？岐伯曰：风由内召，不治内将何治乎。雷公曰：治内风而外风不散奈何？岐伯曰：内风不治，外风益入，安得散乎。治脏固其本，治风卫其标，善治八风者也。雷公曰：何言之善乎。请志之，传示来者。

第八卷

八风命名篇

少俞问岐伯曰：八风分春夏秋冬，东西南北乎？岐伯曰：然，少俞曰：东西南北，不止四风，合之四时则八风，不足以概之也。岐伯曰：

风不止八，而八风实足概之，少俞曰：何谓也？岐伯曰：风从东方来，得春气也。风从东南来，得春气而兼夏气矣。风从南方来，得夏气也。风从西南来，得夏气而兼秋气矣。风从西方来，得秋气也。风从西北来，得秋气而兼冬气矣。风从北方来，得冬气也，风从东北来，得冬气而兼春气矣。此方隅时令合而成八也。少俞曰：八风有名乎？岐伯曰：东风名和风也，东南风名薰风也，南风名热风也，西南风名温风也，西风名商风也，西北风名凉风也，北风名寒风也，东北风名阴风也。又方隅时令合而名之也。少俞曰：其应病何如乎？岐伯曰：和风伤在肝也，外病在筋。薰风伤在胃也，外病在肌。热风伤在心也，外病在脉。温风伤在脾也，外病在腹。商风伤在肺也，外病在皮。凉风伤在膀胱也，外病在营卫。寒风伤在肾也，外病在骨。阴风伤在大肠也，外病在胸胁。此方隅时令与脏腑相合而相感也。然而脏腑内虚，八风因得而中之，邪之所凑，其气必虚，非空言也。少俞曰：人有脏腑不虚而八风中之者，又是何谓？岐伯曰：此暴风猝中，不治而自愈也。

太乙篇

风后问于岐伯曰：八风可以占疾病之吉凶乎？岐伯曰：天人一理也，可预占以断之。风后曰：占之不验何也？岐伯曰：有验有不验者，人事之不同耳。天未尝不可占也。风后曰：请悉言之。岐伯曰：八风休咎，无日无时不可占也。如风从东方来，寅卯辰时则顺，否则逆矣，逆则病。风从北方来，申酉戌时则顺，否则逆矣，逆则病。风从南方来，巳午未时则顺，否则逆矣，逆则病。风从北方来，亥子丑时则顺，否则逆矣，逆则病。风后曰：予闻古之占风也，多以太乙之日为主。天师曰：无日无时不可占也，恐不可为训乎。岐伯曰：占风以太乙日，决病所以验不验也。风后曰：舍太乙以占吉凶，恐不验更多耳。岐伯曰：公何以信太乙之深也。风后曰：太乙移日，天必应之风雨。风雨和则民安而病少，风雨暴则民劳而病多。太乙在冬至日有变，占在君。太乙在春分日有变，占在相。太乙在中宫日有变，占在相吏。太乙在秋分日有变，占在将。

太乙在夏至日有变，占在民。所谓有变者，太乙居五宫之日，得非常之风也。各以其所主占之，生吉克凶多不爽也。岐伯曰：请言风雨之暴。风后曰：暴风南方来，其伤人也，内舍于心，外在脉，其气主热。暴风西南方来，其伤人也，内舍于脾，外在肌，其气主弱。暴风西方来，其伤人也，内舍于肺，外在皮肤，其气主燥。暴风西北方来，其伤人也，内舍于小肠，外在手太阳脉，脉绝则溢，脉闭则结不通，善暴死，其气主清。暴风从北方来，其伤人也，内舍于肾，外在骨，与肩背之膂筋，其气主寒。暴风东北方来，其伤人也，内舍于大肠，外在两胁腋骨下及肢节，其气主温。暴风东方来，其伤人也，内舍于肝，外在筋经，其气主湿。暴风东南方来，其伤人也，内舍于胃，外在肌肉，其气主重著。言风而雨概之矣。岐伯曰；人见风辄病者，岂皆太乙之移日乎。执，太乙以占风，执八风以治病，是泥于论风也。夫百病皆始于风，人之气血虚馁，风乘虚辄入矣。何待太乙居宫哉。

亲阳亲阴篇

风后问于岐伯曰：风与寒异乎？岐伯曰：异也。曰：何异乎？岐伯曰：风者八风也，寒者寒气也，虽风未有不寒者，要之风各异也。风后曰：风与寒有异，入人脏腑亦有异乎？岐伯曰：风入风府，寒不入风府也。风后曰：其义何居？岐伯曰：风，阳邪；寒，阴邪。阳邪主降，阴邪主升。主降者由风府之穴而入，自上而下也。主升者不由风府，由脐之穴而入，自下而上也。风后曰：阴邪不从风府入，从何穴而入乎？岐伯曰；风府之穴，阳经之穴也。脐之穴，阴经之穴也。阳邪从阳而入，故风入风门也，阴邪从阴而入，故寒入脐也。阳亲阳，阴亲阴，此天地自然之道也。风后曰：风穴招风，寒穴招寒，风门，风穴也，宜风之入矣，脐非寒穴也，何寒从脐入乎？岐伯曰：脐非寒穴，通于命门，命门火王，则寒不能入，命门火衰，则腹内阴寒，脐有不寒者乎。阴寒之邪，遂乘虚寒之隙，夺脐而入矣，奚论寒穴哉。风后曰：善。

异传篇

雷公问曰：各脏腑之病皆有死期，有一日即死者，有二三日死者，有四五日死者，有五六日至十余日死者，可晰言之乎？岐伯曰：病有传经不传经之异，故死有先后也。雷公曰：请问传经。岐伯曰：邪自外来，内入脏腑，必传经也。雷公曰：请问不传经。岐伯曰：正气虚自病，则不传经也。雷公曰：移寒移热，即传经之谓乎？岐伯曰：移即传之义，然移缓传急。雷公曰：何谓乎？岐伯曰：移者脏腑自移。传者邪不欲在此腑而传之彼脏也。故移之势缓而凶传之势急而暴，其能杀人则一也。雷公曰：其传经杀人若何？岐伯曰：邪入于心，一日死，邪入于肺三日，传于肝四日，传于脾五日，传于胃十日死，邪入于肝三日，传于脾五日，传于胃十日，传于肾又三日，邪散而愈，否则死。邪入于脾一日，传于胃二日，传于肾三日，传于膀胱十四日，邪散而愈，否则死。邪入于胃五日，传于肾八日，传于膀胱又五日，传于小肠又二日，传于心则死。邪入于肾三日，传于膀胱又三日，传于小肠又三日，传于心则死。邪入于膀胱五日，传于肾又一日，传于小肠又一日，传于心则死。邪入于胆五日，传于肺又五日，传于肾又五日，传于心则死。邪入于三焦一日，传于肝三日，传于心则死。邪入于胞络一日，传于胃二日，传于胆三日，传于脾四日，传于肾五日，传于肝不愈，则再传，再传不愈则死。邪入于小肠一日，传于膀胱二日，传于肾三日，传于包络四日，传于胃五日，传于脾六日，传于肺七日，传于肝八日，传于胆九日，传于三焦十日，传于大肠十一日，复传于肾，如此再传不已则死。邪入于大肠一日，传于小肠二日，传于三焦三日，传于肺四日，传于脾五日，传于肝六日，传于肾七日，传于心则死。不传心仍传小肠，则生也。邪入于胆，往往不传，故无死期可定。然邪入于胆，往往如见鬼神，有三四日即死者，此热极自焚也，雷公曰：善。

伤寒知变篇

雷公问曰：伤寒一日，巨阳受之，何以头项痛，腰脊强也？岐伯曰：巨阳者，足太阳也。其脉起于目内眦，上额，交巅入络脑，还出别下项，循肩膊内，挟脊，抵腰中，寒邪必先入于足太阳之经，邪入足太阳，则太阳之经脉不通，为寒邪所据，故头项痛，腰脊强也。雷公曰：二日阳明受之，宜身热、目疼，鼻干、不得卧矣。而头项痛，腰脊强又何故欤？岐伯曰：此巨阳之余邪未散也。雷公曰：太阳之邪未散宜不入阳明矣。岐伯曰：二日则阳明受之矣。因邪留恋太阳，未全入阳明，故头项尚痛，腰脊尚强，非二日阳明之邪全不受也。雷公曰：三日少阳受之，宜胸胁痛、耳聋矣。邪宜出阳明矣。既不入少阳，而头项、腰脊之痛与强，仍未除者又何故欤？岐伯曰：此邪不欲传少阳，转回于太阳也。雷公曰：邪传少阳矣，宜传入于三阴之经，何以三日之后，太阳之症仍未除也？岐伯曰：阳经善变，且太阳之邪与各经之邪不同。各经之邪循经而入。太阳之邪出入自如，有入有不尽入也。惟不尽入，故虽六七日而其症未除耳。甚至七日之后，犹然头项痛、腰脊强，此太阳之邪乃原留之邪，非从厥阴复出，传之足太阳也。雷公曰：四日太阴受之，腹满嗌干。五日，少阴受之，口干舌燥。六日厥阴受之，烦满囊缩。亦有不尽验者何也？岐伯曰：阴经不变，不变而变者，邪过盛也。雷公曰：然则三阳三阴之经皆善变也。变则不可以日数拘矣。岐伯曰：日数者言其常也。公问者言其变也。变而不失其常则变则可生，否则死矣。雷公曰：两感于寒者变乎？岐伯曰：两感者，越经之传也，非变也。

伤寒同异篇

雷公问于岐伯曰：伤寒之病多矣，可悉言之乎？岐伯曰：伤寒有六，非冬伤于寒者，举不得谓伤寒也。雷公曰：请言其异。岐伯曰：有中风，有中暑，有中热，有中寒，有中湿，有中疫，其病皆与伤寒异。伤寒者，冬月感寒，邪入营卫，由腑而传于脏也。雷公曰：暑热之症，感于夏，不感于三时，似非伤寒矣。风寒湿疫，多感于冬日也，何以非伤寒乎？岐伯曰：百病皆起于风。四时之风，每直中于脏腑，非若传经之寒，由浅而深入也。寒之中人，自在严寒，不由营卫直入脏腑，是不从皮肤渐进，非传经之伤寒也。水王于冬，而冬日之湿，反不深入，以冬令收藏也，他时则易感矣。疫来无方，四时均能中疫，而冬疫常少二症，俱不传经，皆非伤寒也。雷公曰：寒热之不同也，何热病亦谓之伤寒乎？岐伯曰：寒感于冬，则寒必变热，热变于冬，则热即为寒，故三时之热病不可谓寒，冬日之热病不可谓热，是以三时之热病不传经，冬日之热病必传经也。雷公曰：热病传经，乃伤寒之类也，非正伤寒也，何天师著《素问》，有热病传经之文，而伤寒反无之，何也？岐伯曰：类宜辩而正不必辩也。知类即知正矣。雷公曰：善。

风寒殊异篇

风后问于岐伯曰：冬伤于寒与春伤于寒有异乎？岐伯曰：春伤于寒者风也，非寒也。风后曰：风、即寒也，何异乎？岐伯曰：冬日之风则寒，春日之风则温，寒伤深，温伤浅，伤深者入少阳而传里，伤浅者入少阳而出表，故异也。风后曰：传经乎？岐伯曰：伤冬日之风则传，伤春日之风则不传也。风后曰：其不传何也？岐伯曰：伤浅者，伤在皮毛也。皮毛属肺，故肺受之不若伤深者入于营卫也。风后曰：春伤于风，头痛鼻塞，身亦发热，与冬伤于寒者何无异也？岐伯曰：风入于肺，鼻为之不利，以鼻主肺也。肺既受邪，肺气不宣，失清肃之令，必移邪而入于太阳矣，膀胱畏。邪，坚闭其经，水道失行，水不下泄，火乃炎上，头即痛矣。夫头乃阳之首也，既为邪火所据，则一身之真气皆与邪争，而身乃热矣。风后曰：肺为胃之子，肺受邪，宜胃来援，何以邪入肺而恶热，口渴之症生，岂生肺者转来刑肺乎？岐伯曰：胃为肺之母，见肺子之寒，必以热救之，夫胃之热，心火生之也，胃得心火之生则胃土过王，然助胃必克肺矣。火能刑金，故因益而反损也。风后曰：呕吐者何也？岐伯曰：此风伤于太阴也。风在地中，土必震动，水泉上溢则呕吐矣，散风而土自安也。风后曰：风邪入太阳，头痛何以有痛不痛之殊也了岐伯曰：肺不移风于太阳，则不痛耳。风后曰：风不入于太阳，头即不痛乎？岐伯曰：肺通于鼻，鼻通于脑，风入于肺，自能引风入脑而作头痛，肺气王则风入于肺而不上走于脑，故不痛也。风后曰：春伤于风，往来寒热，热结于里何也？岐伯曰：冬寒入于太阳，久则变寒，春风入于太阳，久则变热，寒则动传于脏，热则静结于腑，寒在脏则阴与阳战而发热，热在腑则阳与阴战而发寒，随脏腑之衰王，分寒热之往来也。风后曰：伤风自汗何也？岐伯曰：伤寒之邪，寒邪也。伤风之邪，风邪也。寒邪入胃，胃恶寒而变热，风邪入胃，胃喜风而变温，温则不大热也，得风以扬之，火必外泄，故汗出矣。风后曰：春伤于风，下血谵语，一似冬伤于寒之病何也？岐伯曰：此热入血室，非狂也。伤于寒者，热自入于血室之中，其热重伤于风者，风祛热入于血室之内，其热轻也。风后曰：谵语而潮热者何也？岐伯曰：其脉必滑者也。风后曰：何也？岐伯曰：风邪入胃，胃中无痰则发大热，而谵语之声高。胃中有痰则发潮热，而谵语之声低。潮热发谵语，此痰也。滑者，痰之应也。风后曰：春伤于风，发厥、心下悸，何也？岐伯曰：伤于寒者，邪下行，伤于风者，邪上冲也。寒乃阴邪，阴则走下，风乃阳邪，阳则升上。治寒邪先定厥，后定悸，治风邪先定悸，后定厥，不可误也。风后曰：伤于风而发热如见鬼者，非狂乎？岐伯曰：狂乃实邪，此乃虚邪也。实邪从太阳来也，邪炽而难遏；虚邪从少阴来也，邪王而将衰。实邪火逼心，君而外出，神不守于心也。虚邪火引肝，魂而外游，魄不守于肺也。风后曰：何论之神乎，吾无测师矣。

阴寒格阳篇

盘盂问于岐伯曰：大小便闭结不通，饮食辄吐，面赭唇焦，饮水亦呕，脉又沉伏，此何症也？岐伯曰：肾虚寒盛，阴格阳也。盘盂曰：阴何以格阳乎？岐伯曰：肾，少阴经也，恶寒喜温。肾寒则阳无所附，升而不降矣。盘盂曰：其故何也？岐伯曰：肾中有水火存焉。火藏水中，水生火内，两相根而两相制也。邪入则水火相离而病生矣。盘盂曰：何邪而使之离乎？岐伯曰：寒热之邪皆能离之，而寒邪为甚。寒感之轻则肾中之虚阳上浮，不至格拒之至也。寒邪太盛，拒绝过坚，阳杜阴而力衰，阴格阳而气王，阳不敢居于下焦，冲逆于上焦矣，上焦冲逆，水谷入喉，安能下入于胃乎。盘盂曰：何以治之？岐伯曰：以热治之。盘盂曰：阳宜阴折，热宜寒折，今阳在上而作热，不用寒反用热，不治阴反治阳，岂别有义乎？岐伯曰：上热者，下逼之使热也；阳升者，阴祛之使升也。故上热者下正寒也，以阴寒折之，转害之矣，故不若以阳热之品顺其性而从治之，则阳回而阴且交散也。盘盂曰：善。

春温似疫篇

风后问于岐伯曰：春日之疫，非感风邪成之乎？岐伯曰：疫非独风也。春日之疫，非风而何。风后曰：然则春温即春疫乎？岐伯曰：春疫非春温也。春温有方而春疫无方也。风后曰：春疫无方，何其疾之一似春温也？岐伯曰：春温有方而时气乱之，则有方者变而无方，故与疫气正相同也。风后曰：同中有异乎？岐伯曰：疫气热中藏杀，时气热中藏生。风后曰：热中藏生，何多死亡乎？岐伯曰：时气者，不正之气也。脏腑闻正气而阴阳和，闻邪气而阴阳乱。不正之气即邪气也，故闻之而辄病，转相传染也。风后曰：闻邪气而不病者，又何故欤？岐伯曰：脏腑自和，邪不得而乱之也。春温传染，亦脏腑之虚也。风后曰：脏腑实而邪远，脏腑空而邪中，不洵然乎。

第九卷

补泻阴阳篇

雷公问于岐伯曰：人身阴阳分于气血，《内经》详之矣。请问其余。岐伯曰：气血之要，在气血有余不足而已。气有余则阳王阴消，血不足则阴王阳消。雷公曰：治之奈何？岐伯曰：阳王阴消者，当补其血；阴王阳消者，当补其气。阳王阴消者，宜泻其气；阴王阳消者，宜泻其血。无不足，无有余，则阴阳平矣。雷公曰：补血则阴王阳消，不必再泻其气；补气则阳王阴消，不必重泻其血也。岐伯曰：补血以生阴者，言其常补阴也；泻气以益阴者，言其暂泻阳也。补气以助阳者，言其常补阳也；泻血以救阳者，言其暂泻阴也。故新病可泻，久病不可轻泻也；久病宜补，新病不可纯补也。雷公曰：治血必当理气乎？岐伯曰：治气亦宜理血也。气无形，血有形，无形生有形者，变也；有形生无形者，常也。雷公曰：何谓也？岐伯曰：变治急，常治缓。势急不可缓，亟补气以生血；势缓不可急，徐补血以生气。雷公曰：其故何也。岐伯曰：气血两相生长，非气能生血，血不能生气也。第气生血者，其效速；血生气者，其功迟。宜急而亟者，治失血之骤也；宜缓而徐者，治失血之后也。气生血则血得气而安，无忧其沸腾也；血生气则气得血而润，无虞其干燥也。苟血失补血则气且脱矣。血安补气则血反动矣。雷公曰：善。

善养篇

雷公问于岐伯曰：春三月谓之发陈，夏三月谓之蕃秀，秋三月谓之容平，冬三月谓之闭藏，天师详载《四气调神大论》中。然调四时则病不生，不调四时则病必作，所谓调四时者，调阴阳之时令乎宁抑调人身阴阳之气乎？愿晰言之。岐伯曰：明乎哉问也！调阴阳之气，在人不在时也。春三月调木气也，调木气者顺肝气也。夏三月调火气也。调火气者顺心气也。秋三月调金气也，调金气者顺肺气也。冬三月调水气也，调水气者顺肾气也。肝气不顺，逆春气矣，少阳之病应之。心气不顺，逆夏气矣，太阳之病应之。肺气不顺，逆秋气矣，太阴之病应之。肾气不顺，逆冬气矣，少阴之病应之。四时之气可不调乎。调之实难，以阴阳之气不易调也，故人多病耳。雷公曰：人既病矣，何法疗之？岐伯曰：人以胃气为本，四时失调，致生疾病，仍调其胃气而已。胃调脾自调矣，脾调而肝心肺肾无不顺矣。雷公曰：先时以养阴阳，又何可不讲乎？岐伯曰；阳根于阴，阴根于阳，养阳则取之阴也，养阴则取之阳也。以阳养阴，以阴养阳，贵养之于豫也，何邪能干乎。闭目塞兑，内观心肾，养阳则漱津送入心也，养阴则漱津送入肾也，无他异法也。雷公曰：善。天老问曰：阴阳不违背而人无病,养阳养阴之法止调心肾乎？岐伯曰:《内经》一书，皆养阳养阴之法也。天老曰：阴阳之变迁不常，养阴养阳之法又乌可执哉？岐伯曰：公言何善乎。奇恒之病，必用奇恒之法疗之，豫调心肾，养阴阳于无病时也。然而病急不可缓，病缓不可急，亦视病如何耳。故不宜汗而不汗，所以养阳也；宜汗而急汗之，亦所以养阳也；不宜下而不下，所以养阴也；宜下而大下之，亦所以养阴也。岂养阳养阴专尚补而不尚攻乎。用攻于补之中，正善于攻也；用补于攻之内，正善于补也。攻补兼施，养阳而不损于阴，养阴而不损于阳，庶几善于养阴阳者乎。天老曰：善。

亡阳亡阴篇

鸟师问岐伯曰：人汗出不已，皆亡阳也。岐伯曰：汗出不已，非尽亡阳也。鸟师曰：汗症未有非热也，热病即阳病矣。天师谓非阳何也？岐伯曰：热极则阳气难固，故汗泄亡阳，溺属阴，汗属阳，阳之外泄，非亡阳而何谓？非尽亡阳者，以阳根于阴也，阳之外泄由于阴之不守也。阴守其职，则阳根于阴，阳不能外泄也。阴失其职，则阴欲自顾不能，又何能摄阳气之散亡乎。故阳亡本于阴之先亡也。鸟师曰：阴亡则阴且先脱，何待阳亡而死乎？岐伯曰：阴阳相根，无寸晷之离也。阴亡而阳随之即亡，故阳亡即阴亡也，何分先后乎，鸟师曰：阴阳同亡，宜阴阳之共救矣，乃救阳则汗收而可生，救阴则汗止而难活，又何故乎？岐伯曰：阴生阳则缓，阳生阴则速，救阴而阳之绝不能遽回，救阳而阴之绝可以骤复，故救阴不若救阳也。虽然，阴阳何可离也，救阳之中，附以救阴之法，则阳回而阴亦自复也。鸟师曰：阴阳之亡，非旦夕之故也，曷不于未亡之前先治之？岐天师曰；大哉言乎！亡阴亡阳之症，皆肾中水火之虚也，阳虚补火以生水，阴虚补水以制火，可免两亡矣。鸟师曰：善。

昼夜轻重篇

雷公问于岐伯曰：昼夜可辨病之轻重乎。岐伯曰：病有重轻，宜从昼夜辨之。雷公曰：辨之维何？岐伯曰：阳病昼重，阴病昼轻，阳病夜轻，阴病夜重。雷公曰：何谓也？岐伯曰：昼重夜轻，阳气王于昼，衰于夜也。昼轻夜重，阴气王于夜，衰于昼也。雷公曰：阳病昼轻，阴病夜轻，何故乎？岐伯曰：此阴阳之气虚也。雷公曰：请显言之。岐伯曰：阳病昼重夜轻，此阳气与病气交王，阳气未衰也，正与邪斗，尚有力也，故昼反重耳。夜则阳衰矣，阳衰不与邪斗，邪亦不与正斗，故夜反轻耳。阴病昼轻夜重，此阴气与病气交王，阴气未衰也，正与邪争，尚有力也，故夜反重耳。昼则阴衰矣，阴衰不敢与邪争，邪亦不与阴争，故昼反轻耳。雷公曰：邪既不与正相战，宜邪之退舍矣，病犹不瘥，何也？岐伯曰：重乃真重，轻乃假轻。假轻者视之轻而实重，邪且重入矣，乌可退哉。且轻重无常，或昼重亦重，或昼轻夜亦轻，或时重时轻，此阴阳之无定，昼夜之雄拘也。雷公曰：然则何以施疗乎？岐伯曰：昼重夜轻者，助阳气以祛邪，昼轻夜重者，助阴气以祛邪，皆不可专祛其邪也。昼夜俱重，昼夜俱轻，与时重时轻峻于补阴，佐以补阳，又不可泥于补阳而专于祛邪也。

解阳解阴篇

奢龙问于岐伯曰：阳病解于戌，阴病解于寅，何也？岐伯曰：阳病解于戌者，解于阴也。阴病解于寅者，解于阳也。然解于戌者不始于戌，解于寅者不始于寅，不始于戌者由寅始之也，不始于寅者由亥始之也。解于戌而始于寅，非解于阴乃解于阳也，解于寅而始于亥，非解于阳乃解于阴也。奢龙曰：阳解于阳，阴解于阴，其义何也？岐伯曰：十二经均有气王之时，气王则解也。奢龙曰：十二经之王气可得闻乎？岐伯：少阳之气王寅卯辰，太阳之气王巳午未，阳明之气王申酉戌，太阴之气王亥子丑，少阴之气王子丑寅，厥阴之气王丑寅卯也。奢龙曰：少阴之王何与各经殊乎？岐伯曰：少阴者，肾水也。水中藏火，火者阳也。子时一阳生，丑时二阳生，寅时三阳生，阳进则阴退，故阴病遇子丑寅而解者，解于阳也。奢龙曰：少阴解于阳，非解于阴矣。岐伯曰：天一生水，子时水生，即是王地，故少阴遇子而渐解也。奢龙曰：少阳之解始于寅卯，少阴厥阴之解终于寅卯，又何也？岐伯曰：寅为生入之首，卯为天地门户，始于寅卯者，阳得初之气也；终于寅卯者，阴得终之气也。奢龙曰：三阳之时，王各王三时，三阴之时，王连王三时，又何也？岐伯曰：阳行健，其道长，故各王其时。阴行钝，其道促，故连王其时也。奢龙曰：阳病解于夜半，阴病解于日中，岂阳解于阳，阴解于阴乎？岐伯曰：夜半以前者阴也，夜半以后者阳也；日中以后者阴也，日中以前者阳也。阳病必于阳王之时。先现解之机，至夜半而尽解也。阴病必于阴王之时，先现解之兆，至日中而尽解也。虽阳解于阳，实阳得阴之气也。虽阴解于阴，实阴得阳之气也。此阳根阴、阴根阳之义耳。奢龙曰：善。

真假疑似篇

雷公问曰：病有真假，公言之矣。真中之假，假中之真，未言也。岐伯曰：寒热虚实尽之。雷公曰：寒热若何？岐伯曰：寒乃假寒，热乃真热。内热之极，外现假寒之象，此心火之亢也。火极似水，治以寒则解矣。热乃假热，寒乃真寒，下寒之至，上发假热之形，此肾火之微也，水极似火，治以热则解矣。雷公曰：虚实若何？岐伯曰：虚乃真虚，实乃假实。清肃之令不行，饮食难化，上越中满，此脾胃假实，肺气真虚也。补虚则实消矣。实乃真实，虚乃假虚，疏泄之气不通，风邪相侵，外发寒热，此肺气假虚，肝气真实也。治实则虚失矣。雷公曰：尽此乎？岐伯曰：未也，有时实时虚，时寒时热，状真非真，状假非假，此阴阳之变，水火之绝也。雷公曰：然则何以治之？岐伯曰：治之早则生，治之迟则死。雷公曰：将何法早治之？岐伯曰：救胃肾之气，则绝者不绝，变者不变也。雷公曰：水火各有其假，而火尤难辨奈何？岐伯曰：真火每现假寒，假火每现真热。然辨之有法也，真热者阳症也，真热现假寒者，阳症似阴也，此外寒内热耳。真寒者阴症也，真寒现假热者，阴症似阳也，此外热内寒耳。雷公曰：外寒内热，外热内寒，水火终何以辨之？岐伯曰：外寒内热者，真水之亏，邪气之胜也。外热内寒者，真火之亏，正气之虚也。真水真火，肾中水火也。肾火得肾水以相资，则火为真火，热为真热；肾火离肾水以相制，则火为假火，热成假热矣。辨真辨假，以外水试之，真热得水则解，假热得水则逆也。雷公曰：治法若何？岐伯曰：补其水则假火自解矣。雷公曰：假热之症，用热剂而瘥者，何也？岐伯曰：肾中之火喜阴水相济，亦喜阴火相引，滋其水矣，用火引之，则假火易藏，非舍水竟用火也。雷公曰：请言治火之法。岐伯曰：补真水则真火亦解也。虽然，治火又不可纯朴水也，祛热于补水之中，则假破真现矣。雷公曰：善。

从逆窥源篇

应龙问曰：病有真假，症有从逆，予知之矣。但何以辨其真假也？岐伯曰：寒热之症，气顺者多真，气逆者多假。凡气逆者皆假寒假热也。知其假，无难治真矣。应龙曰：请问气逆者何症也？岐伯曰：真阴之虚也。应龙曰：真阴之虚何遂；成气逆乎？岐伯曰：真阴者，肾水也。肾水之中有火存焉，火得水而伏，火失水而飞，凡气逆之症皆阴水不能制阴火也。应龙曰：予闻阴阳则两相配也，未闻阴与阴而亦合也。岐伯曰：人身之火不同，有阴火、阳火，阳火得阴水而制者，阴阳之顺也。阴火得阴水而伏者，阴阳之逆也。应龙曰：阴阳逆矣，何以伏之？岐伯曰：此五行之颠倒也。逆而伏者正，顺而制之也。应龙曰：此则龙之所不识也。岐伯曰；肾有两歧，水火藏其内，无火而水不生，无水而火不长，不可离也。火在水中，故称阴火，其实水火自分阴阳也。应龙曰：阴；火善逆，阴水亦易逆，何故？岐伯曰：此正显水火之不可离也。火离水而逆，水离火而亦逆也。应龙曰：水火相离者，又何故欤？岐伯曰：人节欲少而纵欲多，过泄其精则阴；水亏矣，水亏则火王，水不能制火而火逆矣。应龙曰：泄精损水，宜火王不宜火衰也，何火有时而寒乎？岐伯曰：火在水中，水泄而火亦泄也，泄久则阴火亏矣，火亏则水寒，火不能生水而水逆也。故治气逆者皆以补肾为主，水亏致火逆者补肾则逆气自安，火亏致水逆者补肾而逆气亦安。应龙曰：不足宜补，有余宜泻，亦其常也，何治肾之水火不尚泻尚补乎？岐伯曰：肾中水火，各脏腑之所取资也，故可补不可泻，而水尤不可泻也。各脏腑有火无水，皆肾水滋之，一泻水则各脏腑立槁矣。气逆之症，虽有水火之分，而水亏者多也，故水亏者补水而火亏者亦必补水。盖水王则火衰，水生则火长也。应龙曰：补水而火不衰，补水而水不长，又奈何？岐伯曰；补水以衰火者，益水之药宜重。补水以长火者，益水之药宜轻也。应龙曰：善。

移寒篇

应龙问曰：肾移寒于脾，脾移寒于肝，肝移寒于心，心移；寒于肺，肺移寒于肾，此五脏之移寒也。脾移热于肝，肝移热于心，心移热于肺，肺移热于肾，肾移热于脾，此五脏之移热也。五脏有寒热之移，六腑有移热无移寒何也？岐伯曰：五脏之五行正也，六腑之五行副也。五脏受邪，独当其胜，六腑受邪，分受其殃。且脏腑之病，热居十之八，寒居十之二也。寒易回阳，热难生阴，故热非一传而可止，脏传未已，又传诸腑，腑又相传，寒则得温而解，在脏有不再传者，脏不遍传，何至再传于腑乎。此六腑所以无移寒之证也。应龙曰：寒不移于腑，独不移于脏乎？岐伯曰：寒入于腑而传于腑，甚则传于脏，此邪之自传也，非移寒之谓也，应龙曰：移之义若何？岐伯曰：本经受寒，虚不能受，移之于他脏腑，此邪不欲去而去之，嫁其祸也。应龙曰：善。

寒热舒肝篇

雷公问曰：病有寒热，皆成于外邪乎？岐伯曰：寒热不尽由于外邪也。雷公曰：斯何故软？岐伯曰：其故在肝，肝喜疏泄，不喜闭藏，肝气郁而不宣，则胆气亦随之而郁，胆木气郁，何以生心火乎。故心之气亦郁也，心气郁则火不遂，其炎上之性何以生脾胃之土乎。土无火养，则土为寒土，无发生之气矣，肺金无土气之生，则其金不刚，安有清肃之气乎。木寡于畏，反克脾胃之土，土欲发舒而不能，土木相刑，彼此相角，作寒作热之病成矣。正未尝有外邪之干，乃五脏之郁气自病，徒攻其寒而热益盛，徒解其热而寒益猛也。雷公曰：合五脏以治之，何如？岐伯曰；舒肝木之郁，诸郁尽舒矣。

（底本出处《外经微言》，中国医药科技出版社。）

奇经八脉考

明·李时珍撰

总　说

　　凡人一身有经脉、络脉，直行曰经，旁支曰络。经凡十二：手之三阴、三阳，足之三阴、三阳是也。络凡十五：乃十二经各有一别络，而脾又有一大络，并任、督二络为十五也难经作阴络，阳络，共二十七，气相随上下，如泉之流，如日月之行，不得休息。故阴脉营于五脏，阳脉营于六腑，阴阳相贯，如环无端，莫知其纪，终而夏始。其流溢之气，入于奇经，转相灌溉，内温脏腑，外濡腠理。奇经凡八脉，不拘制于十二正经，无表里配合，故谓之奇。盖正经犹夫沟渠，奇经犹夫湖泽，正经之脉隆盛，则溢于奇经。故秦越人比之：天雨降下，沟渠溢满，霶霈妄行，流于湖泽，此发灵、素未发之秘旨也。八脉散在群书者，略而不悉。医不知此，罔探病机；仙不知此，难安炉鼎。时珍不敏，参考诸说，萃集于左，以备学仙、医者，筌蹄之用云。

八　脉

　　奇经八脉者：阴维也、阳维也、阴跷也、阳跷也、冲也、任也、督也、带也。阳维起于诸阳之会，由外踝而上行于卫分；阴维起于诸阴之交，由内踝而上行于营分，所以为一身之纲维也。阳跷起于跟中，循外踝上行于身之左右；阴跷起于跟中，循内踝上行于身之左右，所以使机关之跷捷也。督脉起于会阴，循背而行于身之后，为阳脉之总督，故曰阳脉之海；任脉起于会阴，循腹而行于身之前，为阴脉之承任，故曰阴脉之海；冲脉起于会阴，夹脐而行，直冲于上，为诸脉之冲要，故曰十二经脉之海，带脉则横围于腰，状如束带，所以总约诸脉者也。是故阳维主一身之表，阴维主一身之里，以乾坤言也。阳跷主一身左右之阳，阴跷主一身左右之阴，以东西言也。督主身后之阳，任、冲主身前之阴，以南北言也。带脉横束诸脉，以六合言也。是故医而知乎八脉，则十二经、十五络之大旨得矣。仙而知乎八脉，则虎龙升降玄牝幽微之窍妙得矣。

阴维脉

阴维起于诸阴之交，其脉发于足少阴筑宾穴，为阴维之，在内踝上五寸肉分中。上循股内廉，上行入小腹，会足太阴、厥阴、少阴、阳明于腑舍在腹哀下三寸，去腹中行四寸半。上会足太阴于大横、腹哀大横在腹哀下三寸五分。腹哀在日月下一寸五分。并去腹中行四寸半。循胁肋会足厥阴于期门。直乳下一寸半上胸膈挟咽，与任脉会于天突、廉泉，上至顶前而终天突在结喉下四寸半宛宛中。廉泉在结喉上二寸中央是穴。凡一十四穴。

阳维脉

阳维起于诸阳之会，其脉发于足太阳金门穴，在足外踝下一寸五分。上外踝七寸会足少阳于阳交，为阳维之郄在外踝上七寸，斜属二阳之间。循膝外廉，上髀厌，抵少腹侧，会足少阳于居髎在章门下八寸，监骨上陷中。循胁肋，斜上肘上，会手阳明、手足太阳于臂臑在肘上七寸，两筋罅陷中，肩髃下一寸。过肩前，与手少阳会于臑会天髎髎会在肩前廉，去肩端三寸宛宛中。天髎在缺盆中，上毖骨际，陷中央。却会手足少阳、足阳明于肩井在肩上陷中，缺盆上大骨前一寸五分。入肩后，会手太阳、阳跷于臑俞在肩后大骨下胛上廉陷中。上循耳后，会手足少阳于风池在耳后发际陷中。上脑空承灵后一寸半。夹玉枕骨下陷中、承灵正营后一寸半、正营目窗后一寸、目窗临泣后一寸、临泣在瞳人直上，入发际五分陷中。下额与手足少阳、阳明，五脉会于阳白眉上一寸，直瞳人相对。循头，入耳，上至本神而止本神直耳上入发际中。凡三十二穴。

二维为病

越人曰：阳维、阴维者，维络于身，溢蓄不能环流，灌溉诸经者也。故阳维起于诸阳之会，阴维起于诸阴之交。阳维维于阳，阴维维于阴，阴阳不能自相维，则怅然失志，溶溶不能自收持。又曰：阳维为病苦寒热，阴维为病苦心痛溶溶，缓慢貌。张洁古曰：卫为阳，主表，阳维受邪为病在表，故苦寒热；营为阴，主里，阴维受邪为病在里，故苦心痛。阴阳相维，则营卫和谐矣；营卫不谐，则怅然失志，不能自收持矣。何以知之？仲景云：病常自汗，是卫气不与营气和也，宜桂枝汤和之。又云：服桂枝反烦不解，先刺风池、风府，却与桂枝汤。此二穴，乃阳维之会也，谓桂枝后，尚自汗发热恶寒，其脉寸浮尺弱而反烦，为病在阳维，故先针此二穴。仲景又云：脏无他病时，发热自汗出而不愈，此卫气不和也，桂枝汤主之。又曰：阴维为病苦心痛，治在三阴之交。太阴证则理中汤，少阴证则四逆汤，厥阴证则当归四逆汤、吴茱萸汤主之。李濒湖曰：阳维之脉，与手足三阳相维，而足太阳，少阳，则始终相联附者。寒热之证，惟二经有之，故阳维为病亦苦寒热。盖卫气昼行于阳，夜行于阴，阴虚则内热，阳虚则外寒，邪气在经，内与阴争而恶寒，外与阳争而发热。则寒热之在表而兼太阳证者，有汗当用桂枝、无汗当用麻黄；

寒热之在半表半里而兼少阳证者，当用小柴胡加减治之。若夫营卫卑，而病寒热者，黄建中及八物汤之类主之。洁古独以桂枝一证属之阳维，似未扩充。至于阴维为病主心痛，洁古独以三阴温里之药治之，则寒中三阴者宜矣，而三阴热厥作痛，似未备矣。盖阴维之脉，虽交三阴而行，实与任脉同归，故心痛多属少阴、厥阴、任脉之气上冲而然。暴痛无热，久痛无寒，按之少止者为虚，不可接近者为实。凡寒痛，兼少阴及任脉者，四逆汤；兼厥阴者，当归四逆汤；兼太阴者，理中汤主之。凡热痛，兼少阴及任脉者，金铃散、延胡索散；兼厥阴者，失笑散。兼太阴者，承气汤主之。若营血内伤，兼夫任、冲、手厥阴者，则宜四物汤、养营汤、妙香散之类。因病药之，如此则阴阳虚实，庶乎其不瘥矣。王叔和脉经曰：寸口脉，从少阴斜至太阳，是阳维脉也，动苦肌肉痹痒，皮肤痛，下部不仁，汗出而寒；又苦颠仆羊鸣，手足相引，甚者失音不能言，宜取客主人在耳前起骨上廉，开口有空。乃手足少阳、阳明之会。又曰：寸口脉，从少阳斜至厥阴，是阴维脉也。动苦癫痫僵仆羊鸣，又苦僵仆失音，肌肉痹痒，应时自发汗出，恶风身洗洗然也。取阳白、金门见前、仆参见阳跷。濒湖曰：王叔和以癫痫属阴维阳维，灵枢经以癫痫属阴跷阳跷，二说义异旨同。盖阳维由外踝而上，循阳分而至肩肘，历耳额而终行于卫分诸阳之会；阴维由内踝而上，循阴分而上胁至咽，行于营分诸阴之交。阳跷起于跟中，循外踝上行于股外，至胁肋肩，行于一身之左右，而终于目内眦；阴跷起于跟中，循内踝上行于股内、阴器，行于一身之左右，至咽喉，会任脉，而终于目内眦。邪在阴维、阴跷，则发癫邪；在阳维、阳跷，则发。癫痫动而属阳，阳脉主之。癫静而属阴，阴脉主之。大抵二疾当取之四脉之穴，分其阴阳而已。王叔和曰：诊得阳维脉浮者，暂起目眩，阳盛实者，苦肩息，洒洒如寒。诊得阴维脉沉大而实者，苦胸中痛，胁下支满，心痛。其脉如贯珠者，男子两胁下实，腰中痛；女子阴中痛，如有疮状。《素问·腰痛论》曰：阳维之脉，令人腰痛，痛上怫然肿。刺阳维之脉与太阳合腨间，去地一尺。王启玄曰：阳维起于阳，则太阳之所生，并行而上至腨，下复与太阳合而上也。去地一尺，乃承山穴也。在锐腨肠下，分内间陷中，可刺七分。肉里之脉，令人腰痛，不可以咳。咳则筋缩急。刺肉里之脉为二痏，在太阳之外、少阳绝骨之后。王启玄曰：肉里之脉，少阳所生，阳维脉气所发，绝骨之后，阳维所过分肉穴也。在足外踝直上绝骨之端，如后二分筋肉分间，刺可五分。飞阳之脉，令人腰痛，痛拂拂然，甚则悲以恐。启玄曰：此阴维之脉也，去内踝上五寸腨分中，并少阴经而上也，刺飞阳之脉，在内踝上一寸，少阴之前，与阴维之会，筑宾穴也。甲乙经云，太阳之络，别走少阴者，名曰飞阳。

阴跷脉

阴跷者，足少阴之别脉，其脉起于跟中，足少阴然谷穴之后然谷在内踝前下一寸陷中，同足少阴循内踝下照海穴在内踝下五分，上内踝之上二寸，以交信为郄交信在内踝骨上，少阴前太阴后筋骨间。直上循阴股入阴，上循胸里入缺盆，上出人迎之前，至咽咙，交贯冲脉，入颃内廉，上行属目内眦，与手足太阳、足阳明、阳跷，五脉，会于睛明而上行睛明在目内眦外一分宛宛中。凡八穴。张紫阳八脉经云：八脉者：冲脉在风府穴下，督脉在脐后，任脉在脐前，带脉在腰，阴跷脉在尾闾前阴囊下，阳跷脉在尾闾后二节，阴维脉在顶前一寸三分，阳维脉在顶后一寸三分。凡人有此八脉，俱属阴神，闭而不开，惟神仙以阳气冲开，故能得道。八脉者，先天大道之根，一气之祖。采之惟在阴跷为先，此脉才动，诸脉皆通。次督、任、冲三脉，总为经脉造化之源。而阴跷一脉，散在丹经，其名颇多：曰天根、曰死户、曰复命关、曰酆都鬼户、曰死生根，有神主之，名曰桃康，上通泥丸，下透涌泉。倘能知此，使真气聚散，皆从此关窍，则天门常开，地户永闭，尻脉周流于一身，贯通上下，和炁自然上朝，阳长阴消，水中火发，雪里花开。所谓天根月窟闲来往，三十六宫都是春。得之者，身体轻健，容衰返壮，昏昏默默，如醉如痴，此其验也。要知西南之乡乃坤地，尾闾之前，膀胱之后，小肠之下，灵龟之上，此乃天地逐日所生，气根产铅之地也，医家不知有此。濒湖曰：

丹书论及阳精河车，皆往往以任、冲、督脉、命门、三焦为说，未有专指阴跷者。而紫阳八脉经所载经脉，稍与医家之说不同。然内景隧道，惟返观者能照察之，其言必不谬也。

阳跷脉

阳跷者，足太阳之别脉，其脉起于跟中，出于外踝下足太阳申脉穴在外踝下五分陷中，容爪甲白肉际。当踝后绕跟，以仆参为本在跟骨下陷中，拱足得之。上外踝上三寸，以附阳为郄在外踝上三寸，足太阳之穴也。直上循股外廉，循胁后胛。上会手太阳、阳维于臑俞在肩后大骨下胛上廉陷中。上行肩髆外廉，会手阳明于巨骨在肩尖端上行两又骨罅间陷中，会手阳明少阳于肩髃在髆骨头，肩端上，两骨罅陷宛宛中。举臂取之有空。上人迎夹口吻，会手足阳明、任脉于地仓夹口吻旁四分，外如近下有微脉动处。同足阳明上而行巨夹鼻孔旁八分，直瞳子，平水沟，复会任脉于承泣在目下七分，直瞳子陷中。至目内眦，与手足太阳、足阳明、阴跷，五脉会于睛明穴见阴跷下。从睛明上行入发际，下耳后，入风池而终风池在耳后，夹玉枕骨下发际陷中。凡二十二穴。难经曰：跷脉从足至目，长七尺五寸，合一丈五尺。甲乙经曰：跷脉有阴阳，何者当其数？曰：男子数其阳，女子数其阴，当数者为经，不当数者为络。气之在身也，如水之流，如日月之行不休。故阴脉营其脏，而阳脉营其腑。如环之无端，莫知其纪，终而复始。其流溢之气，内溉脏腑，外濡腠理。

二跷为病

秦越人难经曰：阴络者，阴跷之络；阴络者，阳跷之络。阴跷为病，阳缓而阴急；阳跷为病，阴缓而阳急。王叔和脉经曰：阴跷脉急，当从内踝以上急，外踝以上缓；阳跷脉急，当从外踝以上急，内踝以上缓。

又曰：寸口脉前部左右弹者，阳跷也。动苦腰背痛，又为癫痫僵仆羊鸣，恶风偏枯、痛痹、身体强。又曰：微涩为风痫，并取阳跷，在外踝上三寸，直绝骨是穴附阳穴也。又曰：寸口脉后部左右弹者，阴跷也。动苦癫痫、寒热，皮肤淫痹，又为少腹痛，里急，腰及髋窌下相连，阴中痛，男子阴疝，女子漏下不止髋，髀骨也。窌腰下穴也。又曰：癫痫瘛瘲，不知所苦，两跷之下，男阳女阴。张洁古曰：跷者，捷疾也。二脉起于足，使人跷捷也。阳跷在肌肉之上，阳脉所行，通贯六腑，主持诸表，故名为阳跷之络；阴跷在肌肉之下，阴脉所行，通贯五脏，主持诸里，故名为阴跷之络。阴跷为病，阴急则阴厥胫直，五络不通，表和里病；阳跷为病，阳急则狂走目不昧，表病里和。阴病则热，可灸照海、阳陵泉在膝下一寸骺外廉陷中，足少阳之合也，筋病治此，阳病则寒，可针风池、风府风府在项后入发际一寸，大筋内宛宛中，督脉，太阳、阳维之会也。又曰：在阳表者当汗之，在阴里者当下之。又曰：癫痫昼发灸阳跷，夜发灸阴跷。《素问·腰痛论》曰：腰痛不可举者，申脉、仆参举之太阳之穴，阳跷之本也。又曰：会阴之脉，令人腰痛，痛上漯漯然汗出，汗干令人欲饮，饮已欲走，刺直阳之脉上三。痏在跷上郄下五寸横居，视其盛者，出血。王启玄云：足太阳之脉，循腰下会于后阴，故曰会阴。直阳之脉，挟脊下行，贯臀至腘，循腨，过外踝之后，条直而行者，故曰直阳之脉也。跷，为阳跷所生，申脉穴也。跷上郄下，乃承筋穴也，即腨中央如外陷者中也。太阳脉气所发，禁针刺，但视其两腨中央有血络盛满者，乃刺之出血。又曰：昌阳之脉，令人腰痛，痛引膺，目䀮䀮然，甚则反折，舌卷不能言。刺内筋为三，痏在内踝上，大筋前，太阴后，上踝二寸所。王启玄云：阴跷起于然谷之后，上内踝之上，循阴股入阴，而循腹入胸里、缺盆，上出人迎之前，入頄内廉，属目内眦，会于太阳、阳跷而上行，故病状如此。内筋，即阴跷之郄，交信穴也。《素问·缪刺论》曰：邪客于足阳跷之脉，令人目痛，从内眦始。刺外踝之下半寸所各二痏即申脉也，左刺右，右刺左，如人行十里顷而已。灵枢经曰目中赤痛，从内眦始，取之阴跷交信穴也。又曰：风痉反折，先取足太阳及腘中及血络出血，若中有寒邪，取阴跷及三毛上及血络出血。李濒湖曰：足太阳，京骨穴也。在足外侧小指本节后大骨下，赤白际陷中，针三分，灸七壮。
腘中，委中穴也。在曲膝后横文中，针三分。阴跷取交信穴，见前。
三毛，大敦穴也。在足大指外侧三毛中，肝脉之井也。针三分，灸三壮。
血络者，视其处有络脉盛满者，出其血也。又曰：阴跷、阳跷，阴阳
相交，阳入阴，阴出阳，交于目锐眦。阳气盛则瞋目，阴气盛则瞑目，
热厥取足太阳、少阳。甲乙经曰：人病目闭不得视者，卫气留于阴，
不得行于阳，留于阴则阴气盛，阴气盛则阴跷满，不得入于阳则阳气虚，
故目闭也。病目不得瞑者，卫气不得入于阴，常留于阳，留于阳则阳
气满，阳气满则阳跷盛，不得入于阴则阴气虚，故目不瞑也。灵枢曰：
五谷入于胃也，其糟粕、津液、宗气为三隧。故宗气积于胸中，出于
喉咙，以贯心肺而行呼吸焉。营气者，泌其津液，注之于脉，化而为
血，以荣四末，内注五脏六腑，以应刻数焉。卫气者，出其悍气之疾，
而先于四末分肉皮肤之间，而不休焉。昼日行于阳，夜行于阴，常从
足少阴分间，行于五脏六腑。今厥气客于五脏六腑，则卫气独卫其外，
行于阳不得入于阴，行于阳则阳气盛，阳气盛则阳跷陷，不得入于阴
则阴气虚，故目不瞑也。治当补其不足，泻其有余，以通其道而去其邪，
饮以半夏汤一剂，阴阳已通，其卧立至。其方用流水千里以外者八升，
扬之万遍，取其清五升煮之，炊以苇薪火，沸，置秫米一升、治半夏
五合，徐炊令至一升半，去其滓，饮汁一小杯，日三，稍益以知为度。
故其病新发者。复杯则卧，汗出则已，久者三饮而已。李濒湖云：灵
枢有云：足太阳之筋为目上纲，足阳明之筋为目下纲，寒则筋急目不
合，热则筋纵目不开。又云：壮者血气盛、肌肉滑，营卫不失其常，
故昼精而夜瞑。老人气血衰、气道涩，卫气内伐，故昼不精而夜不瞑。
又云：多卧者，肠胃大而皮肤涩，分肉不解，卫气行迟故也。张子和云：
思气所至为不眠、为嗜卧。巢元方云：脾病困倦而嗜卧，胆病多烦而
不眠。王叔和脉经云：水流夜疾有声者，土休故也，人亦应之。人夜卧，
则脾不动摇，脉为之数疾也。一云：脾之候在睑，睑动则知脾能消化也。
脾病则睑涩嗜卧矣。数说皆论目闭目不瞑，虽不言及二跷，盖亦不离
乎阴阳营卫虚实之理。可互考者也。

冲 脉

冲为经脉之海，又曰血海，其脉与任脉，皆起于少腹之内胞中。其浮而外者，起于气冲一名气街，在少腹毛中两旁各二寸，横骨两端，动脉宛宛中，足阳明穴也。并足阳明、少阴二经之间，循腹上行至横骨足阳明去腹中行二寸，少阴去腹中行五分，冲脉行于二经之间也。横骨在阴上横骨中，宛如偃月，去腹中行一寸半。挟脐左右各五分，上行历太赫横骨上一寸，去腹中行一寸半、气穴即胞门一名子户、太赫上一寸，去腹中行一寸半，少阴、冲脉之会、四满气穴上一寸、中注四满上一寸、肓俞中注上一寸、商曲肓俞上二寸、石关商曲上一寸、阴都石关上一寸、通谷阴都上一寸、幽门通谷上一寸，夹巨阙两旁，各五分陷中，至胸中而散，凡二十四穴。灵枢经曰：冲、任皆起于胞中，上循背里，为经络之海。其浮而外者，循腹右上行，会于咽喉，别而络唇口。血气盛则充肤热肉，血独盛则淡渗皮肤，生毫毛。妇人有余于气，不足于血，月下数脱血，任冲并伤，脉不荣其口唇，故髭须不生。宦者去其宗筋，伤其冲任，血泻不复，皮肤内结，唇口不荣，故须亦不生。天宦不脱于血，而任冲不盛，宗筋不强，有气无血，唇口不荣，故须亦不生。《素问·水热穴论》曰：三阴之所交，结于脚也。踝上各一行者，此肾脉之下行也。名曰太冲。王启玄曰：肾脉与冲脉并下行循足，合而盛大，故曰太冲。一云冲脉起于气冲，冲直而通，故谓之冲。《素问·阴阳离合论》曰：圣人南面而立，前曰广明，后曰太冲。太冲之地，名曰少阴，其冲在下，名曰太阴。启玄曰：心脏在南，故前曰广明，冲脉在北，故后曰太冲。足少阴肾脉与冲脉合而盛大，故曰太冲。两脉相合为表里也。冲脉在脾之下，故曰其冲在下，名曰太阴。灵枢经曰：帝曰少阴之脉独下行。何也？岐伯曰：不然。夫冲脉者，五脏六腑之海也。其上者出于顽颡，渗诸阳，灌诸精。其下者注于少阴之大络，起于肾下，出于气街，循阴股内廉，斜入腘中，伏行骭骨内廉，并少阴之经，下入内踝之后，入足下；其别者并于少阴，渗三阴，斜入踝，伏行出属跗，属下，循跗上，入大指之间，渗诸络而温足胫肌肉。故其脉常动，别络结则跗上不动，不动则厥，厥则寒矣。王海藏曰：手少阳三焦相火为一府，右肾命门为相火，心包主亦名相火，其脉同诊。肾为生气之门，出而治脐下，分三歧，上冲夹脐过天枢，上至膻中两乳间，元气所系焉。又足太阳之别，并足太阳正路入络膀胱，约下焉。三焦者，从头至心、心至脐、脐至足，为上中下三焦，其实真元一气也。故曰有藏无府。脉诀云：三焦无状空有名，寄在胸中膈相应。一云：其腑在气街中。上焦在胃上口，治在膻中；中焦在胃管，治在脐旁；下焦在脐下膀胱上口，治在脐。经曰：原气者，三焦之别使也。肾间动气者，真元一气，分为三路，人之生命也，十二经之根本也。李濒湖曰：三焦即命门之用。与冲、任、督相通者，故附著于此。

冲脉为病

越人难经曰：冲脉为病，逆气而里急。灵枢经曰：气逆上，刺膺中陷下者，与下胸动脉。腹痛，刺脐左右动脉，按之立已。不已刺气街，按之立已。李东垣曰：秋冬之月，胃脉四道为冲脉所逆，胁下少阳脉二道而反上行，名曰厥逆。其证：气上冲，咽不得息而喘息有音，不得卧。宜调中益气汤加吴茱萸五分，随气多少用之脾胃论。夏月有此，乃大热之证，用黄连、黄檗、知母各等分，酒洗炒为末，白汤和丸，每服一二百丸，空心白汤下，即以美膳压之，不令停留胃中，直至下元，以泻冲脉之邪也。盖此病随四时寒热温凉治之。又曰：凡逆气上冲，或兼里急，或作躁热，皆冲脉逆也。若内伤病此，宜补中益气汤加炒檗、炒连、知母，以泄冲脉。凡肾火王，及任、督、冲三脉盛者，则宜用酒炒黄檗、知母，亦不可久服，恐妨胃也。或腹中刺痛，或里急，宜多用甘草，或虚坐而大便不得者，皆属血虚，血虚则里急，宜用当归。逆气里急，膈咽不通，大便不行者，宜升阳泻热汤主之方见兰室秘藏。麻木，厥气上冲，逆气上行，妄闻妄见者，宜神功丸主之方见兰室秘藏。孙真人千金方云：咳唾手足厥逆，气从小腹上冲胸咽，其面翕热如醉，因复下流阴股，小便难，时复冒者，寸脉沉，尺脉微，宜茯苓五味子汤，以治其气冲。其方用茯苓、五味子二钱、桂心、甘草一钱，水煎服。胸满者去桂。程篁墩曰：太平侯病膻中痛，喘呕吞酸，脐上一点气，上至咽喉如冰，每子后申时辄发，医以为大寒，不效。祝橘泉曰：此得之大醉及浓味过多，子后申时相火自下腾上，故作痛也。以二陈加芩、连、栀子、苍术，数饮而愈。《素问·痿论》曰：治痿独取阳明者何也？曰：阳明者，五脏六腑之海也，主闰宗筋，宗筋主束骨而利机关。冲脉者，经脉之海，主渗灌溪谷，与阳明合于宗筋，会于气街，而阳明为之长，皆属于带脉，而络于督脉。故阳明虚则宗筋纵、带脉不引，故足痿不用。治之当各补其营而通其，调其虚实，和其逆顺，筋、脉、骨、肉各以其时受月，则病已谓肝甲乙、心丙丁、脾戊己、王气法时月也。李东垣曰：暑月病甚，则传肾肝为痿厥。痿，乃四肢痿软。厥，乃四肢如火，或如冰，心烦。冲脉气逆上，甚则火逆，名曰厥逆。故痿厥二病，多相须也。经曰：下气不足，则痿厥心悗。宜以清燥去湿热之药，或生脉散合四苓散。加酒洗黄、知母，以泄其湿热。李濒湖曰：湿热成痿，乃不足中有余也。宜渗泄之药。若精血枯涸成痿，乃不足中之不足也，全要峻补之药。灵枢经曰：胸气有街、腹气有街、头气有街、胫气有街。故气在头者止之于脑；气在胸者止之膺与背腧，气在腹者止之背腧与冲脉于脐之左右之动脉；气在胫者。止之于气街与承山踝上以下。取此者，用毫针，先按在上，久应手乃刺而与之。所治者，头痛眩仆，腹痛中满暴胀，及有新积作痛。《素问·举痛论》曰：寒气客于冲脉，冲脉起于关元，随腹直上。寒气客则脉不通，脉不通则气因之，故喘动应手。王叔和脉经曰：两手脉浮之俱有阳，沉之俱有阴，阴阳皆盛，此冲、督之脉也。冲、督之脉，为十二经之道路也。冲、督用事。则十二经不复朝于寸口，其人若恍惚狂痴。又曰：脉来中央坚实，径至关者，冲脉也。动苦少腹痛上抢心，有瘕疝遗溺，胁支满烦，女子绝孕。又曰：尺寸俱牢，直上直下，此乃冲脉，胸中有寒疝也。张仲景曰：伤寒动气在右不可发汗，汗之则衄而渴，心苦烦，饮水即吐先以五苓散，次以竹叶汤；不可下，下之则津液内竭，头眩咽燥，鼻干心悸竹叶汤。动气在左不可发汗，汗之则头眩汗不止，筋惕肉，此为难治或先用防风白术牡蛎汤，次用小建中汤；不可下，下之则腹里拘急不止，动气反剧，身虽有热反欲拳先服甘草干姜汤，次服小建中汤。动气在上不可发汗，汗之则气上冲，正在心端李根汤，不可下，下之则掌握热烦，身热汗泄，欲水自灌竹叶汤。动气在下不可发汗，汗之则无汗，心中大烦，骨节疼、头痛目运，恶寒吐谷先服大陈皮汤，次服小建中汤；不可下，下之则腹满，卒起头眩，食则下清谷，心下痞坚甘草泻心汤。李濒湖曰：此乃脐之左右上下，有气筑筑然牢而痛，正冲、任、足少阴、太阴四经病也。成无己注文，以为左肝右肺，上心下脾，盖未审四脏乃兼邪耳。岐伯曰：海有东西南北，人亦有四海以应之。胃者水谷之海，其输上在气街，下至三里；冲脉为十二经之海，其输上在于大杼，下出于巨虚之上下廉；膻中者为气之海，其输上在于柱骨之上下，前在人迎。脑为髓之海，其输上在于盖，下在风府。气海有余，气满胸中悗息面赤；气海不足，则气少不足以言。血海有余，则常想其身大，怫然不知其所病；血海不足，亦常想其身小，狭然不知其所病。水谷之海有余，则腹满，水谷之海不足，则饥不受食。髓海有余，则轻劲多力，自过其度；髓海不足，则脑转耳鸣，胫酸眩冒，目无所见，懈怠安卧。

任　脉

　　任为阴脉之海，其脉起于中极之下，少腹之内，会阴之分在两阴之间。上行而外出，循曲骨横骨上毛际陷中，上毛际，至中极脐下四寸，膀胱之募，同足厥阴、太阴、少阴并行腹里，循关元脐下三寸，小肠之募，三阴任脉之会，历石门即丹田，一名命门，在脐下二寸，三焦募也气海脐下一寸半宛宛中，男子生气之海，会足少阳、冲脉于阴交脐下一寸，当膀胱上口，三焦之募。循神关脐中央、水分脐上一寸，当小肠下口，会足太阴于下脘脐上二寸，当胃下口。历建里脐上三寸，会手太阳、少阳、足阳明于中脘脐上四寸，胃之募也。上上脘脐上五寸、巨阙鸠尾下一寸，心之募也、鸠尾蔽骨下五分、中庭膻中下一寸六分陷中、膻中玉堂下一寸六分，直两乳中间、玉堂紫宫下一寸六分、紫宫华盖下一寸六分、华盖璇玑下一寸、璇玑天突下一寸，上喉咙，会阴维于天突、廉泉天突在结喉下四寸宛宛中，廉泉在结喉上，舌下，中央。上颐，循承浆，与手足阳明、督脉会唇下陷中。环唇上，至下断交，复出分行，循面，系两目下之中央，至承泣而终目下七分，直瞳子陷中，二穴。凡二十七穴。难经、甲乙经，并无循面以下之说。任冲之别络，名曰尾翳。下鸠尾，散于腹。实则腹皮痛，虚则痒搔。灵枢经曰：缺盆之中任脉也，名曰天突。其侧动脉人迎，足阳明也。

任脉为病

《素问》曰：任脉为病，男子内结七疝，女子带下瘕聚。又曰：女子二七而天癸至，任脉通，太冲脉盛，月事以时下，七七任脉虚，太冲脉衰，天癸竭，地道不通，故形坏而无子。又曰：上气有音者，治其缺盆中谓天突穴也，阴维、任脉之会，刺一寸，灸三壮。脉经曰：寸口脉来紧细实，长至关者，任脉也。动苦少腹绕脐，下引横骨、阴中切痛，取关元治之。又曰：横寸口边，脉丸丸者，任脉也。苦腹中有气如指，上抢心不得俯仰，拘急。

督　脉

督乃阳脉之海，其脉起于肾下胞中，至于少腹，乃下行于腰、横骨围之中央，系溺孔之端，男子循茎下至篡；女子络阴器，合篡间。俱绕篡后屏翳穴前阴后阴之间也。别绕臀至少阴，与太阳中络者，合少阴上股内廉，由会阳在阴尾尻骨两旁，凡二穴贯脊，会于长强穴。在骶骨端与少阴会，并脊里上行。历腰俞二十一椎下、阳关十六椎下、命门十四椎下、悬枢十三椎下、脊中十一椎下、中枢十椎下、筋缩九椎下、至阳七椎下、灵台六椎下、神道五椎下、身柱三椎下、陶道大椎下、大椎一椎下，与手足三阳会合。上痖门项后入发际五分，会阳维，入系舌本。上至风府项后入发际一寸，大筋内，宛宛中，会足太阳、阳维同入脑中。循脑户在枕骨上、强间百会后三寸、后顶百会后一寸半、上巅，历百会顶中央旋毛中、前顶百会前，一寸半、顖会百会前三寸，即顖门、上星顖会前一寸，至神庭顖会前二寸。直鼻上，入发际五分，为足太阳、督脉之会。循额中至鼻柱，经素髎鼻准头也、水沟即人中、会手足阳明，至兑端在唇上端，入龂交上齿缝中，与任脉、足阳明交会而终。凡三十一穴。督脉别络，自长强走任脉者，由少腹直上，贯脐中央，上贯心，入喉，上颐，环唇，上系两目之下中央，会太阳于目内睛明穴见阴跷下。上额，与足厥阴同会于巅。入络于脑，又别自脑下项，循肩胛，与手足太阳、少阳会于大杼第一椎下两旁，去脊中一寸五分陷中，内挟脊抵腰中，入循膂络肾。难经曰：督脉、任脉四尺五寸，合共九尺。灵枢经曰：颈中央之脉，督脉也，名曰风府。张洁古曰：督者，都也，为阳脉之都纲。任者，妊也，为阴脉之妊养。王海藏曰：阴跷、阳跷同起跟中，乃气并而相连，任脉、督脉同起中极之下，乃水沟而相接。滑伯仁曰：任、督二脉，一源而二岐，一行于身之前，一行于身之后，人身之有任、督，犹天地之有子、午，可以分可以合，分之以见阴阳之不离，合之以见浑沦之无间，一而二二而一者也。李濒湖曰：任、督二脉，人身之子、午也。乃丹家阳火阴符升降之道，坎水离火交媾之乡。故魏伯阳参同契云：上闭则称有，下闭则称无，无者以奉上，上有神德居，此两孔穴法，金气亦相须。崔希范天元入药镜云：上鹊桥，下鹊桥，天应星，地应潮；归根窍，复命关，贯尾闾，通泥丸。大道三章直指云：修丹之士，身中一窍，名曰玄牝。正在干之下、坤之上、震之西、兑之东、坎离交媾之地，在人身天地之正中，八脉、九窍、十二经、十五络联辏，虚间一穴，空悬黍珠，医书谓之任、督二脉。此元气之所由生，真息之所由起，修丹之士，不明此窍，则真息不生，神化无基也。俞琰注参同契云：人身血气，往来循环，昼夜不停，医书有任、督二脉，人能通此二脉，则百脉皆通。黄庭经言：

皆在心内运天经，昼夜存之自长生。天经乃吾身之黄道，呼吸往来于此也。鹿运尾闾，能通督脉；龟纳鼻息，能通任脉，故二物皆长寿。此数说，皆丹家河车妙旨也。而药物火候，自有别传。王海藏曰：张平叔言铅乃北方正气，一点初生之真阳，为丹母，其虫为龟，即坎之二阴也，地轴也。一阳为蛇，天根也。阳生于子脏之命门，元气之所系，出入于此，其用在脐下，为天地之根，玄牝之门，通厥阴，分三岐为三车，一念之非降而为漏，一念之是守而成铅。升而接离，补而成干，阴归阳化，是以还元。至虚至静，道法自然，飞升而仙。

督脉为病

《素问·骨空论》云：督脉生疾，从少腹上冲心而痛，不得前后，为冲疝，女子为不孕、癃闭、遗溺、嗌干。治在骨上谓腰横骨上毛际中，曲骨穴也，甚者在脐下营脐下一寸，阴交穴也。王启玄曰：此乃任冲二脉之病，不知何以属之督脉。李濒湖曰：督脉虽行于背，而别络自长强走任脉者，则由少腹直上贯脐，中贯心，入喉，上颐，环唇，而入于目之内眦。故显此诸证，启玄盖未深考尔。《素问》曰：督脉实则脊强反折，虚则头重高摇之，挟骨之有过者，取之所别也。秦越人难经曰：督脉为病，脊强而厥。王海藏曰：此病宜用羌活、独活、防风、荆芥、细辛、蒿本、黄连、大黄、附子、乌头、苍耳之类。张仲景金匮云：脊强者，五痉之总名。其证卒口噤背反张而瘛疭。诸药不已，可灸身柱、大椎、陶道穴。又曰：家脉，筑筑而弦直上下行。王叔和脉经曰：尺寸俱浮，直上直下，此为督脉。腰背强痛，不得俯仰，大人癫病，小儿风痫。又曰：脉来中央浮直，上下动者，督脉也。动苦腰背膝寒，大人癫，小儿痫，宜灸顶上三壮。《素问·风论》曰：风气循风府而上，则为脑风。风入系头。则为目风眼寒。王启玄云：脑户乃督脉、足太阳之会故也。

带　脉

　　带脉者。起于季胁足厥阴之章门穴，同足少阳循带脉穴章门足厥阴少阳之会，在季胁骨端，肘尖尽处是穴。带脉穴属足少阳经，在季胁下一寸八分陷中，围身一周，如束带然。又与足少阳会于五枢带脉下三寸、维道章门下五寸三分，凡八穴。灵枢经曰：足少阴之正，至中腘，别走太阳而合，上至肾，当十四椎，出属带脉。杨氏曰：带脉总束诸脉，使不妄行，如人束带而前垂，故名。妇人恶露，随带脉而下，故谓之带下。

带脉为病

　　秦越人曰：带之为病，腹满，腰溶溶如坐水中溶溶缓慢貌。明堂曰：带脉二穴，主腰腹纵溶溶如囊水之状。妇人少腹痛，里急后重瘕瘕月事不调，赤白带下，可针六分，灸七壮。张洁古曰：带脉之病，太阴主之，宜灸章门二穴，三壮。《素问》曰：邪客于太阴之络，令人腰痛引小腹控，眇不可以养息眇谓季胁下之空软处。张仲景曰：大病瘥后，腰以下有水气，牡蛎泽泻散主之。若不已，灸章门穴。王叔和曰：带脉为病，左右绕脐，腰脊痛，冲阴股也。王海藏曰：小儿癞疝，可灸章门三壮而愈，以其与带脉行于厥阴之分，而太阴主之。又曰：女子经病血崩，久而成枯者，宜涩之益之。血闭久而成竭者，宜益之破之。破血有三治，始则四物入红花，调黄、肉桂。次则四物入红花，调鲮鲤甲、桃仁、桂，童子小便，利酒煎服。末则四物入红花，调易老没药散。张子和曰：十二经与奇经七脉，皆上下周流，惟带脉起少腹之侧，季胁之下，环身一周，络腰而过，如束带之状。而冲、任二脉，循腹胁，夹脐旁，传流于气冲，属于带脉，络于督脉，冲、任、督三脉，同起而异行，一源而三岐，皆络带脉。因诸经上下往来，遗热于带脉之间，客热郁抑，白物满溢，随溲而下，绵绵不绝，是为白带。内经云：思想无穷，所愿不得，意淫于外，入房太甚，发为筋痿，及为白淫。白淫者，白物淫衍，如精之状，男子因溲而下，女子绵绵而下也，皆从湿热治之，与治痢同法。赤白痢乃邪热传于大肠，赤白带乃邪热传于小肠，后世皆以赤为热、白为寒，流误千载，是医误之矣。又曰：资生经载一妇人患赤白带下，有人为灸气海未效，次日为灸带脉穴，有鬼附耳云：昨日灸亦好，只灸我不著，今灸著我，我去矣，可为酒食祭我。其家如其言祭之，遂愈。予初怪其事，因思晋景公膏肓二鬼之事，乃虚劳已甚，鬼得乘虚居之。此妇亦或劳心虚损，故鬼居之。灸既著穴，不得不去。自是凡有病此者，每为之按此穴，莫不应手酸痛，令归灸之，无有不愈。其穴，在两胁季肋之下一寸八分，若更灸百会穴尤佳。内经云：上有病下取之，下有病，上取之。又曰：上者下之，下者上之，是矣。刘宗浓曰：带下多本于阴虚阳竭，营气不升，经脉凝涩，卫气下陷，精气积滞于下焦奇经之分，蕴酿而成。以带脉为病得名，亦以病形而名，白者属气，赤者属血，多因醉饱房劳，服食燥热所致。亦有湿痰流注下焦者，肾肝阴淫湿胜者；或惊恐而木乘土位，浊液下流；或思慕无穷，发为筋痿，所谓二阳之病发心脾也；或余经湿热，屈滞于少腹之下，或下元虚冷，子宫湿淫。治之之法，或下或吐，或发中兼补，补中兼利，燥中兼升发，润中兼温养，或温朴，或收涩，诸例不同，亦病机之活法也。巢元方病源曰：肾著病，腰痛冷如冰，身重腰如带五千钱，不渴，小便利，因劳汗出，衣里冷湿而得，久则变为水也。千金用肾著汤，三因用渗湿汤，东垣用独活汤主之。

气口九道脉

手检图曰：肺为五脏华盖，上以应天，解理万物，主行精气；法五行，应四时，知五味；气口之中，阴阳交会，中有五部；前后左右，各有所主，上下中央，分为九道。诊之则知病邪所在也。李濒湖曰：气口一脉，分为九道，总统十二经并奇经八脉。各出诊法，乃岐伯秘授黄帝之诀也，扁鹊推之，独取寸口以决死生。盖气口为百脉流注朝会之始故也。三部虽传，而九道沦隐，故奇经之脉，世无人知。今撰为图，并附其说于后，以泄千古之秘藏云。

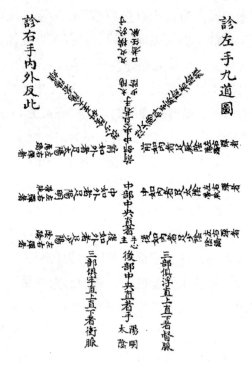

岐伯曰：前部如外者，足太阳膀胱也，动苦目眩，头、项、腰、背强痛，男子阴下湿痒，女子少腹痛引命门，阴中痛，子脏闭，月水不利。浮为风，涩为寒，滑为劳热，紧为宿食。中部如外者，足阳明胃也，动苦头痛，面赤。滑为饮，浮为大便不利，涩为嗜卧，肠鸣，不能食，足胫痹。后部如外者，足少阳也，动苦腰、背、胁、股、肢节痛。浮为气，涩为风，急为转筋、为劳。前部如内者，足厥阴肝也，动苦少腹痛引腰，大便不利，男子茎中痛，小便难，疝气两丸上入。女子月水不利，阴中寒，子户闭，少腹急。中部如内者，足太阴脾也，动苦腹满，胃中痛，上管有寒，食不下，腰上状如居水中。沉涩，为身重，足胫寒痛，烦满不能卧，时咳唾有血，泄利食不化。后部如内者，足少阴肾也。动苦少腹痛，与心相引，背痛，小便淋，女人月水来，上抢心胸，胁满，股里拘急。前部中央直者，手少阴心、手太阳小肠也，动苦心下坚痛，腹中急。实急者为感忤，虚者为下利肠鸣，女子阴中痒痛，滑为有娠。中部中央直中者，手厥阴心主也，动苦心痛，面赤多喜怒，食苦咽。微浮苦悲伤恍惚，涩为心下寒，沉为恐怖，如人将捕之状，时寒热，有血气。后部中央直者，手太阴肺、手阳明大肠也，动苦咳，逆气不得息，浮为风，沉为热，紧为胸中积热，涩为时咳血。前部横于寸口丸丸者，任脉也，动苦少腹痛，逆气抢心，胸拘急不得俯仰。脉经云：寸口脉紧细实长，下至关者，任脉也，动苦少腹绕脐痛，男子七疝，女子瘕聚。三部俱浮直上直下者，督脉也，动苦腰脊强痛，不得俯仰，大人癫，小儿痫。三部俱牢，直上直下者，冲脉也，苦胸中有寒疝。脉经曰：脉来中央坚实，径至关者，冲脉也，动苦少腹痛，上抢心，有瘕疝遗溺，女子绝孕。前部左右弹者，阳跷也，动苦腰背痛，癫痫僵仆羊鸣，偏枯、痹，身体强。中部左右弹者，带脉也，动苦少腹痛引命门，女子月事不来，绝继复下，令人无子，男子少腹拘急，或失精也。后部左右弹者，阴跷也，动苦癫痫寒热，皮肤强痹，少腹痛，里急，腰胯相连痛，男子阴疝，女子漏下不止。从少阴斜至太阳者，阳维也，动苦颠仆羊鸣，手足相引，甚者失音不能言，肌肉痹痒。从少阳斜至厥阴者，阴维也，动苦癫痫僵仆羊鸣，失音，肌肉痹痒，汗出恶风。

（底本出处《钦定四库全书》子部医家类。）

图书在版编目（CIP）数据

上药真诀：全三册 / 郑圆明整理. --北京：华夏出版社，2017.1
（2020.7 重印）

ISBN 978-7-5080- 9018-4

Ⅰ. ①上… Ⅱ. ①郑… Ⅲ. ①中国医药学－古籍－汇编
Ⅳ. ①R2-52

中国版本图书馆 CIP 数据核字（2016）第 264320 号